Além da Envelhescência

DA MESMA AUTORA DE

A History of the Present Illness: Stories

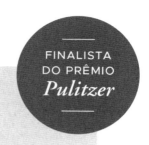

FINALISTA
DO PRÊMIO
Pulitzer

LOUISE ARONSON

Além da Envelhescência

Redefinindo o envelhecimento, transformando a medicina e reimaginando a vida

ALTA LIFE
EDITORA
Rio de Janeiro, 2021

Além da Envelhescência

Copyright © 2021 da Starlin Alta Editora e Consultoria Eireli.
ISBN: 978-85-5081-454-4

Translated from original Elderhood : redefining aging, transforming medicine, reimagining life. Copyright © 2019 by Louise Aronson. ISBN 9978-1-62040-546-8. This translation is published and sold by permission of Bloomsbury Publishing, the owner of all rights to publish and sell the same. PORTUGUESE language edition published by Starlin Alta Editora e Consultoria Eireli, Copyright © 2021 by Starlin Alta Editora e Consultoria Eireli.

Todos os direitos estão reservados e protegidos por Lei. Nenhuma parte deste livro, sem autorização prévia por escrito da editora, poderá ser reproduzida ou transmitida. A violação dos Direitos Autorais é crime estabelecido na Lei nº 9.610/98 e com punição de acordo com o artigo 184 do Código Penal.

A editora não se responsabiliza pelo conteúdo da obra, formulada exclusivamente pelo(s) autor(es).

Marcas Registradas: Todos os termos mencionados e reconhecidos como Marca Registrada e/ou Comercial são de responsabilidade de seus proprietários. A editora informa não estar associada a nenhum produto e/ou fornecedor apresentado no livro.

Impresso no Brasil — 1ª Edição, 2021 — Edição revisada conforme o Acordo Ortográfico da Língua Portuguesa de 2009.

Erratas e arquivos de apoio: No site da editora relatamos, com a devida correção, qualquer erro encontrado em nossos livros, bem como disponibilizamos arquivos de apoio se aplicáveis à obra em questão.
Acesse o site www.altabooks.com.br e procure pelo título do livro desejado para ter acesso às erratas, aos arquivos de apoio e/ou a outros conteúdos aplicáveis à obra.
Suporte Técnico: A obra é comercializada na forma em que está, sem direito a suporte técnico ou orientação pessoal/exclusiva ao leitor.
A editora não se responsabiliza pela manutenção, atualização e idioma dos sites referidos pelos autores nesta obra.

Dados Internacionais de Catalogação na Publicação (CIP) de acordo com ISBD

A769a   Aronson, Louise
            Além da Envelhescência: Redefinindo o envelhecimento, transformando a medicina, reimaginando a vida / Louise Aronson ; traduzido por Samantha Batista. - Rio de Janeiro : Alta Books, 2021.
            448 p. : il. ; 16cm x 23cm.

            Tradução de: Elderhood
            Inclui índice e bibliografia.
            ISBN: 978-85-5081-454-4

            1. Idosos – Saúde e higiene. 2. Envelhecimento. 3. Cuidados médicos. I. Batista, Samantha. II. Título.

2021-3729   CDD 362.60973
                                      CDU 64.044.24

Elaborado por Odilio Hilario Moreira Junior - CRB-8/9949

Rua Viúva Cláudio, 291 — Bairro Industrial do Jacaré
CEP: 20.970-031 — Rio de Janeiro (RJ)
Tels.: (21) 3278-8069 / 3278-8419
www.altabooks.com.br — altabooks@altabooks.com.br

Produção Editorial
Editora Alta Books

Gerência Comercial
Daniele Fonseca

Editor de Aquisição
José Rugeri
acquisition@altabooks.com.br

Produtores Editoriais
Illysabelle Trajano
Maria de Lourdes Borges
Thales Silva
Thiê Alves

Marketing Editorial
Livia Carvalho
Gabriela Carvalho
Thiago Brito
marketing@altabooks.com.br

Equipe de Design
Larissa Lima
Marcelli Ferreira
Paulo Gomes

Diretor Editorial
Anderson Vieira

Coordenação Financeira
Solange Souza

Assistente Editorial
Caroline David

Equipe Ass. Editorial
Brenda Rodrigues
Luana Rodrigues
Mariana Portugal
Raquel Porto

Equipe Comercial
Adriana Baricelli
Daiana Costa
Fillipe Amorim
Kaique Luíz
Victor Hugo Morais
Viviane Paiva

Atuaram na edição desta obra:

Tradução
Samantha Batista

Copidesque
Wendy Campos

Capa
Larissa Lima

Revisão Gramatical
Hellen Suzuki
Thais Pol

Diagramação
Luisa Maria Gomes

Ouvidoria: ouvidoria@altabooks.com.br

Editora afiliada à:

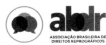

Para minha mãe
e
para Jane

A velhice só será respeitada se lutar por si mesma, mantiver seus direitos...
e garantir o controle de seu último suspiro.

— CÍCERO

AGRADECIMENTOS

Tenho uma dívida enorme com:

Os diversos escritores e estudiosos citados aqui, não apenas aqueles que fizeram tanto pelos idosos, mas também aqueles cujos trabalhos corajosos me ensinaram sobre o escrever, o pensar, as diferenças e a vida. Um agradecimento especial a Claudia Rankine, Ursula K. Le Guin, Andrew Solomon, Mary Beard, Matthew Desmond e Maggie Nelson por me mostrarem o que era possível.

Victoria Sweet, por aquela ligação em setembro, quando me deu o conselho que mudou minha abordagem deste livro e me ajudou a torná-lo muito mais do que eu esperava.

As instituições médicas que me tornaram a médica que sou: Harvard e, especialmente, a USCF. Como duas das melhores dos EUA, conhecem seus pontos fortes. Se, nestas páginas, eu às vezes apontar oportunidades para sua melhoria, é apenas porque sei que são capazes de conduzir a nação a um sistema médico melhor, mais justo, inclusivo e eficaz.

Meu grupo de escrita — Catherine Alden, Natalie Baszile, Susi Jensen, Kathryn Ma, Edward Porter, Bora Reed e Suzanne Wilsey —, pelo prazer eterno de sua amizade, comida boa, conselhos sábios e gentil satisfação com o fato de eu ter me desviado da ficção para escrever sobre a realidade.

A MacDowell Colony, onde a bagunça de um ano de documentos e arquivos foi milagrosa e quase instantaneamente transformada no primeiro esboço deste livro.

Bill Hall, cujas realizações notáveis na medicina, erudição única, palestras extraordinariamente cultas e apoio incansável significaram mais para mim do que ele pensa.

David Shields, que me disse que as coisas "estranhas" que eu queria fazer ao escrever eram interessantes e importantes.

Katy Butler e Sunita Puri, colegas de viagem cujo apoio sempre me anima.

Os editores que publicaram partes deste livro (antes que eu soubesse que se transformariam nele) nas seguintes publicações: *The New York Times*, *The New England Journal of Medicine*, *The Lancet*, *Health Affairs*, *The Washington Post*, *Academic Medicine* e *New England Review*.

Meus pacientes, de antes, de agora e do futuro. A palavra *doctor* [médico] vem do latim *docere*, mas todo médico que já praticou medicina sabe que aprendemos tanto com os pacientes quanto eles aprendem conosco. É impossível agradecê-los o suficiente por confiarem seus cuidados a mim.

Minha agente, Emma Patterson, e minha editora, Nancy Miller, por sua confiança inabalável e por sua paciência ao longo dos muitos anos que este livro demorou para ser iniciado, dos anos em que demorou para ser finalizado, e por sua ajuda enquanto estava sendo escrito.

Meu pai, que me ensinou tanto, direta e indiretamente, e de quem sinto falta.

Minha mãe, sempre minha maior fã, cuja velhice eu pretendo tentar igualar e temo não conseguir.

Jane, especialmente e sempre.

UMA NOTA SOBRE A AUTORA

Louise Aronson, médica, é autora de *A History of the Present Illness* [sem publicação no Brasil], geriatra, educadora e professora de medicina da Universidade da Califórnia, São Francisco (UCSF), onde dirige o UCSF Medical Humanities. Graduada pela Escola de Medicina de Harvard e mestre pelo Program For Writers da Warren Wilson College, a Dra. Aronson recebeu o Prêmio Gold Professorship in Humanism, o Prêmio Physician of the Year da California Homecare e o Prêmio Outstanding Mid-Career Clinical Educator of the Year da American Geriatrics Society, além de diversos outros prêmios pelo seu magistério, sua pesquisa educacional e suas publicações. Recebeu a bolsa da MacDowell e quatro indicações Pushcart, e seus artigos e histórias apareceram em muitas publicações, incluindo *The New York Times*, *New England Journal of Medicine*, *Lancet* e *Bellevue Literary Review*. Ela mora em São Francisco.

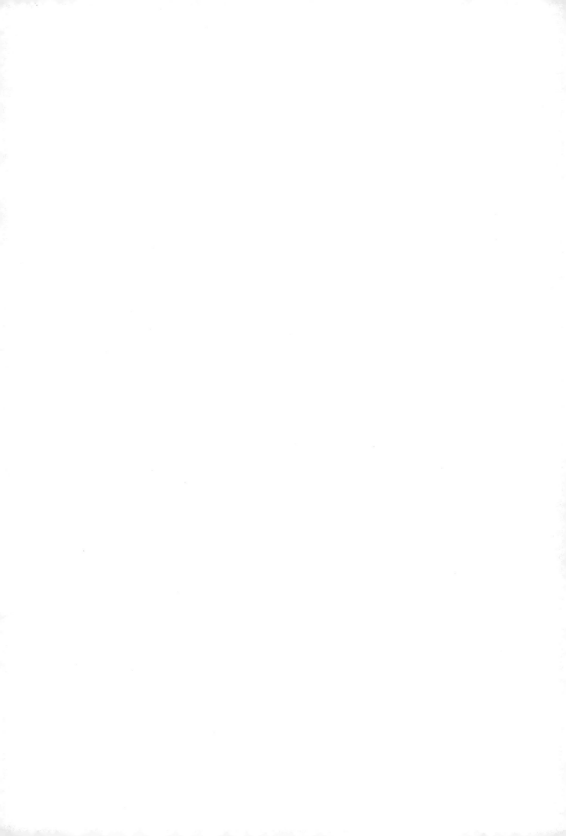

SUMÁRIO

Concepção
Nota da Autora   xvii

Nascimento
1. Vida   3

Infância
2. Bebê   13
   MEMÓRIAS · LIÇÕES

3. Criança Pequena   25
   HISTÓRIA · DOENTE · SUPOSIÇÕES

4. Criança   41
   CASAS · RESSURREIÇÃO · CONFUSÃO · PADRÕES · O OUTRO

5. Pré-adolescente   63
   NORMAL · DIFERENTE

6. Adolescente   75
   EVOLUÇÃO · PERVERSÕES · REJUVENESCIMENTO · LACUNAS · ESCOLHAS

Maturidade
7. Jovem Adulto   103
   TRAUMA · MODERNO · DOUTRINAÇÃO · ERROS · COMPETÊNCIA ·
   VERGONHA · VIESES

8. Adulto 133
INDIFERENTE · LINGUAGEM · VOCAÇÃO · DISTÂNCIA · VALORES ·
VERDADE · BIOLOGIA · DEFESA · TERCEIRIZADO · FANÁTICO

9. Meia-Idade 185
FASES · AJUDA · PRESTÍGIO · COMPLEXIDADE · COMBUSTÃO · ATRAENTE ·
DESILUSÃO · PRIORIDADES · EMPATIA

10. Veterano 229
IDADES · PATOLOGIA · COMUNICAÇÃO · LIBERDADE · PASSADO ·
LONGEVIDADE · À PROVA DE CRIANÇAS · RECLAMAÇÃO

Velhidade

11. Velho 259
EXCEPCIONAL · FUTURO · ANGÚSTIA · VALOR · AMADO · LUGARES ·
CONFORTO · TECNOLOGIA · SIGNIFICADO · IMAGINAÇÃO · CORPOS ·
CLASSIFICAÇÃO

12. Idoso 307
INVISIBILIDADE · DUALIDADE · CUIDADO · EDUCAÇÃO · RESILIÊNCIA ·
ATITUDE · DESIGN · SAÚDE · PERSPECTIVA

13. Ancião 343
TEMPO · NATUREZA · HUMANO · CONSEQUÊNCIAS · ACEITAÇÃO

Morte

14. Histórias 375

Coda

Oportunidade 381

Notas 383
Bibliografia 419
Índice 423

CONCEPÇÃO

O corpo envelhecido nunca é apenas um corpo submetido ao declínio celular e orgânico definitivo, pois, ao se mover pela vida, é continuamente marcado e remarcado por significados culturais.

— Mike Featherstone e Andrew Wernick

NOTA DA AUTORA

Este livro começou tratando da velhice e acabou se tornando mais do que isso, incluindo assuntos médicos e o que significa ser humano. Sua evolução me surpreendeu, como médica e como uma pessoa passando pelo processo de envelhecimento. Ele se transformou em algo ao mesmo tempo convencional e contracultural, baseado em fatos e ficção, afetuoso e obstinado, parte grito de guerra e parte lamento, uma mistura de alegria, fascínio, frustração, revolta e esperança sobre a velhice, a medicina e a vida norte-americana.

As histórias deste livro são verdadeiras até onde consigo me lembrar. Ao serem relatados sob o ponto de vista de um médico ou de um paciente, e de uma enfermeira, um administrador ou de um familiar, os mesmos eventos e crises podem parecer não ter relação. A memória é falha, maleável e significante. A perspectiva depende da sua posição e de quem você é, no contexto, no papel, na atitude e nos valores.

A variação que ocorre nas histórias imediatamente após um evento é enorme e isso só tende a aumentar depois de um tempo. Fiz o melhor que pude para ser precisa e verdadeira em relação a meus próprios pensamentos e sentimentos. Mudei os nomes dos meus pacientes no decorrer do livro e evitei ao máximo mencionar os nomes de colegas e amigos. Quando não tive a permissão do paciente ou de sua família para contar sua história, mudei determinados detalhes reveladores. Essas medidas foram tomadas não apenas para manter os princípios centrais da medicina e as estipulações das leis federais de privacidade na medicina, mas também por total gratidão pelo grande número de pessoas que confiaram a mim seu bem-estar e, assim, ensinaram-me o que é a velhice, como ela deve ser e o que poderia ser.

Este livro também tem uma grande dívida com muitos cientistas, estudiosos e escritores, do passado e atuais. Esses grandes pensadores criaram um corpo de trabalho gigantesco sobre a velhice que deveria ter muito mais influência em nossas vidas e políticas da terceira idade. Uma das minhas maiores esperanças para este livro é que ele leve os leitores a trabalhos de historiadores como Thomas Cole e Pat Thane; antropólogos, psicólogos e sociólogos como Sharon Kaufman, Becca Levy e Carroll Estes; médicos como Robert Butler, Bill Thomas e Muriel Gillick, e muito outros cientistas e escritores que posso não citar, mas cujos trabalhos aparecem nestas páginas ou nas notas e na bibliografia no final do livro.

Há somente mais uma coisa que você precisa saber antes de virar a página: este livro nem sempre é linear. Ele dança — ou assim espero.

NASCIMENTO

Nossa humanidade é nosso fardo, nossa vida; não precisamos lutar por ela; precisamos apenas fazer algo infinitamente mais difícil — ou seja, aceitá-la.
— James Baldwin

1. VIDA

Como muitos médicos, optei pela medicina porque queria ajudar pessoas. E, como muitos estudantes de medicina, rapidamente descobri que a formação médica envolve mais as estruturas químicas e a biologia, as doenças e os órgãos, do que a humanidade e a cura.

Na metade do meu primeiro ano, já conhecia todos os reitores e tinha uma coleção de catálogos de outros programas de pós-graduação: saúde pública e antropologia médica; letras, política e psicologia. Isso não foi uma total surpresa; como uma graduanda em história que escolheu o curso por não atender os requisitos de matemática ou ciências, eu era uma improvável aluna de medicina. Mas acreditava que a medicina me possibilitaria fazer a diferença na vida das pessoas de um modo que esses outros cursos não fariam. Ainda assim, por dois anos mantive aqueles catálogos escondidos em meu dormitório, e à noite eu me debruçava sobre suas ofertas variadas de cursos com o entusiasmo de uma criança solta em uma loja de doces. Meus catálogos secretos me forneciam vislumbres de uma visão de mundo que estava ausente de meus livros didáticos e das palestras que frequentava. Lá havia cursos e profissões que reconheciam a particularidade, a complexidade e a ambiguidade das vidas humanas sem reduzi-las a células, partes e processos separados.

Em nosso terceiro ano, minha turma entrou no hospital: uma série de desafios e humilhações. Às vezes parecia que as mudanças frequentes de local, pessoal e especialidades tinham sido projetadas para nos deixar ansiosos e confusos. Aprendemos a trabalhar sem dormir, comer ou ir ao banheiro, sem ar fresco, roupas limpas ou sentimentos de horror e repulsa, sem lágrimas ou folgas. Era brutal, mas ainda assim, para mim, muito melhor do que os dois anos anteriores. Finalmente meus dias incluíam aprendizado sobre pessoas reais com histórias nada menos sedutoras ou significativas do que aquelas em meus romances favoritos. Meu trabalho no hospital me forneceu uma compreensão humana profunda, como a de grandes livros, e a combinou com oportunidades de ser útil para pessoas necessitadas. Assim que comecei a cuidar de pacientes, a medicina se tornou exatamente o que eu esperava quando a escolhi em detrimento de todos aqueles outros campos que me interessavam por natureza e pelos quais eu parecia mais inerentemente adequada. Eu voltava para casa todas as noites não apenas sentindo que meu tempo havia sido bem gasto, mas também que minha vida importava muito mais, mesmo que minha contribuição ao mundo em geral fosse pequena. Era uma sensação maravilhosa.

Quase trinta anos depois, ainda desfruto esse prazer em ser médica. Agora também sei que a medicina subestima sua missão regularmente, desprezando os tipos de conhecimentos que eu buscava naqueles catálogos. Então muitas partes de nossas complicadas vidas humanas não são adequadas para medição ou experimentação. Apesar de a ciência fornecer informações valiosas e a tecnologia ser transformadora, ambas contemplam os interesses e as crenças de relativamente poucas pessoas que as exercem, e nenhuma é adequada para abordar aspectos cruciais da vida humana, da individualidade ao sofrimento e ao bem-estar. Isso é particularmente verdadeiro depois que uma pessoa completa 60 anos, a idade dos pacientes que trato como geriatra. Deve ser por isso que, embora eu pense que estou trabalhando para eles, meus pacientes acabam me ensinando quais questões realmente importam ao envelhecermos e como as pessoas podem aumentar suas chances de terem vidas boas e significativas.

Em uma manhã nebulosa de 2015, cheguei à Universidade da Califórnia, Berkeley, para um compromisso com o professor Guy Micco. Eu ouvira falar de um exercício que ele fazia todo outono com seus novos alunos do curso de medicina, e queria vê-lo pessoalmente.

Em frente a uma sala de aula abarrotada, Micco pediu a um grupo de dezesseis alunos para anotarem as primeiras palavras que lhe viessem à mente quando ele usava a palavra *velho* ao se referir a uma pessoa.

"Não filtrem", disse ele. "Apenas escrevam."

Com seu grosso bigode branco e uma cabeça com poucos cabelos, Micco tinha uma vaga semelhança com Albert Einstein, algo que foi aumentando nas duas horas seguintes devido à sua ampla curiosidade e capacidade de entreter.

Os jovens em volta da única mesa eram alunos do primeiro ano de um programa de pós-graduação conjunta em medicina e saúde pública que descreve seus alunos como "intensamente dedicados a melhorar a saúde mundial". Eles tinham idades variadas a partir dos 25 anos, e seus currículos demonstravam que tinham intenções boas e extraordinariamente idealísticas.

Os alunos começaram a escrever no papel de rascunho que Micco forneceu para que pudesse coletar respostas e avaliar as tendências ao longo do tempo. Ao passar um minuto, ele mandou parar e então repetiu suas instruções, mas desta vez com a palavra *ancião*.

Alguns alunos balançaram a cabeça — sabiam que estavam sendo manipulados.

Micco faz esse exercício com seus alunos há anos. Os rostos na sala mudavam, mas suas respostas aos dois pedidos, não. Não havia tendências que refletissem mudanças em como os alunos pensavam e sentiam a velhice. Não ainda, pelo menos.

Ele não ficou surpreso quando as associações mais comuns com a palavra *velho* incluíam *enrugado, curvado, lento, careca* e *grisalho*. ("Desculpa, Guy", disse um aluno a ele um dia, sem ironia.) Muitos também escreveram *fraco, frágil, debilitado, delicado* ou *doente*. Uma minoria considerável escreveu uma variação de *avô*, e vários listaram suas mães, embora geralmente os pais de alunos de medicina tenham idades variadas dos 40 e tantos até os 60 e poucos anos, considerado pela maioria das pessoas como parte da meia-idade. Alguns usaram palavras como *sabedoria*, mas muitos escolheram *triste, pejorativo, teimoso* e *solitário*. Um escreveu "cheiro de naftalina e fumo velho".

Para *ancião*, a lista era diferente. De longe, a palavra mais comum foi *sábio*. Outras respostas foram *respeito, líder, experiência, poder, dinheiro* e *conhecimento*.

Os alunos de Micco estavam nos primeiros meses de um processo que duraria anos. No decorrer de seus quatro anos da faculdade de medicina e outros três a dez anos de residência e especialização, os médicos em treinamento aprendem que os seres humanos têm duas categorias etárias importantes: crianças e adultos. Depois das aulas e estágios obrigatórios em diversas especialidades que esclarecem as diferenças na psicologia, comportamentos sociais e necessidades de saúde entre esses dois grupos etários, eles escolhem se querem trabalhar em hospitais infantis ou para adultos, e como especialistas pediátricos ou em adultos. Ainda que percebam que adultos mais velhos formam 16% da população e mais de 40% dos adultos hospitalizados, ou que os pacientes com mais de 65 anos são o grupo mais propenso a ser prejudicado pelo sistema médico, esse conhecimento será distorcido não só pelas predileções da medicina pela salvação e cura, mas também por comentários de seus professores e mentores como "a não ser que você realmente goste de trocar fraldas de adultos, não perca seu tempo" ao aprender geriatria.

Micco não faz esse exercício para convencer seus alunos de que pessoas idosas são dignas de seu tempo e atenção como médicos. Ele sabe que não pode vencer essa batalha. E me contou, em uma manhã ensolarada de inverno alguns meses mais tarde quando o encontrei para tomarmos um café, que o problema não é a juventude ou a inexperiência dos alunos. Ele fez exatamente o mesmo exercício com colegas de hospital e amigos com trabalhos nada relacionados à medicina, e recebeu exatamente as mesmas palavras, até mesmo quando esses próprios médicos, enfermeiros e amigos consideravam se enquadrar nessa categoria. Ele acha que a palavra *velho:* "Já era. Está acabada. Muito carregada de negatividade para ser usada pelas pessoas."

Micco tirou uma caneta do bolso e colocou um guardanapo de papel no espaço entre nós em cima da mesa. E desenhou um gráfico básico. "É assim que a maioria das pessoas vê a velhice."

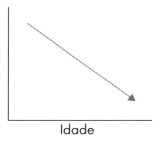

"Qual é o outro eixo?", perguntei. Ou seja, o que as pessoas achavam que caía tão implacavelmente da juventude para a velhice?

Micco me encarou. "Qualquer coisa", disse. "Tudo."

Eu sabia que ele tinha razão. Embora essa visão do envelhecimento seja apenas parcialmente correta, todos acreditam nela, inclusive os idosos. Os alunos idealistas, amigos afetuosos e colegas de Micco definem *velho* com palavras negativas porque é a visão predominante da nossa cultura. A essa altura na história, é também a visão predominante no planeta. Mas é claro que essa visão negativa singular da velhice não conta a história toda. Eles escrevem palavras positivas em resposta a *ancião,* o sinônimo de *velho,* porque essas características afirmativas também são verdadeiras. Essa desconexão sugere que eles — e o resto de nós — estão deixando algo passar despercebido quando pensam na velhice. No mínimo, estão perdendo uma oportunidade de olhar o terço final da vida com a mesma preocupação, curiosidade, criatividade e rigor com que veem os primeiros dois terços.

Nos meses que antecederam meu encontro com Micco, como muitos médicos da época, eu às vezes me sentia furiosa, magoada e impotente. Ficava obcecada pelas forças e pessoas que trabalhavam para boicotar pacientes, médicos e nosso sistema de saúde em geral. No século XX, a medicina norte-americana ficou mais interessada em cosméticos e catástrofes do que na promoção e preservação da saúde e do bem-estar humano. No século XXI, ela venera máquinas, genes, neurônios, corações e tumores, mas se preocupa pouco com a sanidade, a locomoção, a alimentação, a fragilidade ou o sofrimento. Valoriza os adultos em detrimento dos jovens e idosos, e hospitais e unidades de tratamento intensivo a asilos e clínicas. Prioriza o tratamento em vez da prevenção, partes em vez do todo, consertar em vez de cuidar, médias a indivíduos e o novo ao comprovado.

Trabalhando como geriatra em tal sistema, tive que empreender diariamente, muitas vezes, batalhas infrutíferas contra essas forças estruturais para que meus pacientes conseguissem o que precisavam. Em tal sistema, o mais útil para as pessoas de quem eu cuidava (como médica) e me preocupava (como ser humano) não era rentável (coisa que importava para meus chefes e minha instituição) nem era parte reconhecida do meu trabalho (o que importava para mim). Meus pacientes, velhos ou anciões, saudáveis ou doentes, sadios ou frágeis, podiam facilmente conseguir tratamentos de diálise, cirurgias que corrigiam uma parte danificada, mas que destruíam suas vidas, meses de quimioterapia frustrada, longas estadias em unidades de tratamento intensivo, as tomografias de ponta mais recentes e todos os tipos de remédios extremamente caros sem benefícios comprovados para sua faixa etária ou estado de saúde.

O que a maioria *não* conseguia era o tipo de coisa que os deixaria mais confortáveis, funcionais, saudáveis e felizes — coisas como aparelhos auditivos, tempo suficiente com seus médicos ou aulas de ginástica, que ajudariam a tratar muitas de suas doenças crônicas ao mesmo tempo em que aumentariam suas chances de permanecer independentes. Também não conseguiam dois dos elementos mais essenciais do tratamento médico: dados científicos sobre os prós e contras do tratamento recebido ou serem tratados como seres humanos dignos de recursos e preocupações.

Questionar as prioridades, as ferramentas e as estruturas do sistema é proibido na medicina. Alguém que questiona é visto como um reclamão ou alguém que não sabe trabalhar em equipe. Por anos, eu apenas reprimi minhas preocupações ou fui censurada por levantar questões que considerava essenciais a um bom tratamento do paciente e um sistema de saúde mais solidário e eficaz. Mas, em 2015, comecei a ter problemas de saúde, incluindo perda de visão, ansiedade e artrite, que eram preocupantes tanto prática quanto existencialmente. Essas mudanças me deixaram cara a cara com a probabilidade do desconforto contínuo e a incapacidade muito mais cedo do que eu esperava. Enquanto me ajustava à minha nova realidade, minha capacidade de entender como a medicina se encaixava em nossos mundos social, cultural, econômico e político mais amplos ficou ainda mais aguçada. De repente, ainda saudável no geral, mas também com desafios crônicos, eu me vi entre a juventude e a velhice de um modo que obtive uma visão panorâmica da vida.

Foi então que vi o que esteve à minha frente durante toda a minha carreira: que as experiências das pessoas mais velhas em nosso sistema de saúde indicam o quanto o tratamento médico atual é imperfeito para todos. Nós criamos uma sociedade em que fazemos tudo o que for possível para continuar vivos e ainda assim tememos envelhecer, uma cultura que descarta pessoas que não se encaixam nas "especificações de produto" humano mais recente, e um sistema de saúde em que o trabalho da medicina geralmente é incompatível tanto com o sistema quanto com a saúde.

Há mais de 2 mil anos, Aristóteles definiu um todo como "aquilo que tem um começo, um meio e um fim". Ele mostrou que, em dramas de três atos, cada parte contém diversas cenas e serve a um propósito único. A maioria das vidas humanas segue uma progressão similar, partindo do início, passando por complicações até a conclusão. Até recentemente na história humana, os dramas individuais das pessoas muitas vezes acabavam cedo, no primeiro ato, e certamente antes do cair das cortinas, no que agora consideramos o Ato II. A expectativa de vida média era de 30 a 40 anos, com nascimentos, acidentes e infecções normalmente reduzindo vidas. Atualmente, a longevidade média dobrou. Com tanto tempo a mais, cada ato contém mais cenas, e a maioria de nós chega ao Ato III. Agora, junto da infância e da vida adulta, a grande maioria de nós também pode experienciar um terceiro ato que começa aos 60 ou 70 anos e dura várias décadas. Esse terceiro ato não é uma repetição do primeiro ou do segundo. Muitas vezes na vida ele é como no teatro: o momento do clímax, do desfecho e da resolução de nossa história.

Os dois últimos nos assustam. Queremos desesperadamente que nossa velhice seja longa, significativa e satisfatória, mas a maioria de nós se recusa a abordá-la com a mesma ambição descarada que concedemos automaticamente à infância ou à vida adulta. Nos primeiros anos de minha carreira, eu achava que compreendia a velhice e como criar um Ato III confortável e significativo para meus pacientes.

Mas, assim que meus pais chegaram aos 80 anos e eu fiz 50, percebi que havia me enganado. Eu me vi fazendo os mesmos tipos de piadas e sentindo as mesmas coisas que todos sentem sobre o envelhecimento.

Até então, eu acreditava que a geriatria, com suas ferramentas e seu conhecimento especializado, tinha todas as respostas para a velhice. Mas, se ela abordasse adequadamente a terceira idade, o restante da medicina e todo mundo não teriam adotado nossa filosofia e estratégias? Claramente, a geriatria era para a velhice o que nós médicos chamamos de "necessária, mas insuficiente", e eu comecei a me perguntar o que estava faltando.

Este livro é minha tentativa de preencher as lacunas observando a terceira idade de novas formas. Ele se baseia na ciência e na medicina, na história, na antropologia, na literatura e na cultura popular. Quem somos e o que valorizamos é revelado em como cuidamos dos doentes. Mas, embora muitas das histórias nestas páginas envolvam pessoas velhas e doentes, este é um livro sobre a vida. Se quisermos que a terceira idade seja algo mais do que uma expansão repugnante de anos ou décadas, precisamos começar a examinar os comos e porquês de nossa atual abordagem.

Para a maioria de nós, o Ato III é longo e variado. Se o virmos de outra forma, nossos sentimentos sobre ele também podem mudar. E, se encararmos e sentirmos a velhice de outra forma, poderemos fazer escolhas diferentes, que mudem nossa experiência da terceira idade para melhor.

INFÂNCIA

Somos todos idosos em treinamento.
— Joanne Lynn, médica

2. BEBÊ

MEMÓRIAS

Entre minhas memórias mais antigas da velhice estão os seios. A observação ocorreu no oitavo andar do topo do prédio em que a personagem de Kim Novak viveu no filme *Um Corpo que Cai*, de Hitchcock. Doze anos depois que o filme fez plateias gritarem, minha bisavó casualmente removeu seu roupão, e eu, com meus 6 anos de vida, me segurei para não ficar sobressaltada. A Bisa se sentou em um banquinho estofado em seu provador, um local pequeno com portas de armário espelhadas e pequenas janelas cujas persianas fechadas refletiam uma luz amarela. O ar tinha um cheiro rançoso adocicado, como livros usados que passavam muito tempo em um local sem ventilação. Provavelmente ela tinha acabado de sair de um banho. Minha irmãzinha e eu estávamos de mãos dadas, mas não ousávamos olhar uma para a outra, enquanto a Bisa posicionava um seio gigantesco e depois o outro em um sutiã e puxava as alças até os ombros, conversando enquanto realizava suas tarefas. Mesmo agora é difícil de dizer o que me deixou mais desconfortável: o choque de sua nudez, o volume de seus seios ou a estranheza de seu corpo envelhecido.

A Bisa devia ter seus 80 anos na época, e já que eu considerava meus avós velhos, minha bisavó claramente se classificava como anciã. De várias formas, meus avós e bisavós eram membros daquela última grande categoria conhecida como adultos, pessoas que sabiam muito e podiam dizer às crianças o que fazer. Mas também eram claramente uma classe de pessoas totalmente diferente de meus pais e seus amigos, e apenas parte do que os distinguia deles vinha de sua pele enrugada e cabelos grisalhos, brancos ou a falta deles. As gerações mais velhas da minha família também tinham roupas, comportamentos e pertences mais formais. Quando iam a nossos piqueniques regulares de domingo no Golden Gate Park, as mulheres usavam vestidos ou saias e se sentavam em cadeiras dobráveis em vez de em cobertores espalhados pela grama conosco. Com a exceção dos pijamas ao dormir fora de casa e das roupas de banho na praia, nunca víamos os homens em nada além de camisas polo esportivas ou camisas sociais de botão. Seus apartamentos eram similarmente distintos, com móveis que faziam com que os jantares de família parecessem mais com visitas a velhos hotéis ou locais históricos do que uma refeição na casa de alguém.

Durante essa mesma fase de minha vida, às vezes eu me via com minha irmã e primas há apenas uma quadra de distância da casa da Bisa, no topo de um morro tão inclinado que a maioria dos moradores locais fazia a volta para poupar seus motores, freios e nervos. Mas não o meu avô, principalmente se tivesse uma ou mais de suas cinco netas no carro. Depois de um jantar na Chinatown e antes das casquinhas de sorvete, ele nos levava até o topo desse morro absurdo e deixava o carro oscilar em seu precipício. Então soltava o freio de mão e largava o volante erguendo os braços. Todas as vezes, nós nos abraçávamos e gritávamos, arquejando e rindo. E, todas as vezes, seu pé ainda estava no pedal do freio e o ritmo, embora parecesse veloz para a gente, teria evocado buzinas e frustrações na maioria das outras quadras. Era difícil de imaginar nos divertirmos mais do que quando que saíamos com Vovô.

Essas duas memórias demonstram por que eu deveria conhecer melhor a terceira idade. Mas, como muitas pessoas, nunca pensei muito no assunto, mesmo quando estava bem diante dos meus olhos. Pensei mais nos seios expostos da Bisa do que em como sua pele flácida, seu odor e a aparência e sensação de seu apartamento afetaram minha experiência. E pensei em todas as noites fantásticas com meu avô, mas não no quanto ele estava se divertindo sendo avô, um papel descrito por várias pessoas como o melhor de suas vidas. Nem considerei realmente como ser de diferentes gerações de terceira idade afetava o que muitos membros mais velhos de nossa família podiam ou não fazer, ou os diversos fatores sociais que possibilitavam uma abordagem de vida mais relaxada, envolvida e brincalhona aos homens. Eu tinha 3 anos quando o marido da Bisa morreu, deixando-a viúva pela segunda vez. Ainda relativamente jovem quando meu bisavô morreu, ela ficara livre para casar novamente. Mas o script para viúvas idosas exigia que a Bisa levasse uma vida discreta com a família e saídas ocasionais, abstendo-se dos exercícios, de viagens desacompanhadas e do romance. Ela pareceu feliz o bastante durante a vida e saudável aos meus olhos infantis, mas ainda me deixava nervosa. Ela era rígida e censurava com rapidez, certa de sua autoridade. Precisávamos nos arrumar para visitá-la e nos sentar "como mocinhas" em seu sofá. Uma vez, discutindo algum evento esportivo, eu disse que estava suada, e ela me falou que damas não suavam, mas brilhavam. Nesse momento senti que o leve medo que eu sentia dela e minha suspeita de que para mim ela era tanto uma estranha quanto membro da família eram justificados.

A Bisa morreu quando tinha 90 e poucos anos; e sua filha, minha avó, aos 78, depois de anos de alcoolismo. Um histórico familiar de vidas longas não garante que teremos uma também. A Bisa e o Vovô, seu genro, não se davam bem. Por muitos anos eles não se falaram, e minha avó ficou no meio de tudo, as duas principais pessoas de sua vida brigando constantemente e enumerando as falhas um do outro. Embora seus filhos já fossem adultos e bem resolvidos, uma mulher com o passado e a idade de minha avó não buscaria o divórcio, um emprego ou um terapeuta para escapar, se distrair ou se realizar. Em vez disso, havia o álcool, que funcionava como a maioria das drogas quando usado em excesso. Entorpecia a dor, fornecendo breves momentos maravilhosos de trégua, e destruiu sua vida e saúde. A memória mais vívida que tenho dela é de como se engasgava durante o jantar, os olhos esbugalhando, o rosto em pânico, suando e incapaz de respirar. Os adultos na mesa a ignoravam quando isso acontecia. Levei anos para reunir coragem para perguntar o que estava acontecendo e por que eles agiam daquela forma. Ela estava bêbada, disseram, e fez isso consigo mesma. Entendi que sua recusa em ajudá-la era uma punição por decepcioná-los de várias formas, mas não conseguia entender como podiam ficar sentados tão calmamente na presença de seu sofrimento. Quando Vovó engasgava, a sala de jantar ficava um gelo. Finamente, ela arfava ou colocava a mão sobre a boca e se retirava, e o jantar continuava como se nada tivesse acontecido. A idade de uma pessoa pode ter pouco ou nada a ver com as maneiras como ela sofre.

Existiam poucas restrições para os homens: meu avô pôde se aposentar aos 60 anos do emprego que teve durante 40 e iniciar em um trabalho novo mais esporádico. Como tinha saúde, educação e dinheiro suficiente, seu novo emprego podia satisfazer seus interesses em móveis e viagens enquanto ele aproveitava suas habilidades sociais e de negócios. Ele tinha tempo e recursos para todas as atividades que sempre amou, mas não podia realizar anteriormente quando provia para sua família e construía sua empresa. Quando ficou viúvo, aos 70 e tantos anos, continuou a desfrutar de uma vida social ativa. Embora Vovô sempre fora charmoso e interessado em tudo e em todos, seus 80 e 90 anos foram os melhores anos de namoro de sua vida. Para sua sorte, havia uma escassez de homens nas faixas etárias mais avançadas, o que significava que até mesmo um homem baixo com pouco cabelo podia sair com uma mulher diferente em cada noite da semana se quisesse — e ele queria.

Havia menos idosos na época, e o mundo prestava menos atenção neles. Eu ouvi falar da organização Gray Panthers [Panteras Cinzentas], mas os movimentos dos direitos civis e do feminismo pareciam mais visíveis e relevantes. Histórias sobre as dificuldades, as oportunidades e as realizações da terceira idade não apareciam nos noticiários diariamente, e os adultos mais velhos ainda não haviam sido classificados pela sociedade como um problema de grandes proporções, um "tsunami prateado". Essa metáfora, implicando que a nova longevidade humana e o envelhecimento da população levaria a uma destruição da sociedade como um tsunami, só entrou no nosso vocabulário na década de 1980. Agora ela aparece em tudo, da *Forbes* e do *Economist* ao *Washington Post*, o *New England Journal of Medicine* e o National Council of State Legislatures. Sua dominância relativamente recente é o motivo de minha surpresa — relembrando não apenas as décadas de 1960 e 1970, mas ainda antes, no Egito e na China antigos, nos impérios grego e romano, e nos períodos iniciais da história dos EUA — em descobrir que muito do que acreditávamos ser único no envelhecimento, nesse momento de "tsunami", não era nada novo.

LIÇÕES

Em junho de 1992, eu me mudei de Boston para São Francisco, com meu diploma recém-conquistado de médica nas mãos, e comecei a responder pelo título de *Doutora*. Isso era absurdo, de várias maneiras.

Formar-se em medicina não significa que uma pessoa tenha o conhecimento ou as habilidades de diagnosticar e tratar pacientes de forma independente. É por isso que médicos recém-formados fazem residência: a fase de três a oito anos de treinamento médico que vem depois da graduação, mas antes de qualquer competência adequada de prática sem supervisão. Uma residência médica em cuidados clínicos primários me levou de volta à minha cidade natal. No Departamento de Emergências do San Francisco General Hospital, onde fiz meu primeiro período, ser uma médica inexperiente não parecia tão preocupante, porque eu estava cercada por enfermeiros e médicos extremamente habilidosos. O mais preocupante era o que acontecia em uma pequena sala de luz fluorescente no quarto andar de um edifício de consultórios médicos na Parnassus Avenue toda terça-feira à tarde. Lá, pessoas dos 19 aos 90 anos apareciam para se consultar com a nova internista, que era eu.

A cada três anos, as clínicas eram transferidas de residentes graduandos a residentes novatos, e muitas vezes elas tinham um foco específico, geralmente uma categoria de doenças ou tipo de pacientes. Não é claro o quanto isso é intencional — por exemplo, um futuro oncologista indicando seus pacientes hospitalizados com câncer a sua própria clínica externa para acompanhamento —, ou se grupos de pacientes com determinadas doenças ou características chegavam a um médico específico por outros meios. Poderia ser o boca a boca, a compatibilidade étnica e linguística ou um palpite de quem marcava a consulta. O que estava claro para o meu grupo de residentes é que Arlene tinha um número desproporcional de pacientes com diabetes, os de Sammie geralmente eram usuários de drogas, os de Rafael tinham mais probabilidade de falar espanhol ou ter HIV, os de Danny tinham doenças cardíacas complicadas e os de Gerda preferiam uma médica mulher. Muitos dos meus pacientes eram idosos.

Eu tinha 20 e poucos anos, e o velho me parecia muito diferente do que agora. Embora tratasse mais octogenários do que meus colegas residentes, eu também tinha mais pacientes com 60 e 70 e poucos anos, alguns dos quais agora consideraria de meia-idade. Mas, naquela época, "velho" era para mim uma categoria ampla e razoavelmente uniforme, definida por um amálgama de idade, atitude e aparência não especificados mas evidentes. Se alguém perguntasse, eu gostaria de acreditar que teria notado as diferenças consideráveis entre os pacientes de 65 e os de 90 anos, mas, em minha vida médica diária, pacientes com essas idades, embora estivessem a uma geração de distância, eram muito mais similares do que distintos.

Aos 89 anos, pela definição geral, Anne Rowe era idosa.

Eu a conheci em uma tarde quente de terça-feira, mais ou menos um mês depois de ter começado minha residência. Sentada na beirada de uma das cadeiras de tamanho único de vinil caramelo de nossa clínica, os pés de Anne balançavam acima do chão, como os de uma colegial. Ela vestia o que chamava de seus "sapatos de senhora" e um de seus vestidos alegres que eu logo descobriria não terem botões ou zíperes, que eram um desafio para seus dedos deformados.

Ao nos cumprimentarmos, ela me observou por cima do aro de seus óculos bifocais de armação dourada. Ela tinha uma corcunda e o torso comprimido, cabelos perfeitamente brancos com alguns cachinhos e um sorriso de dentes tortos.

"O que aconteceu com o outro médico?", perguntou ela.

"Ele voltou para o leste", respondi, fazendo o meu melhor para aparentar ser uma substituta digna.

Os residentes mais antigos que partiam deveriam comunicar seus pacientes, mas eu já havia percebido que isso nem sempre acontecia. Perder o médico de cuidados primários pode ser difícil para alguns pacientes, mas — um fato excepcional em minha clínica — Anne pareceu entender e aceitar o sistema. Isso significou que pudemos ir direto para a abordagem de seu histórico e suas preocupações atuais. Ela tinha uma variedade rotineira de condições — pressão sanguínea alta, artrite, alergias, constipação, azia — e uma longa lista de remédios.

Ao passarmos para o exame físico, ela perguntou: "Que tipo de sobrenome é Aronson?"

"É judeu", respondi. "Foi dado à família do meu pai na Ilha Ellis porque o sobrenome deles era muito difícil de pronunciar."

Ela sorriu. Sua família tinha uma história parecida, só que não foram os avós de Anne que fugiram dos massacres do Leste Europeu no início de 1900, mas ela própria. Ela tinha 3 anos em 1906 quando sua família deixou a Bielorrússia e chegou de alguma forma à Dakota do Norte.

Por fim, fiquei sabendo da história de vida de Anne. Naquele primeiro dia, ouvi o bastante para ter uma ideia do grande prazer que é conversar com pessoas mais velhas. A vida de Anne abrangia uma boa parte de um século e muitos continentes, e, como todas as vidas, incluía uma variedade de tragédias e realizações pessoais. Falar com ela era como ser paga para ouvir trechos de romances longos e fascinantes.

Anne saiu da Dakota do Norte ao se formar como professora e aceitar um emprego no exterior. Mais tarde soube que ela se apaixonara e casara com um artista ativista britânico, que talvez pudesse ter sido uma mãe melhor para seu filho e como, depois de alguns anos, divorciou-se do marido irresponsável e se sustentou dando aulas em Porto Rico e Michigan. Naquele primeiro encontro, não falamos de seus anos no Mississippi durante o movimento de direitos civis ou de sua aposentadoria que a fez ir a São Francisco para ficar próxima de seus quatro irmãos ainda vivos, embora eu tenha certeza de que me contara sobre seu trabalho mais recente: cuidadora de sua irmã Bess, um papel que adquirira gradualmente e sem querer. Os outros dois irmãos, um divorciado e um viúvo, dividiam uma casa.

Na época, eu não sabia o quanto esse trabalho era difícil ou perigoso e prejudicial para a saúde física e psicológica do cuidador. Tenho certeza de que esse tópico não foi tratado no curso de medicina, em que os aspectos sociais e pessoais da saúde são mencionados com pouca frequência. O trabalho do médico era tratar a doença.

Como residente do primeiro ano, eu precisava discutir todos os meus pacientes com um clínico mais experiente, que garantiria que eu não deixasse nada passar. Ao aprender mais, eu poderia ser mais seletiva, apresentando apenas os pacientes que eu sabia, sentia ou suspeitava que ainda não tinha o conhecimento ou as habilidades necessárias para tratar. Durante essas consultas, o médico mais experiente garantiria que eu fornecesse um tratamento de alta qualidade e também me ensinaria sobre a avaliação, o raciocínio ou o tratamento clínicos. Isso quase sempre era muito prazeroso.

Ao tratar de Anne, aprendi que a pressão sanguínea padrão varia em pacientes acima dos 80 anos e por que eu deveria ficar longe dos medicamentos de artrite comuns, mesmo que sejam baratos e possam ajudar com a dor. Embora vendidos sem prescrição, meus professores disseram que eles deixariam Anne com alto risco de falha renal e hemorragia interna. Era raro que esse último efeito colateral potencialmente fatal ocorresse em pacientes jovens e de meia-idade, mas, como logo descobri em meus turnos hospitalares, acontecia com frequência com os mais velhos. Remédios que apresentam grave perigo para "adultos" em geral — independentemente da idade — só são vendidos com prescrição médica. No entanto, ainda hoje, há uma óbvia desatenção na rotulagem desses medicamentos: enquanto as precauções especificam os riscos para crianças, mulheres grávidas e pessoas com certos diagnósticos, elas não mencionam possíveis danos aos idosos.

Como meus supervisores apontavam as diferenças entre adultos jovens e idosos e me ajudavam a fazer planos de tratamento que se encaixavam nos padrões mais recentes de cuidados, achei que estava aprendendo tudo o que precisava para cuidar bem dos meus vários pacientes mais velhos. Infelizmente, mais tarde naquele ano, ficou claro que não era o caso, e as consequências do erro que cometi sob a supervisão constante de meus professores médicos não só colocaria Anne no hospital e ameaçaria sua vida, como também me mostraria como a medicina e as escolhas da sociedade sabotam os idosos. Com frequência, a própria idade avançada é culpada pelas realidades criadas por nossas escolhas e políticas.

* * *

À medida que nos conhecemos, dentre as coisas que gostei mais em Anne estava o seu sorriso. Seu rosto se erguia, seus olhos brilhavam e, se ela achasse algo engraçado, inclinava a cabeça para trás para dar risada. Seu pescoço já estava encurtado e a corcunda em suas costas era saliente, mas, naqueles momentos de humor e camaradagem, seu rosto se transformava na incorporação de alegria e contentamento. A cada visita, eu a via sorrir quando entrava no consultório, quando uma de nós fazia uma piada e quando cooperávamos para que seu corpo diminuto conseguisse subir na alta mesa de exames e para tirar seu vestido anágua, uma roupa íntima com a qual eu não tinha familiaridade alguma.

Eu sabia que havia algo muito errado naquele dia de inverno em que ela não sorriu.

"Como você está?", perguntei, arrastando minha cadeira com rodinhas em sua direção e me sentindo idiota, já que a resposta para aquela pergunta parecia óbvia.

"Eu tive que colocar Bess em uma casa de repouso", disse ela com uma voz tão baixa que mal pude ouvir. Seus olhos pareciam menores e mais sombrios. Lágrimas delineavam as rugas de suas bochechas.

Movi a caixa de lenços do canto de minha mesa para onde ela pudesse alcançar.

"Eu não conseguia levantá-la. Não conseguia mantê-la limpa. Simplesmente não tenho força o suficiente."

Resisti à tentação de mencionar que ela tinha quase 90 anos e 1,45 metro de altura, traços que tornavam quase impossível prover cuidado total para uma pessoa acamada. Mas observei que ela cuidara de sua irmã por quase uma década e que a maioria das pessoas não o faria por tanto tempo.

O instinto do médico é sempre de tentar consertar, confortar, tranquilizar. Em momentos como esse, essas tendências podem ter o efeito oposto.

Nada do que eu disse ofereceu muito conforto. Finalmente me calei. Deixei Anne falar e a escutei. Por fim, perguntei sobre seus sintomas de depressão e suicídio. Então fui consultar meu supervisor. Nós discutimos a diferença entre o luto e a depressão, e falei a ele que Anne estava definitivamente de luto, mas eu estava preocupada que também pudesse estar deprimida.

"Você acha que ela precisa de medicamento?", perguntei.

Eu não queria medicar a tristeza normal do luto, mas também não queria deixar uma depressão grave sem tratamento.

Decidi não dar uma receita a Anne naquele dia, mas adicioná-la à minha agenda da semana seguinte. Nessa próxima consulta, ela ainda não sorria e me contou que não estava comendo, dormindo ou fazendo suas atividades rotineiras. Nada realmente a interessava.

Ela precisava de um remédio.

Eu disse a Anne que tínhamos sorte, porque durante muitos anos os únicos medicamentos para depressão tinham efeitos colaterais perigosos, mas agora havia novos remédios com menos efeitos colaterais, cuja maioria sumia depois de algumas semanas. Transmiti essa informação com grande autoridade, já que tinha lido os últimos estudos ao me preparar para uma palestra clínica e havia tratado vários outros pacientes com sucesso em minha prática com antidepressivos. Entreguei uma receita a Anne, agendei sua consulta de acompanhamento para dali a um mês e lhe disse que ligaria em breve para saber como estava se sentindo.

Quando liguei para ela na semana seguinte, fui atendida pela secretária eletrônica e deixei uma mensagem. Esperava que isso significasse que o remédio estava funcionando e que ela estivesse passeando novamente. Na mesma hora reconheci minha própria ilusão. Na verdade, eu estava aliviada, tanto por mim quanto por ela. Para mim era muito mais fácil e eficiente ser atendida pela secretária eletrônica do que falar com Anne se ela estivesse se sentindo melhor. Tendo deixado a mensagem, a obrigação da comunicação passou para ela. Podia tirar "Ligar para A. R." da minha lista de afazeres e seguir para a próxima tarefa. Eu estava em um turno de pacientes internados naquele mês, e minha equipe estava de plantão das 8h daquele dia na clínica às 8h do dia seguinte. Embora eu geralmente adorasse o trabalho com pacientes externos, era uma interrupção indesejada naquele dia em um turno corrido que duraria pelo menos 36 horas. Meu objetivo naquela tarde era terminar o quanto antes, sem comprometer o tratamento de meus pacientes da clínica e voltar ao hospital.

Você poderia argumentar que essa estrutura, embora típica, é uma falha do treinamento médico. Mas também é um treinamento presciente das realidades da medicina de cuidado primário, em que muitas vezes fazer o que é certo para o paciente e realizar as tarefas que possibilitam que o clínico finalize o dia de trabalho em apenas dez ou doze horas são coisas diretamente opostas. Tarefas como ligar para acompanhar pacientes em risco como Anne, renovar a medicação, responder às perguntas dos pacientes e determinar se um paciente precisa de uma consulta ou se podemos poupá-lo da ida até a clínica. Tarefas como trabalhar com médicos do hospital ou enfermeiros visitantes para garantir uma transferência segura do hospital para a casa e conversar com cuidadores ou familiares preocupados. Nenhuma dessas atividades é considerada parte do trabalho agendado, embora possam levar uma, duas ou três horas e sejam essenciais para o tratamento do paciente. Essa realidade é um dos principais ingredientes do tratamento primário e das crises de estafa, que podem ser definidas em conjunto como a incompatibilidade deliberada entre o que é melhor para os pacientes e clínicos e o que o sistema de saúde prioriza e remunera.

Duas semanas depois, a assistente médica da clínica me parou assim que cheguei.

"Você tem um encaixe e ela já chegou." Ela me entregou o histórico com o nome de Anne. "Seu filho, Jack, está acompanhando-a."

Anne parecia ainda menor do que o normal, empoleirada na cadeira de vinil, enquanto uma versão mais jovem, mais atarracada e decididamente masculina dela andava de um lado para o outro entre a porta e a parede mais distante.

"Eu nunca a vi assim", disse Jack. "Ela não é a mesma."

Eu me virei para Anne. "Você pode me dizer como está se sentindo?" Ela não tirou os olhos do chão desde que entrei na sala.

"Não vejo o objetivo", disse ela, suas palavras saindo arrastadas. Eu tive que me abaixar ao lado de sua cadeira para ouvi-la.

"De quê?"

"De nada."

Ela estava quase catatônica. Meu supervisor e eu concordamos que Anne precisava ser internada no hospital psiquiátrico. Preenchi a papelada necessária, chamei a equipe de admissão psiquiátrica e fiquei com Anne e Jack até que uma das enfermeiras a levasse de cadeira de rodas para o hospital do outro lado da rua.

O restante de meu turno na clínica foi razoavelmente frenético. Eu estava com mais de uma hora de atraso e cada consulta começava com a frustração do paciente e meu pedido de desculpas. Às 18h, quando o ramal da psiquiatria do hospital apareceu no display verde do meu pager, todos os médicos já haviam terminado suas consultas, exceto eu, e toda a equipe de apoio já havia ido para casa. Liguei para o número, ansiosa por notícias de Anne.

O residente da psiquiatria havia sido gentil no início do dia. Agora ele não perdeu tempo com gentilezas.

"O sódio dela está em 121", disse. "Não acredito que não verificou isso antes de mandá-la para cá. Você precisa organizar a transferência dela para o atendimento médico."

Anne não estava deprimida — pelo menos, não *apenas* deprimida. Seu nível criticamente baixo de sódio no sangue era a causa de sua aparência catatônica e, pelo que eu sabia, era o que estava causando sua depressão para início de conversa. Pouco antes de enviar Bess para a casa de repouso, eu havia ajustado seu medicamento de pressão sanguínea. A nova combinação pode ter diminuído os níveis de sódio. Apesar de ter conferido uma vez para manter os padrões de atendimento, não conferi novamente quando ela ficou deprimida, pois Anne tinha uma boa razão para estar assim.

Horrorizada e envergonhada, fiz as ligações necessárias. Enquanto isso, meu pager bipou novamente. Era o administrador do hospital dizendo que o filho de uma paciente exigia que eu ligasse para ele. Jack estava furioso e questionou se eu sabia o que estava fazendo. Tudo o que me restou foi pedir desculpas.

Na medicina, quando algo inesperado acontece, e certamente quando pacientes são prejudicados, revisamos o caso para identificar os erros e aprender com eles para cuidar melhor de futuros pacientes. Depois da hospitalização de Anne, os médicos titulares, meus corresidentes e eu discutimos a necessidade de exames de sangue em pacientes que utilizam diversos medicamentos quando há mudança no seu estado de saúde, mesmo que haja outra explicação plausível. Também descobrimos diversos relatos de casos recentes descrevendo pacientes idosos com o desenvolvimento de níveis criticamente baixos de sódio ao tomar o tipo de antidepressivo que prescrevi a Anne, a então relativamente nova classe de inibidores seletivos de recaptação de serotonina, que agora estão entre os medicamentos mais vendidos do mercado.

Mas não discutimos por que todos havíamos suposto que tratar a depressão em uma octogenária seria igual a tratá-la em adultos mais jovens. Ou como todos ficamos surpresos por uma diminuta mulher de 90 anos ter desenvolvido complicações com a mesma dose de medicação que eu havia dado a alguém de 39 anos e 72kg.

Felizmente, nessa ocasião Anne e eu tivemos sorte. No hospital, ela melhorou continuamente, e, quando foi para casa, Jack estava lá para ajudá-la. Continuei como sua médica até sua morte, cinco anos mais tarde. Agora Jack é um octogenário e ainda mantemos contato. Alguns pacientes dão mais a seus médicos do que os médicos poderiam dar a eles. Anne me deu a geriatria, embora eu só fosse descobrir isso muitos anos mais tarde.

3. CRIANÇA PEQUENA

HISTÓRIA

Oitocentos anos antes de Cristo e mais ou menos cem anos depois, os principais pensadores greco-romanos e egípcios propuseram uma variedade de ideias, às vezes contraditórias, sobre o envelhecimento. Hipócrates catalogou enfermidades particulares de idosos e acreditava que a medicina tinha pouco a oferecer a eles, enquanto um texto médico essencial do Egito de mais ou menos 600 a.C. incluía "o livro para a transformação de um homem velho em um jovem de 20 anos". *A República*, de Platão, começa com o velho Céfalo descrevendo a variabilidade da velhice e o quanto os idosos culpavam o envelhecimento pelos seus problemas, mesmo quando a maioria dos idosos não os tinha. Aristóteles progrediu sua teoria de *pneuma*, na qual a força finita de vida diminui com o tempo, levando com ela sua vitalidade e a habilidade de afastar a doença e a morte. Em *De Senectude*, Cícero observa que "como [a Natureza] planejou adequadamente os outros atos do drama da vida, não é provável que tenha negligenciado o ato final". O homem mais velho, argumenta ele, "não faz as mesmas coisas que o jovem, mas certamente faz coisas muito maiores e melhores... pelo talento, pela autoridade e pelo julgamento". Galeno afirmou que o envelhecimento era um processo natural e apenas a doença contava como patologia. Ele ensinou que o autocuidado por meio da dieta e do comportamento poderia desacelerar o envelhecimento.

Dois milênios depois, nossa resposta à velhice não é tão diferente. O Google, a Academia Nacional de Medicina dos EUA e vários outros locais públicos e privados de pesquisas, ecoando os egípcios, lançaram campanhas para "acabar com o envelhecimento para sempre". Talvez em concordância com Hipócrates, em 2018 o Reino Unido nomeou um ministro da solidão, instruído a dar atenção especial aos idosos, e os Estados Unidos aprovaram o RAISE Act para oferecer apoio a cuidadores familiares. Recapitulando o fatalismo aristotélico, o cuidado médico de adultos idosos geralmente não é padronizado ou popular. Embora tenham exigido que os pesquisadores incluam mulheres e pessoas não brancas em seus estudos por décadas, estipulações similares para adultos mais velhos, um grupo que usa serviços de saúde em níveis muito mais altos do que os jovens, só foram aprovadas em 2018. Enquanto isso, em uma combinação de Cícero e Galeno, os termos envelhecimento *saudável* e *bem-sucedido* se tornaram as palavras de ordem para uma velhice aceitável, e os líderes inovadores estão competindo para cunhar um termo que distinga os idosos jovens e mais em forma dos verdadeiramente velhos e frágeis.

E esse é apenas o começo da história.

Dos primeiros registros históricos, até aqueles que concordavam com os mecanismos patológicos da velhice adotaram interpretações diferentes das mesmas descobertas. Os médicos gregos consideravam os idosos como membros do grupo de adultos, e sua idade era apenas um fator entre muitos com relevância para diagnóstico e tratamento. Ao mesmo tempo, enquanto os reconheciam como diferentes, agrupavam idosos de ambos os sexos — porque eram "frios demais" — com crianças e mulheres, que "exibiam umidade excessiva". Todos, exceto pelos homens adultos, recebiam um status entre saudável e doente (e um status legal de competência inferior a plena) como resultado de sua "discrasia patológica" inerente, ou mistura ruim de elementos. Desde os primeiros registros históricos, muitas sociedades consideraram os cidadãos mais velhos como algo menos do que totalmente humanos.

Depois da queda da Grécia, diversos avanços nos estudos sobre o cuidado de adultos mais velhos vieram do Oriente Médio. Na Arábia do século X d.C., Algizar detalhou as enfermidades do envelhecimento, incluindo a insônia e o esquecimento, e escreveu livros sobre manter a saúde na velhice. No século XI, um polímata persa chamado Avicena, muitas vezes descrito como o pai da medicina moderna, publicou o *Cânone da Medicina*. Ele defendia a saúde por meio do exercício, da dieta, do descanso e do controle da constipação, lembrando *De Sanitate Tuenda* de Galeno. Esse clássico de mais de um milênio atrás foi redescoberto e se transformou em um best-seller no final do século XII. Teve 240 reimpressões em línguas europeias e do Oriente Médio sob o título *Regimen Sanitatis*. Baseado em Avicena e no *Regimen*, o frei franciscano e médico do século XIII, Roger Bacon, trouxe de volta a ideia de envelhecimento de Galeno como uma perda de calor, também sugeriu a ainda popular teoria do desgaste e avançou a ideia cristã de que o comportamento determina a longevidade. Seu livro *The Cure of Old Age and the Preservation of Youth* [sem publicação no Brasil] foi traduzido para o inglês 400 anos depois e teve uma boa circulação. Pouco mudou no decorrer desses séculos na Europa, onde a compreensão da doença e do envelhecimento veio principalmente da visão religiosa do ser humano como imortal e da morte como punição pelo pecado.

Nos séculos XV e XVI, os europeus começaram a abordar a medicina de forma indutiva e empírica. Ao observar uma gama de adultos mais velhos, os filósofos e clínicos concluíram que os comportamentos e as intervenções poderiam retardar e melhorar, mas não evitar, a velhice; e também que o envelhecimento e a morte eram inevitáveis. Na Itália, o livro de 1489 de Gabriele Zerbi, *Gerontocomia*, descrevia as mudanças fisiológicas da idade, desde as rugas na pele até a falta de ar, ilustrando que o envelhecimento era um processo físico e fisiológico. O empresário e filósofo italiano octogenário Luigi Cornaro, o "Apóstolo da Senescência", baseou seu trabalho na auto-observação. Embora *senescência* se refira aos danos celulares relacionados à idade e à velhice biológica, Cornaro via a velhice como uma época de possibilidades e realização. Defendia a moderação e a responsabilidade pessoal pela saúde para que as pessoas pudessem experimentar suas recompensas. Seu *Discorsi Della Vita Sobria* foi publicado pela primeira vez na década de 1540, traduzido para o inglês na década de 1630 e teve 50 edições entre os anos 1700 e 1800. Sua vida longa, até os 100 anos, sugere que ele estava no caminho certo.

Na Grã-Bretanha, Francis Bacon estudou pessoas longevas e observou que diversos fatores, incluindo a dieta, o ambiente, o temperamento e a hereditariedade, influenciam o envelhecimento e a longevidade. Estudos recentes comprovaram diversas vezes que ele tinha razão em todos os aspectos. O texto de 1594 do médico francês André du Laurens, *Discourse of the Preservation of the Sight; of Melancholic Diseases; of Rheumes and of Old Age* [sem publicação no Brasil], também teve muitas edições e traduções. O próprio título dá ideia de seu conteúdo, citando a perda da visão, a depressão e a artrite na velhice. Em intervalos regulares no decorrer do século XIX, livros populares ofereceram regras para uma vida mais longa, enquanto outros, especialmente *Longevity in Man: Its Facts and Fiction* [sem publicação no Brasil] de William Thoms, provocaram controvérsia ao questionar se alguém realmente já havia passado dos 100 anos.

Com a Revolução Científica nos séculos XVI e XVII, quando os médicos começaram a dissecar e analisar a anatomia e a patologia de cobaias vivas e mortas, surgiram cada vez mais especificações precisas sobre o corpo em processo de envelhecimento. Os filósofos notáveis da época, incluindo René Descartes e Francis Bacon, como os cientistas atuais, acreditavam que os seres humanos podiam prolongar a vida e curar doenças por meio de uma vida saudável e de intervenções descobertas pela pesquisa médica. O Marquês de Condorcet previu corretamente que a ciência melhoraria a saúde física das populações, enquanto Napoleão acreditava que a humanidade acabaria sendo capaz de criar sua própria imortalidade. Alguns pensadores questionaram esse objetivo de várias formas. Thomas Malthus levantou preocupações sobre a superpopulação, e, em *As Viagens de Gulliver*,

Jonathan Swift imaginou o povo que chamou de Struldbruggs levando vidas desalentadas e sem propósito, características de pessoas que não sofrem a pressão do tic-tac da própria mortalidade.

Também ao longo desses séculos, alguns viam a velhice como uma doença na tradição galênica, uma condição intermediária entre saúde e enfermidade. Na França de 1627, o *Opuscula Medica* de François Ranchin fez a distinção entre a "senescência natural" devido à diminuição do calor e a "senescência acidental" como resultado da doença. Na Alemanha, Jakob Hutter apresentou seu ponto central no título de seu livro de 1732, *That Senescence Itself Is an Illness* ["A Senescência em Si é uma Doença", em tradução livre]. De acordo com ele, as pessoas morriam da própria velhice, e ele desenvolveu uma teoria para explicar a patologia subjacente. Com o envelhecimento, escreveu, as pessoas desenvolviam um "endurecimento progressivo de todas as fibras do corpo", que acabaria por obstruir o fluxo sanguíneo e levar à "putrefação fatal".

No início do século XVIII, a compreensão europeia da biologia do envelhecimento avançou rapidamente, distinguindo o envelhecimento normal da doença, e reconhecendo as doenças aparentemente assintomáticas e as patologias dos órgãos em pessoas que pareciam viver uma velhice saudável. Isso levou ao reconhecimento de doenças crônicas e das diferentes apresentações de doenças na velhice. Ficou claro que a morte na velhice não era devida à diminuição dos humores invisíveis ou do calor, mas a uma ou várias doenças; ou seja, não era uma doença em si. O acúmulo de doenças crônicas, que podem permanecer silenciosamente assintomáticas por anos, foi documentado em 1761 por Giovanni Morgagni em *De Sedibus, et Causis Morborum*. Em 1892, Heinrich Rosin, um professor alemão (de direito, não de medicina), escreveu: "A velhice extrema, com sua degeneração natural de recursos e o declínio natural dos órgãos, é uma condição do desenvolvimento do corpo humano; a debilidade da velhice não é uma enfermidade." Enquanto isso, nos Estados Unidos de 1793, o *Account of the State of the Body and Mind in Old Age, with Observations on Its Diseases and Their Remedis* [sem publicação no Brasil] de Benjamin Rush observou que a velhice raramente era a única causa da morte. Mas mesmo então as mensagens eram confusas. Regimes preventivos de longa data para um envelhecimento perfeito persistiam mesmo quando outros surgiam. Rush também abordou a influência da genética no envelhecimento e os benefícios do casamento e de ter um temperamento calmo.

O século XIX trouxe uma reconceitualização significativa do envelhecimento. Isso ocorreu parcialmente como resultado de avanços científicos, mas forças sociais mais amplas também tiveram seu papel. Cada vez mais, o impacto da pobreza e das políticas sociais sobre a saúde ficaram aparentes, e as comunidades e o estado eram vistos como responsáveis sociais por seus cidadãos idosos. Nas décadas finais desse século, o foco vitoriano no comportamento de indivíduos e noções da vida como uma jornada foram denunciados por modernistas como tendo "criado covardes respeitáveis em vez de indivíduos moralmente capacitados". No início do século XX, os norte-americanos rejeitaram as primeiras explicações religiosas, metafísicas e cosmológicas do envelhecimento e começaram a colocar sua fé nas ciências biológicas não para explicar por que envelhecemos, mas como. Entenda o como, pensaram, e seria possível controlá-lo. Se puder controlá-lo, o porquê é irrelevante.

Apesar dessas mudanças científicas e sociais, o tratamento médico dos idosos chamou relativamente pouca atenção. Isso aconteceu em grande parte devido a uma crença de que adultos mais velhos estão condenados e são incuráveis. O foco nas mudanças patológicas com a idade no século XIX e a ênfase nas curas no século XX colocam a necessidade de muitos idosos em conflito com os objetivos da medicina. Houve exceções a essa falta de atenção, particularmente por pesquisadores alemães, incluindo Alois Alzheimer e Emil Kraepelin (que nomeou o mal de Alzheimer em homenagem a seu mentor), e clínicos britânicos. Eles produziram descrições da demência e o impacto de hábitos de vida iniciais sobre a saúde na velhice, bem como uma elaboração dos desafios apresentados pela coexistência de várias doenças em pacientes mais velhos, agora conhecida como multimorbidade. Ainda assim, no começo do século XX, os limites entre o envelhecimento normal e patológico permaneciam incertos.

A maioria dos médicos da época (como agora) considerava os idosos menos dignos de atenção médica do que adultos mais jovens, que eram mais facilmente tratados e curados. A abordagem comum ao cuidado deles era a negligência, uma estratégia relativamente barata que exigia pouco dos médicos e tinha a vantagem extra de desencorajar os malandros. Pacientes velhos eram confinados a camas em ambientes lúgubres com poucas atividades e estímulos, e recebiam pouco mais do que alimentação e abrigo. Isso levava à depressão, obesidade, atrofia muscular e úlceras de pressão até a década de 1930, quando a cirurgiã Marjory Warren, "a mãe da geriatria britânica", defendeu a reabilitação física de idosos doentes.

Tendo recém-terminado sua residência e ficado responsável por 714 pacientes em uma unidade do hospital West Middlesex, Warren viu seus novos pacientes "sem classificação e mal organizados". Ela criou o primeiro "bloco" de pacientes exclusivamente mais velhos no Reino Unido e começou uma abordagem inovadora à sua reabilitação com uma equipe multidisciplinar. Muito rapidamente, notou que, até dentro dos agrupamentos de pacientes mais velhos, pessoas com a mesma idade podiam ter diferenças radicais em suas funções. Ela descobriu que eles se saíam melhor quando "tratados com outros de capacidade mental equivalente". Também insistiu que "nada que um paciente possa fazer sozinho fosse feito para ele", basicamente indo contra os comportamentos — ainda muito comuns — que geram desamparo e dependência em nome da conveniência, um processo tão universal que tem um nome: "desamparo aprendido".

Warren demonstrou sua abordagem na reabilitação já bem estabelecida de pacientes depois de derrames e descobriu que, com ambientes atraentes, esperança e ajuda, muitos pacientes mais velhos podiam retornar às suas vidas normais: "O número de pacientes capazes de deixar as alas [geriátricas] varia imensamente, penso eu, pelo tempo disponível e trabalho realizado. Muitos dos casos ditos 'incuráveis' precisam apenas de paciência, tato e energia silenciosa de uma equipe treinada para trabalhar com esse tipo de paciente, para mostrar uma medida considerável de melhora."

Em relação a isso, pouco mudou no último século. Nosso sistema de saúde penaliza os hospitais se eles não curarem as pessoas e as enviarem rapidamente para casa, designam apenas quinze a vinte minutos por consulta e não fornecem à maioria da equipe de enfermagem o tempo, o treinamento, ou ambos, para ajudar pessoas de modo adequado em seu estágio de vida. Isso configura um círculo vicioso, enquanto sistemas que desconsideram a idade do paciente levam a resultados ruins para pessoas idosas, o que, por sua vez, reforça a sensação de que elas não são dignas de tratamento.

Embora não fosse uma especialidade oficial nos Estados Unidos até a década de 1970, o interesse médico no tratamento de adultos mais velhos teve picos periódicos durante o século XX, às vezes como resultado do avanço médico e outras em resposta a pressões sociais. Os avanços na compreensão da anatomia patológica alimentaram a primeira explosão na década de 1910 e no início da década de 1920, quando a medicina começou sua mudança da prevenção para o tratamento. Naquela época, os médicos interessados em geriatria começaram a escrever artigos de imprensa populares sobre saúde e envelhecimento. Com esses artigos descrevendo novas terapias, os idosos passaram a procurar médicos para ajudá-los com os desafios relacionados à idade. A segunda explosão começou na década de 1960 e acabou permitindo que os médicos interessados no tratamento de pacientes idosos se juntassem a uma especialidade legítima.

Até mesmo um breve vislumbre da longa história da velhice mostra que os cientistas e filósofos debateram as mesmas questões sobre o envelhecimento por mais de 5 mil anos: no decorrer da história, a experiência de ser velho foi moldada pela economia, pelas prioridades sociais, pelo conhecimento médico e pela tecnologia, e pelas nossas crenças sobre vida e saúde. Continuamos a tentar entender o envelhecimento científica e existencialmente. Ainda existem pessoas tentando encontrar a fonte da juventude e outras lutando para aproveitar a vida ao máximo dentro das restrições que a definem desde o início dos tempos. Os limites entre o envelhecimento normal e o patológico, e se a ciência pode "curá-lo", permanecem incertos. O que está claro é que a história da medicina ilumina a da velhice, e esta mostra que as abordagens promovidas atualmente como inovadoras ou transformadoras são novidades apenas em detalhes de *como* e *quem*, e não quanto ao *o que* ou *por quê*.

DOENTE

Quando eu tinha 9 anos e meio, os médicos salvaram minha vida... duas vezes — eu tenho as cicatrizes na barriga como prova.

Eu estava em um acampamento no Colorado quando comecei a ter uma dor de estômago. Era meu primeiro verão sem meus pais, então o diagnóstico inicial da enfermeira foi saudade de casa. Quando não melhorei com atenção e tranquilização, ela achou que eu pudesse estar com gastroenterite. Por fim, depois que eu mal conseguia comer ou andar, meus primos — com 10, 12 e 14 anos — argumentaram em lágrimas que havia algo de errado. A enfermeira me levou ao médico. Depois de examinar minha barriga, ele olhou para ela com uma expressão séria e preocupada. Eu me lembro de querer minha mãe.

Com a enfermeira no banco da frente, a pragmática esposa do diretor do acampamento de voz angelical me levou junto com meu apêndice rompido pelas Montanhas Rochosas até o hospital local, durante o que acabou sendo a pior onda de calor daquele verão. Levou horas. Eu estava deitada em um colchonete listrado de azul-marinho no banco de trás de uma perua. Era 1972, e o carro e seus amortecedores eram velhos na época, mais velhos do que eu, e definitivamente não era o que eu precisava, com meu abdômen infeccionado e cheio de pus.

Apesar das janelas abertas, a perua era uma caixa de ar quente parado. A temperatura do lado de fora naquele dia era de 39°C, e a minha era bem mais alta. Eu sabia que as miragens de palmeiras, piscinas de água cintilante, elefantes, cachorros e cobras azul-esverdeadas que desfilavam pelo teto caramelo desbotado da perua não eram reais, e também que não havia muita razão para contar aos adultos sobre isso. Embora a enfermeira tagarelasse amistosamente e checasse regularmente meu estado, havia tensão no carro, tão pesada e onipresente quanto o calor. A esposa do diretor dirigiu o mais rápido possível pelas estradas estreitas e sinuosas com uma criança doente deitada em um colchonete no banco de trás.

Há muitos outros momentos e "fatos" dos quais me recordo, que podem ser apenas memórias das histórias que me contaram mais tarde sobre aquele dia. Por um tempo, elas me tornaram uma criança de 9 anos muito mais interessante.

Não lembro por que foi a esposa do diretor a cruzar as montanhas com uma criança gravemente doente até o hospital mais próximo, mas naquela época, em crises médicas, aos homens cabiam as decisões e as incisões, e às mulheres, o cuidado.

Sempre que a perua passava por cima de um galho, pedra ou buraco, parecia que alguém tinha enfiado um tronco em chamas na minha barriga. Tentei não gemer nem gritar, mas algumas vezes não consegui. Quando um choramingo escapava, eu fechava a boca com força. Estava com muito calor. Doía demais.

Disseram que minha mãe estaria lá quando eu acordasse depois da cirurgia, mas ela não estava. Havia horário de visita na época, mesmo para pais de crianças doentes, e ela não conseguiu chegar da Califórnia a tempo. Naquela noite inteira, enquanto eu dormia e acordava em meu quarto de hospital, assustada e dolorida, desejando que ela estivesse lá, minha mãe passava a noite acordada em um hotel de beira de estrada próximo, também assustada e preocupada.

Dias depois, quando uma enfermeira gentilmente anunciou que me ajudaria a andar, eu ri e disse: "Eu tenho 9 anos, já sei andar!" Então fiquei de pé e minhas pernas cederam, e ela me segurou. Naquele dia e no seguinte, ela me ajudou a reaprender a andar.

No dia 4 de julho, depois que o céu escureceu e a maioria dos médicos tinha ido para casa, as enfermeiras colocaram alguns de nós em cadeiras de rodas e — contra as normas — nos levaram para fora das portas frontais de correr do pequeno hospital para assistir aos fogos. O ar fresco daquela noite de verão pareceu um bálsamo, e os fogos de artifício pareciam uma celebração de minha breve liberdade do hospital como a independência de nossa nação.

No final daquela semana, as pessoas nos encaravam enquanto minha mãe empurrava minha cadeira de rodas pelo aeroporto de Denver. Insisti em andar até o banheiro pelo menos para que alguns daqueles estranhos entendessem que eu não era a criança avariada que parecia ser, alguém que eles obviamente achavam diferente e incômoda. Queria deixar claro que era, na verdade, uma criança totalmente normal experimentando um contratempo provisório. Eu também pensava no quanto deveria ser difícil para uma criança que não pudesse levantar de sua cadeira de rodas, que sabia que as pessoas sempre ficariam olhando, e que sua compaixão e horror seriam permanentes.

De volta a São Francisco, eu estava mais feliz do que nunca em ver minha irmã mais nova e nossa casa. Quinze minutos depois, fiquei indignada quando meus pais disseram que eu tinha que voltar para o hospital. Aparentemente tudo havia sido organizado; eu não iria para casa, e sim para um hospital perto de casa.

Minhas duas últimas lembranças daquele verão são de um segundo hospital, coisa que eu só compreenderia 15 anos depois enquanto estudava medicina.

Na primeira lembrança, estou em uma maca indo para a cirurgia. Ela está cercada de pessoas em roupas médicas: uniformes cirúrgicos verdes, jalecos brancos, toucas de papel e máscaras. Sacos intravenosos pendurados sobre minha cabeça e nos pés da cama, máquinas que piscavam números com linhas irregulares.

Estamos prontos para ir para as salas de cirurgia. A porta do elevador se fecha e então, antes de irmos para qualquer lugar — ou é assim que me lembro agora, pensando bem —, há uma gritaria e as portas se abrem novamente, e não tenho certeza se subimos ou descemos, ou para onde deveríamos ir, ou por que paramos, e por que todos estavam tão agitados.

Depois disso, teve o corredor do lado de fora da sala de cirurgia e o teto branco passando acima. Recebi, por meio de um acesso intravenoso, um remédio que encheu a mim e o mundo ao meu redor de luz, maravilhosa, linda e livre de formas, que pode ajudar uma pessoa não viciada em drogas a entender por que alguém poderia se viciar.

Só reconheci aquela cena do elevador pelo que realmente era quando estudava medicina em um hospital e vi outra pessoa quase morrer. Naquele dia no verão de 1972, tive uma parada cardíaca no elevador e fui reanimada. Cheguei à sala de cirurgia, onde o cirurgião abriu minha barriga, limpou as bolsas de pus que não foram limpas adequadamente da primeira vez e colocou drenos para garantir que eu melhorasse dessa vez.

Na segunda cena memorável, era noite e meus pais estavam no quarto do hospital me fazendo companhia. Embora estivesse coberta, eu parecia grávida e minha barriga doía tanto que a viagem pelas montanhas parecia uma boa alternativa. Eu não conseguia ficar confortável. Gemia e chorava. As enfermeiras entravam e saíam, administrando medicamentos. Eu chorava mais, embora isso piorasse a dor.

O hospital e a cidade estavam escuros e silenciosos quando o cirurgião apareceu, vestindo calças e camisa esportiva em vez de uniforme cirúrgico ou terno e gravata. Ele falou com meus pais e comigo antes de me examinar. Disse que meu intestino estava paralisado. Precisávamos fazê-lo voltar a funcionar, comentou, e para isso eu precisava voltar a caminhar.

Protestei, chorei mais. Convenci minha mãe. O cirurgião insistiu. Começamos devagar, com ele primeiro me fazendo deitar de um lado e depois do outro. Posicionou-me sobre a cama de quatro como uma criança pequena prestes a ficar de pé. Então me fez caminhar pelos corredores com uma das enfermeiras. Eu comecei a flatular. Pum atrás de pum. Em determinado ponto, os adultos foram para casa e eu fui dormir.

Será possível que algumas cenas principais no decorrer de um ou dois meses do verão de 1972 tenham me transformado em um determinado tipo de médica? Acho que sim. Quando caminhei pela primeira vez em uma ala pediátrica como aluna de medicina, uma explosão corporal de memórias sensoriais me levaram a uma viagem no tempo, de quase médica para a pequena criança doente, e esse mundo de paredes frias, estranhos altos, odores acres de medicamentos, antissépticos e corpos, os refrões infinitos de bips, gemidos, sussurros, dores e noites solitárias, longas, silenciosas e incertas. Meu verão doente me ensinou coisas que um médico precisa saber sobre o que é e o que não é cuidar, e como é estar doente e incapaz em nosso mundo obcecado por habilidades, e como a dor pode ser tão ruim a ponto de sermos capazes de tudo para fazê-la sumir. Ensinou-me como é ser frágil, pequena e vulnerável, e o que é bondade e crueldade, e o quanto os pais amam seus filhos, e o que a medicina pode fazer quando suas ferramentas são adequadas para um problema. Ensinou-me o quanto é maravilhoso estar viva e saudável, e que um grande trauma pode ser transformador de maneiras boas e ruins.

SUPOSIÇÕES

Como diretora de recursos humanos de um grande centro médico de São Francisco, Veronica Hoffman sabia uma ou duas coisas sobre médicos. Eles acordavam cedo e eram compulsivos. Muito provavelmente, pensou ela, também acordavam cedo aos domingos.

Ela aguardou o máximo que pôde. Um pouco antes das 8h, olhou para sua mãe, Lynne, de 79 anos, e pegou o telefone.

Do outro lado da cidade, eu pegava mais uma xícara de café e verificava meu pager para garantir que a bateria estivesse carregada. Até então, meu final de semana de plantão tinha sido sinistramente calmo, e eu me perguntava se tinha perdido alguma chamada. O pager estava na minha mão quando disparou, seu display verde piscava exibindo o nome de uma paciente, o número de registro e a informação de contato, o nome de quem ligou e o motivo da chamada. Na maioria das clínicas, a pessoa que liga é o paciente. Na geriatria, não é incomum ser outra pessoa — um filho adulto, um cuidador contratado, um amigo ou uma enfermeira visitante. Nessa mensagem específica, além de a filha ter chamado, as palavras mais notáveis eram: *mãe não é a mesma* e *preocupada*.

Quando lhe telefonei, Veronica respondeu quase no mesmo instante.

"Muito obrigada por ligar tão prontamente." Suas palavras, embora medidas e educadas, carregavam uma insinuação inconfundível de urgência e preocupação. "Eu não sei se é alguma coisa. Os paramédicos estiveram aqui ontem à noite — hoje cedo — e não acharam nada. Provavelmente estou exagerando."

Eu disse que, se havia algo preocupando-a, era um bom motivo para ligar, e lhe pedi que me contasse o que estava acontecendo.

"Eu e minha mãe tínhamos um evento especial planejado para ontem. Ela estava ansiosa por isso a semana toda. Falamos sobre isso o tempo todo. Até discutimos o que ela ia vestir e que horas sairíamos. Então, ontem pela manhã ela não levantou. Simplesmente não parecia interessada em ir. Foi muito estranho."

Murmurei para sinalizar que estava prestando atenção e peguei papel e caneta, enquanto abria nosso registro médico no computador. Eu já tinha certeza de que Veronica tinha razão em ter ligado.

"Ela acabou levantando, mas passou o dia todo sem parecer ela mesma. Perguntei se estava se sentindo mal, mas ela disse que não. Ela nem mencionou o que deveríamos estar fazendo. Falei que eu achava que deveríamos ir para o pronto-socorro, mas ela recusou, disse que não havia necessidade e não queria ir."

A essa altura, não consegui segurar meu desejo de interromper. "Como ela é normalmente? Ela está saudável?"

Em particular, eu queria saber se Lynne tinha alguma condição médica que poderia me dar pistas do que estava acontecendo. Dada a resposta de Veronica, não apenas a explicação em potencial para a mudança de comportamento de sua mãe seria diferente, como também as opções de tratamento e minhas perguntas seguintes e próximos passos.

"Ah, ela está ótima", disse Veronica. "Ela tem alguns problemas, mas nada muito sério — problemas de pressão, doença cardíaca, artrite, esse tipo de coisa. É por isso que ela vai no Dr. P., mas está em ótima forma, mental e fisicamente. Nós só moramos juntas porque gostamos uma da outra."

Aquilo me fez sorrir. Enquanto isso, eu considerava se deveria perguntar algumas coisas mais específicas. Às vezes, as famílias e os médicos tinham noções diferentes do que constituem problemas de saúde pequenos e grandes. Teoricamente, eu poderia obter o básico em seu histórico médico no registro eletrônico. Na prática, entrar no registro a distância exigia passar por uma série de firewalls protegidos por senhas, então não o tinha acessado ainda. Ainda assim, algo novo estava acontecendo com Lynne, e eu precisava priorizar a determinação de sua urgência.

Pedi que Veronica me contasse mais. "Ela está fazendo coisas básicas como sempre faz? Comendo? Caminhando? Falando...?"

"Ela comeu bem no café da manhã e no almoço de ontem. Não muito durante o jantar, mas estava cansada. Saímos para caminhar à tarde. Achei estranho que ela quisesse caminhar, mas não quisesse ir ao evento."

Eu relaxei um pouco. Se Lynne estivesse gravemente doente, provavelmente não teria muito apetite ou força suficiente para sair e caminhar.

"Ela só está meio lenta", acrescentou Veronica. "E distraída."

Fiquei tensa. "Ela já ficou assim antes?"

"Nunca."

A essa altura eu precisava descobrir se havia algum problema cerebral específico ou se a mudança representava um delírio. Embora na vida cotidiana a palavra *delírio* seja usada significando um estado de autoilusão ou animação extática, ela tem um significado completamente diferente e muito específico na medicina. Refere-se a uma síndrome de confusão mental que é sempre custosa (tanto para o paciente quanto para o sistema médico), geralmente leva a outras complicações e diminui a probabilidade do paciente de uma recuperação completa. Prolonga o tempo que a pessoa passa no hospital, leva a declínios gerais permanentes de saúde e função mental, e aumenta o risco de uma estadia em um asilo e de morte. Uma pessoa gravemente doente de qualquer idade pode desenvolver delírio, mas ele ocorre mais comumente em pacientes mais velhos, especialmente se tiverem demência subjacente. O delírio pode se desenvolver como resultado de algo aparentemente pequeno, como um resfriado ou tomar medicamentos sem prescrição médica para alergia ou para dormir. Pode acontecer devido a grandes e pequenas infecções, cirurgia, um osso quebrado, um remédio, um novo ambiente e praticamente qualquer coisa.

Perguntei a Veronica se a fala de sua mãe fazia sentido.

"Os paramédicos fizeram várias perguntas para ela, o nome dela, o meu, a data e o ano, quantos anos ela tem, onde moramos, e ela acertou tudo. Está se comunicando, só que lentamente. Nossa caminhada também foi lenta."

Devido a diferenças relacionadas à idade na apresentação da doença, os médicos normalmente conseguem informações mais relevantes e úteis de pacientes mais velhos quando perguntam sobre mudanças em atividades básicas. Essas perguntas parecem as feitas por pediatras sobre a alimentação, o sono, o xixi, o cocô e o brincar das crianças. Na geriatria, usamos as primeiras quatro e adicionamos a elas perguntas sobre mobilidade, dor, humor, comportamento e como o paciente passa seus dias. O ponto não é infantilizar a pessoa idosa, mas reconhecer a realidade biológica que, em ambos os extremos do tempo de vida, as doenças têm menos probabilidade de se manifestar da forma que definimos como "padrão" e mais propensão a aparecer como uma mudança nas funções básicas.

Aos 79 anos, Lynne não estava na categoria velha-velha cronológica ou funcionalmente, mas as respostas de sua filha confirmaram um problema que precisava de atenção. O que quer que fosse, parecia ser sério e estava progredindo lentamente. Precisávamos agir antes que se tornasse catastrófico.

"Mamãe piorou na noite passada", disse Veronica. "Ela estava se arrumando para ir dormir e não vestiu a parte de baixo do pijama. Ela nunca anda pelada. Por volta das 22h, antes de eu ir dormir, vi a luz no banheiro. Quando levantei um pouco antes da 1h, a luz ainda estava ligada e mamãe estava lá parada. Ela parecia desorientada, e eu acho que ela ficou parada lá esse tempo todo. Foi quando liguei para a emergência."

Ela fez uma pausa como se estivesse esperando que eu a repreendesse.

Parei de digitar o que ela dizia no registro. "Você fez a coisa certa."

"Os paramédicos não acharam."

"Eles estavam errados."

"Eles a verificaram e disseram que não tinha nada de errado com ela. Quando eu disse que ela parecia confusa, eles disseram: 'Sua mãe tem quase 80 anos, estamos no meio da noite, o que você esperava dela?' Eu fiquei arrasada. Eles fizeram com que eu achasse que tinha feito algo de errado em ligar para a emergência."

Eu precisava tentar me comportar profissionalmente, mesmo que tudo o que quisesse fazer era xingar e lamentar, não apenas aqueles paramédicos em particular, mas todo o nosso sistema de saúde com sua ignorância devastadora sobre a velhice. Eu também já estava pensando em quem precisávamos chamar para fornecer treinamento geriátrico para os paramédicos de nossa cidade e todas as razões que eles dariam para não precisar ou não ter tempo para isso.

"Você não estava errada."

Envergonhar o familiar preocupado de um paciente é, em qualquer circunstância, um comportamento profissional inaceitável. "O que aconteceu depois?"

Ela disse que eles conferiram os remédios da mãe.

Esse foi um bom próximo passo. Das muitas condições que podem causar delírio, os remédios estão entre as mais comuns. Começar um novo medicamento pode causar isso, assim como interromper abruptamente certos remédios sem diminuir a dose. Ocasionalmente, as pessoas podem reagir a algo que tomaram por anos, conforme a habilidade do corpo de processar o medicamento muda.

Rolei a tela até a lista de remédios de Lynne em nosso registro eletrônico. Mas o que aparece em nossos registros oficiais e o que o paciente realmente toma muitas vezes difere, então também perguntei a Veronica o que sua mãe estava tomando e se havia feito alguma mudança recente.

Veronica leu a lista para mim e disse: "Os paramédicos verificaram todos os potes e disseram que ela parecia ter tomado tudo, exceto o antidepressivo. Eu acho que ela parou há três semanas, embora eu não soubesse disso. Disseram que era isso. Esse era o problema. Deram um comprimido para ela às 2h30 da manhã e nos mandaram de volta para a cama."

Respirei fundo. Interromper repentinamente um antidepressivo pode causar uma reação adversa, mas a abstinência se manifestaria gradualmente com o passar dos dias, não abruptamente três semanas depois.

"Como ela está nesta manhã?", perguntei.

"Sonolenta. E ainda não é a mesma."

Como Lynne era uma mulher relativamente saudável de 79 anos e como as perguntas sobre suas atividades básicas não me levaram a nenhum diagnóstico específico, agora fazia sentido fazer uma revisão dos sintomas, ou anamnese. Depois de abordar as preocupações primárias do paciente, os médicos usam a anamnese para completar os detalhes e garantir que nada passe batido. As perguntas progridem da cabeça aos pés, agrupando os órgãos por localização, como olhos, orelhas, nariz e garganta, e papel fisiológico, como sistema cardiovascular ou nervoso.

Veronica respondeu a algumas perguntas, mas na maioria das vezes repetia minhas perguntas para sua mãe. Eu conseguia ouvir *nãos* fracos, periodicamente, ao fundo. Nenhuma febre, tosse ou falta de ar. Nenhum aumento de urina ou incontinência recente. Nenhuma dor no peito. Nada de fraqueza em um membro ou mudança na visão, fala ou deglutição. Nenhuma dor na barriga, náusea ou vômito. Um pouco de diarreia por algumas semanas, mas isso já havia acontecido. Nenhum sangue nas fezes.

Mas lá estava: Lynne teve uma dor de cabeça, e não era uma dor de cabeça comum. A pior dor de cabeça de sua vida. Ela a descreveu como um 10 na escala de 1 a 10, em que 10 é a dor mais severa imaginável. Ela ter dito que se sentiu bem enquanto experimentava esse tipo de dor foi outra dica preocupante.

Falei para Veronica que precisávamos levar sua mãe para o pronto-socorro imediatamente.

"Eu queria tê-la levado ontem e hoje cedo, mas ela não quis."

"Ela não está normal e não consegue tomar decisões. Apenas informe-a sobre o que está acontecendo."

Concordamos que Veronica ligaria para a ambulância e eu avisaria o hospital. Antes de desligarmos, falei para ela o quanto estava feliz por ter ligado, que seus instintos estavam certos e que sua mãe tinha sorte de ter uma filha tão perceptiva e persistente. Também prometi dar um feedback aos paramédicos sobre o atendimento à sua mãe. No mínimo, eles precisavam saber que a maioria dos adultos mais velhos não é confusa, que a confusão repentina sempre indica um problema que precisa de atenção médica e que ignorar as preocupações de um familiar é uma prática ruim na medicina.

Depois de algumas horas, voltei ao registro médico. Na tomografia computadorizada do cérebro de Lynne, parecia que alguém tinha derramado tinta preta em uma figura branca. Em algum momento entre a hora que foi dormir na sexta-feira à noite e quando sua filha foi ao seu quarto no sábado de manhã, ela começou a ter uma hemorragia no cérebro. No domingo de manhã, teve um grande derrame hemorrágico.

Três meses depois, reconheci o nome de Veronica na minha caixa de entrada. Em sua mensagem, ela pediu desculpas por não escrever antes e agradeceu minha ajuda e apoio. Então me atualizou sobre a condição de sua mãe, que finalmente voltara para casa: "Foi uma jornada difícil, mas fui capaz de voltar para casa esta tarde e dar um abraço em minha mãe. Consegui perguntar a ela o que queria jantar. Pude planejar sua festa de aniversário de 80 anos em setembro." Lynne mudou por causa do derrame, mas sua vida ainda oferecia prazer e significado para ambas.

Veronica admitiu que ainda estava chocada pelos comentários dos paramédicos sobre sua mãe. A realidade é que eles provavelmente tinham boas intenções. Poderiam até estar seguindo os procedimentos. Por todos os EUA, a polícia é chamada e muitas vezes prendem pessoas com demência que se perdem, invadem propriedades ou reagem quando um "estranho" (um cuidador que não reconhecem) aparece tentando tirar suas roupas ou fazê-los ir aonde não querem. Em cidades e prisões, idosos são baleados quando "não cooperam" porque não ouvem os comandos ou não conseguem mais se ajoelhar. Em alguns casos, como o de Lynne, supõe-se que eles têm demência quando não têm; e em outros, que são totalmente responsáveis por suas ações quando não o são, por causa da demência. Ainda assim, quando recebem um comunicado sobre um curso projetado para prover educação e treinamento em geriatria entre profissionais da saúde, um médico proeminente local e nacionalmente disse que não achava que alguém se beneficiaria com isso. Na medicina, os clínicos geralmente acreditam que cuidar de pacientes mais velhos é a única qualificação necessária para cuidar de pacientes mais velhos, uma lógica que nunca considerariam aplicar para crianças ou pessoas com câncer.

Mas as mudanças estão chegando. Muitos departamentos de polícia, incluindo o de São Francisco, reconhecem cada vez mais os danos não intencionais a adultos idosos por sua falta de conhecimento geriátrico e começaram programas de treinamento. Seus esforços estão valendo a pena. Em uma recente notícia viral, um policial do sul da Califórnia foi chamado por um banco para prender um nonagenário; em vez disso, ele levou o homem para renovar sua carteira de motorista vencida, e então o levou de volta ao banco, onde conseguiu descontar seu cheque.

4. CRIANÇA

CASAS

Na infância, tive uma variedade de sonhos para meu futuro, mas nenhum deles incluía idosos ou uma carreira na medicina. Na casa em que morava, havia livros por todos os lados. Novos e usados, de brochura ou capa dura, eles inundavam as prateleiras e se equilibravam em pilhas altas na sala de estar e nos criados-mudos. Minha mãe lia principalmente ficção literária, histórias sociais e políticas, e o que mais tarde seria chamado de literatura étnica — livros que ela me deu, moldando minha visão de mundo e minhas ambições para quem e o que eu poderia me tornar. Meu pai, um médico pesquisador, lia romances, não ficção e periódicos médicos, e quando emitia um ponto de vista importante sobre qualquer coisa, de política a esportes, citava fatos e números extraídos dessas fontes da mesma forma que outras pessoas citariam a Bíblia. Consequentemente, o pensamento científico forneceu os alicerces e o suporte da arquitetura cognitiva com a qual eu interpretava ideias e experiências, mesmo na época em que planejava me tornar antropóloga, editora ou professora de inglês.

Na adolescência, meus maiores interesses eram pessoas, culturas e histórias, e não descobrir como as coisas funcionavam, testar hipóteses ou consertar coisas quebradas. Quando meu orientador do ensino médio me deu uma lista de cursos que eu deveria considerar, excluí todos os que tinham como pré-requisito matemática ou ciências. Eu não tinha uma ideia definitiva do que queria fazer com minha própria vida, mas sabia que não envolveria cálculo, física, química ou biologia. Quando cheguei à faculdade, concentrei-me em aprender a ler e pensar de forma crítica, e em obter uma melhor compreensão do mundo e das pessoas que vivem nele, finalmente decidindo por uma dupla graduação: em história e em "concentração independente", que incluía grandes doses de antropologia, psicologia, literatura e estudos étnicos.

O grupo que não considerei foi o de idosos. Eles pareciam ter pouca relevância em minha vida de jovem adulta. Quando me mudei para o outro lado do país para fazer faculdade, meus avós ficaram distantes, e embora eu passasse por adultos mais velhos pelas ruas, os visse em restaurantes e ocasionalmente os tivesse como professores, esses relacionamentos eram obras do acaso, casuais e situacionais. As crianças, por outro lado, eram o assunto de programas de voluntariado, aulas, matérias e opções de carreira em minha universidade. Sua criação, educação, bem-estar e até tratamento médico por muitos anos também estiveram entre os poucos setores disponíveis para mulheres trabalhadoras, cujos campos vinham cheios de modelos femininos a serem seguidos, aumentando minha atração por eles. Na faculdade, dei aula para crianças em uma escola central, fui voluntária em um programa de crianças autistas, participei do programa Big Sister e tive trabalhos temporários de verão com psicólogos que estudavam o desenvolvimento na infância. Pensei em dedicar minha carreira às crianças. Afinal de contas, ajudando-as eu estaria influenciando potencialmente uma vida inteira. O que poderia ser melhor do que isso?

No início do primeiro ano, fui voluntária em uma unidade de coordenação de saúde no para refugiados do sudeste asiático e aprendi duas coisas que mudariam a minha vida: nossa saúde é influenciada por quem somos no mundo, e que, tanto quanto a habilidade, o poder às vezes vem da posição e das expectativas sociais. As enfermeiras e os assistentes sociais faziam o trabalho rotineiro da unidade, mas uma vez por mês um médico aparecia por uma ou duas horas para tomar as grandes decisões. Fiquei imaginando se seria possível combinar o conhecimento e a autoridade do médico com a abordagem empática e colaborativa que as enfermeiras usavam com nossos pacientes refugiados, com as famílias que sobreviveram à guerra e ao genocídio apenas para se verem em um mundo que não os aceitava ou compreendia. Foi então que percebi que o que eu mais queria para minha carreira eram as habilidades e o cargo que fizessem diferença nas vidas das pessoas. Ser médica era um caminho direto para esse fim e vinha com benefícios extras, como segurança no emprego, uma renda decente e a aprovação da sociedade. Para mim, exigia muito menos coragem do que ir para Nova York para trabalhar com editoração ou entrar em um setor sem fins lucrativos amorfo; e eu sempre fui covarde.

Depois de me formar, matriculei-me em um programa intensivo de pós-graduação de pré-medicina para completar as aulas de matemática e ciências que evitei com tanto esmero. Nos quinze meses seguintes, candidatei-me a faculdades de medicina e trabalhei como diretora de educação especial em um campo de refugiados na fronteira da Tailândia com o Camboja.

Em Khao-I-Dang, os médicos eram consultados por qualquer coisa: não apenas questões médicas, mas também psicológicas, sociais e problemas existenciais. Isso reforçou minha visão de que a medicina era um empreendimento humano no sentido mais amplo. Os refugiados do campo viveram em meio a bombardeios, fome, campos de trabalho, desalojamento e morte de diversos amigos e familiares. Seu passado influenciava quais doenças desenvolviam, se acreditariam no diagnóstico ou se seguiriam um plano de tratamento, e suas chances de sobrevivência, muito menos próspera em suas vidas. Sabendo disso, entrei para a faculdade de medicina com uma perspectiva diferente de muitos de meus colegas. Eu não achava que a ciência e a medicina tinham todas as respostas ou que a mesma doença afetava diferentes pessoas da mesma forma. Já tinha visto o quanto a proximidade da morte mudava o modo de vida de uma pessoa, e que a cura do corpo nem sempre aliviava o sofrimento.

Eu esperava que esses fatos justificassem meu treinamento médico. Mas o que descobri foi uma divisa entre os objetivos da assistência médica e a prática da medicina. Meu treinamento como médica foi focado quase exclusivamente na ciência, relegando todo o restante a, no máximo, um status de segunda classe. Quando os tratamentos não funcionavam, em vez de reconhecer o impacto dos fatores sociais, pessoais, culturais e sistêmicos ou as limitações de nossa pesquisa e tratamento, culpávamos o paciente e seguíamos em frente para um caso melhor. *Ela é desobediente*, dizíamos. Ou, *ele descumpriu o tratamento*. E também: *é irremediável; não há nada que possamos fazer*. Tais comentários eram particularmente prováveis de serem ouvidos para populações e doenças que, pública e secretamente, recebiam o rótulo de "difícil": os desabrigados ou os doentes mentais, pessoas com obesidade ou dor crônica, pais preocupados de crianças doentes e os filhos adultos frenéticos de pacientes idosos.

Mas, na verdade, qualquer um podia ser alvo, particularmente se tivesse prioridades diferentes de nós ou não melhorassem. Na medicina, parecia que preferíamos determinados tipos de pessoas e enfermidades a outros. Estávamos muito confortáveis com problemas — como ossos quebrados e vesículas inflamadas, doenças cardíacas e câncer — que podíamos administrar de forma bem-sucedida ou com medicamentos e procedimentos que conhecíamos bem. De acordo com os estudos, a maioria de nós também trabalhava melhor ao tratar corpos e vidas que poderiam ter sido nossas. Não que reconhecêssemos isso como verdade. E não que eu reconhecesse em mim mesma quando maculei meus pensamentos e ações durante aqueles primeiros anos.

A aculturação aos modos de pensar e fazer as coisas da profissão é essencial no treinamento médico. Ainda assim, mesmo depois de aceitar a corrente que considerava a ciência soberana, era impossível fazer treinamento em medicina em Boston e em São Francisco no início dos anos 1990 sem ver como os valores médicos e sociais interagiam para afetar as experiências das doenças. Também era difícil deixar de notar que, depois dos pacientes com AIDS, muitas das pessoas que tratávamos eram idosos, e que muitas vezes as coisas que fazíamos para ajudar pacientes jovens não funcionavam muito bem ou não tratavam as principais aflições entre nossos pacientes mais velhos. Notavelmente, enquanto a maioria dos médicos evitava o uso de termos racistas, sexistas e homofóbicos, poucos pareciam se importar com a depreciação de idosos. Como Samuel Shem deixa claro em seu romance médico best-seller semiautobiográfico, *The House of God* [sem publicação no Brasil], os idosos eram "sadomeps", um acrônimo para *saia do meu pronto-socorro*, e eram definidos como "seres humanos que perderam — geralmente pela idade — a essência do que é ser um ser humano". O livro fala de medicina e treinamento médico, e foi popular por mais de quarenta anos porque sua história é basicamente verdadeira e tão presciente hoje quanto foi no início dos anos 1970. Recordando-o agora, entre suas ideias mais memoráveis está uma lição que o narrador aprende ao cuidar de seus pacientes mais velhos: se ele seguir as regras-padrão da medicina, solicitando exames e procedimentos, eles morrerão. Ele lida com o horror desse resultado ao infringir as regras e também, tragicamente, aprendendo a não se importar. "Antes de House of God", nos diz o narrador, "eu amava os idosos. Agora eles não eram mais idosos, eram sadomeps, e eu não os amava, nem conseguia mais amá-los". Confrontado pela desumanização de pacientes idosos gerada pela medicina, ele e outros jovens médicos ficaram dessensibilizados e desumanizados, perpetuando o ciclo prejudicial.

Desde os meus primeiros dias como estudante em vários dos principais hospitais dos Estados Unidos — incluindo o que é cenário de *The House of God* —, ficou claro que o status inferior dos idosos se estendia à especialidade médica dedicada aos seus cuidados. Assim como a gerontologia — o estudo multidisciplinar do envelhecimento e de idosos, por pessoas com mestrados e doutorados — permaneceu relativamente invisível em comparação ao desenvolvimento infantil durante meus estudos na graduação, a geriatria — diferente de seu equivalente focado em crianças, a pediatria — mal era reconhecida durante meu treinamento médico. Parte do problema era que os especialistas em geriatria não seguiam as regras da medicina, assim como os corpos idosos. Em vez de dar prioridade exclusiva à fisiologia, às doenças e aos tratamentos curativos, eles também consideravam outros fatores que podiam comprometer a saúde ou o bem-estar de um paciente: onde moravam, com quem poderiam contar, o que precisavam ser capazes de fazer para manter a independência, o que era mais importante para eles em relação ao seu tratamento e suas vidas, e como estavam se alimentando, dormindo, se movendo, evacuando, sentindo e pensando.

Nós, médicos em desenvolvimento, dedicamos anos de nossas vidas a estudar ciências, aprendendo tantas palavras novas no caminho que basicamente nos tornamos fluentes em uma nova linguagem. Sabíamos a maior parte do que havia sobre órgãos e doenças, vírus e drogas, e dominamos uma variedade impressionante de tecnologias e procedimentos. Bastava olhar ao nosso redor, nos hospitais e clínicas de nossos centros de treinamento, para ver o que era a medicina e como ela era no seu auge. A classificação baixa e decadente dos Estados Unidos em resultados de saúde de pacientes em relação a outros países não nos incomodava, porque no mundo inteiro todos sabiam que tínhamos o melhor tratamento médico. Afinal de contas, tínhamos os dispositivos mais inovadores e produzíamos a maior parte dos estudos e das inovações médicas. A geriatria incluía parte disso, mas focada em todas essas outras coisas também. O que havia de divertido nisso, perguntávamos, e qual era o objetivo?

RESSURREIÇÃO

Entrando no quarto de meu novo paciente, encontrei-o deitado na cama de olhos fechados. Embora tivesse 70 e tantos anos, Dimitri Sakovich tinha muito cabelo, em sua maioria escuros, e bochechas e queixo esculturais como o de um modelo. No dia anterior, ele fora admitido na unidade avançada de demência da nossa casa de repouso.

Dimitri trouxe de casa pouco mais do que algumas listas de seus problemas médicos e medicamentos. Naquelas poucas páginas, soube que estava com Parkinson no estágio final, demência e várias outras doenças crônicas comuns, e que tomava dez remédios, alguns várias vezes por dia. Irina, a enfermeira-chefe da unidade, disse que ele morava com sua esposa e filha adulta, mas que elas não conseguiam mais cuidar dele em casa.

Eu o chamei pelo nome, mas ele não respondeu. Então toquei em seu braço. Nada. Chacoalhei-o um pouco, repetindo seu nome mais alto, e finalmente seus olhos se abriram. Irina explicou em russo quem eu era e por que estávamos lá. Não ficou claro se ele conseguiu entendê-la.

Com Irina traduzindo, fiz duas perguntas a Dimitri: qual era seu nome e se estava sentindo alguma dor. Como o Parkinson desacelera as pessoas, tivemos que lhe dar algum tempo para que respondesse. Cantei o refrão de "Parabéns pra Você" em minha cabeça para garantir que esperei tempo suficiente.

Em resposta à primeira pergunta, a boca de Dimitri se mexeu, mas nenhuma palavra saiu. Ele nem tentou responder a segunda, então passamos para o exame físico.

46 // ALÉM DA ENVELHESCÊNCIA

Apesar de uma de suas mãos chacoalhar e seus membros exibirem rigidez e movimentos involuntários característicos de Parkinson, ele parecia bem forte. Tinha músculos e articulações bem formados; e todos os seus órgãos tinham a aparência, a sensação ou o som que deveriam ter.

De volta ao posto de enfermagem, estudei sua lista de medicamentos. No momento da admissão na casa de repouso, geralmente apenas prosseguimos com o que a pessoa já está tomando, pelo menos até termos uma noção melhor dela e de seu histórico médico. Os remédios de Dimitri eram todos comumente usados e cada um estava associado a um de seus diagnósticos. Era um bom começo. Mas dois figuravam na Beers Criteria, uma lista nacional norte-americana de medicamentos potencialmente inadequados para idosos. Ela avisa sobre os riscos aumentados de reações adversas. Espera-se que os médicos pensem duas vezes antes de prescrever tais remédios para pacientes com mais de 70 anos e, sempre que possível, usem alternativas.

Perguntei a Irina se alguém da família falava inglês.

"A filha", disse ela. Seu rosto ficou com uma expressão interrogativa, eu assenti e ela pegou o arquivo médico, trocou de página e colocou o dedo em um número de telefone. Eu liguei.

Uma mulher atendeu. "Alô."

Com Irina ao lado para traduzir, expliquei quem eu era. "Ah, olá, doutora", disse a mulher em inglês. "Muito obrigada por cuidar do meu pai."

Fiz um sinal de positivo para Irina para que ela pudesse voltar ao trabalho e pedi que Svetlana me contasse sobre seu pai. Dimitri fora um engenheiro na União Soviética, disse ela, e sua mãe foi a segunda esposa. Eles são casados há quarenta anos e estão nos Estados Unidos há oito. Perguntei a ela sobre a saúde e os tratamentos mais recentes de Dimitri, e ela descreveu um cenário bem típico de uma pessoa no último estágio de Parkinson. Ele não se movia nem falava muito, estava confuso e incontinente, e ultimamente comia pouco e passava a maior parte do tempo dormindo. Confirmei seus outros sintomas, diagnósticos e medicamentos e perguntei se havia mais alguma coisa que eu deveria saber.

"Ah, não", disse ela. "Eu acho que isso é tudo."

É nesse ponto que a entrevista médica padrão geralmente termina, mas eu tinha mais perguntas. Na geriatria, o objetivo é projetar o tratamento ao amálgama único de status de saúde, habilidades, valores e preferências de cuidado do paciente, não importa o quanto ele esteja saudável ou doente. Nem sempre consigo todas essas informações no primeiro encontro, mas Dimitri não estava comendo nem bebendo muita coisa, e eu estava preocupada de que pudéssemos precisar de respostas para perguntas-chave a qualquer momento. Mesmo que não estivesse morrendo, eu precisava saber mais sobre ele para deixá-lo confortável em sua nova casa.

O modo como as pessoas abordam suas vidas e mortes varia muito e é algo profundamente pessoal. Eu não podia discutir a casa de repouso ou o tratamento de fim de vida de Dimitri com sua família a não ser que soubesse o estado de sua doença.

"Você pode me dizer qual é a sua compreensão do estado de seu pai?", perguntei, e rapidamente soube que Svetlana e sua mãe estavam cientes da severidade da situação de Dimitri. Eu esperava que ela também tivesse uma ideia de quais tratamentos ele gostaria ou não de receber neste estágio de sua vida.

"A sua família chegou a conversar sobre o que seria mais importante para o seu pai se ele não pudesse mais responder por si?"

Houve um barulho ao fundo no telefone de Svetlana e eu me perguntei se sua mãe estava na sala esperando para ouvir sobre a conversa em russo assim que a finalizássemos. "Não", disse Svetlana. "Nós não falamos sobre essas coisas."

Geralmente é isso que acontece, então segui para perguntas de referência, que às vezes ajudam as famílias e as equipes de tratamento a terem uma noção das preferências do paciente mesmo sem nunca tê-las discutido de forma explícita. Infelizmente, os pais e avós de Dimitri todos morreram jovens e abruptamente, do que pareceram doenças cardíacas e infecções.

Como isso era muito importante, tentei outro caminho. "O seu pai tinha algum amigo ou familiar com Parkinson, demência ou que teve algum grande derrame?", perguntei. Dimitri pode ter feito comentários nos últimos anos ou meses da vida deles, de forma positiva ou negativa, o que poderia nos guiar.

"Talvez", disse Svetlana finalmente. "Não tenho certeza, preciso perguntar para minha mãe."

Eu disse a ela que isso seria muito útil e lhe passei meu telefone. Ela começou a me agradecer pela ligação.

"Só mais uma pergunta", falei. Algumas pessoas na condição de Dimitri morrem rapidamente; outras vivem anos assim. Eu queria ter uma ideia da rapidez do declínio de Dimitri. Perguntei como seu pai estava duas semanas antes, dois meses, seis meses e um ano atrás.

Svetlana estava apenas na metade de sua resposta quando me levantei e peguei uma caneta. Cinco minutos depois, agradeci a ela, desliguei e liguei imediatamente para a farmácia do bairro de Dimitri para pedir as datas da primeira prescrição de cada um de seus remédios. Quando desliguei, Irina, que não deixava nada passar em sua unidade, apareceu do nada ao meu lado.

"O que foi?", disse ela.

"Ele estava perfeitamente saudável há um ano. Mente, corpo, tudo. Seis meses atrás, ainda estava andando, falando e lendo o jornal. Isso pode ter sido induzido por medicamentos."

"Ai, meu Deus."

Interrompi oito de seus remédios e diminuí a dose de outros dois. Também pedi que as enfermeiras o verificassem frequentemente nos dias seguintes. Eu queria saber o quanto antes se estava errada e garantir que ele permanecesse confortável independentemente do que acontecesse.

No final da semana, Dimitri conseguia se sentar. Ele começou a falar, baixinho em um primeiro momento, mas a cada dia sua voz ficava mais forte e mais alta. Ele comia mais e se movimentava melhor. Solicitei fisioterapia. Sua pressão sanguínea subiu e prescrevi a ele um medicamento diferente e mais seguro. Os registros da farmácia eram consistentes com a história de Svetlana sobre o declínio de seu pai. Ele fora vítima de um "dominó de prescrições". Tudo começou quando recebeu um novo remédio para a pressão sanguínea, que era bom e comum, mas — como no caso da maioria dos medicamentos — com efeitos colaterais. Em Dimitri, ele desencadeou a gota. Em vez de mudar o remédio, seu médico tratou a gota com um anti-inflamatório forte que causava azia, fazendo com que Dimitri recebesse outro medicamento novo. E assim foi, cada efeito colateral tratado com outro remédio que causava outro efeito colateral que era tratado com mais um medicamento, e assim por diante. Tão ruim quanto isso é que, mesmo quando os problemas melhoravam, como a sua gota, os medicamentos eram continuados. Em poucos meses, ele passou de saudável para acamado.

Dominós de remédios como o de Dimitri não são as causas primárias do Parkinson, da demência, da fragilidade ou da incapacidade em adultos idosos, mas é provável que uma grande quantidade não tenha sido diagnosticada. Todo geriatra que conheço tem histórias como essa. Alguns outros tipos de clínicos provavelmente também as têm. Qualquer médico ou farmacêutico que analisasse atentamente os medicamentos de Dimitri, e não usasse sua idade e doença aparentemente avançada como desculpa para se abster de conseguir um histórico médico detalhado, chegaria à mesma conclusão que eu. Em um sistema de saúde em que o tempo é o recurso mais escasso e o tratamento é fragmentado entre os médicos, sem um mecanismo claro para designar um capitão de equipe reconhecido, novos sintomas são muitas vezes atribuídos à idade e à doença, em vez de ao tratamento ou aos medicamentos que realmente os causaram.

Seis semanas depois de sua admissão à casa de repouso, transferimos Dimitri à unidade de vida assistida. A primeira vez que passei por ele no corredor do andar de baixo, quase não o reconheci. Ele nem usava uma bengala. Embora pudesse ter voltado para casa, parece ter encontrado uma nova vida que lhe fazia bem. Ele começou a pintar, foi eleito para o Conselho de Moradores e conquistou uma nova amiga. Como ainda era casado, isso causou um pequeno escândalo, mas ele não ligava.

CONFUSÃO

Antes de me formar em medicina, eu achava que a senilidade era uma parte normal do envelhecimento. Basta viver bastante para que a memória falhe, eu imaginava. Não percebia que *senilidade* era a palavra leiga para *demência*, e essa síndrome tinha mais de setenta causas médicas. Também não sabia que, enquanto não contraíssemos uma dessas condições, poderíamos viver sem demência até os 80, 90 e 100 anos. Hoje em dia ouvimos muito sobre demência e seu tipo mais comum, o Alzheimer, mas não era esse o caso vinte anos atrás. Ainda assim, eu deveria saber com base na parcela de idosos da minha própria família. Minha Bisa viveu até os 90 anos e em momento algum houve algo de errado com sua mente. O mesmo aconteceu com meu avô materno, que morreu aos 86 anos e minhas duas avós, que morreram aos 70 e poucos anos. Por incrível que pareça, apesar da experiência pessoal contrária, eu achava que demência e envelhecimento eram sinônimos.

E não era a única com essa crença errônea. A palavra *demência* não aparece em lugar algum no relatório do CDC (Centro de Controle e Prevenção de Doenças dos Estados Unidos) que lista as dez principais causas da morte em todas as idades no país de 1933 a 1998. A palavra *Alzheimer* apareceu nessa listagem pela primeira vez em 1994, como a oitava principal causa de morte entre as mulheres. Só apareceu na lista dos homens ou na combinada em 1999.

A explicação de ter aparecido tão tarde no século XX não é por ser um patógeno recém-descoberto ou por começar a afetar a população há pouco tempo, como a AIDS e a Zika. A ascensão do Alzheimer também não pode ser um resultado inteiramente da maior longevidade da população, embora essa explosão tenha claramente afetado não apenas a alta incidência da doença, mas a noção pública e médica dela. Parte da mudança refletiu o fato de os médicos que preenchem certidões de óbito serem produtos de sua cultura e treinamento. Se em algum momento ouviram sobre o assunto em suas vidas civis, ouviram sobre senilidade e não demência. Na maioria das faculdades de medicina, a demência recebe apenas uma

50 // ALÉM DA ENVELHESCÊNCIA

rápida menção. Nos livros didáticos, não apareceu nem perto de outras doenças similares comuns que alteram a vida. Isso faria sentido se fosse uma parte normal do envelhecimento, embora pudéssemos argumentar que qualquer condição que afete o corpo, a função e o bem-estar de uma pessoa seja um problema de saúde.

Condições para as quais os médicos não foram treinados adequadamente a avaliar ou tratar têm pouca probabilidade de aparecer em certidões de óbito. Os clínicos que as preenchem e até os cientistas do CDC também podem ter acreditado que a demência e o envelhecimento andavam lado a lado, e que não importava tanto quanto a doença cardíaca e o câncer.

Desde 2007, o Alzheimer é a sexta principal causa de morte nos Estados Unidos e, para pessoas com 80 anos ou mais, é a quinta para homens e a terceira para mulheres. Mas nem isso parece muito preciso. Em sua maioria, as causas de morte que lideraram as listas do CDC no último século são categorias amplas de distúrbios como "doenças do coração", "neoplasmas malignos" e "acidentes" (lesões não intencionais). Como resultado, muitas doenças são classificadas em cada categoria, e a quantidade de mortes é alta. Se listarmos ataques cardíacos, insuficiência cardíaca, arritmias e outras condições cardíacas separadamente, mas o câncer como uma entidade única, por exemplo, as doenças cardíacas não estariam no topo da lista, e sim o câncer. Mas o câncer também cairia na lista se separássemos os diferentes tipos — listando o de mama, pulmão, pele, próstata, intestino, sangue e cada um dos muitos outros individualmente. Ainda assim, o CDC considera o Alzheimer como uma doença separada em vez de agrupar as diversas demências. Uma abordagem mais taxonomicamente consistente seria uma categoria de demência que incluísse a vascular, a de corpos de Lewy, a frontotemporal e todos os outros tipos. Isso é importante porque a altura em que uma condição aparece nesta e em outras listas afeta todos os aspectos da medicina — do treinamento de médicos ao dinheiro para pesquisas e departamentos dentro dos sistemas de saúde, bem como a imaginação do público e nossas prioridades políticas e sociais.

A doença grave é sempre transformadora. Meu pai parecia meu pai até sua morte aos 84 anos, mas nos últimos anos ele agia cada vez menos como o pai que conheci nos meus primeiros 48 anos de vida. Essa mudança em uma pessoa com demência é a razão de a condição ser descrita de vez em quando como uma dupla perda para as famílias. Primeiro, o rosto e o corpo reconhecíveis se transformam em algo nada familiar, e então na morte, muitas vezes, vários anos mais tarde, tudo se foi. Em *Elegia a Iris*, John Bayley, que cuidou de sua esposa, a escritora Iris Murdoch, à medida que ela entrava nos últimos estágios da demência, descreveu os anos de sua doença da seguinte forma: "O Alzheimer é, na verdade, como uma névoa

CRIANÇA // 51

traiçoeira, quase imperceptível até que tudo a sua volta desaparece. Depois disso, já não é mais possível acreditar que exista um mundo fora dessa névoa." Parece intencionalmente incerto se Bayley está falando por sua esposa, por si mesmo, como seu cuidador, ou por todos estes.

Meu pai não chegou a esses estágios finais. Até os dois últimos anos de sua vida, ele ainda conseguia enganar quem não o conhecia. Uma vez, enquanto estávamos sentados em um cubículo de um departamento de emergência com minha mãe, que havia desmaiado e batido a cabeça por ter ficado tonta devido a uma bactéria estomacal, as enfermeiras fizeram meu pai assinar papéis que já não conseguia compreender totalmente. Mais tarde naquele mesmo dia, quando ficou claro que o corte na cabeça da minha mãe era o pior de seus ferimentos, um dos médicos da emergência que a atendeu — um homem que recebera diversos prêmios por sua instrução cuidadosa e versada — disse que a papelada levaria algum tempo e eu podia ficar à vontade para voltar ao trabalho. Aparentemente, ele não conseguiu fazer um diagnóstico pela aparência — desleixada sem a supervisão de minha mãe naquela manhã — e pelos comentários vagos e, às vezes, irrelevantes de meu pai. Tive que lhe dizer que precisava ficar pelo bem do meu pai. Sem ajuda, ele era incapaz de encontrar o banheiro, a lanchonete no andar de cima ou seu caminho de volta para o cubículo de minha mãe.

Os estágios iniciais da demência podem ser sutis, discerníveis apenas pelo olho treinado e atento. Ao descrever sua mãe nos meses que antecederam o diagnóstico de Alzheimer, a escritora francesa Annie Ernaux disse:

> Ela mudara. Começara colocando a mesa muito mais cedo... Ficou irritadiça... Tinha inclinação ao pânico se recebesse um informativo sobre seu fundo de pensão... Coisas começaram a acontecer com ela. O trem que esperava na plataforma da estação já havia saído. Quando saía para comprar algo, descobriu que todas as lojas estavam fechadas. Suas chaves viviam sumindo... Ela parecia ter que se preparar contra ameaças invisíveis.

A demência mais comum, o mal de Alzheimer, é, por definição, gradual no início. Os sintomas geralmente começam muitos anos antes do diagnóstico. Desde cedo, suas manifestações são sutis e geralmente atribuídas à idade avançada ou à desatenção. "Estou ficando velho", dizem as pessoas devido aos lapsos comuns de seus cérebros, rindo e ao mesmo tempo aterrorizadas. Os norte-americanos temem a demência mais do que qualquer outra doença, exceto o câncer. O envelhecimento muda o cérebro, e as doenças causam demência. Pessoas com demência lutam para fazer as coisas da vida que anteriormente achavam fáceis: administrar as finanças e os remédios, fazer compras, cozinhar, dirigir. O processamento mais lento, a recordação tardia e uma sensibilidade maior a distrações são inconveniências, não grandes disfunções. São basicamente diferentes de não ser capaz de copiar grosseiramente um simples desenho ou citar mais do que alguns animais em um intervalo de um minuto. Uma pessoa mais velha com um cérebro saudável pode fazer as coisas mais lentamente ou de forma diferente por razões que têm mais a ver com suas mãos, olhos e cérebro envelhescentes, mas consegue fazê-las.

Muitos norte-americanos têm demência. Em 2015 eram 5,3 milhões, 4,5 vezes mais pessoas do que as que têm AIDS — e algumas estimativas sugerem que apenas cerca de metade das pessoas com demência foram diagnosticadas. Enquanto a maioria dos adultos idosos não têm demência, a idade é um grande fator de risco. Mais de 80% das pessoas com demência têm mais de 75 anos. Mas, em média, apenas 14% dos adultos com 70 anos ou mais têm demência. A demência é mais comum entre norte-americanos negros do que em brancos, com os latinos ficando entre eles, e é menos provável em norte-americanos asiáticos, mas há uma variabilidade significativa entre subtipos de grupos étnicos. Mesmo depois de um diagnóstico de Alzheimer, a pessoa comum vive mais oito a doze anos e morre de doença cardíaca ou câncer, assim como a maioria de seus pares. A demência é quase sempre progressiva, mas quedas repentinas e significativas na função geralmente são consequência de remédios, infecções ou derrames e podem ser tratadas. Não há uma verdade única com a demência, e a realidade de conviver com ela é complexa, tensa, engraçada, enfurecedora, gratificante, trágica e profunda.

Até recentemente na medicina, apesar de os pacientes com demência precisarem de cuidados da maioria dos tipos de médicos, apenas os neurologistas, os psiquiatras e os geriatras aprenderam muito sobre a doença durante seu treinamento, e o que cada especialidade aprendeu é diferente. Os neurologistas priorizaram o diagnóstico por patologia cerebral e tratamento com remédios. Os psiquiatras tratavam os sintomas psicóticos, de ansiedade e de depressão dos pacientes com demência. E os geriatras, novos na medicina e poucos em quantidade, focaram a abordagem da saúde, a situação social e o ambiente físico do paciente para maximizar o bem-estar deles e de seus cuidadores. Atualmente, a maioria dos médicos sabe alguma coisa sobre demência, embora isso ainda esteja longe dos padrões de outras doenças devastadoras comuns.

Estudos publicados em intervalos regulares da década de 1980 em diante descobriram que os médicos geralmente passavam batido pelo diagnóstico de demência, pelo menos até seus estágios intermediários. Na Universidade da Califórnia, em São Francisco (UCSF), onde trabalho e passei a maior parte da minha carreira, apenas 3% dos pacientes com mais de 65 anos foram registrados como tendo algum tipo de deficiência cognitiva em 2018 — bem menos do que se espera em pacientes com essa idade. Pesquisas recentes perguntam o motivo disso. Alguns clínicos não têm o conhecimento ou as habilidades relevantes. Outros relatam que suspeitam disso, mas sentem que não há motivo para fazer o diagnóstico, já que há pouco a ser oferecido em relação a tratamento. Outros ainda admitem sentir que não têm tempo e recursos para fazer um diagnóstico tão existencialmente obscuro.

A demência nos força a pensar no que nos torna humanos. Se uma definição precisa incluísse as pessoas com demência junto do resto de nós, poderíamos achar mais fácil lidar com uma doença que atualmente remove a vida de sua humanidade básica. Também poderíamos ter noções mais amplas do que conta como tratamento "médico", mais clínicos com as habilidades de tratamento necessárias e maior flexibilidade em nosso sistema de saúde para responder às necessidades altamente variadas dos pacientes.

Em 2010, fui convidada a dar a palestra "Geriatrics Year in Review" para um curso de educação continuada. Cada palestrante tinha que selecionar e interpretar os estudos mais importantes de sua especialidade publicados nos doze meses anteriores.

No dia seguinte à minha submissão do resumo de minha palestra, o diretor do curso me disse que havia um problema. "Você não pode falar de demência. Já tem alguém dando uma palestra sobre isso."

Esse alguém era um proeminente pesquisador de demência e presidente de um grande instituto da memória. Sob sua liderança, um pequeno programa havia se tornado um centro vivo para pesquisa, instrução e cuidado clínico.

"Aposto que falaremos de coisas diferentes", respondi, considerando que os neurologistas focavam a ciência, enquanto eu discutiria o cuidado clínico.

O diretor do curso não se convenceu. "É muito importante que não abordemos o mesmo material duas vezes."

Dadas nossas diferentes ênfases e o fato de que mais de setecentos artigos foram publicados naquele ano sobre a demência, suspeitei que seria possível evitar a duplicata.

"E se fizéssemos o seguinte", ofereci. "Pedirei a ele seus esboços ou slides e, se houver algo em comum, tiro a demência da minha palestra. Mas, se estivermos abordando estudos diferentes, ela fica."

Ele concordou e eu enviei um e-mail ao pesquisador.

54 // ALÉM DA ENVELHESCÊNCIA

Algumas semanas depois, seus slides junto a um bilhete amigável apareceram na minha caixa de entrada. A maioria dos slides falava de mudanças moleculares e alvos biológicos em diferentes demências, particularmente os tipos raros. Suas imagens incluíam fotos de microscopia eletrônica e tomografias por emissão de pósitrons de cérebros doentes tiradas de periódicos como o *Nature*. Parecia uma palestra aterrorizante que atualizaria o público da compreensão corrente da biologia da demência.

Para a parte da minha apresentação sobre demência, eu havia selecionado três estudos de grandes periódicos clínicos. Um estabelecia os critérios de diagnóstico para a condição precursora da demência, conhecida como comprometimento cognitivo leve; o segundo oferecia orientações para avaliação e administração do risco de dirigir com demência; e o terceiro era um grande estudo de qualidade de vida e hospitalizações em pacientes com a doença em estágio avançado.

Enviei uma nota para o diretor do curso de educação continuada, tranquilizando-o de que minha palestra e a do pesquisador não tinham nada igual.

A ciência é essencial para compreender e progredir a medicina, mas nem sempre tem utilidade direta no cuidado do paciente. Observar via microscopia eletrônica os filamentos helicoidais do cérebro de uma pessoa que morreu de demência frontotemporal ajuda os médicos a entender como e por que essa doença se difere das outras demências; porém informa pouco do que precisam saber para diagnosticar ou tratar pacientes com essa condição, e não ajuda seus cuidadores a lidar com os comportamentos sociais comuns muitas vezes inaceitáveis daquela demência em particular. Em comparação, aprender que a sobrevivência de pacientes com demência avançada é similar à do câncer metastático ou do estágio final da insuficiência cardíaca oferece aos médicos informações cruciais sobre como ajudar pacientes e familiares com planejamento do fim da vida, e a minimizar a angústia e o sofrimento físico à medida que a morte se aproxima.

A palestra do pesquisador refletia não apenas seus próprios interesses, mas o da medicina em geral. Na sequência de suas grandes contribuições à medicina do século XX, os testes de laboratório, os estudos radiológicos, os procedimentos e os remédios começaram a ser vistos como os principais e, muitas vezes, os únicos componentes do tratamento médico. Isso é um problema quando se trata de doenças como a demência. Apesar dos avanços do diagnóstico e um punhado de tratamentos medicamentosos minimamente úteis, a maioria do conhecimento e das habilidades necessárias para cuidar bem de pacientes vem de um conjunto de ferramentas diferente. A especialidade necessária inclui ajudar os pacientes a lidar com os desafios práticos e a angústia existencial de um diagnóstico de demência; técnicas para se comunicar com pessoas com diferentes tipos e estágios de defi-

CRIANÇA // 55

ciência cognitiva; a habilidade de reconhecer e lidar com a angústia do cuidador; domínio não apenas dos remédios, mas também de abordagens sociais, comportamentais e ambientais menos tóxicas e mais eficazes aos sintomas; e talento em abrir caminho pelo difícil terreno do planejamento de vida, do luto familiar, do conflito e das duras tomadas de decisão à medida que a doença progride.

Alguns anos mais tarde, aprendi que havia subestimado o pesquisador. Seu centro agora estuda, ensina e fornece algumas das abordagens de base da geriatria ao tratamento da demência ao mesmo tempo em que faz ciência de ponta e avaliações neurológicas.

* * *

Atualmente, não se pode prevenir ou curar demências, embora alguns dos tipos mais comuns possam ser retardados pela minimização dos mesmos fatores de risco associados às doenças cardíacas, ao derrame e a certos cânceres: exercícios regulares, alimentação saudável, evitar a obesidade e cigarros. Essas coisas são difíceis de fazer se você for pobre ou não tiver acesso, educação, recursos ou esperança sobre sua própria vida para mantê-la saudável, fatos que justificam pelo menos parte da variação étnica em prevalência. São ainda piores se sua comunidade é pobre há bastante tempo e desenvolveu tradições, incluindo alimentos e atividades familiares, simultaneamente cheias de significado e nada saudáveis. Parte de uma saúde ruim vem de escolhas e comportamentos individuais, e alguns de nós têm mais chances de sucesso do que outros. Na demência, como na maior parte da medicina, a desigualdade social leva a uma saúde ruim e a gastos desnecessários com assistência médica.

De muitas formas, a demência é o protótipo da abordagem norte-americana da velhice, e também sua metáfora. Quando e como falamos dela, o que fazemos e o que não entendemos sobre seu impacto nas vidas, e como temos ou não lidado com ela, tanto social quanto medicamente, nas últimas décadas exemplifica perfeitamente nossas atitudes e *modus operandi* ao tópico mais amplo da envelhescência. As perguntas tão frequentemente feitas sobre demência se aplicam igualmente bem à velhice em si: quem é essa pessoa mudada? Qual é o nosso lugar e nosso relacionamento com a sociedade e com outras pessoas? Há uma importante diferença entre uma pessoa mais velha que não consegue mais correr 10km, mas que ainda consegue operar um caixa, sentar-se na Suprema Corte, cuidar do neto depois da escola, dirigir para uma empresa de carona compartilhada, ser guia em um museu ou dirigir um centro médico; e uma que não consegue mais achar seu caminho para casa ou se lembrar de seus filhos. O que não é diferente é que ambos são seres humanos dignos de atenção e cuidado. O primeiro pode se tornar o último e o último um dia foi o primeiro. Eles são os "nós" do futuro e nós somos "eles" do passado.

PADRÕES

Como CEO e diretora médica do Denver Health, Patricia Gabow transformou uma grande rede de atenção à saúde introduzindo abordagens sistematizadas, chamadas de caminhos clínicos, para problemas médicos específicos. Tais caminhos estão entre as formas mais eficazes de retirar o viés cultural e as idiossincrasias médicas do tratamento ao paciente. Eles encorajam ou forçam os médicos a seguirem abordagens e práticas-padrão, fornecendo objetivos sem ambiguidade e passos essenciais com base em evidências. Os caminhos de Gabow levaram a resultados de saúde sem precedentes nos pacientes do Denver Health que muitas vezes recebiam menos cuidados por motivos que variavam de pouca educação, baixa renda, fome e cor da pele à doença mental, ao vício e ao fardo da doença. Ela ficou merecidamente orgulhosa do próprio trabalho.

Mas quando sua mãe — uma senhora frágil de 94 anos com demência avançada — se machucou em uma queda, Gabow percebeu que o cuidado-padrão que estabeleceu, apesar de transformador para muitos pacientes, não era o que sua mãe precisava. Ela não temia apenas que os caminhos clínicos não ajudassem sua mãe; ela sabia que eles a prejudicariam. Como curadora responsável pelas decisões de sua mãe, ela recusou uma extensa lista de procedimentos: colar cervical, monitor cardíaco, terapia intravenosa, tomografia computadorizada, cirurgia ortopédica e internação hospitalar, mas aceitou pontos para fechar o corte no antebraço, uma tala para as múltiplas fraturas no punho e um tratamento não invasivo em casa para a fratura no quadril.

Os médicos do hospital ficaram desconfortáveis com a última decisão, argumentando que a cirurgia era pequena e rápida, mas Gabow — assumindo mais seu papel como filha médica do que como CEO médica — via isso de outra forma:

> Imaginei o cateter intravenoso, que ela tentaria arrancar, o que nos levaria a contenções leves das quais também lutaria para se livrar. Então viria a sedação e daí para pior. Tudo isso parecia tortura para ela — e eu teria que assistir a tudo.

Em vez de ligar para o celular do chefe de ortopedia que estava de férias, Gabow e sua mãe foram para casa. Uma semana depois, a mãe já caminhava 9 metros com um fisioterapeuta. Gabow não só salvou a vida de sua mãe; ela fez com que o sistema de saúde economizasse aproximadamente US$156 mil. Ambos os lados saíram ganhando, mas só porque Gabow tinha conhecimento, autoridade e dinheiro para contornar nossos sistemas de assistência médica e social usuais.

Gabow deduziu o valor da economia a partir dos serviços que teriam sido providenciados sem hesitação pelo hospital e pagos pelo seguro de sua mãe se ela não os tivesse recusado. No passado, não vira como os padrões que ela mesma estabelecera não abordavam as necessidades de toda a população de pacientes. Os caminhos clínicos presumiam que todos os pacientes com a mesma condição se beneficiariam do mesmo tratamento. Os padrões são úteis, mas quase sempre focam doenças individuais sem considerar que uma pessoa pode ter diversas doenças conflitantes, ou que tanto a doença quanto o tratamento se comportam e são experimentados de formas diferentes por jovens, adultos e idosos, e por pessoas que podem estar saudáveis, cronicamente doentes ou morrendo. Igualmente importante, como apontou o médico antropólogo Arthur Kleinman em *The Illness Narratives* [sem publicação no Brasil], para pacientes de todas as idades, nosso sistema de saúde muitas vezes ainda trata *doenças* em vez de acompanhar *enfermidades* — a expressão única de uma doença em um ser humano específico.

No caso da mãe de Gabow, nosso sistema de saúde também economizou por outras duas razões notáveis. Anos antes da queda, Gabow ajudou sua mãe a determinar e expressar seus desejos em relação à saúde e ao fim da vida enquanto ainda conseguia. As decisões que Gabow tomava agora em nome de sua mãe refletiam seus valores e preferências; eram o mais próximo que a senhora idosa podia chegar de manter o controle sobre sua própria vida e dignidade, e também de suavizar a dificuldade de sua filha de tomar decisões sem orientação. Sem essas informações, Gabow poderia ficar tentada a aceitar a cirurgia ou diversos outros procedimentos-padrão caros, que teriam mais propensão a prejudicar do que a ajudar sua mãe idosa e frágil. Muitas pessoas erram ao optar por tratamentos biotecnologicamente agressivos, e é raro que os médicos em nossa cultura médica atual expliquem o quanto isso pode ser cruel e prejudicial ou apresentem adequadamente as alternativas que melhor se encaixam à situação da pessoa. E por último, mas não menos importante, nosso sistema de saúde economizou porque os Gabows pagaram do próprio bolso pela maior parte do tratamento em casa depois da queda.

As famílias normalmente supõem que o médico sabe o que está fazendo. Mas a maioria dos profissionais é produto e fornecedor de um sistema que paga apenas por certos tipos de tratamento, mesmo quando ele tem mais propensão de prolongar o sofrimento do que restaurar a saúde, e até quando, conforme demonstram as pesquisas, a maioria afirma que não escolheria aquele tratamento para si ou para seus familiares. Entre as razões de os médicos não gostarem de tratar pacientes idosos está a angústia moral que sentem quando pedem a eles que forneçam tratamentos fúteis que causam sofrimento significativo. As pessoas não deveriam precisar ter que criar um filho médico para obter o tratamento que seja mais adequado na velhice. Mas o problema vai além dos médicos.

Nosso sistema de saúde atual raramente questiona a necessidade de procedimentos, e paga sem questionar pelas complicações que eles causam rotineiramente a pacientes idosos frágeis. No entanto, ele não reembolsa tratamentos que poderiam permitir que esses mesmos pacientes retornem para casa segura e confortavelmente, como a mãe de Gabow. A filha de outra paciente com problemas de saúde parecidos teria sido forçada a escolher entre a internação e todas as consequências dela para a própria mãe ou a perda de seu emprego e renda. O cálculo de Gabow de US$156 mil — uma internação prolongada, a estadia subsequente em uma casa de repouso e as reinternações — é a regra e não a exceção para a maioria das pessoas em determinado momento da velhice.

Um argumento comum contra tais iniciativas é que a maioria das pessoas não pode pagar pelo tipo de cuidado que a mãe de Gabow recebeu. Tais argumentos desconsideram que nós já pagamos por tratamentos extremamente caros que não ajudam em nada.

O OUTRO

Como a maioria de nós alcança a velhice, é de se imaginar que os idosos gerariam menos reações do tipo "não é comigo" e "não é problema meu" do que a maioria das categorias que definem nossas identidades sociais. Afinal de contas, a velhice não é como o gênero ou a raça. Em sua maioria, as pessoas continuam sendo o que foram quando nasceram. E também não é como o câncer ou a doença cardíaca: embora muitas pessoas tenham essas doenças, nem todos as têm, e não conseguimos saber de que lado estamos até termos uma delas. Mas, a não ser que morra, você ficará velho. Crenças, aparências, nacionalidade e religião também diferem a partir da velhice. Embora possamos não mudar nossa opinião política ou corte de cabelo, temos essa opção no decorrer da vida. Perniciosamente, então, parece provável que parte do motivo de nos juntarmos de forma tão universal e eficaz contra a velhice é precisamente por ela ser indiscriminada. Não importa quem você é.

Exceto pela primeira infância, a juventude chega com crescente poder sexual, social e força, cada um definido de formas que os tornam inevitavelmente temporários e, portanto, muito mais precisos. Mas nem sempre foi assim. Durante o puritanismo norte-americano, os idosos representavam o auge da realização humana e eram devidamente venerados. Hoje em dia, a celebração pública de modelos, atores e atletas jovens supera os louvores e a sagração oferecidas ao restante, mesmo aos entusiastas tecnológicos bilionários que agora moldam boa parte de nossas vidas diárias. Mas deve haver uma explicação ainda mais elementar da nossa percepção da velhice. Por definição, a identidade social é relacional. Os seres humanos descobrem quem são comparando-se aos outros. Como explicou Simone de Beauvoir: "A alteridade é uma categoria fundamental do pensamento humano. Nenhuma coletividade se define nunca como Uma sem colocar imediatamente a Outra diante de si."

Passar a primeira de nossas muitas décadas com a velhice como o Outro tem consequências. O poeta octogenário que se transformou em ensaísta Donald Hall forneceu uma das melhores expressões verbais do dilema essencial da velhice:

> Quando fazemos 80 anos, compreendemos que somos extraterrestres. Se esquecermos por um momento que somos velhos, somos lembrados quando tentamos nos levantar ou quando encontramos alguém jovem, que parece ter diante de si um ser de pele verde, protuberâncias e cabeças a mais. A resposta das pessoas à nossa distinção pode ser cruel, pode ser gentil, e sempre é condescendente.

Claramente, envelhecer tem seus desafios, mas eles são apenas parte do que torna a velhice difícil. O ingrediente crucial é nossa resposta à idade. Os fatos biológicos da vida por si só não moldam nossa experiência da velhice, caso contrário os anciões puritanos não teriam recebido os melhores lugares nas casas de adoração. As construções pessoais, sociais e culturais que fazemos acerca de nossa biologia não são menos importantes ao moldar nossa velhice. Nós envelhecemos no cruzamento da natureza com a criação.

Quando se trata da idade, a alteridade não está confinada aos idosos. Ela começa cedo, acontece com frequência e geralmente é negativa, mas não sempre. Como diz Sarah Manguso em *Ongoingness* [sem publicação no Brasil]: "Do ponto de vista de uma criança, a mãe é uma entidade fixa, um monólito, não um organismo humano mutante e em evolução [que é] similar, de muitas formas, a uma pessoa jovem." Seu comentário pode ser lido como uma limitação do cérebro jovem, mas também representa nosso sentido mais antigo de alteridade e nossa primeira redução quase instintiva do outro em algo distante e abstrato. Ao longo da história e da geografia, nós humanos fizemos isso a aqueles que se diferenciavam de nós em tribo, nacionalidade, raça, religião, gênero, sexualidade, habilidade, política, classe, casta, prioridades, companhia, indústria, região, vestimenta, comportamento e muito mais. O outro individual não é visto como um ser humano único, mas como um grupo representativo, e o grupo não é tão constituído por seres humanos reais quanto é uma noção — simplificada, singular e essencialmente diferente. O fenômeno inclui traços que podemos controlar, outros que não podemos e, com mais frequência do que eu esperaria, os estágios da vida que não vivemos atualmente. Se os jovens estão inclinados a dizer que alguém está "no fim da linha", parece que os idosos entre nós estão igualmente propensos a expressar frustração sobre os "jovens de hoje em dia".

Dada a onipresença da alteridade, nossa tendência em relação a ela parece ser parte de ser humano. E como muitas das outras tendências sociais injustas, cruéis e autodestrutivas, reconhecer isso é o primeiro passo necessário a uma abordagem mais cuidadosa, embora não existam garantias de tal progresso moral. Quando se trata de envelhecer, essa abordagem diferente deve, de certa forma, considerar o fato de que muito do que somos não muda com o tempo, mas nossa faixa etária sim. No programa *Today*, aos 70 anos, Cher disse: "Eu me olho no espelho e vejo essa senhora me olhando de volta. E não tenho ideia de como ela foi parar lá!"

Ao discutir raça, Claudia Rankine falou sobre como, ao tentar considerar o mundo à sua volta, as pessoas geralmente querem "escrever sobre o outro sem investigar seu relacionamento com o outro, e isso, penso eu, é o que se tornou ou se torna problemático". Ela aponta que, até entendermos que muito da branquitude e negritude — e eu adicionaria, muito da juventude e da velhice — é fabricado, acabaremos "recorrendo a estereótipos criados pela cultura". Até sobre nós mesmos.

A poetisa Molly McCully Brown, que nasceu com paralisia cerebral e passou boa parte da vida em uma cadeira de rodas, disse: "A linguagem tem muito a ver com o modo como nos explicamos a nós mesmos e aos outros... sou grata por ter tido essas explicações científicas e concretas de por que e de como meu corpo e meu cérebro funcionam, ou não funcionam, como deveriam. Mas digo que isso molda nosso sentido de nós mesmos. Sabe, a linguagem mais antiga que tive para meu corpo foi uma lista de coisas que estavam erradas com ele e uma lista das coisas que as pessoas estavam fazendo para, entre aspas, consertá-lo. E eu acho que isso realmente molda nosso sentido de quem somos."

A alteridade e os estereótipos aliviam nossas ansiedades sobre o quão pouco podemos controlar no mundo e até em nossas vidas. Eles nos dão atalhos "incorporados em arquétipos, ideais ou mitos maiores que as sociedades usam para infundir a experiência com significado compartilhado e coerência" pela qual entenderemos nós mesmos, os outros e o mundo. Eles nos permitem ver um tipo ou um clichê, olhar em vez de perceber — uma distinção crucial. Quando olhamos algo, meramente direcionamos o olhar. Quando percebemos, esse algo é conhecido por nós de forma íntima e particular. Assim, no fim do século XIX, quando os norte-americanos começaram a ver o corpo como uma máquina e não como um dom divino, notaram que o sentido da velhice também mudou, de formas que encorajaram o olhar em vez do perceber. Tendo visto anteriormente idosos como mais próximos de Deus, os norte-americanos agora os viam com um olhar industrial, sem função e eficácia. A velhice começou a parecer "menos" em comparação à juventude, e a envelhescência passou a ser associada ao declínio e à obsolência — condições das quais as pessoas se distanciam até hoje, invocando aquela mesma definição mecanicista do valor humano.

5. PRÉ-ADOLESCENTE

NORMAL

De acordo com os professores médicos da faculdade, não seríamos capazes de reconhecer e compreender os distúrbios a não ser que soubéssemos como é o estado normal. Nos primeiros dias do primeiro ano, aprendemos que o normal era um homem saudável de 70kg. Embora ninguém dissesse isso, esse camarada, o "Norm", também era obviamente branco, heterossexual e, no espírito dos três ursos da Cachinhos Dourados, nem muito jovem nem muito velho. A transmissão dessas três últimas características não era explícita, mas elas eram facilmente deduzidas. Com a exceção da embriologia humana e certas condições relacionadas à juventude ou à velhice, nossos livros didáticos se concentravam quase exclusivamente em adultos.

Em casos de estudo, nas raras ocasiões em que Norm não tinha essas características "básicas", "normais" e "saudáveis", ele sempre tinha uma patologia que nos indicava seu desvio demográfico; condições como gravidez, anemia falciforme, AIDS ou um derrame. Na época da pré-obesidade, o Norm de 70kg nunca foi uma criança. Crianças eram uma espécie diferente sobre a qual aprenderíamos mais tarde.

Eu não questionava a estrutura que retratava a grande maioria dos seres humanos como algo diferente do normal — ninguém questionava. Felizmente para mim, não havia dúvidas de que as crianças importavam, pelo menos um pouco, para a medicina, apesar de serem fundamentalmente anormais.

Começando pela fertilização, passamos semanas ouvindo palestras, discutindo casos em pequenos grupos e observando tecidos sob o microscópio, passando cronologicamente da embriologia até a maturidade física. Aprendemos sobre mudanças corporais e o desenvolvimento psicossocial em recém-nascidos, bebês, crianças e adolescentes, tópicos que só foram abordados novamente no segundo ano, quando fomos introduzidos às doenças e deformidades infantis, congênitas e adquiridas. Se somássemos essas semanas de aula em sala ao estágio pediátrico obrigatório do terceiro ano — um mês no hospital e uma sessão semanal ou duas em uma clínica pediátrica durante o período de atendimento de pacientes externos —, todos os alunos de medicina passam vários meses aprendendo sobre crianças. Isso parece um bom treinamento para futuros médicos, a não ser que consideremos que a infância constitui um quarto da vida da maioria das pessoas, e alguns meses não é, de modo algum, um quarto de nossa educação. Naquela época, nunca me ocorreu imaginar como as prioridades eram selecionadas na medicina ou por que as necessidades de tratamento e o uso de serviço de saúde de uma faixa etária não afetavam o tempo que passávamos estudando-as.

O conhecimento científico é considerado objetivo, mas opera dentro das mesmas estruturas sociais e vieses daquele que o conduz. Na maior parte da história da medicina ocidental, não houve distinção no tratamento de crianças e adultos. Essa abordagem se iguala à abordagem social da infância. As crianças não eram essencialmente diferentes dos adultos, apenas menores. Portanto, elas começavam a trabalhar assim que conseguiam andar, bem como acontece ainda hoje em muitas partes do mundo. Ao longo dos séculos, foram retratadas em pinturas como adultos de menor estatura, com roupas e proporções corporais iguais às de adultos e, assim, anatomicamente imprecisas. Em meados de 1800, a Inglaterra e diversos outros países europeus aprovaram leis contra o trabalho infantil, e logo depois disso a infância se tornou um período de vida mais distinto. A especialidade da pediatria surgiu em resposta a essas mudanças sociais maiores. Como os melhores livros de medicina da época vinham do outro lado do oceano Atlântico, os médicos norte-americanos já estavam cientes da nova especialidade, mas eram pouco interessados. As crianças eram escopo das mulheres, e a medicina, dos homens. Apesar de as primeiras organizações pediátricas terem sido fundadas no fim da década de 1800 nos Estados Unidos, a pediatria não obteve muita atenção até o período anterior à Primeira Guerra Mundial, quando os poderosos perceberam que o país teria mais soldados se menos crianças morressem. Como muito da história, a pediatria deve sua existência tanto às pessoas que faziam a coisa certa pelas razões certas quanto a outros favorecidos que faziam a mesma coisa porque isso também ajudava a preservar seu poder e supremacia.

Quando a quantidade de mulheres entrando na medicina mudou de simbólica para quase uma igualdade, a saúde da mulher surgiu como uma área de estudo e tratamento digna de clínicas, departamentos, bolsas de pesquisa e centros de excelência. A turma antes da minha, a de 1991, foi a primeira da Harvard Medical School a ser formada por metade de alunas mulheres e metade homens. Isso foi há quase trinta anos, e ainda assim falamos de "saúde" e "saúde da mulher", sugerindo que são entidades distintas e que a saúde é principalmente uma condição masculina. A preocupação com a saúde de pessoas não brancas, que constituem uma proporção significativa da população dos EUA, seguiu uma trajetória similar. No começo do século XXI, com os corpos de estudantes de muitas escolas começando a se assemelhar à população diversificada do país, as marcas da disparidade racial e étnica no sistema de saúde começaram a receber atenção e financiamento. Agora as escolas de medicina têm reitores de diversidade e os Institutos Nacionais da Saúde operam o Instituto Nacional da Saúde de Minorias e Disparidades de Saúde.

Essas conquistas, tão úteis e necessárias, paradoxalmente também reforçam o *status quo*. Elas são estratificações, não essenciais, que focam "minorias", mesmo em locais como a Califórnia, onde os chamados não brancos são a maioria. Quando as pessoas são definidas pelo que elas não são, nós temos um problema.

As forças sociais e a lógica cultural determinam o que os médicos estudam e valorizam. Ao longo da história da medicina, isso representou descobertas brilhantes, tratamentos salvadores e uma saúde melhor, mas também piora na saúde, lesões e mortes. Os resultados negativos — às vezes — não foram intencionais. Outras vezes, houve evidentes condições caricaturescas e dominantes de negligência abominável. Entre as manchas óbvias na ponta do iceberg do passado não tão distante da minha profissão, estão o estudo da sífilis não tratada de Tuskegee em homens negros, a culpabilização das mães pelo autismo de seus filhos e a esterilização de pessoas pobres e deficientes sem seu consentimento. Na ciência e na medicina, como no resto da vida, o viés se infiltra por nossos pensamentos, ações, emoções e prioridades de modos que só podemos controlar parcialmente, e somente se estivermos dispostos. Sem exceção, a maioria dos tipos de seres humanos não recebeu o foco, o financiamento, o respeito e o cuidado de que precisava para ter uma boa saúde até que fossem associados a uma preocupação nacional urgente ou pudessem se defender sozinhos.

Na faculdade de medicina, às vezes encontrávamos a irmã de 60kg de Norm, a "Norma". O motivo de suas aparições pouco frequentes era outra lição curricular não mencionada, mas facilmente verificada. O que mais importava em Norma, de longe — realmente, o que dava a ela um espaço em nossos estudos —, eram seus órgãos sexuais, hormônios e habilidades reprodutivas, que aparentemente não diziam respeito à maior parte da medicina. Às vezes discutíamos doenças com predileções raciais ou étnicas — uma terminologia que quase sempre se referia a alguém sem descendência europeia. Aprendemos que as diferenças entre Norm e Norma, e entre Norm e as pessoas não brancas, complicavam a pesquisa médica e criavam problemas no tratamento dos pacientes. Por exemplo, pessoas negras não respondiam a certos medicamentos de primeira linha para hipertensão como Norm, e essa "falta de resposta" os colocava em alto risco de derrame. De modo similar, Norma falhara em ler o manual de ataque cardíaco e apresentava regularmente sintomas "atípicos" — diferentes dos de Norm —, causando assim perigosos atrasos em seu diagnóstico e tratamento. Acontece que essas diferenças em gênero, raça e etnia afetavam o curso da doença, a eficácia dos remédios, o tratamento clínico e os resultados de saúde, incluindo a mortalidade. Felizmente, para mim, quando entrei em meus anos de prática médica, algumas pessoas começaram a sugerir que excluir a maioria da população dos testes que nos ajudavam a compreender e tratar doenças não deveria ser a melhor das ideias. As normas de Norm não eram universais, no fim das contas.

Trinta anos depois, a medicina fizera progresso incremental, não fundamental. Recentemente, ao viajar pelos Estados Unidos dando palestras que mencionam Norm, os estudantes de medicina concordavam e sorriam em reconhecimento. Apesar da atenção aumentada à maioria das formas de diversidade humana nas faculdades de medicina atuais, os futuros médicos ainda aprendem pouco sobre pacientes idosos, e a maioria deles raramente questiona o motivo disso. Eu não gosto desse viés irrefletido, mas o compreendo. Meus colegas de turma e eu éramos assim também. Se me perguntassem se eu tinha aprendido geriatria suficiente na faculdade, uma pergunta que apareceu uma vez em um questionário anual de graduação da Associação Norte-americana de Faculdades de Medicina (AAMC), eu teria dito que sim. Três quartos dos alunos de medicina mais recentes dariam a mesma resposta, embora poucos recebam muito mais treinamento na psicologia ou no tratamento de idosos do que eu recebi. O problema de saber muito pouco sobre um assunto é que não temos noção do quão pouco sabemos, e o problema de valorizar um grupo social menos do que os outros é que a ignorância sobre eles pode não nos incomodar. Nas salas de aula, nas clínicas e na cultura da medicina, até mesmo uma pequena dose de geriatria parece mais do que o bastante para a maioria das pessoas. Talvez seja por isso que as palavras *geriatria*, *idosos* e *velhos* estejam completamente ausentes das pesquisas atuais da AAMC, que diligentemente lista muitas outras especialidades e populações.

Nós, da turma de 1992, nos considerávamos mente aberta, cuidadosos e solidários. Enquanto fazíamos campanha por um melhor tratamento para pessoas injustiçadas e vulneráveis, e por mais atenção para a saúde de mulheres e da população LGBT, nunca nos ocorreu que poderíamos estar deixando de lado todo um grupo social. Trabalhar com idosos apenas não foi cogitado ou não interessou a ninguém.

Ao mesmo tempo, a doença na velhice não foi totalmente ignorada durante meus anos de faculdade. Como as mulheres, os idosos geralmente se apresentavam de forma "atípica" quando experimentavam alguma condição comum, e, como as crianças, normalmente desenvolviam condições específicas da faixa etária. Crianças e adultos tinham clínicas, hospitais e médicos especializados porque precisavam deles. Idosos tinham apenas casas de repouso, que, na verdade, não eram instalações médicas, como o nome deixa perfeitamente claro. Além disso, as casas de repouso sempre existiram — era possível afirmar isso observando muitas delas — e claramente serviam a um propósito. As pessoas se mudavam para elas quando já não conseguiam fazer muita coisa e — como estavam próximos da morte — não parecia estranho não termos muito o que fazer por elas. Os residentes com quem trabalhávamos nos hospitais geralmente observavam que os objetivos normais da medicina, de salvar vidas e curar doenças, pareciam deslocados ou imprudentes com muitos pacientes idosos. Sem alternativas aparentes, eles se concentravam em mandar os pacientes idosos de volta para as casas de repouso o mais rápido possível.

Durante anos depois de me tornar geriatra, se fosse questionada se tínhamos aprendido muito sobre as condições específicas da velhice, eu teria dito: *muito pouco*. Vários dos meus livros didáticos da faculdade argumentavam o contrário. Aqueles grandes volumes continham informações detalhadas sobre síndromes geriátricas comuns, incluindo o delírio, a incontinência e quedas, e uma menção ocasional de apresentações únicas de doenças e necessidades. Ainda assim, esses tópicos não recebiam atenção proporcional a seus efeitos nas vidas dos pacientes ou prevalência em hospitais e clínicas. Mesmo quando eram abordados, seu impacto era enfraquecido pelo que é conhecido como "currículo oculto", um "conjunto de compreensões, costumes, rituais e aspectos subestimados, comumente mantidos na prática médica". O status de segunda classe dos pacientes idosos na medicina é enraizado e sistemático.

Dentre meus textos profissionais acumulados está a edição bordô de 1987 de um livro médico há muito considerado a bíblia da anamnese e do exame físico. Curiosa sobre seu conteúdo, dadas minhas lembranças da faculdade, procurei o distúrbio mais comum associado à velhice. A cognição e a demência receberam apenas duas e três linhas, respectivamente, no índice, enquanto a doença cardíaca, que ocorre tanto na meia-idade quanto na velhice, tinha mais de noventa linhas e diversas entradas-filhas, como *causas*, *avaliação* e *técnicas de exame*, e nenhuma dessas aparece sob *demência*. Próximo de *demência*, outra condição com D também teve três linhas. *Drusen* são manchas amarelas ou brancas de material extracelular que se acumulam no fundo do olho com a idade. Embora agora saibamos que às vezes ocorre junto da degeneração macular, uma doença ocular séria, a situação não era essa na época em que o livro deu a mesma atenção à drusen e à demência. Também notável é a inexistência de outra palavra. Até então, a *morte* era um diagnóstico extremamente comum que justificava um exame físico cuidadoso.

Essas omissões eram típicas da medicina do século XX. Os cinquenta principais livros didáticos de diversas especialidades médicas estavam organizados em capítulos orientados por doenças com pouco ou nenhum conteúdo sobre o fim da vida. Todos morremos de algo, principalmente de doenças, e a morte em decorrência dessas doenças raramente ocorre de repente. Vinte anos adentro do século XXI, a maioria dos livros tem capítulos sobre a morte e, ainda assim, a diferente fisiologia e fisiopatologia de corpos mais velhos, e de doenças e vidas em estágios finais, continuam a receber pouca atenção.

A principal razão disso é histórica. Os avanços médicos levaram a curas de doenças que, por milênios, mataram pessoas de forma certeira e, geralmente, rápida: infecções, parto e obstrução intestinal, depois hiperglicemia e hipertensão, insuficiência cardíaca e renal, bem como certos traumas e tumores. Mais adiante no século XX, os médicos conseguiam desentupir artérias para evitar ataques cardíacos e prevenir derrames, substituir órgãos vitais por meio do transplante e tratar certos cânceres com terapias direcionadas. A frase "milagre da medicina moderna" parecia adequada.

À medida que as pessoas viviam mais, ficou claro que essas curas tinham consequências. Elas desenvolveram doenças crônicas e fatais mais lentas, já que células mais velhas tinham mais tempo e oportunidades de replicar erros e de exposições tóxicas, e enquanto os danos se acumulavam em órgãos como o cérebro, o coração, os pulmões, o fígado, os intestinos e os rins. Partes como orelhas, olhos, articulações e pés geralmente se deterioravam mesmo quando órgãos internos essenciais se mantinham.

Apesar de a medicina norte-americana agora reconhecer a "epidemia de doenças crônicas" e a "epidemia do envelhecimento" como os principais desafios da assistência médica, as enfermidades crônicas e os pacientes normalmente mais velhos ou idosos que sofrem com elas, junto dos profissionais que se concentram nelas e das ferramentas e técnicas para tratá-las, permanecem relegados ao status de segunda classe.

DIFERENTE

Em um artigo que me pediu para ler, um médico residente descreveu como havia alocado apenas quinze minutos para a admissão de uma paciente moribunda, achando que era "mais uma senhora morrendo". Depois de admitir outro paciente, ele foi ver a senhora moribunda, que na verdade tinha seus 40 e poucos anos, embora física e mentalmente estivesse nas exatas condições que ele esperava. De repente, o tempo que ele alocou para seu tratamento parecia completamente inadequado. Na última parte do artigo, escreveu o quanto se sentiu mal e como acabou confessando seu erro a vários outros residentes. A maioria deles tivera experiências similares. Os jovens médicos concordaram que a lição a ser aprendida com isso era a de que precisavam listar a idade de um modo mais proeminente nas transferências uns para os outros, para que o médico recipiente pudesse planejar seu tempo de forma adequada.

"Você já escreveu o final?", perguntei por e-mail. "Esta é a versão pronta", respondeu ele. "Acaba com a lição. Eu achei que fosse isso que o periódico quisesse." Aparentemente, nem ele nem seus corresidentes notaram que, dadas duas pessoas com condições médicas idênticas, eles atribuíram tempo e valor maior para o tratamento final de uma em detrimento da outra. Isso me deu calafrios, mas não tanto quanto a alternativa: de eles terem notado a diferença, mas a acharem moralmente justificável.

Há mais de meio século, em seu livro seminal, *A Natureza do Preconceito*, o psicólogo Gordon Allport, de Harvard, apontou: "Pessoas que têm ciência e vergonha de seus preconceitos estão no caminho certo para eliminá-los." Em comparação estão aquelas que não estão nem cientes nem envergonhadas. Em locais médicos, comentários grosseiramente preconceituosos sobre idosos são pronunciados sem vergonha ou com indiferença ao seu viés descarado. Tais comentários são aceitáveis na medicina porque também o são na vida. A desvalorização dos idosos é universal e indiscutível, um grande unificador das divisas comuns de classe, raça, geografia e até de idade.

Na década de 1960, o médico norte-americano Robert Butler cunhou o termo *etarismo*, que definiu como "um processo de estereotipagem sistemática e discriminação de pessoas devido à sua idade, assim como o racismo e o sexismo fazem em relação à cor da pele e ao gênero". Butler ajudou a estabelecer os National Institutes on Aging nos Estados Unidos e fundou o primeiro departamento de geriatria em uma faculdade de medicina norte-americana. Recebeu o Prêmio Pulitzer de Não Ficção Geral por seu livro *Why Survive?: Being old in America* [sem publicação no Brasil]. Muitas das observações do livro são tão relevantes hoje quanto eram há quarenta anos.

Butler escreveu: "O envelhecimento é o enteado negligenciado do ciclo da vida humana. Embora tenhamos começado a examinar... a morte, pulamos aquele longo período de tempo que a precede, conhecido como velhice." Ele atribuiu essa negligência ao etarismo, observando que adultos mais velhos geralmente são vistos como compartilhadores universais de certos atributos negativos, incluindo senilidade e pensamentos e crenças inflexíveis. De fato, a velhice é a época mais variada da vida; existem as pessoas de 80 anos com cargos públicos, as que trabalham em fábricas, as que correm maratonas, e existem aquelas que vivem em casas de repouso porque não conseguem mais andar, pensar ou cuidar de si mesmas.

Então por que as pessoas atribuem uma negatividade tão uniforme à velhice? Butler deu a seguinte explicação: "O etarismo permite que gerações mais jovens vejam os idosos como diferentes delas mesmas; assim, elas param subitamente de identificar seus idosos como seres humanos." Isso faz sentido, mas não explica completamente a necessidade amplamente difundida de separar os idosos. Também é verdade que sentimos empatia por pessoas com malária, doenças pulmonares ou câncer, mas a maioria de nós não tem e nem terá esses desafios. Estamos a salvo. Mas não da velhice. Exceto pela morte precoce, a velhice é o destino de todo ser humano, e geralmente não é um que ansiamos. De certa forma, até a morte é mais atraente. É mais clara, mais definitiva; ou estamos vivos ou estamos mortos. Para muitos, é o modo como a vida pode ser comprometida pela idade avançada, enfraquecendo lentamente em vez de ir direto para a morte, que dá mais medo.

Alguns anos atrás, o National Council on Aging lançou um vídeo de serviço público sobre a prevenção da gripe que apresentava um médico se recusando a vacinar uma atriz atraente de 65 anos por parecer jovem demais. Uma semana depois, o Prêmio Longevidade Palo Alto de 1 milhão de dólares foi anunciado como "dedicado a dar fim ao envelhecimento". Ao mesmo tempo em que o vídeo da gripe fornecia informações importantes, ele sugeria que a boa aparência e ter 65 anos eram coisas mutuamente exclusivas. O Prêmio de Longevidade pode inspirar avanços importantes, mas também levanta questões sobre se devemos tentar "curar" uma parte do desenvolvimento normal humano ou recompensar exclusivamente as abordagens biológicas aos desafios existenciais.

Apesar de serem esforços bem-intencionados, ambos os exemplos ilustram um modo comum pelo qual o viés da idade aborda a envelhescência. Toleramos atitudes negativas sobre a velhice em graus que — pelo menos pública e oficialmente — não mais toleramos em relação ao racismo ou ao sexismo. Tratamos a velhice como uma doença ou um problema em vez de como um dos três principais estágios da vida. Abordamos a velhice como uma entidade singular desagradável e falhamos em reconhecer adequadamente seus grandes prazeres ou as contribuições, a fisiologia, as prioridades e os atributos únicos dos idosos.

Nosso viés de idade é tão profundo que ações vistas como ultrajantes quando aplicadas a outros grupos são consideradas aceitáveis quando se trata dos idosos. É praticamente impossível imaginar o lançamento de um vídeo em que um profissional de saúde se recusa a dar a vacina contra a gripe a um paciente atraente por causa da cor da sua pele, ou um prêmio com o objetivo de acelerar a infância para que os pais tenham menos incômodo pelos anos de dependência e gastos.

Às vezes, ao dar aulas, pergunto aos alunos ou aos profissionais de saúde sobre a proporção de norte-americanos idosos que vivem em casas de repouso. As respostas geralmente variam de 20% a 80%, exponencialmente maior do que os números reais de cerca de 3% a 4% no geral e 13% entre os idosos mais velhos. Na verdade, a maioria das pessoas acima dos 65 anos está contente, ativa e vive de forma independente. Mas é raro sabermos o quanto a velhice pode ser, e geralmente é, boa, com anos e décadas oferecendo novas oportunidades de trabalho, diversão, família, lazer, aprendizado e contribuição. Em vez disso, na vida cotidiana, nossa atenção é direcionada à calvície, à postura curvada e aos passos lentos, às rugas, às bengalas e aos aparelhos de audição. Na medicina, trabalhamos com uma amostra enviesada. Quando pessoas idosas estão bem e quando estão doentes, mas se estão relativamente bem, consideramos como se fossem da meia-idade, se é que os consideramos. Isso deixa o "velho" associado ao extremo comum e inquietante: idosos são doentes, deficientes e estão quase mortos. Talvez seja porque os efeitos da idade sejam visíveis até no mais saudável dos idosos, e a maioria das pessoas realmente fique doente ou deficiente de alguma forma antes da morte que chegamos a reduzir a última fase da vida com décadas de duração a um único estado nocivo, apesar da evidência clara de suas alegrias e variedade.

O escritor inglês humanista William Hazlitt descreveu o preconceito como "filho da ignorância". Esse comentário parece verdadeiro para certos tipos de preconceitos. Mas todos temos pais e avós, ou amigos e mentores, idosos. Parece que, às vezes, o preconceito nasce menos da ignorância e mais do medo e do pavor. Tenho propensão a concordar com Voltaire, que disse: "Somos todos feitos de fraquezas e erros; perdoemo-nos reciprocamente nossas tolices." Obviamente, precisamos ser melhores.

A extinção do preconceito pode ser utópica, mas avanços recentes nos direitos, nas realizações e no tratamento médico de grupos sistematicamente marginalizados oferecem precedentes para como podemos reduzir o viés e melhorar o tratamento. O primeiro passo em direção a um sistema de saúde com menos etarismo é reconhecer o problema. Como apontou Allport: "Se uma pessoa for capaz de retificar seus julgamentos errôneos à luz de novas evidências, ela não é preconceituosa... um preconceito, ao contrário de uma concepção errada, é ativamente resistente a todas as evidências que o derrubariam." A medicina tem um problema, e nossa cultura mais ampla também.

72 // ALÉM DA ENVELHESCÊNCIA

Ninguém argumenta que os idosos sejam fisiologicamente diferentes dos jovens adultos, e diversas evidências mostram que os idosos variam muito em sua saúde, status funcional, prioridades de vida e preferências médicas. Ainda assim, no Reino Unido, as políticas de saúde às vezes supõem que a velhice traz inevitavelmente a incapacidade, e nega o tratamento conhecido por preservar a saúde e a independência com base na idade e não no status funcional. Esse fenômeno é conhecido como "subtratamento", o que significa privar alguém de um tratamento com uma probabilidade mais alta de benefício de saúde. Nos Estados Unidos, o oposto, chamado "sobretratamento", é a regra. Pacientes idosos geralmente são cuidados como se fossem pacientes jovens; remédios e tratamentos desenvolvidos em estudos de adultos de meia-idade são ministrados a pacientes idosos independentemente da idade, condições médicas, incapacidade ou expectativa de vida. Nenhuma das abordagens faz sentido. Uma discrimina com base na idade; a outra nega o impacto da idade. Ambas agrupam todos os idosos em uma única categoria monolítica em completa desconsideração pela diversidade de saúde e função que aumenta com a idade avançada. Ambas são formas de etarismo. Os velhos podem ser diferentes dos jovens, e o tratamento de pacientes idosos pode diferir do de pacientes mais novos, mas pessoas idosas não são menos dignas de um tratamento médico de alta qualidade.

O etarismo na medicina é uma manifestação de um problema maior. É de amplo conhecimento daqueles que cuidam de pessoas idosas que, quando usamos as palavras envelhecimento ou geriatria no título de um centro ou programa, ele é colocado em risco. Se quisermos pacientes, financiadores, suporte institucional e referências de colegas, devemos substituir esses termos por *bem-estar* e *longevidade*. Ou seja, os próprios idosos, doadores individuais e institucionais, centros médicos, sistemas de saúde e profissionais da saúde demonstram uma forte preferência por eufemismos aos termos mais precisos, inclusivos e não inerentemente negativos. Dentro da geriatria, temos diversos debates sobre mudar nosso nome (para "complexivistas" ou "transicionalistas"), em grande parte porque *geriatria* tem "conotações negativas". Mas certamente uma profissão dedicada a cuidar de idosos não deveria rejeitar ser associada à velhice! Imagine se pediatras mudassem o nome de sua especialidade para se distanciarem das crianças, ou se cirurgiões começassem a se autointitular intervencionistas. É absurdo!

Ao mesmo tempo, a gerontofobia é compreensível. Até mesmo pessoas que permanecem saudáveis e ativas ao envelhecer experimentarão mudanças na força, resistência e aparência, e, em uma proporção significativa, embora nem todas, terão mais doenças e deficiências. Mas esses fatos contradizem a realidade mais complexa do período mais longo e variado de nossas vidas. Algumas pessoas ficam mais frágeis aos 60 anos, enquanto outras permanecem saudáveis depois dos 100. Muito do que aceitamos como fato é, na verdade, uma interpretação de "copo meio vazio", uma suposição de que todas as mudanças relacionadas à idade são para o pior. Certamente, o corpo envelhescente decepciona e frustra. Ainda assim, cada estágio tem seus prós e contras. Afinal de contas, são aqueles de nós entre o pensamento e o julgamento precários da juventude e a fragilidade física da velhice que vertem bilhões de dólares em atividades e produtos para aliviar o estresse.

Parte do que torna a velhice difícil é que lutamos contra ela em vez de aceitá-la como um estágio em uma trajetória universal. Nós também falhamos em reconhecer adequadamente suas vantagens: a diminuição do estresse na família e no trabalho ou o aumento da satisfação, da sabedoria e da agência que acompanha a maioria dos anos da velhice. Às vezes, as pessoas — das que trabalham na medicina às famílias de idosos — atribuem os resultados ruins de nossas abordagens enviesadas da velhice na medicina e na sociedade ao destino biológico. Às vezes isso é verdade, mas, na mesma proporção, não é.

6. ADOLESCENTE

EVOLUÇÃO

Em 2016, em uma entrevista sobre sua autobiografia, Bruce Springsteen, aos 66 anos, foi questionado pelo editor de 56 anos da *New Yorker*, David Remnick: "Por que agora?"

Springsteen deixou escapar um longo suspiro, fazendo um som de "aff", e deu uma risadinha. "Eu queria fazer isso antes de me esquecer de tudo, sabe."

Remnick riu com vontade. O público que assistia à entrevista aplaudiu e gritou vivas.

"Então, está ficando um pouco complicado", acrescentou Springsteen, "e eu achei que tinha chegado a hora".

Quando essa entrevista aconteceu, Springsteen estava saindo de uma turnê esgotada, tocando sets excepcionalmente longos — mais de três horas contínuas de canto e danças de alto esforço físico. Noite após noite, ele tocou em cidades de todo o mundo. Quando seu livro foi lançado, um mês depois, entrou para o topo das listas de mais vendidos, e Springsteen lançou uma nova turnê, ou melhor, duas: uma do livro e uma de shows. Em virtude de sua idade ou energia, poderíamos afirmar que ele ainda está na meia-idade, mas o próprio artista claramente sentia que, independentemente do que *velhice* significasse, já tinha começado para ele, e viu, ou achava que podia ver, para onde estava indo. De certa forma, nem ele nem o editor da *New Yorker*, dez anos mais novo, reconheceram a ironia de enquadrar Springsteen como alguém que já percorrera metade da abominável espiral da derrocada quando os detalhes de sua carreira que discutiam sugeriam não apenas um novo ponto alto, mas uma adição notável ao seu conjunto de habilidades artísticas. Décadas depois de se tornar um músico renomado, ele também era agora reconhecido como um escritor talentoso, um fato que introduzia novas opções e oportunidades em seu futuro.

Um escritor não precisa pular ou dançar pelo palco inteiro e se jogar em uma multidão de adoradores. Mas, também, nem todos os músicos fazem isso. Springsteen podia sentar-se a um piano, ou em uma cadeira segurando sua guitarra, ou usar apenas um microfone e um pequeno foco de luz, e o público todo se concentraria em seu rosto, suas palavras, sua música. Esse não seria um show tradicional de Springsteen, mas seria pior ou apenas diferente? Mancharia seu legado e diminuiria seu público ou o expandiria, ao exibir variação e adaptabilidade? Ele já fez álbuns com baladas antes (*Tunnel of Love*). O ponto é que Springsteen tem opções, como muitas pessoas, embora as dele sejam significativamente diferentes da maioria. Um tipo diferente de show, talvez tocar uma música modificada ou diferente, é apenas uma das opções. Ele também poderia se sentar em casa com um mouse e um teclado ou ainda papel e caneta, um gravador ou um assistente que transcrevesse seu ditado, e poderia escrever. Essas transições geralmente são enquadradas como decadência, mas isso só é verdade se o enquadramento for construído de expectativas estáticas. Construa-o a partir de uma compreensão do ciclo de vida humana e parece mais como uma evolução: um processo gradual em que algo se desenvolve de uma forma diferente.

Com os dias de sua vida não chegando ainda a 70 anos, Springsteen estava certamente dentro do território da "velhice" há muito aceito. Durante 2 mil a 3 mil anos, da época de Sócrates e do Império Ateniense no Ocidente, e muito antes no Oriente Médio e na Ásia, a velhice fora definida como começando por volta dos 60 ou 70 anos. Nos Estados Unidos, 65 se tornou o limite federal entre a meia-idade e a velhice com o lançamento do programa Social Security em 1935. O grupo que desenvolveu o programa, o Committee on Economic Security, escolheu 65, em parte porque era consistente com a data das idades predominantes de aposentadoria na época, e em parte porque era a idade já selecionada por metade dos sistemas de aposentadoria estaduais existentes (a outra metade usava 70). Embora as normas de aposentadoria e longevidade e os resultados atuariais tenham mudado desde a década de 1930, 65 permaneceu em muitas mentes como uma divisa ou marcador preciso de se ter entrado na zona de transição em direção à velhice.

Para a maioria das pessoas, a idade inicial, a meia-idade e a idade avançada da velhice são coisas significativamente diferentes. Em nossa conceitualização atual de *velho*, as degradações físicas e a perda de opções são essenciais. É por isso que, até que essas coisas se tornem dominantes, muitas pessoas não se consideram velhas, mesmo quando a maioria dos jovens as classificariam rápida e definitivamente nessa categoria. Quando as pessoas chegam em uma versão estereotipada da velhice, às vezes, não se sentem mais como elas mesmas, apesar de que, para a maioria de nós, a transição para a velhice aconteça gradualmente no decorrer de décadas, começando aos 20 anos. As mudanças são positivas e negativas, embora tendamos a focar as últimas. Essas perdas e diminuições são imperceptíveis em um primeiro momento, depois são fáceis de desconsiderar, mais tarde são possíveis de contornar e, finalmente, se tornam evidentes.

Springsteen sinalizou que estava ciente das mudanças negativas em seu próprio corpo e mente. Uma vez que alcançamos uma certa idade, é difícil não se perguntar: o que perderei primeiro, minha mente ou meu corpo? Perderei ambos ou terei sorte? Quando isso acontecerá e com que rapidez?

O envelhecimento começa no nascimento. Na infância, as mudanças são drásticas. Nas primeiras décadas, o fato de que viver e envelhecer são sinônimos se perde, primeiro alienado pela linguagem durante o desenvolvimento infantil e, depois, esquecido na correria e nos ritos sociais do início da vida adulta. Depois que uma amiga se mudou para outro estado, não vi seu filho por nove meses; quando voltei a vê-lo já era uma criança pequena, não mais um bebê. Os estágios do desenvolvimento infantil são previsíveis e universais em todas as culturas, exceto em casos de doença grave ou deficiência. No decorrer de nossa vida, os limites entre os estágios ficam incertos. Apesar de as pessoas debaterem se a vida começa na concepção ou no nascimento, a infância começa com uma grande arfada de ar ao sairmos do útero, seu começo é uniforme. Seu fim é menos claro. Aos 10 anos somos sempre crianças, mas aos 18 podemos ser adolescentes ou jovens adultos, dependendo do comportamento. Algumas pessoas alcançam maturidade física, emocional e intelectual na adolescência; outras, aos 20 e poucos anos. Mulheres tendem a atingi-la antes dos homens. Ainda assim, a maioria das pessoas se torna adulta no mesmo intervalo de tempo de vários anos.

Com a chegada dos 20 anos, o desenvolvimento parece diminuir, assumindo um ritmo imperceptível, como o do crescimento dos cabelos ou do derretimento de geleiras. As mudanças que nos definiam ao passarmos de bebê para criança e de adolescente para adulto parecem estacionar. Mas não serem vistas ou notadas não quer dizer que não estejam acontecendo. As mudanças continuam no decorrer da vida — física, funcional e psicologicamente. No mesmo ponto, cruzamos para o território da "meia-idade" e descobrimos que envelhecer não é apenas uma característica daquela terra mística chamada velhice. Às vezes a evolução é bem-vinda, trazendo maior conforto consigo mesmo, uma confiança mais arraigada e uma maior segurança em relação ao que acontece e o que já passou. Ao mesmo tempo, o acúmulo de mudanças físicas conspiram de formas que podem complicar, angustiar e empobrecer. A pessoa pode sentir sua identidade ameaçada.

Até nas décadas em que a mudança parece lenta, quase irrelevante, ela está presente, é significativa e contínua. Aos 30 e poucos anos, eu tinha os dentes alinhados e brancos de uma pessoa sortuda o bastante por ter usado aparelho na adolescência e acesso a um dentista ao longo da vida. Aos 40 e poucos, os pequenos dentes inferiores da frente começaram a encavalar como se tanto tempo tivesse passado que eles se esqueceram de seu treinamento com o aparelho fixo, o extrabucal com apoio na cabeça, o extrabucal com apoio no pescoço, as borrachinhas e os retentores. Ao encavalarem, eu vi em suas bordas a marca de décadas de xícaras de café, das ocasionais taças de vinho tinto e a erosão por comer e beber diariamente. Mesmo assim, minha dentista dizia que meus dentes estavam ótimos. Ela podia ver que eu os escovava e usava o fio dental perfeitamente. Mas eu sei que o que ela realmente queria dizer é que eles estavam ótimos para alguém com 50 e poucos anos, não que tinham a aparência tão boa quanto tiveram ou ainda melhores conforme um padrão universal. Em determinado momento, essa observação, a cláusula condicional, fica subentendida.

Na idade do envelhecimento aparente, a terra que já fora distante chamada "velhice" não me parece mais estranha ou exótica. Minhas articulações protestam diariamente. Às vezes, uma delas faz um solo; com mais frequência há uma cacofonia de vozes barulhentas, a nova música de fundo que acompanha todos os meus movimentos. Regularmente alterno entre meus três pares de óculos multifocais, cada qual com uma função diferente. Tenho um gene defeituoso, histórico de câncer e sete cicatrizes cirúrgicas visíveis, e agora não tenho várias partes não essenciais do corpo. Atualmente, quando há algo de errado em meu corpo, não considero só como será arrumado; me preocupo se esse conserto será possível e se minha nova debilidade será apenas permanente ou se gerará um efeito dominó de danos e mais deficiências. Na minha cabeça, escuto a canção de infância sobre como *o dedo do pé está ligado ao pé, o pé está ligado ao tornozelo, o tornozelo está ligado à perna* e assim por diante. Embora ainda não esteja claro como isso acontecerá, agora consigo aceitar que estou ficando velha, mesmo que às vezes ainda me surpreenda com meu progresso implacável para a obtenção da cidadania desse vasto território.

As mudanças físicas são reais, mas contam apenas parte da história. Para mim, o resto da saga é mais ou menos assim: apesar de ainda ter que obter residência permanente na velhice, adquiri uma familiaridade íntima com sua cultura e costumes, e estou ansiosa por isso. Imagino seus primeiros anos e, se tiver sorte, décadas, como as melhores partes da meia-idade: a consciência plena de quem eu sou e como quero passar meu tempo, uma diminuição nos tipos de ambição facilmente confundidas com a vaidade vazia do reconhecimento social, mais tempo e energia para a generosidade e para dar atenção aos outros, a confiança de manter minhas convicções, novos objetivos empolgantes e um senso profundo de satisfação de vida. Sentimentos similares são encontrados em relação ao envelhecimento pelo mundo todo.

Pode ser que, depois das grandes celebrações dos marcos da infância, nos sintamos surpresos e inquietos com a silenciosa progressão pelos marcos tardios. Um amigo com seus 30 e tantos anos achava absurdo que seus colegas não quisessem que ele se referisse a si mesmo como estando na meia-idade quando obviamente estava. Eu olhei para ele e concordei; ele está longe de ser velho e também claramente não é mais jovem — ele está em algum momento entre esses dois extremos. No outro extremo da vida adulta, minha mãe diz que envelhecer na verdade não é tão ruim até que cheguemos aos 80 anos, então há uma queda brusca. Ela disse isso enquanto estávamos jantando na casa de repouso para a qual se mudara por causa das necessidades de meu pai, agora falecido, não das suas. Segundos depois, frustrada porque não tínhamos sido servidas de água, ela dá um pulo, pega nossos copos e dispara pela sala de jantar para enchê-los. Ela não era a mesma, mas não me parecia uma pessoa em declínio íngreme. Ainda assim, para ela, o limiar para um território de maior risco e vulnerabilidade havia sido ultrapassado.

Decididamente, uma linha divisória menos fixa separa a vida adulta da velhice. Com uma saúde e uma sorte boas, algumas pessoas não parecem ter ou se ver como fazendo a transição até o fim dos 70 anos, ou ainda mais tarde ocasionalmente. Por outro lado, grandes fatores de estresse, como o desabrigo, a pobreza ou a prisão, podem causar envelhecimento acelerado, deixando outras pessoas "velhas" em seus 50 anos, com mudanças celulares e riscos de doenças crônicas e morte como as de pessoas mais afortunadas muitas décadas mais velhas. E, mesmo assim, o uso da palavra *velho* para pessoas em seus 50 anos requer aspas. Nós definimos a idade como um local definitivo na cronologia da vida, outras vezes como um estado biopsicossocial, e principalmente como uma junção de ambos. Usando essa lógica, uma pessoa frágil de 72 anos é chamada de velha enquanto uma executiva maratonista de 72 anos não é. Na verdade, ambas são velhas, e, até mesmo se a executiva continuar suas atividades atuais aos 80 anos, ela será "velha".

Como o envelhecimento é um processo longo e furtivo, a chegada de uma pessoa à velhice é menos como o acionar de um interruptor e mais como uma série de limiares mal definidos cruzados, a transição muitas vezes é notada primeiro pelos outros. A maioria das pessoas com mais de 30 anos, e certamente aquelas com 40 anos ou mais, recordará o que significou para elas ser chamada de "senhor" ou "senhora" pela primeira vez. À medida que nossa terceira década de vida cede espaço para a quarta, o envelhecimento parece acelerar. Quando a quinta década se vai e chegamos à sexta, o acúmulo resultante de mudanças físicas que definem o desenvolvimento adulto muda de uma manifestação irrelevante para sutil: os pés de galinha ou o topo da cabeça careca e o joelho direito vacilante, os amigos com câncer, as conversas sobre parentes doentes ou mais idosos morrendo. No fim da sexta década, se não antes, as mudanças são inegáveis. Pouco depois disso, elas passam a ser notáveis, cada década parecendo mais profundamente marcada do que a anterior. Diariamente nada parece mudar, mas veja um ano atrás, ou cinco, ou dez, e a transformação é considerável.

80 // ALÉM DA ENVELHESCÊNCIA

Os idosos sempre existiram. Os hieróglifos egípcios de 2800 a.C. retratam uma pessoa curvada apoiada em um cajado. Por mais de 900 anos, começando em 775 a.C., os gregos apresentaram diversas teorias sobre o envelhecimento. Como suas ruínas comprovam, os gregos antigos tinham sistemas, estradas e processos eficientes para remover esgoto. A higiene era boa e a maioria do trabalho pesado era feita por escravos. Aristóteles pode ter notado que os escravos, com suas longas horas de trabalho físico, pouco acesso a alimentos e exposição constante as intempéries da natureza, envelheciam mais rapidamente do que os cidadãos em seu círculo. Ele sugeriu que o envelhecimento ocorria por causa da perda do *pneuma*, um calor interno ou espírito vital que era gradualmente consumido ao longo do tempo. Como há uma quantidade finita, os idosos tinham menos, o que os tornava vulneráveis a doenças, e, embora os escravos gastassem o deles mais rapidamente do que os estudiosos, o de todos se esgotaria.

Na maior parte da história humana, as pessoas não esperavam envelhecer, e aquelas que o faziam geralmente viviam mais que seus filhos. Como os idosos formavam apenas uma pequena fração da população em sociedades com muitas crianças e jovens adultos, havia pouca razão para considerá-los ao construir casas, redigir leis, projetar cidades, desenvolver uma força de trabalho ou treinar médicos. Agora a maioria das pessoas nascidas em países desenvolvidos espera chegar à velhice, e há mais idosos do que em qualquer época da história. A velhice também dura mais tempo e inclui muito mais anos saudáveis. Um número sem precedentes de pessoas faz ou fará na velhice coisas que os jovens fazem, apesar de algumas vezes de modo diferente, bem como muitas outras coisas que não são possíveis mais cedo na vida ou em períodos de vida curtos.

Em sociedades que se identificam por suas tradições, seu passado e sua religião, "os idosos, próximos por nascimento ao passado sagrado e pela morte às fontes de poder ancestrais e divinas", tinham prestígio e uma posição social clara e importante. Hoje, quando o passado é visto como irrelevante e a morte é mais encarada como um fim ou um abismo do que uma oportunidade de estar com Deus, ser velho não tem nenhum desses charmes. Até a meia-idade é temida. Lydia Davis registrou esse sentimento perfeitamente em um breve conto chamado "Fear of Ageing" [Medo de Envelhecer, em tradução livre]:

Aos 28,
ela deseja ter 24 novamente.

Enquanto isso, aos 50 anos, acho horrenda a ideia de voltar a ter 24. Não sinto falta do estresse, da insegurança ou da presunção, todas essas coisas que na época normalmente pareciam — enganosamente — como potencial, força e oportunidade.

A velhice tem limites e marcos tanto reais quanto sujeitos à interpretação. Alcançamos as décadas do *não somos mais jovens* antes de ficarmos velhos, e o que pessoas e culturas diferentes consideram *um longo tempo* varia muito.

Como a pornografia, conhecemos a idade avançada quando a vemos. Mas é difícil de identificar o ponto de inflexão exato entre a meia-idade e a velhice. Pode até ser impossível, tanto na vida individual quanto para nossas espécies, dado o excesso de marcadores biológicos e seus comportamentos e interações imprevisíveis. A nossa cultura também não é a única outra parte notável nessa equação evasiva. Os traços que sinalizam a emergência da liminaridade em que o *adulto* dá espaço ao *velho* variam do ponto de vista do observador. Diagnosticada com câncer aos 60 anos, minha mãe se conformou em morrer, dizendo que estava tudo bem porque ela era velha e teve uma boa vida. Vinte e cinco anos depois, ela recordou seus pensamentos e ficou espantada com o quanto sua perspectiva e a própria velhice mudaram nas décadas que transcorreram.

PERVERSÕES

Encorpado e com quase 1,80m de altura, Clarence Williams era um advogado de 72 anos recém-aposentado que sempre tinha um livro nas mãos ou no colo. Em uma semana ele estava ativo e saudável e na seguinte era meu paciente na unidade oncológica do nosso hospital. Embora não tivesse o pior tipo de câncer, em 1992 todos os tratamentos que tínhamos a oferecer receberam a palavra *brutal* como parte de sua descrição.

Eu esperava ansiosamente para ver Clarence nas rondas da manhã e à tarde quando precisava informá-lo dos resultados dos exames e verificar como ele estava lidando com os diversos tratamentos e seus efeitos colaterais. Ele era corajoso e bondoso de muitas formas pequenas, mas importantes, e não menos importante era sua atitude em relação a mim, simultaneamente afável e respeitosa, ainda que eu fosse uma médica recém-formada, mulher e jovem — três condições que repelem alguns pacientes. Gosto de pensar que sua generosidade de caráter é a razão de eu me lembrar tão bem dele tantos anos depois, mas suspeito que o motivo seja o que o fizemos passar.

82 // ALÉM DA ENVELHESCÊNCIA

Os oncologistas começaram a quimioterapia em Clarence horas depois de sua chegada. Eu lhe prescrevi medicamentos para náusea e dor, antibióticos para protegê-lo de infecções e diuréticos para remover o excesso de fluidos que se acumulavam por todo o seu corpo. Na maioria das vezes, depois que seus exames voltavam, eu solicitava infusões de potássio e fósforo; alguns dos medicamentos do tratamento, bem como os usados para tratar seus efeitos colaterais, levavam à perda de elementos essenciais. Os rins, aquele pequeno par de órgãos que ficam sob a caixa torácica na região lombar, servem como o sistema de gestão de resíduos do corpo. Quando funcionam adequadamente, eles removem as toxinas e os resíduos do sangue e os excretam pela urina, enviando o sangue limpo de volta ao corpo. Se imaginarmos os rins como filtros, o efeito da químio era aumentar os buracos na malha, fazendo com que certas moléculas como o potássio conseguissem passar. Com níveis baixos de potássio, as pessoas têm fadiga e cãibras musculares dolorosas, e seu coração pode desacelerar a um ritmo potencialmente fatal. Com potencial letal, vários minerais eram drenados de seu corpo, e eu os colocava de volta, tentando compensá-los.

Enquanto isso, úlceras se formaram na boca e nos intestinos de Clarence, causando hemorragia. Apesar dos remédios, ele tinha náusea, diarreia e dor. Sua pele formou bolhas e descascou. Os medicamentos para náusea não eram tão bons quanto são agora, e ele vomitava com tanta frequência que usamos fluidos intravenosos para mantê-lo hidratado. À medida que os dias se transformaram em semanas, seu olhar ficou indiferente, seus óculos, manchados, e sua pele parecia mais um bronze-acinzentado do que negra. Apesar de seu corpo inchado, a cama parecia engoli-lo.

Foi então que os oncologistas decidiram que ele precisava de uma colonoscopia. Eles queriam ver como sua mucosa intestinal estava aguentando e quanta quimioterapia ainda podiam prescrever a ele. Como razão para solicitar o exame, essa era muito boa, já que forneceria informações para guiar nossos próximos passos. Como interna da equipe, meu trabalho era fazer com que o exame acontecesse. O problema é que, a essa altura de seu tratamento, Clarence tinha problemas em sentar-se ereto, e não estava comendo ou bebendo muita coisa. Ele precisava de um ou dois ajudantes para ir ao banheiro que ficava a apenas 4,5m de distância da sua cama. Para limpar seu cólon para o exame, precisaria beber quatro litros de um líquido que parecia cristalino, mas fazia as pessoas terem ânsia, e depois aguentar várias horas correndo até o banheiro. Olhei para ele, olhei para o grande pote de plástico com o limpador intestinal e pensei: *Isso não vai funcionar.*

O colega da oncologia chegou à mesma conclusão. Sua solução foi pedir um tubo de alimentação pelo qual o líquido poderia ser injetado diretamente no estômago de Clarence. Aparentemente era um bom plano. Em geral um paciente precisava beber dezesseis copos de 230ml do líquido, um a cada dez minutos, por quase três horas. Clarence às vezes bebia alguns goles de suco ou dava umas mordidas em alimentos leves, mas, até quando o pior dos efeitos colaterais de seu primeiro ciclo de químio diminuíram, a ausência de apetite e o desconforto contínuo na garganta impossibilitaram que conseguisse beber grandes quantidades de qualquer coisa. Com o tubo, poderíamos levar o limpador intestinal direto ao seu corpo sem ter que fazê-lo beber. Tais tubos são usados com bastante frequência em hospitais. Eu já tinha inserido vários e cuidei de muitos pacientes que os tinham. Compreendia seus usos e benefícios, e os odiava. Para chegar ao estômago, o longo cilindro oco de plástico flexível primeiro precisaria ser inserido pela narina de Clarence, fazer uma curva de 180° e descer pelo fundo de sua garganta. De lá, precisaria passar pela abertura certa, a do esôfago, em vez da adjacente que leva à traqueia. No caso de Clarence, isso era particularmente importante, já que os pulmões são um local em que definitivamente não queremos despejar litros de fluido. A maioria das pessoas acha bem desconfortável tanto a inserção do tubo quanto tê-lo diariamente no nariz e na garganta. Mesmo assim, às vezes ele entra rápido e com facilidade.

Às vezes. Não é surpresa que muitos pacientes também odeiem esses tubos. Durante a inserção, o tubo não sabe que deve fazer uma curva descendente e muitas vezes tenta continuar subindo, cutucando tecidos moles no fundo do nariz e da garganta do paciente. Até quando passa tranquilamente, as pessoas muitas vezes chegam a vomitar, ou têm ânsia. Pessoas confusas simplesmente puxam o tubo... a não ser que seus braços estejam amarrados na cama, caso em que a presença do tubo é reduzida a algo perturbadoramente semelhante à tortura. Afinal de contas, há um tubo de plástico em um lugar ao qual não pertence, então o corpo diz: *Não*. Essa foi a reação do corpo de Clarence e também a minha quando vi o que o tubo estava fazendo a ele.

E piorava: a inserção do tubo estava simplesmente começando. A narina de Clarence coçava, inchava, sangrava e escorria. Seus olhos lacrimejavam. Ele tinha uma sensação de sufocamento e uma queimação dolorosa enquanto o tubo empurrava contra o fundo de sua garganta devastada pela quimioterapia. Ele estava dividido entre querer engolir o invasor de uma vez e não engolir nada nunca mais de tanta dor que sentia. Quando a enfermeira começou a passar o fluido pelo tubo até seu estômago, sua barriga inflou e revirou. Sua náusea ficou pior. Ele teve ânsia. Ela diminuiu a velocidade, mas continuou. Uma hora depois começou a urgência fecal. Quando você é razoavelmente saudável e acaba de completar 50 anos, o que lhe faz ganhar uma colonoscopia de rotina, tal urgência é administrável. Mas quando você tem 74 anos e está no hospital há semanas, quando suas células estiveram sob o ataque da quimioterapia, quando os músculos se atrofiaram pela falta de uso e quando, por tudo isso e muito mais, seu câncer e o tratamento estão levando a melhor, bem, então até chegar a um cômodo que fica ao lado de sua cama pode parecer tão impossível quanto correr uma maratona.

A pressão se formou dentro da barriga de Clarence e ele apertou o botão de chamada. Quando ninguém veio, ele gritou com sua voz enfraquecida. E então? Raramente alguém chega rápido a seu socorro em um hospital. Todos têm muito o que fazer, e as enfermeiras e ajudantes não podem abandonar quem quer que estejam cuidando naquele momento a não ser que a vida de outra pessoa esteja em jogo.

Clarence sabia o que estava prestes a acontecer, e ele odiou. Considerou se levantar, mas sabia que cairia, e também que se ficasse muito machucado com a queda, a quimioterapia e todo seu sofrimento teriam sido em vão. Então em vez disso ele só ficou lá deitado enquanto algo morno escorria pela parte de baixo de seu torso. Sua pele, em carne viva por causa da químio, ardeu. Ele fechou os olhos, embora mais pela vergonha do que pelo desconforto. Só uma criança pequena defeca nas calças, ele pensava, e se havia chegado a esse ponto, então, seu ciclo chegara ao fim. Pelo menos, foi assim que me pareceu quando o verifiquei. Seus olhos e sua expressão diziam que ele sabia que sua vida estava quase no fim, e era assim que acabaria — sozinho, desolado e sem dignidade.

Na medicina, a colonoscopia é um procedimento "pequeno". Embora grandes procedimentos sejam grandes para todos, o mesmo não é verdadeiro para os chamados pequenos. Essa designação, baseada na dificuldade do procedimento tanto para o médico quanto para o paciente, não leva em consideração as particularidades do paciente que o recebe. Ela também encoraja o uso deles em pessoas e circunstâncias em que fazem mais mal do que bem, muitas vezes nos muito doentes ou muito idosos. Quando os médicos discutem os riscos e benefícios com os pacientes, com frequência é mais para satisfazer alguma exigência legal do que para informar, sondar e concluir de forma colaborativa. O foco tende a ser os efeitos colaterais e incidentes adversos, e não terminar o procedimento rapidamente. Nós não temos linguagem ou mecanismos de registro para os aspectos práticos dos procedimentos, os traumas do momento e seus sofrimentos subsequentes.

Clarence Williams entrou no hospital como um "velho-jovem" que claramente gostava de sua vida. Em suas poucas semanas em nosso serviço de câncer, ele se tornou um homem velho prototípico, doente e frágil, seu atestado de morte lavrado para o corpo e o espírito. Testemunhar isso me deixava horrorizada, mas como muitos de nós eu não dizia nada e continuava fazendo meu trabalho. Às vezes nós simplesmente nos olhávamos por alguns momentos depois de completar nossas tarefas e conversas usuais. Nessas horas, discutíamos tudo o que nunca fora dito em voz alta em uma linhagem universal silenciosa não reconhecida pela minha profissão.

Naquele mês, vi os oncologistas salvarem muitas vidas. De todas as idades e todos os tipos de cânceres. Também os vi arruinarem tantas outras. De todas as idades e todos os tipos de cânceres. Isso é a medicina, e essa é a vida.

O sofrimento existencial de Clarence nunca foi comentado nas rondas. Em vez disso, falávamos de seus ciclos de quimioterapia e seu nível de potássio, seus sintomas e os próximos procedimentos. De vez em quando, começávamos a falar sobre quando ele poderia ir embora do hospital, provavelmente para uma casa de repouso, dada sua fraqueza e prognóstico ruim. Esperávamos que ele conseguisse ganhar algumas semanas ou meses de vida com a quimio — um cenário improvável, vendo o quanto ele piorara com ela, embora não pudéssemos ter certeza, já que o regime não fora estudado em pacientes da sua idade. Não discutíamos o óbvio: que ele não tinha probabilidade de passar qualquer tempo ganho sentindo-se bem e fazendo coisas de que gostasse. Talvez ele optasse pelo tratamento de qualquer forma, como algumas pessoas, e se o ajudasse. Isso foi muitos anos antes de sabermos que alguns pacientes, em particular adultos idosos, vivem mais e melhor sem tratamento para certos cânceres claramente fatais. Ou talvez Clarence optasse pela quimio e depois, uma vez que ficasse claro o quanto seria ruim para ele, mudasse de ideia, mas não conseguisse mais se livrar do trem em alta velocidade que era o tratamento. Talvez não lhe ocorresse perguntar sobre outras opções.

Também não me ocorreu oferecê-las. Em parte porque não era minha função; o oncologista era seu médico primário e eu era a assistente de nível mais baixo. Mas o motivo real era mais fundamental. Eu não sabia quais eram as alternativas ou como arranjá-las. No serviço de câncer, aprendemos apenas sobre quimio e radioterapia. Embora a idade seja o maior fator de risco para câncer, e o câncer seja a segunda causa mais comum de morte, o tratamento geriátrico e paliativo não faziam parte da oncologia nos programas de treinamento. Com poucas exceções, eles ainda não fazem. Um médico tem pouca propensão a fazer avaliações e recomendações que não sabe como ou quando fazer.

É nosso direito como norte-americanos exigir um tratamento que não faça sentido. Insistir que nossos corpos sejam destruídos, desfigurados e desrespeitados, que o que um dia foi sacrossanto seja intencional e sistematicamente profanado. Esse direito norte-americano requer que os médicos façam o impossível, o pior e o assustador. Alguns gostam de ostentar seus procedimentos e técnicas; para outros, motivados por um desejo de curar e ajudar, agir assim afronta sua humanidade, deixando feridas que recobrem com insensibilidade e degradação moral. São as zonas de guerra de nosso corpo político e a vasta desolação de nosso sistema de saúde que nos permitem cometer esses devaneios e rotulá-los como tratamento.

REJUVENESCIMENTO

A mulher atrás de mim na aula de ginástica era bonita, talvez até linda, uma daquelas mulheres cujo rosto parece melhor aos 80 anos do que o meu parecia aos 20. Sim, conseguia ver que ela já estava com uma idade bem avançada — muito embora tivesse o cabelo pintado, cirurgia plástica e usasse maquiagem. Mas ela tinha uma boa aparência, e fiquei ainda mais impressionada ao vê-la levantar os pesos e fazer pranchas e flexões de braço, agachamentos e abdominais. Notei que ela não conseguia esticar os braços ou as pernas totalmente e pensei: *Ela está tão em forma e ainda assim tem contraturas.* A menor idade que poderia ter, decidi, seria 70 e tantos anos; mas provavelmente estava com 80 e poucos. Imaginei se ela começara a se exercitar muito tarde, ou se os tendões se enrijeciam e encurtavam em algumas pessoas apesar do exercício físico regular. Mas ainda tive mais um momento de choque cerca de quarenta minutos depois, quando deitamos em nossos colchonetes. Ao ver seu cabelo sair da frente da testa, puxado pela gravidade em direção ao chão, o contraste entre sua reluzente sobrancelha loira e sua pele translúcida parecia errado. Pior do que errado, era perturbador. Sem a moldura protetora de seu cabelo, pude ver onde sua pele fora puxada e esticada e como sofreu, material cirúrgico puxando para um lado e a gravidade para o outro. De repente ela não parecia bonita mais. Parecia um manequim de um filme de terror. Em certo ponto, quando pegamos uma coisa e tentamos transformar em outra, corremos o risco de que fique grotesca. Provavelmente não contaram a ela sobre esse risco; talvez ela não se importasse. Quase todo mundo valoriza mais o presente do que o futuro.

Uma pesquisa na internet pelo termo *antienvelhecimento* gera mais de 46 milhões de resultados. Os primeiros de muitos itens que surgem são listas de dicas, segredos e rotinas (algumas "recomendadas por médicos"), produtos de beleza e clínicas que prometem ajudar a minimizar o impacto do envelhecimento na pele, no corpo e na mente. As palavras usadas com mais frequência incluem *prevenir*, *reverter* e *corretiva*, seguida por *manchas senis*, *hormônios* e *rugas*, embora *aparência mais jovem*, *renovada*, *vigorosa* e *firme* também sejam populares. Muito dessa linguagem foi emprestada da ciência — o marketing inteligente que empresta a legitimidade e uma aura de verdade, rigor e objetividade para o que é basicamente cosmético. Isso também reforça, traiçoeira e abertamente, a ideia de que envelhecer seja ruim — embora todos estejamos fazendo isso a vida toda —, que velho é feio, e que a evolução ao longo da vida é prova do fracasso. Eles oferecem a esperança de uma velhice distante de tudo que nos faz sentir feio e que tememos.

No século XXI, muitos cientistas concluíram que lidar com a saúde humana uma doença de cada vez faz pouco sentido. Incrivelmente, mesmo se curássemos todas as grandes assassinas de hoje — câncer, doença cardíaca, demência e diabetes, para citar apenas algumas — ganharíamos somente alguns anos a mais de vida. Nossas peças ainda se desgastariam. (Como disse Édipo: "Somente os deuses fogem aos males da velhice e aos da morte; o tempo onipotente abate tudo mais.") De acordo com essa "hipótese da gerociência" relativamente nova, como o envelhecimento é tão proximamente associado à doença, à debilidade e à morte, a melhor maneira de lidar com esses problemas é interrompendo o processo de envelhecimento em si. Essa abordagem poderia permitir ao mesmo tempo prevenção (ou, mais provavelmente, atraso) e tratamento de diversas doenças relacionadas à idade e deficiências funcionais, da osteoporose à diabetes, disfunção cardíaca e fragilidade. O sistema já inclui tratamentos como terapias de resiliência para pacientes idosos de alto risco, tornando-os menos frágeis e vulneráveis a doenças, e medicamentos que removeriam as células inflamatórias produtoras de proteína que prejudicam tecidos próximos. O objetivo da maioria desses tratamentos é aumentar nossos anos saudáveis, ou "período saudável", em vez de nossa expectativa de vida. É claro que algumas pessoas gostariam de ambos.

A busca pela juventude eterna remonta a pelo menos 3000 a.C. na Babilônia, quando Gilgamesh afirmou que uma vida longa poderia ser alcançada pela satisfação dos deuses com orações, heroísmo e sacrifícios. Imperadores da China Antiga procuravam um elixir da juventude, e antigos escritos hindus, os Vedas, sugerem que a alquimia oferecia não apenas a promessa de uma vitalidade contínua, mas um verdadeiro retorno à juventude. Na Europa, a ideia ganhou e perdeu popularidade durante séculos. No século V a.C., Heródoto escreveu sobre um povo que vivia até os 120 anos e afirmou que seu segredo era se banhar em uma fonte específica. Nos tempos medievais, uma Era Dourada ou um Local que supostamente detinha o segredo da juventude eterna era às vezes alardeado como tendo existido ou ainda existente, mas escondido, então bastaria encontrar o local ou desvendar o segredo.

Outros povos focaram menos a juventude e mais a longevidade. Na Inglaterra do século XIII, Roger Bacon recorreu a textos antigos e crenças cristãs da imortalidade natural dos seres humanos antes da Queda para propor que um comportamento adequado poderia estender a vida humana aos 150 anos. Se futuras gerações continuassem as mesmas práticas benéficas, sugeriu também, as vidas humanas poderiam alcançar os 300, 400 ou 500 anos. Os mesmos temas retornavam com o tempo: buscar a juventude, viver mais e restaurar a "vitalidade" (sexual). As abordagens geralmente ecoavam períodos e crenças anteriores sobre o envelhecimento. Uma visão de longa data, derivada da teoria da força vital decrescente de Galeno, dizia que um elemento ou humor — sopro, sangue, sêmen — de um jovem poderia ser usado para melhorar a saúde, a energia ou a beleza de um velho. Evocando tal raciocínio, alguns recomendavam viver ou dormir com um jovem para lançar mão do calor da proximidade de seus corpos. (A última opção pode ter sido popular por motivos que não eram bem a saúde...)

Em 1888, Charles-Édouard Brown-Séquard, um famoso médico francês, afirmou ter conseguido rejuvenescer aos 70 anos com injeções de extratos de testículos de animais. Por volta da mesma época, Ilya Ilyich Mechnikov, o russo pai da imunologia moderna e vencedor do Prêmio Nobel, acreditava que injeções hormonais eram um dos segredos para o prolongamento da vida. Em 1907, seu livro *The Prolongation of Life* [sem publicação no Brasil], popularizou as injeções hormonais em muitos países, principalmente na Alemanha e nos Estados Unidos. Serge Voronoff, mesmo tendo sido desdenhado por seus colegas médicos franceses na primeira metade do século XX, alcançou grande notoriedade por seu trabalho sobre enxertos glandulares e injeções de hormônios de macaco para rejuvenescer pessoas idosas.

No século XXI, foram as técnicas específicas que planejamos usar para alcançar a longevidade que mudaram, não o objetivo em si nem muitas das estratégias científicas.

Em organismos de fungos, nematódeos e até de ratos e primatas não humanos, a restrição calórica tem melhorado notavelmente a saúde e estendido a expectativa de vida. Ela reduz a gordura corporal, retarda as mudanças no sistema imune, melhora a capacidade de reparo do DNA e muito mais. Em um artigo, além dos gráficos normais, há fotografias de dois conjuntos de macacos, ambos com 27 anos. Os macacos que receberam a dieta normal pareciam velhos, com rugas, rostos afundados e perda de massa muscular e pelos, enquanto os que tiveram restrição calórica pareciam jovens e saudáveis. Os macacos submetidos à restrição calórica também tinham níveis melhores de glicose e colesterol no sangue, e viveram mais. Aos 30 anos, menos de um quarto dos macacos do grupo de controle estavam vivos, comparado com 70% dos que tiveram restrição calórica. O povo de Okinawa, com sua dieta de 200 calorias por dia, sugere que algo similar acontece com os humanos. Algumas pessoas estão testando a hipótese. Uma associação internacional de restrição calórica afirma ter milhares de membros, apesar de seu médico fundador ter morrido aos 79 anos. Estudos preliminares em humanos não duraram tempo suficiente para afetar a longevidade, mas mostram mudanças hormonais positivas, como níveis mais baixos de insulina e níveis de manutenção mais altos do hormônio esteroide DHEA, similar aos vistos nos macacos submetidos a restrição calórica.

Essa é uma ótima notícia, exceto que a maioria de nós tem problemas em observar as chamadas quantidades normais de comida. A maioria dos norte-americanos está acima do peso, e muitos com peso normal regularmente comem mais calorias do que precisam só porque podem — eu faço isso e adoro, apesar de saber que não deveria mesmo continuando viva para me arrepender. A maioria dos cientistas também gosta de comer, então começaram a procurar os mecanismos biológicos da restrição calórica. Formularam a hipótese de que, talvez, eles funcionassem por meio de uma molécula que pudesse ser copiada, manipulada ou fabricada para que as pessoas obtivessem os benefícios da restrição calórica sem ter que se privar tão severamente.

É aí que entra em cena o resveratrol, um composto derivado de plantas que ativa as sirtuínas, uma classe de proteínas intracelulares que regulam caminhos biológicos importantes relacionados ao envelhecimento e outros processos que o influenciam, incluindo a inflamação, a eficiência energética e a resistência ao estresse. O resveratrol induz mudanças celulares associadas a tempos de vida prolongados, amplia o período de vida de várias espécies inferiores, incluindo a mosca-das-frutas e peixes, e melhora tanto a saúde quanto a sobrevivência em ratos com uma dieta altamente calórica. Também pode ser considerado o responsável pelo aumento da popularidade do vinho tinto. As pessoas têm mais propensão a adotar mudanças dietéticas de que gostam.

Os cientistas também investigam outras moléculas que o corpo produz em resposta à restrição calórica, como o corpo cetônico ácido beta-hidroxibutírico (BHB) produzido quando as pessoas seguem uma "dieta cetogênica", alta em gordura e baixa em proteína e carboidratos. Um estudo recente em mamíferos envelhescentes demonstrou efeitos positivos do BHB sobre a memória e a expectativa de vida. Os resultados sugeriram que o BHB afetava a expressão gênica. Como afirmou o principal cientista envolvido no projeto: "Estamos procurando os alvos biológicos. O objetivo é encontrar uma maneira de os seres humanos se beneficiem dos BHBs sem ter que fazer uma dieta restritiva." Aqueles que quiserem os benefícios agora podem fazer exercícios, uma forma natural de criar corpos cetônicos. Na verdade, deve ser por causa da cetogênese que os exercícios melhoram a função cerebral, o período saudável e a expectativa de vida.

Existem muitos caminhos diferentes pelos quais os cientistas acreditam poder afetar o envelhecimento, a saúde e, possivelmente, a longevidade. Estratégias com base em células incluem terapias como os "senolíticos", que removem as células senescentes com determinados marcadores associados ao envelhecimento. Outras terapias sob investigação para desacelerar ou interromper o envelhecimento incluem suplementação de antioxidantes e um composto chamado rapamicina, que foi descoberto sendo expelido de bactérias na Ilha de Páscoa. Ele influencia o sistema imunológico (já é usado em transplantes) e comprovadamente prolonga a vida em moscas, vermes e roedores. Por fim, mas não menos importante, e usando uma roupagem moderna na abordagem do humor, várias startups agora substituem o sangue de idosos pelo sangue de voluntários jovens, na esperança de transferir uma variedade de compostos relacionados à juventude todos de uma vez.

Algumas terapias, por mais elogiadas e aparentemente sensatas, não estão nem perto de prontas para testes humanos. As células-tronco, por exemplo: embora tenham seu uso comprovado na regeneração, em 2018 ainda não havia evidências de que funcionem para alcançar a longevidade.

A linguagem e os argumentos do "antienvelhecimento" evoluíram, mas a mensagem inerente não é nova. Assim como a participação de médicos no negócio do antienvelhecimento. No decorrer da história, alguns entraram no campo com a intenção de melhorar vidas humanas, enquanto outros têm explorado o apetite infinito das pessoas pelo autoengano e falsas esperanças. Manipuladores movidos pelo mercado evocaram os mesmos termos militares usados pela medicina em referência ao câncer, ao abuso de drogas e à AIDS, sugerindo ao mesmo tempo que não "lutar", "batalhar" ou "desafiar" o envelhecimento é temerário e que para fazê-lo é necessário aproveitar toda a munição disponibilizada pela ciência médica moderna. Não importa se apenas uma pequena minoria desses produtos e procedimentos sejam considerados médicos o bastante para garantir a investigação, a crítica imparcial e a supervisão de segurança e eficácia que concedemos a produtos e dispositivos médicos reais. E o campo fica confuso pela sobreposição entre a ciência real e a pseudociência no uso de hormônios, sangue e outras substâncias corporais não menos populares na década de 1880 quanto são hoje. Além disso é específica de cada gênero. Os homens buscam vigor sexual contínuo e, entre os extremamente ricos e poderosos, mais tempo para aproveitar seu dinheiro e poder. As mulheres procuram a beleza e tudo o que a beleza feminina carrega com ela em nossa sociedade — isto é, visibilidade, relevância, sedução e valor.

Em círculos científicos, *antienvelhecimento* geralmente se refere aos esforços de retardar ou "curar" a velhice, não à variedade de crenças e políticas discriminatórias relacionadas ao envelhecimento. Ao cunhar o termo, os proponentes esperavam associá-lo a palavras como *antibiótico*, um dos avanços médicos mais significativos da história humana. Mas esse *anti* é principalmente usado em relação ao *envelhecimento* com o mesmo efeito que nas palavras *antissistema* ou *anti-imigração*, significando em oposição ou contra parte do ciclo de vida natural. E ainda pior, está a apenas um passo do uso de *antienvelhecimento* com o sentido de contra pessoas ou traços envelhescentes.

A American Academy of Anti-Aging Medicine, diferente da maioria das organizações médicas, tem um endereço .com e não .org — o que significa que ela tem o lucro como objetivo, em vez de uma missão. Em 2002, os 52 principais cientistas de envelhecimento — incluindo Leonard Hayflick, que demonstrou a finitude das divisões celulares, o "limite de Hayflick", e Jay Olshansky, que trabalhou na descoberta dos limites superiores da longevidade — emitiram uma declaração de que "o negócio que ficou conhecido como medicina antienvelhecimento cresceu nos últimos anos nos Estados Unidos e no exterior a uma indústria multimilionária. Os produtos vendidos não têm demonstrado eficácia científica, em alguns casos, podem ser prejudiciais, e aqueles que os vendem geralmente deturpam a ciência na qual são baseados".

Pelo menos no último século e meio, os humanos tiveram muita fé em nossa habilidade de influenciar o envelhecimento de modo superior ao de nossos predecessores. Em 1905, o imunologista Arthur E. McFarlane escreveu em "Prolonging the Prime of Life" que a ciência levará a aptidão física e a saúde para a velhice. Mais de cem anos depois, a ciência ainda não cumpriu essa profecia. Os principais pesquisadores dizem que as perspectivas são promissoras, embora isso já venha sendo dito por pesquisadores há séculos. Mas a falta de sucesso até hoje não significa necessariamente que o conceito seja falho; talvez os fracassos venham dos métodos e não do objetivo. (Não importam os vários problemas não relacionados a doenças, incluindo a superpopulação, a mudança climática, pseudoalimentos, políticas sociais e uso de tecnologia que têm impactos negativos na saúde e longevidade humana.) Para muitos, ciência e tecnologia se tornaram a única esperança, o único caminho. Como resultado, o sofrimento claro e presente é ignorado, assim como muitas estratégias não curativas que podem diminuir ou aliviá-lo.

Também muito ignorados são os efeitos tardios das curas. Corrigir um problema geralmente cria outros que poderiam ser evitados ou mitigados se todas as pessoas e problemas fossem considerados e se estivéssemos dispostos a investir na total variedade de ferramentas e habilidades à nossa disposição. Por exemplo, sobreviva ao câncer e fique sujeito a desenvolver efeitos colaterais tardios que variam de outros cânceres a doenças de qualquer órgão no corpo. Sobreviva ao ataque cardíaco ou a uma infecção cardíaca e provavelmente ficará velho. Isso, no geral, pode ser uma coisa boa, exceto que, quanto mais o mantemos vivo, mais propenso você fica a chegar à fase da velhice quando a maior parte da sociedade e medicina modernas não tem nada para lhe oferecer, nem mesmo dignidade ou empatia.

A inovação vem com compensações. Nossa inventividade e habilidades técnicas quase dobraram a expectativa de vida humana, mas agora as pessoas que anteriormente teriam morrido logo após o nascimento, ou depois de ferimentos de guerra devastadores, ou extremamente velhas, permanecem vivas. Estabeleça um limite próximo demais e vidas são desnecessariamente sacrificadas; estabeleça-o longe demais e causamos sofrimento sistemático. Para complicar ainda mais, observando as mesmas circunstâncias, as pessoas traçam seus limites em pontos diferentes. Em geral, tendemos a errar em favor da vida. Parte disso provavelmente é instinto, mas parte pode ser aprendido, um hábito sociocultural adotado nos primeiros anos da medicina moderna quando os antibióticos e as cirurgias ofereciam o que pareceriam milagres em eras anteriores. Nossos avanços atuais têm consequências muito diferentes das de gerações precedentes — consequências com as quais milhões precisam conviver, mas que mal são reconhecidas ou abordadas pelas instituições médicas que as produzem, especialmente se as melhores abordagens atuais para aprimorar a saúde e as vidas humanas não exigem ciência ou tecnologia tanto quanto uma mudança de atitude, prioridade e valores.

Um dia, as iterações de uma ou mais das abordagens "antienvelhecimento" provavelmente terão sucesso, talvez não em reverter o envelhecimento por completo, mas em eliminar algumas de suas desvantagens. Enquanto isso, há dois caminhos que podemos tomar que seriam transformadores no futuro próximo: justiça na política e bondade de atitude.

LACUNAS

Um dia, antes da prática, nosso administrador me informou que meu novo paciente tinha 98 anos e se chamava Kid. Eu comecei a revisar seus velhos históricos com um sorriso no rosto e expectativas altas sobre nosso primeiro encontro.

Segundos depois, olhava descrente para o meu computador. Embora, no geral, o sistema de saúde norte-americano coloque seu dinheiro e esforços no tratamento, a prevenção é, sem dúvidas, a melhor abordagem econômica, médica e moralmente, já que evita que as pessoas fiquem doentes e que precisem de tratamento médico para começo de conversa. Normalmente, eu sou a favor da prevenção. Mas a entrada mais recente no histórico médico eletrônico de Kid era uma observação de uma neurologista prescrevendo uma aspirina por dia para prevenção de derrames, e eu não estava muito certa dessa prescrição para ele.

A aspirina traz riscos que aumentam consideravelmente com a idade e incluem hemorragia interna, internação e morte. Um estudo de 2011 descobriu que era um dos quatro principais medicamentos associados às visitas emergenciais ao hospital de pessoas com mais de 65 anos.

Kid já passou dos 65 há mais de 30 anos. Eu me perguntei o que significa prevenção quando uma pessoa já viveu mais que 99,99% de todos os outros humanos.

Tentando cuidar bem de Kid, minha colega neurologista aplicou a única prova que tinha — obtida de pacientes mais jovens — ao decidir por um plano de tratamento. Esse cálculo tinha duas falhas importantes. Primeiro, não sabemos se a aspirina previne derrames em nonagenários, pois isso nunca foi estudado. Segundo, sabemos por dados de resultados, senso comum e estudos científicos que a resposta do corpo a remédios muda e o risco de seus efeitos colaterais aumenta com a idade. Basicamente, não podíamos afirmar que a aspirina seria benéfica para Kid, mas tínhamos certeza de que o remédio o colocaria em risco significativo de hemorragia interna, falência renal e outros efeitos colaterais.

A prescrição rotineira de medicamentos com benefícios comprovados em adultos jovens e apenas danos comprovados em idosos acontece com todos os tipos de remédios. Os idosos, excluídos dos testes que demonstram benefícios, recebem o medicamento e, mais cedo ou mais tarde, começam a chegar os relatos de efeitos colaterais — exceto, é claro, quando os pacientes, familiares, enfermeiros e médicos atribuem os sintomas à doença, à idade ou ao declínio implacável que se espera em um idoso doente.

De plantão em um final de semana ensolarado de primavera, recebi uma mensagem do neto cuidador de uma paciente com seus 90 e poucos anos com fibrilação atrial. Seu cardiologista a fez começar a tomar um anticoagulante recém-aprovado que se comprovou ser mais seguro e fácil de administrar do que o que ela estava tomando. Os benefícios em potencial para essa nonagenária praticamente confinada à sua casa eram enormes. Ela não precisaria mais tirar sangue para verificar os níveis do remédio. Levá-la ao laboratório para exames de sangue era um suplício, e achar suas veias era muito difícil, causando hematomas. Igualmente importante, já que o que e o quanto comia variava muito e certos alimentos interferiam no efeito do anticoagulante anterior, ela corria o risco de seu sangue ficar fino demais, o que poderia levar a uma hemorragia perigosa, ou não ficar fino o bastante, aumentando suas chances de um derrame. Esse risco seria eliminado com o novo medicamento.

Ao telefone, seu neto disse que ela estava confusa. Não parecia doente ou diferente de qualquer outra forma. Apesar de poder ser o caso de uma doença surgindo, remédios geralmente causam confusão em idosos, e o momento era exato para uma reação à nova medicação. Eu o interrompi e ela melhorou. Na segunda-feira, o cardiologista disse que o medicamento não havia causado o delírio e mandou que voltasse a tomá-lo. Na terça-feira à noite, ela estava confusa novamente. Mais uma vez interrompemos o remédio e ela melhorou. Mas esta é a pior parte da história: a maioria das pessoas com fibrilação atrial é idosa, ainda assim não há requerimentos para incluí-los em testes de medicamentos para tratar essa ou qualquer outra condição relacionada à idade. (A política norte-americana de inclusão de todas as faixas etárias [Inclusion Across the Lifespan Policy] foi iniciada em 2019.) Mesmo quando não são excluídos com base em sua idade, os idosos muitas vezes são rejeitados de estudos por causa dos exames laboratoriais, funções de órgãos ou doenças crônicas. Uma vez que os estudos são publicados, outros pacientes mais idosos com as mesmas condições recebem a prescrição de medicamentos "comprovados" e são informados de que os remédios são seguros e úteis.

Na medicina clínica, devemos procurar a "navalha de Occam", ou um único diagnóstico unificador que explique todos os sintomas, características físicas de exame e resultados de exames de um paciente. Essa estratégia geralmente funciona bem com pessoas jovens ou saudáveis de modo geral. Em grupos etários mais velhos, é mais uma exceção do que a regra — como é para pessoas jovens e de meia-idade com diversas doenças crônicas. E, ainda assim, a maioria das orientações, "padrões de tratamento" e métricas de qualidade é desenvolvida para uma doença de cada vez. Cada vez menos orientações abordam o que acontece no mundo real: as pessoas têm duas, três ou várias condições. Para elas, as orientações podem oferecer indicações contraditórias ou levar a tantas recomendações que uma parte excessiva do tempo, dos esforços e do dinheiro de alguém é investida em remédios e comportamentos de saúde. Nessa situação, seu risco de efeitos colaterais é alto. Os medicamentos interagem uns com os outros, levando a efeitos colaterais numerosos ou sinérgicos, ou o regime se torna impossível, indesejado ou caro demais. Talvez a pessoa interrompa o remédio mais caro ou o que a faz sentir-se mal, sem saber até que seja tarde demais se ele era secundário ou crucial.

A idade altera os órgãos que limpam os medicamentos do corpo (principalmente os rins e o fígado), e os idosos em particular são suscetíveis a reações adversas que podem afetar qualquer pessoa. Corpos mais velhos também têm reações que os mais novos geralmente não têm. Um idoso tomando mais de quatro remédios tem um aumento significativo no risco de quedas, um fator que as coloca no nível mais alto de problemas que causam doenças, deficiências e morte na velhice.

Na vida real, o que acontece com o coração, os pulmões ou o humor de uma pessoa nunca ocorre de forma isolada. Na ciência, é preciso isolar o que queremos estudar para garantir que os resultados sejam relevantes ao tópico. Como a medicina é liderada pela ciência, temos especialistas em órgãos e em doenças, e eles formam grupos e sociedades profissionais que produzem orientações sobre o tratamento de seu órgão ou doença. Em um artigo para o *Journal of the American Medical Association*, os médicos ilustraram o que um paciente hipotético de 79 anos aderente às diretrizes teria que fazer se tivesse diabetes, hipertensão, artrite, osteoporose e doença pulmonar obstrutiva crônica (DPOC), condições que geralmente coexistem. Seguindo as orientações, esse paciente teria que tomar 12 medicamentos em 19 doses em 5 momentos diferentes do dia, em média. Ele também receberia (dependendo da contagem) de 14 a 24 recomendações diárias de dieta e exercícios. Seu total de 26 a 36 atividades saudáveis por dia constituiria quase um emprego em período integral e o colocaria em risco de muitas interações e efeitos colaterais. Se falhasse em realizar essas atividades, correria o risco de ser rotulado como "um paciente indisciplinado".

A exclusão de idosos dos estudos é ridícula. A osteoporose — e as fraturas que de vez em quando são tratáveis, e outras vezes, debilitantes, causadas por ela — é amplamente uma doença de idosos, com a maior parte dos casos ocorrendo em pessoas no fim dos 70 ou em seus 80 anos, tanto homens quanto mulheres. Ainda assim, um estudo que observa todos os testes aleatórios controlados sobre a administração da osteoporose entrou no rigoroso banco de dados da Biblioteca Cochrane e descobriu que a média de idade dos participantes era de 64 anos. Para essa condição com uma média de idade próxima dos 85 anos, um quarto de todos os testes excluiu pacientes com base em sua idade. Isso é como estudar a menopausa em mulheres de 30 anos.

O tratamento de alta qualidade para as décadas de vida começando aos 65 anos normalmente requerem abordagens e métricas diferentes do que as desenvolvidas para adultos mais jovens. Os paradigmas baseados não na idade cronológica, mas em variáveis mais dinâmicas que também incluem o fardo da doença, o status funcional (um marcador real para a aptidão física fisiológica), objetivos de saúde e expectativa de vida foram propostos em áreas de tratamento médico desde a triagem do câncer até a cirurgia.

Atualmente, não sabemos o bastante sobre como os subestágios da velhice diferem biológica e imunologicamente, ou em riscos à saúde, porque não os estudamos da forma como estudamos os da infância e da vida adulta. Isso acontece em parte porque, no passado, a relativa raridade de idosos dificultava inserir o bastante deles em testes e isso geraria resultados de uso para menos pessoas. Mas nossa população tem envelhecido há mais de um século, então isso não é tudo.

Estudar pessoas muito idosas apresenta desafios práticos únicos, de demandas mais onerosas para participantes mais velhos à impossibilidade de receber consentimento de pessoas com demência. Também pode ser difícil distinguir efeitos da idade daqueles de muitas doenças e medicamentos que a maioria de nós adquire no fim da vida. E por último, mas não menos importante, muitas pessoas argumentam que estudar idosos é um uso menos proveitoso de recursos do que estudar populações mais jovens. Mas a vida raramente é um jogo equilibrado. A maioria dos norte-americanos está ou ficará velha, e todos nós seríamos beneficiados por uma população mais saudável. Com frequência, a pesquisa com idosos também ajuda os jovens. Em um estudo recente, adultos jovens e de meia-idade que receberam tratamentos mais agressivos para câncer colorretal se saíram piores do que idosos que receberam o que alguns médicos chamariam de "menos tratamento". Não podemos distinguir a idade da doença ou o melhor do pior se não observarmos todas as opções. E não podemos prescrever medicamentos de forma segura para pessoas se não os estudamos em seus corpos.

Conheci Arturo sete meses depois de ele ter sido hospitalizado com diverticulite e, então, duas semanas depois, com pneumonia. Quando finalmente voltou para casa e estava saudável novamente, sua demência piorou e ele teve problemas para dormir. Parte disso provavelmente foi pela demência, mas em parte foi situacional. Exceto pelo fisioterapeuta que o atendia e o ajudava a sair da cama, ele ficava no mesmo colchão e no mesmo cômodo dia após dia. Havia uma janela e uma TV, e sua filha, Teresa, que levava comida ou se sentava com ele para conversar quando chegava do trabalho, mas, quando era hora de dormir, ele estava no mesmo local e na mesma posição em que esteve o dia todo e o sono não vinha.

Nas semanas seguintes ao voltar para casa, Teresa fez tudo o que podia pensar para ajudá-lo a dormir. Deu leite morno. Não ajudou. Ele sugeriu que um gole de bourbon seria mais eficaz, mas ela achou que seria um erro misturá-lo com os medicamentos e com o esquecimento e a confusão que tinham piorado tanto durante suas semanas no hospital.

Quanto menos Arturo dormia durante a noite, mais ele cochilava durante o dia. À noite, estava completamente acordado. Às vezes alucinava, chamando pessoas que não estavam lá. O apartamento era pequeno, então se ele falasse ou assistisse à TV, Teresa dormia mal. Ela já perdera dias de trabalho quando ele estava doente, e agora ia trabalhar exausta e debilitada. Ela achava que, se ele conseguisse dormir à noite, ambos ficariam melhores.

A caminho de casa em uma quarta-feira, Teresa parou na farmácia e encontrou um corredor inteiro dedicado a remédios para dormir. Sempre zelosa, leu os avisos. As precauções eram em sua maioria sobre coisas que seu pai não fazia mais: dirigir ou operar máquinas pesadas. Muitos tinham avisos sobre uso em crianças ou mulheres grávidas. Em casa, ela deu os comprimidos a ele, o que pareceu ajudar um pouco.

Nos meses seguintes, Arturo reclamou que sua visão estava piorando. Sua família supôs ser pela idade. Seu neto comprou uma televisão maior. Então, um dia, ele não conseguiu fazer xixi e acabou de volta ao hospital. Disseram que ele estava com a próstata dilatada bloqueando a urina e causando a falência renal. Eles inseriram um cateter urinário e falaram para Teresa que ele seria necessário para o resto da vida.

Eu o conheci no mês seguinte. Fomos indicados para ele depois das duas primeiras internações, mas sempre tivemos uma longa lista de espera. Às vezes as pessoas morriam ou pioravam antes de conseguirmos chegar até elas. Não havia pessoal suficiente, e como as pessoas estão confinadas às suas casas e seus cuidadores em período integral, tendiam a não ter tempo ou recursos para fazer estardalhaço, ou ninguém notava quantos moradores idosos de São Francisco tinham acesso inadequado ao sistema de saúde do qual precisavam até quando tinham um plano muito bom, ou não era o tipo de coisa com que se preocupavam o bastante para agir.

De 4 a 6 milhões de norte-americanos idosos estão confinados às suas casas, e essas pessoas têm 22% mais visitas a departamentos de emergência e 57% mais internações do que idosos que não estão confinados às suas casas. Os atendimentos domiciliares reduzem esses números, às vezes de forma considerável, fazendo com que o sistema de saúde economize, e os pacientes e familiares tenham menos problemas e dificuldades. Isso, em parte, porque o custo de uma visita de emergência é igual ao custo de dez atendimentos domiciliares — números que demonstram as prioridades e políticas de reembolso distorcidas e contraprodutivas do nosso sistema.

Durante a anamnese e o exame físico de Arturo, Teresa disse algo sobre a cegueira e os problemas urinários serem novos e razoavelmente repentinos. Isso me fez tirar os olhos do computador. Fiz a mesma pergunta que tinha feito anteriormente, mas desta vez pedi que me mostrasse qualquer medicamento que ela tinha dado a ele nos últimos meses.

O culpado estava em cima da geladeira, não com os remédios oficiais, aqueles com rótulos de farmácia como resultado da prescrição médica. Como para a maioria das pessoas, os remédios de Arturo que foram comprados sem receita estavam organizadamente arrumados em uma caixa de comprimidos, com compartimentos separados para as doses diárias da manhã, do almoço, da tarde e da noite. Como a maior parte das pessoas, Teresa supôs que os medicamentos que poderia comprar sem prescrição médica eram seguros se tomados como o recomendado, mais fracos do que os que exigiam receita.

"Por que é tão fácil comprar tantos remédios se eles são tão perigosos?", perguntou-me depois, quando tudo se encaixou.

Essa é uma boa pergunta. O remédio para dormir de seu pai era vendido sem receita, e seus efeitos colaterais e toxicidades não eram mencionados na embalagem. Por causa da doença de próstata de Arturo, os comprimidos desligaram seu trato urinário, levando à falência renal. Pioraram seu glaucoma. Apesar de o remédio ajudá-lo a dormir no início, acabou piorando sua confusão e isso o deixou mais propenso a ter alucinações, então nem ele nem Teresa estavam dormindo muito.

No hospital, quando questionada sobre os medicamentos, ela até mencionou o remédio para dormir. Mas ninguém disse nada. Talvez, como Teresa, eles achassem que era um medicamento seguro.

"Nós costumávamos dar isso para os pacientes o tempo todo", disse uma amiga minha que é enfermeira aposentada. "Eu só parei de tomar quando minha filha leu na internet que era perigoso."

Remédios comprados sem receita atualmente prejudicam idosos, e os avisos valorizam determinadas vidas em detrimento de outras. Quando um idoso adoece, presumimos que seja normal. Uma citação geralmente atribuída a Hipócrates oferece um conselho geriátrico sensato sobre o assunto: "Deixe os remédios no tubo do farmacêutico se puder curar o paciente com alimentos."

ESCOLHAS

No terceiro ano da faculdade de medicina, os médicos em treinamento saem das salas de aula e vão para os hospitais, passando de duas a oito semanas em cada uma das principais especialidades médicas. No começo, a única coisa que eu sabia com certeza era que não seria cirurgiã. Nasci quase cega do olho esquerdo, então não tinha percepção de profundidade, e ninguém quer uma cirurgiã que não sabe dizer ao certo onde seu bisturi está em relação ao cólon ou à artéria.

É claro que meu primeiro estágio foi na cirurgia. Horas depois de chegar ao hospital, observei fascinada enquanto um residente e um cirurgião mais antigo abriam o abdômen de um paciente, removiam suas partes estragadas, faziam melhorias adicionais e — depois de horas de trabalho concentrado e meticuloso — fechavam-no de novo. Naquela mesma noite, mais tarde, o paciente acordou, dolorido, grogue e consideravelmente mais saudável. Foi incrível.

No segundo dia, participei de vários casos, uma cirurgia com cada um dos três residentes em minha equipe, todos homens, todos com mais de 1,80m de altura. No meio do dia, percebi que todos parecemos mais ou menos iguais no interior, e o lento processo de cortar, cauterizar e reanexar, apesar de terrivelmente importante, não era muito interessante para mim. "É muito melhor quando você mesma faz", explicou o membro mais gentil do meu quarteto de supervisores. Nos últimos dias do estágio, Ahmad me guiou em uma amputação, o tipo raro de cirurgia em que minha falta de percepção não importava, e eu percebi que ele tinha razão.

No meio-tempo, aprendi muitas coisas sobre cirurgia, deixando claro que, até mesmo com a visão perfeita, não era para mim. Na maioria das manhãs, minha equipe de residentes discutia nossos pacientes na cantina. Nas únicas vezes em que comíamos em 15 ou 40 horas, eram também as sessões em que eu aprendia pessoalmente como alguns homens se comportam quando não há mulheres por perto. Como aluna de medicina mulher que *não* se especializaria em cirurgias, eu alcancei um estado único de estar presente e invisível ao mesmo tempo. Eles me "questionavam" sobre meus casos, testando meu conhecimento de forma agressiva enquanto escutavam minhas atualizações sobre pacientes. No restante do tempo, falavam de um jeito que eu só ouvira por alto. No fim do primeiro mês, eu conseguia adivinhar bem precisamente a classificação em uma escala de 1 a 10 que cada residente atribuiria a qualquer mulher inocente que passasse na frente deles. Suponho que, se minha própria aparência tivesse recebido uma nota alta, isso provavelmente não teria acontecido. Também presumo que a gentileza de Ahmad viesse em parte de ele mesmo ter sido insultado de maneira similar. Além disso, percebi que fazer reparos em um paciente adormecido não era muito diferente de fazê-los em um HD de computador ou em um aspirador. As habilidades cognitivas são essenciais, mas muito do trabalho é físico e técnico. Eu queria uma especialidade em que os desafios fossem mais intelectuais e relacionais.

A pediatria permaneceu no topo da minha lista nos primeiros cinco meses do meu terceiro ano. No sexto mês, fiz meu estágio obrigatório na ala de crianças pequenas do Hospital Infantil. Muito rapidamente, percebi que as crianças viam os médicos como pessoas malvadas e assustadoras — e eu estava incluída nisso. Como a equipe de enfermagem, alguns médicos tinham relacionamentos afetuosos de longa data com as famílias, mas o deles era mais formal e enviesado por um diferencial de poder. Eles também passavam menos tempo com as crianças. Esses pequenos pacientes tinham histórias dolorosas de má sorte genética, abuso parental ou azar horrendo. Em cada procedimento, choravam e gritavam, jovens demais para entender o que estava acontecendo com eles. Enquanto isso, meus colegas de nossa ronda externa relatavam que, nas clínicas, a maioria das crianças era saudável, portanto medicamente "desinteressantes". Nas férias de inverno, eu sabia que não me tornaria pediatra.

No decorrer dessas férias, comecei a ler livros sobre doenças mentais. A psiquiatria era meu próximo estágio, e eu gostava da ideia de uma especialidade em que falar com pacientes era fundamental. Estava ansiosa para aprender a abordagem médica de coisas humanas tão básicas como o humor, o comportamento, a identidade e a sanidade, e obter as habilidades para traduzir esses conceitos em vidas melhores para os pacientes. No meu primeiro dia, depois de uma orientação, fui direcionada a me juntar a uma terapia em grupo que já estava em progresso. Entrei em uma sala de adultos jovens e de meia-idade organizados em um grande círculo.

Tentando não interromper, observei a sala para descobrir quem seria o meu supervisor. Quando não consegui, fui rapidamente em direção a uma de duas cadeiras vazias e tentei descobrir quem era a partir da discussão. Em uma ala psiquiátrica interna deve ser fácil, pensei. Trinta minutos depois, além do médico que conduzia a sessão, eu não tinha certeza de quem era quem. Ainda mais perturbador era que, quando comecei a atender os pacientes mais doentes, eu às vezes pensava coisas como *Essa pessoa é completamente maluca*. Isso poderia ser engraçado, considerando onde eu estava, se não fosse tão moralmente repreensível. No final da primeira semana, precisei admitir que não tinha o que era preciso para ser uma boa psiquiatra. Para minha surpresa, descobri que, embora me considerasse menos orientada pela ciência do que o médico normal, queria uma especialidade que me permitisse usar mais das minhas habilidades técnicas e conhecimentos biológicos recém-descobertos.

Em seguida veio a neurologia, depois a obstetrícia e a ginecologia. Nenhuma delas era para mim também. Comecei a me preocupar que os anos e os gastos consideráveis de minha educação em medicina pudessem ter sido em vão. Estava ficando sem tempo e sem especialidades, e preocupada em ter cometido um grave erro. Talvez eu não quisesse ser médica. Considerei minhas opções restantes. Fiquei atraída por campos que reconheciam pessoas como mais do que a soma de suas partes e enfermidades, valorizavam as considerações de contexto e cultura, e reconheciam as ambiguidades inerentes da vida. Essas preferências excluíam a dermatologia, a patologia, a radiologia e a anestesia, com seu foco em um único órgão, em células, imagens e máquinas, respectivamente.

Isso me deixou duas opções: medicina familiar ou clínica. Na semana do saco cheio, li *Heirs of General Practice* [sem publicação no Brasil] de John McPhee e *A Fortunate Man* [sem publicação no Brasil] de John Berger. Adorei a ideia da medicina familiar, mas neurótica como era sobre nunca saber o suficiente para fazer o certo para meus pacientes, uma especialidade que exigia conhecimentos de crianças e adultos, tratamento médico, cirúrgico e obstétrico poderia me deixar em um estado perpétuo de ansiedade e insegurança. Eu queria amplitude, mas talvez não tanta assim.

A medicina clínica era meu último estágio. De cara, eu sabia que tinha encontrado meu nicho. Ela incluía tudo sobre o tratamento de adultos, exceto grandes cirurgias. Os pacientes podiam ter doenças físicas, mentais ou ambas. Podiam ter 18 ou 100 anos, ou qualquer idade no meio disso. Podíamos falar com eles, e principalmente, podíamos escolher o curso de tratamento que se adequaria melhor a eles. Eu adorava a variedade e as possibilidades. Além do mais, os internistas com quem trabalhei naquele mês eram inteligentes, cuidadosos e gentis uns com os outros e com os pacientes — traços que não estavam presentes em muitas das equipes com as quais trabalhei nos outros campos.

A medicina clínica possibilitou o aperfeiçoamento de habilidades específicas enquanto ofereceu uma gama de oportunidades de carreira: tratamento primário ou intensivo, hospital ou clínica, saúde global, preventiva ou ocupacional. Eu saberia como cuidar da maioria dos órgãos internos e doenças e de muitas populações diferentes. Para mim, essa era a opção perfeita.

MATURIDADE

Não imaginamos que nós, que lutamos para ser e nos vemos como bem-intencionados e competentes, podemos não ser nem um nem outro.
— Dr. Balford Mount

7. JOVEM ADULTO

TRAUMA

É o verão de 1992. Sou a nova médica do departamento de emergências do San Francisco General Hospital, parada em meio ao caos de carrinhos de emergência e uma multidão de homens e mulheres em uniformes verdes gritando. A sala de trauma é retangular, sem janelas e inundada por uma forte luz branca artificial. O equipamento de suporte à vida ocupa uma parede inteira e os armários de cromo se enfileiram na outra.

Sou mulher, branca e jovem. O paciente é homem, não branco e ainda mais jovem. Eu acabara de me mudar para o outro lado do país para começar meu treinamento de residência médica em cuidados clínicos primários. Ele havia sofrido diversos ferimentos críticos por uma arma ou faca. Ambos éramos novos nesse cenário de urgências e emergências urbanas — parecia uma montagem implacável de sangue, fraturas, acenos, suspiros, gritos e pessoas morrendo.

Em uma extremidade do cômodo fica a cama; na outra, duas portas opostas alinhadas para que uma pessoa possa sair correndo em disparada com uma maca por toda a extensão do cômodo. Ele está na cama, é claro, e eu estou parada no meio do caminho.

Naqueles primeiros dias como médica, eu me surpreendia constantemente em me ver como a pessoa saudável e vestida no relacionamento médico-paciente. Eu fazia perguntas que seriam consideradas grosseiras em outras circunstâncias e os tocava em partes que seus melhores amigos nunca se atreveriam. Para esse paciente, eu parecia qualquer um na confusão de rostos profissionais. Mas lá estava eu, parada em pé e observando, totalmente ciente de que o paciente e eu éramos as únicas pessoas naquele espaço agitado e abarrotado que não estavam se movendo de maneira resoluta.

À nossa volta, médicos, enfermeiros, residentes e alunos de medicina avaliavam as vias aéreas, a respiração e a circulação do paciente, faziam a anamnese e localizavam e quantificavam seus ferimentos visíveis e outros locais de danos menos óbvios, os órgãos vitais e artérias facilmente atingidas ao longo da trajetória feita pela lâmina ou balas. Inseriam cateteres intravenosos, solicitavam fluidos, radiografias e tomografias, preparavam-no para um acesso central, mandavam uma mensagem para o principal cirurgião de trauma e o solicitavam na sala de cirurgia e unidade de tratamento intensivo, colocando outras equipes de pessoas competentes em ação.

Aprendi cada um desses passos e tenho alguma ideia do que precisa ser feito, mas "alguma ideia" parece algo perigosamente inadequado e abstrato. Não tenho experiência alguma com ferimentos traumáticos graves e pouca ideia de como realmente fazer o que precisa ser feito. Não sei como decidir o que acontece quando, quem deve fazer o quê, como descobrir o que já foi feito ou começado, ou como ser útil de alguma forma na confusão toda. Também não sei como obter as respostas para essas perguntas nesse momento em que os pacientes precisam da total atenção de todos. Tenho muito mais medo de fazer algo prejudicial do que não fazer nada. Afinal de contas, o objetivo do que acontece na sala de traumas é que o paciente está, usando um vernáculo no qual ficarei fluente mais tarde naquele verão, *tentando morrer.*

"Você!", grita alguém. "Prepare a parede torácica!"

Aliviada, eu me posiciono à esquerda do paciente, no nível do torso. Há mesas de suprimentos de ambos os lados e inúmeras pessoas amontoadas em cada um dos quatro lados da cama. Reconheço a forma alta com um rabo-de-cavalo curto de uma mulher de quem gosto que estava um ano na minha frente na faculdade. Ela está fazendo treinamento em cirurgia geral.

Uma garrafa de antisséptico aparece em minhas mãos. Encontro gaze, abro os pacotes e as encharco. Li sobre drenos torácicos e uma vez vi um inserido, então sei onde limpar. Igualmente tranquilizador, sei por outros procedimentos que o efeito do antisséptico será maximizado se eu aplicar três camadas, esperando que cada uma delas seque antes de aplicar a próxima. Não considero que o método de aplicação possa variar com o contexto.

Passei o líquido pardo na axila do paciente, abaixo dos pelos grossos e escuros que ele provavelmente não tinha até poucos anos atrás, movendo a gaze em pinceladas longas e circulares, passando por cima das linhas molhadas para que nenhuma parte da pele fique vulnerável à infecção. Um ferimento perfurou seu pulmão, e o ar que ele não consegue mais conter está enchendo o fino espaço pleural entre o pulmão e a parede torácica interna, comprimindo o pulmão ferido e dificultando cada vez mais que ele obtenha o oxigênio necessário. Uma vez que a parede torácica externa está limpa, o cirurgião insere um tubo grosso naquele espaço, drenando o ar deslocado e permitindo que seu pulmão infle de maneira adequada. Entendo a urgência da situação e me movo com rapidez, mas também estou concentrada em me sair bem e acertar.

Enquanto abano a mão perto de seu peito para acelerar a secagem, olho em volta, notando que a cama e o chão estão cheios de detritos médicos: embalagens e revestimentos de plástico e papel, bem como pedaços das roupas cortadas e rasgadas do paciente, e o que restou delas balança de seu corpo entre cateteres, mangueiras e sangue. Fico surpresa com a pequena quantidade de sangue e o quanto dele parece iatrogênico — resultado de seu tratamento médico e não de seus ferimentos.

Nesse momento, perto de minha orelha direita, uma voz feminina fala alto: "O que você está fazendo?"

É a cirurgiã, a mulher que conheci na faculdade de medicina.

"Me dê isso." Ela tira a garrafa de antisséptico da minha mão, arranca a tampa fora, despeja o líquido no peito do paciente e larga a garrafa. A cor inunda os lençóis e pinga no chão enquanto ela estica a mão para pegar o que precisa na bandeja de inserção de tubo de peito aberto na mesa atrás de nós. Em emergências, o tempo é mais importante do que alguns protocolos.

"Segure", berra, e eu o seguro.

O sangue aparece instantaneamente no corte preciso que faz com o bisturi. Ela mexe seus dedos enluvados e uma pinça cirúrgica no espaço criado, levantando e separando a pele e o tecido subcutâneo das estruturas abaixo. As entranhas do paciente estão impressionantemente pálidas. Um rastro de sangue vermelho jorra do ferimento e cai pela lateral, criando uma pequena poça no lençol logo abaixo.

Ela trabalha com rapidez. Um instrumento entra, ela se inclina para frente, e temos uma visão clara quando a haste de metal entra no espaço pleural. Ela coloca seu dedo longo na abertura que acabou de fazer, inserindo-o até a altura da articulação, depois o move. Eu não faço nada além de observar. Seus movimentos são parecidos com os que uso para preparar um peru de Dia de Ação de Graças, mas ela está trabalhando em um *ser humano vivo*. Estou tão enojada quanto estou confusa e chocada pelas coisas que uma pessoa é capaz de fazer com outra.

Eu me lembro do paciente resistindo, o que parece questionável, pensando bem, mas não impossível. Na verdade, o trauma do qual me lembro mais vividamente daquele dia foi o meu.

Vinte e cinco anos mais tarde, lembro-me de que, quando pintei a parede torácica de nosso paciente usando a mesma técnica cuidadosa que agora uso antes de injetar algo no joelho ou ombro de um paciente, a cirurgiã me olhava com desgosto, não decepção — ou seja, profissionalmente, em vez de como amiga ou conhecida. Seu olhar, tanto quanto os próprios eventos da sala de trauma, marcaram esse momento em minha memória irregular daquele antigo verão.

Durante dias, semanas e anos depois daquele dia na sala de trauma, não consegui falar sobre o que havia acontecido com ninguém. Eu me sentia envergonhada pela minha incompetência e meu desconforto, e por mais alguma coisa que não sabia o que era.

Na faculdade, havia aqueles que mal podiam esperar para fazer as coisas audaciosas que os médicos fazem com corpos humanos, coisas que seriam consideradas absurdas ou criminosas em outras circunstâncias. Esses alunos não eram, de modo algum, todos futuros cirurgiões, embora eu suspeitasse que a maioria, se não todos, os futuros cirurgiões se encaixassem nessa categoria. Sem hesitação, e com o que parecia para mim instintos excepcionais sobre o que era necessário e como fazê-lo, eles conseguiam ser úteis. Encaixavam-se perfeitamente na cultura médica, e eu não. Apavorada com a possibilidade de machucar os pacientes, eu esperava orientação e permissão.

Tão perturbador quanto minhas próprias falhas era o fato de que uma mulher que eu conhecia e achava gentil podia violar o corpo de outra pessoa tão casualmente e com tanta força bruta. Eu não conseguia entender como elaborar educadamente uma pergunta sobre o que possibilitou que ela fizesse isso, ou como perguntar isso com curiosidade genuína. Também reconheci que uma parte do meu desconforto tinha a ver com o gênero, já que ela, como eu, era mulher, e a violência feminina é menos propensa a ser física. Esse pensamento, eu sabia, não era totalmente justo nem para ela nem para a maioria dos homens, mesmo que eu achasse isso por razões baseadas em abundantes verdades sociais, biológicas e históricas.

Veja um resumo do que aconteceu naquela sala de trauma: o paciente precisava de um tubo torácico. A cirurgiã fez o que precisava ser feito do jeito que precisava ser feito, de maneira rápida e precisa. Não entendi nem realizei adequadamente minha própria pequena tarefa. Nós mantivemos o paciente vivo por tempo suficiente para que chegasse à cirurgia e, então, fomos embora, agindo como se fosse apenas um dia comum no trabalho, porque era exatamente isso.

Esses são os fatos.

Mas estes também são: metais, plásticos e dedos foram enfiados na maioria dos orifícios do paciente e através de sua pele para criar novos buracos em seu corpo comprometido. Em seu primeiro momento na sala de trauma, quando ele gritou ou tentou reclamar ou resistir, foi forçado a se submeter. Em momento algum do processo, uma das muitas pessoas que não estavam fazendo algo crucial na hora disse a ele o que estava acontecendo ou por quê, caso ele pudesse entender. Em momento algum depois disso alguém reuniu a equipe para discutir o que vimos e o que fizemos, e o que poderíamos ter feito de outra forma ou melhor.

Em situações como esta — os cenários e as circunstâncias em que pelo menos algumas pessoas consideram a violência necessária — há muitos fatos. E muitas oportunidades de fazer, e ser, melhor.

Sei disso porque conheço médicos igualmente habilidosos em empatia, comunicação, procedimentos e gerenciamento de crises. A maioria de nós é melhor em algumas dessas coisas do que em outras; ainda assim, com muita frequência, as duas primeiras são consideradas bônus, enquanto as outras duas são vistas como essenciais. Essa perspectiva é uma característica definitiva da cultura médica, embora poucos a reconheçam como a seleção eticamente carregada de prioridades que é. Veem apenas os benefícios dos procedimentos e somente os desafios de ensinar, encorajar e avaliar a empatia e a comunicação. Tal valorização de certos tipos de conhecimento em detrimento de outros também é uma escolha.

MODERNO

O século XX foi um período de crescimento e progresso rápido na medicina, o auge dos pontos altos da história médica. Os patologistas descobriram causas e mecanismos de doenças e mudanças relacionadas à idade, e os pesquisadores desenvolveram novas opções de diagnóstico e terapias, de eletrocardiogramas e cirurgias a antibióticos, hormônios e outros medicamentos que salvam vidas. Os avanços médicos em áreas como a cardiologia, a oncologia, a diálise e a artroplastia em particular salvaram vidas de pessoas acima dos 50 anos. As pessoas pararam de morrer na época em que teriam morrido, ganharam anos, e às vezes décadas, de vida significativa. Viveram até a velhice com condições médicas mais "tratáveis" — abordadas com a mesma mentalidade de consertar/curar que ceifou essas grandes recompensas mais cedo em suas vidas.

Mas o tratamento que fora benéfico em jovens adultos poderia ser problemático na velhice. Cada vez mais pacientes eram mantidos vivos em depósitos, tanto aqueles chamados de "centros de saúde" quanto as casas de repouso ou outros, ainda mais assustadores, em que máquinas respiravam e se alimentavam, em que eles ficavam deitados dia e noite, incapazes de se mover ou falar, e recebiam poucas visitas, quando havia alguma.

Na maior parte do século, a maioria das pesquisas para elucidar doenças específicas e seus tratamentos foram feitas em pessoas jovens ou de meia-idade. É claro que os especialistas em velhice estudavam idosos, mas eles se concentravam nos pacientes mais velhos e frágeis e em síndromes geriátricas, condições como quedas e fragilidade de importância crucial para idosos, mas de pouco interesse para a maioria dos médicos. Isso deixou muito da velhice e a maioria das pessoas com seus 60 e tantos anos ou mais definhando em uma terra sem lei entre o padrão adulto dos cuidados clínicos e a geriatria.

No fim das décadas de 1930 e 1940, o pânico sobre as taxas decrescentes de nascimentos e a longevidade cada vez maior alimentaram um interesse no estudo do envelhecimento e da geriatria em países desenvolvidos. Em 1950, as sociedades e os periódicos gerontológicos já existiam em pelo menos dezessete países, principalmente na Europa, e na metade do século a geriatria era uma especialidade pelo menos extraoficialmente na maioria dos países, embora em nenhum local com grandes populações ou muito prestígio. Em 1953, os Estados Unidos tinham três professores de geriatria, e Glasgow nomeou o primeiro professor do Reino Unido em 1964.

Infelizmente, aqueles desenvolvimentos fizeram pouco para melhorar as experiências de pacientes idosos. Os especialistas em velhice não eram só poucos em número, mas seus esforços muitas vezes eram bloqueados pelo sistema médico. Na década de 1950, os geriatras norte-americanos reclamaram da má vontade dos hospitais gerais de admitir pacientes idosos e a escassez de enfermeiros treinados em geriatria. De forma similar, um relatório do governo britânico de 1956 observou que "a faixa etária idosa está recebendo atualmente um padrão de serviço mais baixo do que o corpo principal de consumidores, e há também áreas substanciais de necessidades não atendidas entre os idosos". Eles advertiram que os médicos não deveriam desconsiderar doenças em pacientes idosos com "a justificativa medíocre de ser devido à 'idade avançada'".

Isso ainda acontece. A melhor resposta a essa combinação de preconceito social e preguiça médica vem de um nonagenário que foi ao médico examinar uma dor no joelho. Depois de uma anamnese e exame do joelho, o médico disse: "O que você esperava? O joelho tem 95 anos!" Ao qual o senhor respondeu: "Sim, mas esse outro também tem e ele não me incomoda nem um pouco."

Logo após a Segunda Guerra Mundial, diagnósticos e métodos de tratamento melhorados levaram a um aumento na consciência dos papéis de fatores funcionais e psicológicos na saúde de adultos idosos, e certa expansão de instituições especiais para pessoas com demência e outras condições específicas da idade — pelo menos em alguns países. Muitos sistemas de saúde nacionais na Europa, no Japão e outros locais combinaram o cuidado médico e o social para possibilitar de modo eficaz que os idosos permanecessem em casa (como quase todos desejam) e evitar internações e acomodações caras em casas de repouso. Os Estados Unidos resistiram a essa tendência lógica e socialmente responsável.

O limite entre o cuidado médico e o social é criado pela política, não pela biologia. A maioria dos países europeus começou a fornecer óculos, aparelhos de audição, andadores e dentaduras como parte do sistema de saúde nacional. Mas não os Estados Unidos, onde esses recursos continuavam a ser vistos como "não médicos", deixando que indivíduos ou seus familiares pagassem por eles. Hoje, pessoas muito pobres às vezes conseguem esses aparatos pelo Medicaid [programa de saúde dos EUA] ou organizações de caridade, e os abastados compram-nos facilmente. Todo o resto não tem tanta sorte. O raciocínio por trás disso é que os problemas médicos exigem medicamentos ou cirurgia; uma condição que não precisa de um ou ambos não é médica, mesmo que seja uma disfunção corporal que afete o bem-estar e a saúde. Nos Estados Unidos, podemos conseguir tratamentos a laser que podem não ajudar a doença ocular, mas não conseguimos os óculos que nos permitiriam continuar ativos apesar da perda visual. E podemos obter um implante coclear, mas não um aparelho auditivo. Ao chamar intervenções caras e "glamourosas" de médicas e dispositivos mais baratos focados na funcionalidade de "não médicos", o sistema de saúde norte-americano apoia a indústria farmacêutica e a de dispositivos, que são altamente lucrativas (e financiam candidatos dos dois principais partidos políticos) à custa dos números muito maiores de cidadãos que se beneficiariam de dispositivos auxiliares (o povo que muitos políticos gostariam de representar, mas não o fazem porque não apoiar a grande indústria da saúde significa não ser reeleito).

DOUTRINAÇÃO

PubMed é o mecanismo de busca do amplo banco de dados de artigos de periódicos biomédicos e de ciências da vida da Biblioteca Nacional de Medicina dos Estados Unidos, um recurso online em que os médicos podem pesquisar praticamente tudo. Insira a palavra *violence* [violência] e dezenas de frases-chave surgem. Porém nenhuma delas aborda a violência que os médicos infligem aos pacientes. Procurar *violence by doctors* [violência por médicos] gera artigos sobre violência *em relação a* ou *contra* médicos.

Neste momento da história estadunidense, a violência aparece diariamente nas notícias, a inevitabilidade aparente da violência é muito subjetiva, e certas pessoas são mais propensas a serem vítimas do que outras. A polícia e os promotores, os estrategistas políticos e o público, todos examinam como contribuem, de forma consciente e não intencional, à violência estrutural e explícita da sociedade. Ainda assim, na minha profissão, não estamos reconsiderando nossos próprios atos violentos com novas ou variadas perspectivas.

Não que estejamos evitando os atuais acontecimentos, mas os médicos observam a violência como nós observamos tudo: a partir de uma posição de poder e privilégio em nosso reino (tanto conceitual quanto concreto). Hoje em dia, os profissionais da medicina falam mais sobre raça e racismo e como a violência afeta as vidas de nossos pacientes, estudantes e colegas. Mas não estamos observando a violência desnecessária em nosso próprio trabalho — em particular, naquelas ocasiões em que dizemos não ter escolha, afirmando que não há outro jeito para nossos fins inquestionavelmente louváveis e que as pessoas que questionam nossa violência nesses momentos, quando vidas ou órgãos estão por um triz, claramente não entendem contra o que estamos lutando. Na medicina — como no direito, no policiamento, na política e na educação — trabalhamos sob a ilusão de que nossos desafios são únicos, nossos mecanismos de enfrentamento são justificados, nossas suposições fundamentais são precisas e nosso imperativo moral é sacrossanto.

Quando minha pesquisa no PubMed não gerou resultados, enviei um e-mail a uma acadêmica renomada, uma pessoa bem versada na literatura médica, para perguntar se eu estava deixando escapar alguma frase de pesquisa ou literatura. Sua resposta deixou claro que ninguém está estudando a violência desse ângulo específico, pelo menos não diretamente. Também vale mencionar que suas especulações sobre as pessoas que podem saber sobre a violência dos médicos todas estudaram os tópicos de *pacientes-problema* e *médicos-problema*. Esses grupos são importantes, mas eu estou bem interessada na violência daqueles de nós que *não* são problemas, que certamente estão apenas fazendo nosso trabalho e fazendo-o bem.

Um relatório da Organização Mundial de Saúde de 2002 observa que a violência não tem um significado singular, já que tanto o comportamento aceitável quanto o prejudicial são influenciados culturalmente, subjetivos e fluidos. Então oferece esta definição: *o uso intencional de força física ou poder, em ameaça ou na prática, contra si mesmo, outra pessoa, um grupo ou comunidade, que resulte ou possa resultar em sofrimento, morte, dano psicológico, desenvolvimento prejudicado ou privação.*

Em sentido estrito, por essa definição, a violência na medicina é inerente e universal. Na maioria dos encontros de médico e paciente, o médico tem o poder. Temos licença para usar alguns tipos de força física. Muitas decisões, discussões, procedimentos e prescrições médicas carregam uma alta probabilidade de dano ou trauma, assim como nosso processo de treinamento repleto de privação, hierarquia e psicologicamente exigente. No decorrer de nossos dias, a violência é uma ameaça constante e realidade frequente.

Mas essa definição negligencia a questão da intenção, como no objetivo primário da pessoa durante o ato. Na medicina, a força e o poder geralmente são exercidos com o objetivo de melhorar a saúde do paciente ou de salvar uma vida, não com a intenção de machucar ou matar, embora essas coisas também aconteçam regularmente. Quando era criança e rompi meu apêndice e quase morri em um elevador a caminho da sala de cirurgia, as pessoas enfiaram agulhas em mim, apertaram partes do meu corpo, gritaram e forçaram uma máscara de oxigênio no meu rosto. Quando era adolescente e desloquei meu ombro jogando vôlei, um ortopedista alto e musculoso puxou meu braço para colocá-lo de volta no lugar, usando uma manobra que parecia medieval e, mesmo que apenas por um momento, horrivelmente dolorosa. A primeira violência médica salvou a minha vida; a segunda restaurou a função do meu braço dominante.

Ainda assim, há muitas outras ocasiões em que fico pensando sobre onde e como determinamos qual violência é necessária ou aceitável. Por exemplo, estar na sala de trauma nos dá licença para fazer as coisas o mais rápido possível, oferecendo isenção para os médicos que estejam estressados e com medo de ter um desempenho ruim ou de falhar com seus pacientes? Se for o caso, e quanto aos médicos que têm muito a fazer e precisam terminar esse procedimento ou aquela admissão e esse plantão ou aquela clínica, para que possam seguir para o próximo? Onde estabelecemos o limite de aceitabilidade, e onde deveríamos estabelecê-lo? A localização do limite deve variar dependendo da circunstância ou especialidade ou por atos individuais versus sistêmicos e estruturais? Atualmente, contabilizamos apenas uma pequena fração dos danos da medicina, priorizando aqueles sofridos por pacientes em detrimento dos sofridos pelos funcionários e sistemas, e quase exclusivamente os danos que afetam de forma visível o corpo e suas funções, enquanto ignoramos as cicatrizes de palavras, ações e políticas violentas sobre psiques e relacionamentos.

Também penso aqui no dano feito por feridas inadequadamente reconhecidas. Uma amiga cujo marido tem câncer me envia e-mails nos quais descreve seu tratamento, cujo fim é induzir a remissão da doença. No cenário menos provável, mas ideal, seu tratamento também o curaria. Aos três meses de tratamento, ela descreveu a químio: "Ela impede — mais para reverte — seu progresso de recuperação da cirurgia. Ele está pele e osso — o que parece inadequado para descrever sua condição física."

Dois meses mais tarde, ela explica que ele parou a químio antes da hora. "Era simplesmente penosa. Desde que ele parou, tem ganhado um pouco de força e peso e comido com um pouco menos de sofrimento."

As três últimas palavras me assombraram. A químio não tinha apenas uma alta probabilidade de resultar em *sofrimento, morte, dano psicológico, desenvolvimento prejudicado ou privação*; inegavelmente estava causando todas essas coisas exceto pela morte, e estava levando-o em direção a esse precipício terminal também. Igualmente revelador, a violência tinha sido tanta que minha amiga e seu marido não conseguiam imaginar o fim do sofrimento; o máximo que podiam esperar era ter menos.

Qualquer pessoa que já tenha passado por treinamento médico, e a maioria das pessoas que estiveram em locais médicos por outras razões, particularmente como paciente ou como um ente querido de um paciente, já testemunhou violência. Com frequência, ela é necessária, mas às vezes não é, ou é questionável, ou mais potencial do que real. Devo explicar que uso a palavra *potencial* aqui como usamos na anatomia, significando um espaço que existe, mas nem sempre é aparente entre duas estruturas adjacentes... até que se encha de fluido inflamatório ou sangue como resultado de um ferimento ou uma doença. Portanto, mesmo agora, quando a violência pode ser sentida por todos os lados em nosso corpo político dividido, é inteiramente possível que certos tipos de pessoas — uma médica branca de meia-idade como eu, por exemplo — passe várias semanas percebendo-a apenas se quiser.

Tanto pode ser questionado ou questionável na prática minuto a minuto da medicina, mas nós fomos condicionados a supor sua necessidade. Tanto na medicina quanto na sociedade, quando se trata de violência, não fizemos o bastante para refutar o negativo ou para explorar adequadamente o limite entre o necessário e o desnecessário. Se tivéssemos que encontrar esse limite, suspeito que seria como o limite entre a água e a costa em uma zona entremarés, onde o que é esperado varia com as estações, o clima, a hora do dia e quem está observando — um nativo, um turista, um pescador, um naturalista ou um poeta.

Várias exposições à violência não deveriam afetar necessariamente como respondemos à angústia alheia, mas parecem afetar. Em relação a isso, parece que a violência funciona como o olfato e os narcóticos, estimulando um fenômeno chamado taquifilaxia, em que a resposta de uma pessoa diminui rapidamente com a exposição repetitiva. Paramos de notar o perfume, precisamos de mais narcóticos ou não registramos mais o sofrimento da outra pessoa. Alguns argumentam que a última dessas insensibilidades é uma adaptação essencial a um ambiente repleto de perigos e sofrimentos. Isso pode ser parcialmente verdadeiro, mas os estudos também mostram um declínio quase universal na empatia durante o treinamento médico. Parte do que classificamos como uma adaptação saudável pode ser uma aculturação tóxica. Paramos de perceber os pacientes como pessoas e os vemos como tarefas, obstáculos ou problemas — como externo ou inferior. Quando uma pluralidade ou até mesmo uma minoria visível de pessoas em um cenário ou profissão se torna insensível à humanidade básica dos outros, a cultura em si não está bem.

Em quase todas as situações, o contexto é importante e o estresse corrói a empatia. Ambos influenciam não apenas o que acontece, mas o que vemos e como compreendemos aquilo. Quando eu era residente, o hospital era minha casa. Há 168 horas em uma semana; na maioria dos meses, trabalhei 100 horas por semana. Esse tipo de imersão é conhecida por facilitar e acelerar a aculturação. Quando combinada com acesso restrito a funções básicas de vida, incluindo beber, comer, urinar, sentar e dormir, começa a parecer uma doutrinação. Víamos nossos colegas muito mais e com mais frequência do que nossos familiares ou amigos. As regras ao nosso redor se transformaram em nossas normas, especialmente quando nos sentíamos mais estressados ou frustrados, assustados, sobrecarregados ou exaustos. Nos meus segundo e terceiro anos de residência, eu era muito competente no meu trabalho. Em todos os contextos, sentia-me médica. Só agora que me ocorre que quando me senti médica, me senti importante, poderosa e (principalmente) benevolente, e notei menos a violência ou a aceitei com mais facilidade; era apenas parte do trabalho. Só quando saí do treinamento e comecei a retomar mais do que pode ser chamado de atividades de vida normais é que fui capaz de ver, em universalidade inquestionável, a violência da medicina e sua ameaça.

Mas também não era bem isso. Eu vivia pensando no conceito de consciência e me lembrando de situações em que me submeti a normas culturais até quando suspeitava ou sabia que eram erradas. No decorrer de minha residência e ocasionalmente desde então, meus pacientes precisaram de procedimentos que apenas um tipo diferente de especialista podia realizar. Em muitas outras ocasiões, o outro médico seguia em frente sem me dar tempo suficiente para aplicar um anestésico local ou solicitar e administrar o pré-medicamento. Eles não pareciam se importar quando um paciente estava gemendo ou segurando a grade lateral da cama com tanta força que suas articulações branqueavam.

A violência é fácil para pessoas que não têm empatia ou uma consciência, mas até entre as não sociopatas, algumas são mais propensas do que outras. Na medicina, tendemos a considerar os cirurgiões mais violentos e sua subcultura mais dura. Enquanto há evidências da precisão de tais generalizações, elas confundem a verdade mais importante de que a maioria de nós fez pouco para questionar ou reformar a violência que encontramos com tanta frequência.

"Empatia é, em primeiro lugar, um ato de imaginação, uma arte do narrador, e então um modo de viajar daqui para lá", escreve Rebecca Solnit em *The Faraway Nerby* [sem publicação no Brasil]. Em todos os relacionamentos interpessoais, portanto, em todo o cuidado médico, o *aqui* sou eu e o *lá* é você. Os médicos produziram uma vasta literatura sobre empatia. Há escalas para medi-la e intervenções para aumentá-la, e ainda assim ela despenca vertiginosamente quando as pessoas se tornam médicas, e o novo currículo inovador que elaboramos mais ou menos a cada década não faz diferença alguma. Vejo isso ano após ano quando ensino escrita reflexiva para médicos praticantes e em treinamento. Com os alunos de medicina, o choque e o horror ao testemunhar a violência médica fervilha em suas histórias, às vezes inadvertidamente, muitas vezes com insistência. Eles se identificam com o paciente. Quando ensino o mesmo material para médicos praticantes, fica evidente que na residência, e certamente depois dela, o horror desaparece amplamente e é substituído por outras questões, como mortalidade, sofrimento, afeição, impotência ou desilusão, no qual a violência é, no máximo, o contexto desconhecido do evento principal.

Também existem inúmeros artigos de médicos sobre fazer coisas que eles se arrependem instantaneamente ou mais tarde, e sobre apenas observar, rir ou ajudar enquanto outros médicos dizem ou fazem coisas repreensíveis. Essas histórias geralmente levam a uma vergonha tão grande que as pessoas não falam sobre os eventos por décadas. Um artigo desse tipo que causou controvérsias há alguns anos envolvia a confissão de um médico que, durante a faculdade de medicina, fingiu concordar com um comportamento indefensável de outro médico que estava com a mão dentro da vagina de uma paciente inconsciente pós-parto. O mais notável é que o conteúdo do artigo não era a razão primária de ter chamado tanta atenção na blogosfera médica e em publicações desde a *Cosmopolitan* até o *New York Times*. O estardalhaço começou porque o periódico médico insistiu que o autor permanecesse anônimo. Seu editor-chefe afirmou que essa era uma atitude sem precedentes, que foi tomada para "evitar a identificação de outras pessoas na história, principalmente dos pacientes envolvidos", mas como anos haviam se passado e os nomes foram mudados, e como mulheres inconscientes com hemorragia potencialmente fatal depois de dar à luz tendem a se lembrar de outras coisas além do nome do aluno de medicina ao lado dela durante os eventos traumáticos do dia, muitos acharam difícil de acreditar que a paciente era a principal preocupação do periódico.

Há tantas formas de uma cultura de violência ser construída e reforçada, e tantas maneiras, diretas e indiretas, de todos nós fazermos parte da agressão e de suas consequências.

ERROS

De vez em quando, como todos os médicos, cometo erros.

Na faculdade, fomos ensinados a perguntar sobre a orientação sexual do paciente dizendo: "Você tem relações sexuais com homens, mulheres ou ambos?" Perguntar a um estranho sobre suas práticas sexuais não é muito natural para a maioria das pessoas. Parece errado quando temos 20 e poucos anos e perguntamos a um "adulto" de 50 ou 80 anos o que ele faz na cama, nos banheiros, em becos escuros ou em viagens de negócios. A tarde que minha turma passou praticando essa pergunta incluiu uma boa quantidade de suor, terror, vergonha, risadas, constrangimento e ansiedade. É preciso lembrar que estávamos perguntando isso apenas para determinar se as práticas da pessoa apresentavam algum risco à saúde. Não estávamos nos intrometendo, sendo grosseiros ou praticando voyeurismo. Seríamos médicos em breve, e um médico precisa saber tais coisas para manter seus pacientes saudáveis e seguros. Precisávamos preparar nossas mentes, rosto e voz para respostas surpreendentes, repulsivas ou intrigantes. Tínhamos que escutar sem preconceitos ou julgamentos, procurando apenas algo que pudesse levantar preocupações sobre a segurança, saúde ou bem-estar do paciente. Depois podíamos, gentilmente, dar conselhos com base em nossa especialidade. Como na vida real, a não ser que envolvesse crianças ou abuso, o resto não tinha nada a ver com a gente.

Quando Kate se consultou comigo no início do primeiro semestre do meu ano de residência, me senti totalmente confortável com a pergunta e achei que a tinha feito muito bem. Kate acabara de sair da faculdade, era nova na Costa Oeste e muito saudável. Tinha cabelos castanhos e longos e vestia uma minissaia sobre uma meia-calça verde e sapatos retrô. Quando chegamos à parte do histórico sexual na entrevista, fiz a pergunta, certa de que sabia a resposta.

"Mulheres", disse Kate. "Apenas mulheres." Ela estava com a cabeça levemente abaixada, mas olhava diretamente para mim. A surpresa ficou clara em meu rosto. Fiz suposições errôneas com base em estereótipos e ambas sabíamos disso. Virei-me para me recuperar, fazendo perguntas subsequentes em um tom regular e tranquilizador. Embora tendo continuado como se nada tivesse acontecido, a verdade pairava no ar entre nós.

Os erros têm muitas formas. Quando os pacientes não têm certeza se podem confiar em seus médicos, são menos propensos a serem honestos quando questionados e a mencionar preocupações pessoais. Feri os sentimentos de Kate naquela tarde e estraguei nosso relacionamento. Se eu fosse ela, teria mudado de médico. Ela não fez isso. Era jovem, então talvez não soubesse que podia. Ou talvez achasse que todos os médicos fossem preconceituosos, um viés que pode ter adquirido pelos mesmos canais que adquiri os que me fizeram errar em relação a ela. Todas as vezes que Kate se consultou comigo nos anos seguintes, me senti culpada, e sempre que ia embora, eu sabia que havia perdido outra oportunidade de falar sobre o ocorrido.

Minha falha em pedir desculpas a Kate foi a primeira ocasião de um padrão. Eu fazia ou *não fazia* algo que era mais um engano de ideais óbvios do que um erro completo — ver resultados normais de exames, depois me ocupando com a clínica e esquecendo de avisar o paciente; uma ligação de acompanhamento um ou dois meses depois da morte de um cônjuge depois de um atendimento. Mais tarde, eu me sentia horrível, pensava obsessivamente na minha falta de consideração, dizia a mim mesma para fazer a ligação, para falar alguma coisa. E, com muita frequência, não fazia nada. Erros recorrentes dizem a um médico muito sobre quem ele é, em especial quando intuitivamente sabe que não precisava ser assim.

Até médicos bem treinados com a melhor das intenções cometem erros. O importante são os tipos de erros que cometem e com que frequência. Alguns são frutos de esforços sinceros para lidar com situações complexas, e outros são sinais de incompetência profissional. Os primeiros são mais comuns que os últimos. Quase sem exceção, reconhecer meus erros, pedir desculpas por eles e aprender com eles não só me tornou uma médica melhor, mas também me aproximou mais de meus pacientes e suas famílias. O pedido de desculpas une o paciente e o médico em uma humanidade compartilhada.

Estudos também mostram que os médicos que pedem desculpas têm menos probabilidade de serem processados. Há poucas coisas mais insultantes e enfurecedoras do que saber que algo deu errado e o médico ou o hospital fingir que não, basicamente ignorando sua angústia enquanto se cercam de advogados e conversa fiada. Esse é o tipo de resposta que transforma a decepção e a tristeza em raiva e litígio. Suspeito que médicos que pedem desculpas normalmente também se sentem melhor. Pedir desculpas não elimina o arrependimento, mas o torna mais tolerável, e isso possibilita que eu aprenda com meu erro.

Em nosso segundo ano como residentes, recebemos mais responsabilidades e independência. Liderei equipes de médicos e alunos de medicina no hospital e na clínica. Podia decidir se ia até o fim do corredor para consultar um supervisor. Eu recorria aos médicos mais experientes com menos frequência, mas os consultei naquele inverno sobre Maria Calderon. Sabia que estava deixando algo passar, só não sabia o quê. No fim das contas, nem meus supervisores sabiam, embora, sendo justa com eles, suas impressões tinham sido contaminadas pelo que lhes contei. Só quando ela foi diagnosticada corretamente é que percebi que estive procurando pelos sintomas que "Norm" teria, não o que eu deveria ter procurado dados seus 86 anos.

Na ciência biológica do envelhecimento, o *normal* é definido como "devido ao curso natural de eventos em vez de a um processo patológico". Isso pode ser difícil de determinar sem também saber todas as causas de doenças e do envelhecimento, e talvez até quixotesco, dado que o modo como as pessoas definem o envelhecimento e a doença varia de acordo com a cultura e com o passar do tempo. Mas é ainda mais complicado do que isso. Muitas doenças são relacionadas à idade, e com o progresso científico, as mudanças inicialmente atribuídas ao envelhecimento podem ser consequências de uma doença. Em contrapartida, o envelhecimento pode imitar uma doença, o que confunde ainda mais. Há também a questão de o que é normal mudar com a idade. Normal geralmente é considerado inevitável e universal, enquanto patológico implica um desvio — mas é justo comparar pacientes com 20 anos a octogenários? Se a doença é comum na velhice, isso significa que é normal? É tudo muito confuso, e as melhores respostas a muitas dessas perguntas vêm da filosofia, não da ciência.

Apesar desses debates, os médicos têm notado as normas únicas da velhice por milênios. Hipócrates comentou que "as febres no homem idoso são menos agudas". Aristóteles discutiu uma vulnerabilidade maior a doenças entre os idosos e como doenças menores podiam resultar em morte. Na Grã-Bretanha, em 1863, o Dr. Daniel Maclachlan considerou o que agora é conhecido como "multimorbidade", observando que os idosos geralmente tinham várias doenças simultaneamente, complicando o diagnóstico e o tratamento. Mais ou menos na mesma época, o famoso médico francês do século XIX, Jean-Martin Charcot, também observou as "características especiais" de corpos idosos quando doentes. Em 1866, escreveu que até as "doenças mais graves se manifestam com sintomas levemente marcados". No início da década de 1990, os médicos muitas vezes estavam cientes dessas características especiais, mas contribuíram pouco para a visão usada para avaliar e lidar com pacientes idosos.

* * *

Maria Calderon tinha uma longa lista de doenças, a pior delas era a neuralgia do trigêmeo, uma dor tão severa no nervo facial que alguns pacientes chegam a se suicidar. Eu já era sua médica há um ano e meio quando ela reclamou de se sentir instável. Quando um paciente usa a palavra *tonta*, a maioria dos médicos diz que algo dentro deles se contrai, pelo menos um pouco.

As pessoas querem dizer tantas coisas diferentes quando usam essa palavra. Pode ser vertigem, um sentimento geral de mal-estar, sensação de quase desmaio ou sensação de estar fora de sincronia com o mundo, física, mental ou espiritualmente. Pode ser causada por condições específicas do ouvido, do coração, dos nervos, do cérebro, dos olhos ou da psique, ou pode ser um sinal de derrame ou um ritmo cardíaco anormal, ansiedade ou efeito colateral de medicamento. Pode simplesmente ser um sinal da necessidade de óculos novos. Dados todos os diagnósticos e medicamentos de Maria, cheguei a várias causas plausíveis. Limpei

ALÉM DA ENVELHESCÊNCIA

seu ouvido esquerdo impactado, ajustei seu regime de medicamentos: sua pressão sanguínea estava baixa? A glicemia estava alta? A tontura veio dos remédios para dor para a neuralgia do trigêmeo? Verifiquei repetidas vezes seu coração e sistema nervoso. Nada ajudou.

Então, saí de férias, e depois que Maria caiu em casa, foi vista na clínica por um de meus corresidentes. Sunny chegou ao diagnóstico de doença de Parkinson quando Maria caminhou pelo corredor em direção ao consultório. Eu não o tinha visto nos estágios iniciais antes ou em alguém tão velha e frágil quanto Maria, mas Sunny o reconheceu imediatamente. Talvez, por não conhecer Maria, ela não tenha ficado distraída pelos diagnósticos existentes e pelos remédios, pois qualquer um deles poderia ser a causa da tontura. Confessei ter deixado passar batido o diagnóstico ao meu supervisor, e ele me disse que cometeu o mesmo erro uma década antes; era muito mais fácil de identificar Parkinson em um sexagenário que poderia estar saudável do que em uma octogenária artrítica e frágil.

Quando vi Maria algumas semanas depois, duas de suas filhas estavam com ela. Dado o novo diagnóstico e todos os seus outros problemas, Maria se mudaria para Sacramento para morar com elas. Pedi desculpas por não ter identificado a doença de Parkinson e as três me olharam surpresas. As filhas haviam levado presentes para mim para me agradecer por ter cuidado muito bem de sua mãe. Maria disse que sentiria minha falta, colocou as mãos no meu rosto e me abençoou. Nós nos despedimos com um abraço na porta do consultório e ela se foi. Algumas vezes, ser médico pode nos encher de alegria, satisfação, tristeza e decepção em medidas iguais. Às vezes, conseguimos reconhecer que temos o melhor trabalho do mundo.

COMPETÊNCIA

Em um atendimento domiciliar rotineiro pela manhã, subi os degraus íngremes de tijolos e apertei a campainha. Depois de uma espera breve, apertei-a novamente. A campainha, visivelmente precisando de reparos, caiu da parede de estuque. Era preciso apertá-la do jeito certo para que tocasse. Certifiquei-me de ter escutado o toque e reiniciei meu tempo de espera. Millie se movia muito lentamente. Com frequência, antes de abrir a porta, eu podia ler e até responder um e-mail. Depois que respondi a várias mensagens, liguei para a coordenadora para garantir que ela falara com Millie na tarde anterior e confirmara a consulta. Ela o fez. Pensei: *Isso não é bom.* Millie tinha demência, alcoolismo e uma situação de moradia precária supervisionada por um sobrinho que vivia a uma hora de distância. Eu tinha quase certeza de que ela não teria saído; há anos não fazia isso e também havia o desafio prático dos degraus da frente. Digitei seu número de telefone e ouvi o telefone tocar dentro de casa. Estava pensando se ligava para o sobrinho ou para a emergência quando ouvi um barulho. Ele parou e começou de novo. Parecia que estava se aproximando, então esperei.

Finalmente, a porta se abriu para dentro, embora não completamente. Quando Millie não apareceu, empurrei a porta com cuidado. Ela estava encostada contra a parede e tinha uma aparência horrível: desgrenhada, suada, pálida, fraca e sem ar. Peguei uma almofada do sofá e a deitei no chão. Depois de uma rápida avaliação e algumas perguntas-chave, sabia que ela passara muitas horas com dor no peito e vários outros sintomas de um ataque cardíaco. Encontrei uma aspirina no banheiro e coloquei em sua boca enquanto ligava para seu sobrinho. Liguei primeiro para ele e não para a emergência, já que sua orientação prévia dizia para evitar a hospitalização.

Nós dois concordamos que Millie deveria ir para o departamento de emergência para confirmar o diagnóstico e ficar, no mínimo, confortável. Isso nos daria uma ideia melhor da gravidade e das opções de tratamento, e tempo para conseguir enfermeiras que fizessem visitas e ajuda a domicílio. Millie não podia pesar os prós e contras, mas estava receptiva, coisa que não estaria se estivesse se sentindo bem. Da última vez que foi ao hospital havia alguns anos, antes de nos conhecermos, ela sofria de abstinência do álcool, depois uma estadia em uma unidade de reabilitação onde, é claro, não a deixavam beber. Ela não conseguia entender o objetivo daquilo tudo. Liguei para a emergência e terminei minha avaliação enquanto esperávamos.

Dez minutos depois, os paramédicos assumiram o controle e eu liguei para o departamento de emergência para avisar o que deveriam esperar. Estava muito atrasada e tinha um encaixe urgente. Quando me disseram que precisaria esperar antes de falar com a médica encarregada, eu disse que não poderia. Dei ao atendente as informações essenciais e segui para o próximo atendimento a domicílio.

Algumas horas mais tarde, liguei para o hospital para ver como Millie estava e soube que ainda estava esperando ser atendida. Isso não fazia sentido. Falei para a médica encarregada o que aconteceu naquela manhã, e ela deu andamento para o tratamento adequado. Mais tarde, descobrimos o que deu errado. Minha mensagem fora abreviada de forma irreconhecível por uma série de transferências que começaram com alguém que não era um médico tomando notas e acabou como uma brincadeira de telefone sem fio. Os paramédicos foram chamados para outra emergência assim que chegaram para deixá-la, levando acidentalmente sua papelada com eles, e o departamento de emergência estava sobrecarregado de pacientes gravemente doentes. Quando a enfermeira de triagem perguntou como ela estava, Millie disse: "Muito melhor, obrigada. Como você está?" Os paramédicos a trataram no caminho, e sem dores no peito ou falta de ar para relatar e incapaz de se lembrar dos eventos recentes, ela inventou uma dor de estômago para explicar por que estava lá. Desde então, havia sido deixada no corredor.

Na sala de trauma, um eletrocardiograma revelou um ataque cardíaco completo. Provavelmente aconteceu durante a noite, mas talvez pudesse ser parcialmente tratado se eu tivesse esperado para relatá-lo a um médico ou enfermeira, ou se os paramédicos não tivessem levado sua documentação. Millie também teria recebido atendimento imediato se seus sintomas justificassem que alguém do departamento de emergência notasse a desconexão entre sua aparência e a história de um mero incômodo desagradável. Como mais de um terço das pessoas com mais de 85 anos têm demência, essas discrepâncias teriam provocado uma breve avaliação cognitiva e uma ligação para mim ou para os paramédicos a fim de descobrir por que ela estava lá. Enquanto a maior parte dos idosos não tem demência, é muito comum que a verificação seja a regra, especialmente em uma paciente como Millie, que não era nem desabrigada nem doente mental, mas estava com as unhas, pele, roupas e pés imundos típicos de uma pessoa incapaz de cuidar de si mesma bem o bastante para satisfazer os padrões sociais comuns.

*   *   *

Como moedas, os desafios comuns da velhice têm dois lados. Se a experiência de Millie no departamento de emergência fosse a coroa, então a estadia no andar de cima nas alas médicas de Ray era a cara.

Aos 100 anos, Ray foi admitido no hospital com um coágulo na perna. No terceiro dia de sua internação, o hospitalista — um médico especializado no tratamento de pacientes hospitalizados — me ligou para discutir como deveriam decidir entre as opções de tratamento externas, já que o parceiro de Ray morrera anos antes e ele não tinha outros familiares.

"O que ele quer fazer?", perguntei.

O hospitalista riu embaraçosamente. Depois de uma pausa, ele disse: "Achamos que seu estado mental o coloca além da capacidade de tomar decisões para algo desse tipo."

Na medicina, quando se trata da habilidade de um paciente de tomar decisões sobre seu próprio tratamento, consideramos dois estados distintos mas relacionados: *competência*, um status legal decidido por um juiz e raramente revogado sem provas de julgamento perigosamente prejudicado; e *capacidade*, que é uma situação específica e pode ser avaliada por qualquer clínico, embora muitos chamem consultores psiquiátricos, uma situação que faz qualquer psiquiatra ficar indignado. A capacidade se resume à habilidade da pessoa de avaliar precisamente as implicações de cada curso de ação possível. Se puder fazer isso, poderá decidir o que quiser, mesmo que sua decisão seja diferente da que os médicos recomendem e pareça ir contra seu bem-estar ou melhor interesse.

Ray era totalmente competente e perfeitamente capaz. "Ele está delirante?", perguntei. Quando falei com o residente mais cedo, ele não mencionou isso.

"Não", disse o hospitalista. "Achamos que ele está no seu padrão."

A essa altura, fiquei confusa. "Desculpe-me, não estou entendendo. O que ele gostaria de fazer?"

Houve uma pausa, então o hospitalista perguntou: "Ele não tem demência?"

Repentinamente, tive uma ideia do que poderia estar acontecendo. "Ele é extremamente surdo. Está usando seus aparelhos auditivos?"

Apesar de mais de 80% da população com mais de 85 anos ter pelo menos uma leve perda auditiva debilitante, a equipe não considerou a audição do paciente e o hospitalista não conseguiu responder à pergunta. É o caso do raro centenário cujos ouvidos ainda funcionam normalmente.

A equipe interna pensou que Ray tinha demência porque, sempre que lhe faziam uma pergunta, ele dava respostas sem sentido. O cérebro de Ray estava ótimo. É por isso que ele deixou seus caros aparelhos auditivos em casa, para que não fossem perdidos no hospital, como já acontecera antes. Mais tarde, ele me disse que tentou entender lendo lábios. "Acho que não é o meu forte", disse ele, e nós rimos.

Sugeri que o hospitalista emprestasse o amplificador pessoal de som que havia na estação de enfermagem.

"O quê?", perguntou ele.

Embora fosse um professor associado já bem avançado em sua carreira, esse médico não sabia dos pequenos dispositivos que permitiam a comunicação com pacientes com dificuldade de audição. Os amplificadores pessoais de som consistem em pequenos fones de ouvido para o paciente e um microfone amplificador de som para quem fala. São primitivos, apenas aumentando o som da voz, sem atenuar as distorções da audição prejudicada ou silenciar o som de fundo como os bons aparelhos auditivos fazem, mas eles já ajudam.

Com o amplificador pessoal de som, Ray facilmente tomou e comunicou suas próprias decisões. A cama na casa de repouso que a equipe solicitou para seu "pa-

122 // ALÉM DA ENVELHESCÊNCIA

ciente demente" foi cancelada, e ele foi para casa, onde completou seus seis meses de medicação anticoagulante sem problema algum.

VERGONHA

Esta é outra cena da minha época de treinamento que não consigo esquecer. Era o início da noite em São Francisco, no tipo de dia claro e frio de outono em que se pode virar a esquina e ver uma longa linha horizontal, onde a vastidão plana do Oceano Pacífico encontra o brilho do início do crepúsculo e entendemos por que as pessoas achavam que a Terra era plana. Mas, em vez de caminhar pelas portas duplas e deslizantes do hospital para uma noite satisfatória de exercícios e jantar, amigos e cama, eu era uma residente do segundo ano nos dias que antecedem as restrições de plantonistas, a caminho de ver o único paciente em meu serviço de quem eu particularmente não gostava.

Seu quarto fica no meio do corredor, não muito longe da estação de enfermagem. É fracamente iluminado, não por causa da hora, mas porque ele prefere assim. Ele é cheio das exigências. É raro eu não gostar de pacientes, ainda assim luto para encontrar algo nesse homem eternamente insatisfeito que crie um mínimo de afeição ou respeito. Sinceramente, espero que eu seja capaz de terminar o procedimento de que ele necessita sem precisar falar muito para a equipe.

É claro que o paciente é apenas uma parte do meu problema esta noite. Nossa equipe está de plantão. Nas próximas 24 horas, somos responsáveis por todas as admissões no serviço médico, pelos atuais pacientes significativamente doentes e pelos pacientes das diversas outras equipes que podem ir para casa. Também estão em jogo um interno confiável, mas não excelente; outra sobrevivendo ao seu ano de treinamento médico antes de chegar ao alívio das palavras e ritmos mais calmos da residência psiquiátrica; e três alunos de medicina, incluindo um do terceiro ano com quem tenho trabalhado muito para ajudar, mas que, exceto por uma transformação milagrosa, reprovará seu estágio principal.

Não sairemos do hospital até que tenhamos finalizado tudo o que precisa ser feito tanto para nossas novas admissões quanto para todos os outros pacientes doentes em nosso serviço, trabalho que geralmente leva de nove a onze horas a mais depois que transferimos as responsabilidades para a equipe de plantão do dia seguinte. A essa altura do meu treinamento, fazia plantões a cada três ou quatro noites durante boa parte de quatro anos. Não espero ter muita vida e deixei de lado não só meus pensamentos sobre o mundo fora do hospital, mas também as imagens da hamburgueria da qual gosto de fazer pedidos para jantar no hospital, do colchão encaroçado na sala de plantão dos residentes e do bebedouro alguns andares abaixo que não é completamente revoltante. Mas, por mais estranho que pareça, não me sinto cansada; trabalhar apesar da exaustão crônica se tornou tão natural quanto respirar, mesmo com seu impacto em meu bem-estar físico, intelectual e emocional. Os empenhos em nome dos pacientes e minha resistência durante essa jovem vida adulta de treinamento médico muitas vezes me encheram de um entusiasmo presunçoso de minha própria superioridade moral. Apesar disso, esse dia de plantão em particular estava me testando. Usando o linguajar adequado da residência: estávamos levando uma surra. Isso era melhor do que "sendo massacrados" ou "sendo destruídos", mas nossa contagem crescente de admissões, ou "pontos", e o grande fardo de tarefas de outros pacientes, ou "golpes", significava que provavelmente chegaríamos a um status ainda menos desejável.

Estou com 30 anos. O paciente em questão é 10 ou 15 anos mais velho do que eu, e além disso é branco e homem. Ele tem AIDS, assim como muitos dos nossos pacientes nesse hospital de São Francisco em 1994. Não é uma nova admissão. Aqueles pacientes gravemente doentes estão reunidos em outra área do hospital: em diversas outras salas enfileiradas no mesmo corredor, na unidade de tratamento intensivo dois andares abaixo, e no departamento de emergências no térreo esperando a disponibilidade de um leito livre no andar de cima — por alta, transferência para outro serviço ou morte.

Ele está com febre. Já pegamos amostras das fontes usuais: enviamos urina e sangue para o laboratório, tiramos radiografias de seus pulmões, vistoriamos sua pele, orelhas e boca, pressionamos sua barriga e testamos seu sistema nervoso. Como não conseguimos explicar ou tratar sua febre adequadamente, os protocolos exigem que tiremos algumas amostras do fluido que banha seu cérebro de sua medula espinhal, o qual esperamos que esteja límpido — mas, como ele está doente, talvez turvo ou com cor de palha, alaranjado ou avermelhado — para verificar se tem bactérias, fungos ou micobactérias.

O aluno de medicina abaixo da média e eu pegamos os suprimentos para punção lombar, pedimos que o paciente se sentasse para que pudéssemos identificar o nível correto para a entrada da agulha em sua coluna, o colocamos em posição fetal do lado esquerdo, de frente para as cortinas fechadas, e limpamos e desinfetamos sua pele. Antes de entrarmos na sala, eu repassei todos esses passos e os subsequentes com o aluno, e agora estava afastada para deixá-lo assumir o desafio. Tirando o comportamento do paciente, este é um caso perfeito para o aluno, pois o paciente é relativamente novo e tem ótimos pontos de referência ósseos.

O aluno é lento, mas parece fazer tudo certo. Finjo que não estou supervisionando enquanto estou, e ele me olha toda hora a procura de confirmação. Silenciosamente, conferimos o ponto de entrada e a direção, ele insere um anestésico local e, então, a grossa agulha de punção lombar, primeiro atravessando a pele e, em seguida, o pequeno espaço entre as vértebras. A agulha entra sem problemas. Nós três voltamos a respirar sem perceber que estávamos prendendo a respiração. E aí a agulha para. Pelo modo como parou, sabia que atingira um osso. Nós discutimos isso. Meu aluno olha para mim, eu aceno com a cabeça, ele faz um ajuste e tenta novamente. E outra vez, e mais uma.

Assumo sem deixar claro para o paciente que o aluno falhou, avaliando seu posicionamento e ajustando a agulha até que esteja correta: levemente inclinada em direção à cabeça do paciente e apontada para seu umbigo. Sou boa com punções lombares. Em mais de dois anos de residência, nunca errei uma... até agora. Eu puxo um pouco a agulha, inclino-a alguns milímetros para cima e a empurro novamente. Quando encontramos o local certo, a resistência parece de uma borracha. Se empurrarmos um pouco mais forte, a agulha atravessa com sucesso e, então, é só puxar o estilete da agulha e a seringa se enche de fluido. Eu só atingi osso, sólido e impenetrável.

Sorrio arrependida para meu pobre aluno. Sua situação era como a minha no dia antes de fazer meu exame de direção, quando minha mãe me levou para o que tínhamos certeza que seria minha última aula prática. Não consegui nem dar partida no carro. Tentei, tentei e nada. Furiosa, ela insistiu que trocássemos de lugar. Mas o carro também não deu partida com ela e nós chamamos um guincho.

Tentei fazer a punção novamente. Toda vez que movia a agulha, nosso paciente ficava tenso. Ele me perguntou se eu sabia o que estava fazendo e não acreditou na minha resposta. Passei por toda a superfície rígida aparentemente infinita de sua coluna com a agulha, tentando encontrar uma leve mudança na resistência que indicasse que eu havia chegado em um espaço macio entre os ossos. Seu corpo já curvado se espremeu de tensão. Ele está todo arrepiado. De vez em quando, suspira. Na ponta da agulha encontro osso, osso e osso. Toda vez que o metal atinge o sensível periósteo, ele protesta.

Olho para meu aluno. Ele não consegue obter uma anamnese coerente ou fazer um exame físico adequado, mas tem músculos bem desenvolvidos e consegue manter nosso paciente — mais magro que ele, doente e com o dobro de sua idade — imóvel. O suor forma manchas escuras nas axilas de seu uniforme azul, mas não consigo saber só de olhar para ele se ele está incomodado com o que estamos fazendo. Em seus olhos, o mais obviamente presente é seu desejo inabalável de me agradar. Como está andando na corda bamba acadêmica, fará qualquer coisa que eu pedir.

"Tente relaxar", digo ao paciente soando o mais gentil possível. Mas o que estou pensando é: eu nunca tive problema em fazer esse procedimento, mesmo quando os pontos de referências dos pacientes eram encobertos pela obesidade ou cujas colunas eram muito velhas e distorcidas pela artrite, mas é claro que com esse paciente, desagradável e muitas vezes dramático, nos melhores casos, eu não estou conseguindo.

Geralmente sou atenta à pré-medicação, controle da dor, levar penicos e qualquer coisa de que o paciente precise para que se sinta o mais confortável que puder no hospital. Mas nessa noite eu não me importo. Reprimo um desejo, quase físico, de furar o paciente com cada vez mais força. Preciso terminar esse procedimento o quanto antes. Meu pager não para de apitar. Meus estagiários precisam de supervisão. Não tenho ideia de onde a outra aluna está e espero que ainda não esteja com o novo paciente que pedi que admitisse três horas atrás. Por todo o hospital, há outros pacientes com meu nome em suas fichas. Eu preferia estar fazendo qualquer outra coisa do que lidando com essa pessoa em particular. Estou com fome, preciso ir ao banheiro e minha vontade de sair correndo desse quarto é um desejo que não posso satisfazer.

É hora de seguir meu próprio conselho. Respiro fundo. Reavalio a situação. Retiro totalmente a agulha e recomeço. Falo um pouco e me movo rapidamente, com intenção de ter sucesso. A respiração do paciente se torna audível à medida que a agulha entra. Ele geme quando eu sinto um estalo. O aluno me passa os tubos e nós coletamos o fluido necessário.

O paciente permanece em posição fetal, de costas para mim, tremendo. Nós puxamos sua fina camisola hospitalar até a cintura para fazer o procedimento e o ar no quarto está fresco, mas eu sei que seu tremor não é apenas uma questão de temperatura.

"Pronto", digo. "Pronto. Acabamos." Eu o cubro. O quarto está silencioso, embora do outro lado de suas portas fechadas ouçamos vozes e uma máquina emitindo sons. Ele parece frágil debaixo dos lençóis. Olhando para ele, percebo que para uma médica, para mim, deve haver um destino muito pior do que falhar na violência necessária na medicina. Eu acabara de machucar alguém a quem pretendia ajudar.

Quando coloco minha mão em seu ombro, em um gesto tardio e atabalhoado de conforto, ele se encolhe. A resposta para o que o está deixando doente pode estar no fluido da medula espinhal, e, o quanto antes ele chegar no laboratório, mais cedo saberemos como medicá-lo para que melhore. Ele sabe disso tanto quanto eu, mas ambos também sabemos que esse não é o motivo de sua submissão. Ao me tornar médica, me tornei uma monstra. Em vez de garantir seu conforto, física e psicologicamente, usei de meu poder, cargo e força física para realizar e finalizar o procedimento. Eu o subjuguei, e nunca me senti tão envergonhada.

VIESES

Em *O Álbum Branco*, Joan Didion cita uma transcrição do Alameda County Grand Jury em que uma enfermeira descreve o dia em que o fundador dos Panteras Negras, Huey P. Newton, apareceu na sala de emergências do hospital do Kaiser Permanente, uma renomada empresa de convênio médico, com uma bala no estômago devido a um confronto que deixou um policial morto e outro ferido. Newton se tornou um mártir político como resultado desse incidente e recebeu uma sentença de prisão (subsequentemente revertida) de dois a quinze anos por homicídio privilegiado com atenuante por violenta emoção. Durante o encontro citado, Newton pede um médico, e a enfermeira, que o descreve como "aquele camarada negro", perguntou repetidamente se ele era conveniado do Kaiser. Ela insistiu para que ele assinasse a folha de admissão enquanto ele gritava que estava sangrando e precisava de atenção médica. O ano era 1967.

Didion, que é branca, oferece o trecho para ilustrar uma "colisão de culturas". Por *culturas* ela não parece querer dizer muito as culturas de norte-americanos brancos e negros, mas sim as dos tipos de pessoa que ela acha que seriam membros do Kaiser e as que não seriam. Quando descobre que Newton era, de fato, conveniado, sente que sua teoria sobre ele ser um marginalizado histórico confrontando a ordem estabelecida caiu por terra.

Já que essa história é, pelo menos, parcialmente médica, pode ser útil emprestarmos um conceito médico para melhor compreendê-la. Na medicina, o "diagnóstico diferencial" é a lista de possíveis explicações para a condição de um paciente. Itens que podem aparecer no diagnóstico diferencial do encontro de Newton com a enfermeira do Kaiser como apresentado por Didion incluem:

- A supremacia da burocracia sobre a decência humana e a boa assistência médica.

- Racismo, consciente ou não, da parte (a) da enfermeira, (b) do sistema, ou (c) de ambos.

- Diferenças nos pontos de vista, a saber, como a mesma quantidade de sangue pode parecer bem diferente das diferentes perspectivas: Huey diz: "Você não vê todo esse sangue?", e a enfermeira diz: "Não era tanto."

- Uma colisão de culturas, versão 1: "Ele não parecia estar sofrendo", disse a enfermeira. Agora é notório que pessoas de passados e grupos demográficos distintos expressam sofrimento de formas diferentes, estejam elas lidando com um ferimento de bala, um ataque cardíaco, parto, osso quebrado ou a morte de um ente querido. Também é comprovado que médicos e enfermeiras respondem de formas diferentes a pessoas com dor, dependendo de seu gênero e cor de pele.

- Uma colisão de culturas, versão 2: "Ele me xingou", continuou a enfermeira. Apesar de o comportamento grosseiro raramente ser necessário, também é fato que há indivíduos que xingam quando estão frustrados ou transtornados de alguma forma — Newton e eu somos apenas dois exemplos. Ele, com dor, sangrando e sendo obrigado a passar pela papelada burocrática, tinha motivo para frustração, ou até para grosseria.

- Uma colisão de culturas, versão 3: Uma enfermeira branca vê um homem negro com um ferimento de bala em uma cidade e país onde a pobreza e a violência são onipresentes na maior parte das vidas negras, e balas com frequência penetram a pele negra. Um paciente negro viu uma enfermeira branca em uma instituição branca dizendo *Espere um pouco*, dizendo *Se acalme*, dizendo *Eu preciso saber se este é o seu lugar*, dizendo *Eu sei o que estou falando*, dizendo *Temos regras e procedimentos que precisam ser seguidos e não têm nada a ver com a cor da sua pele*.

- Evidências de que a medicina não está fora ou acima do desgaste emocional das questões sociais.

- Evidências de que James Baldwin tinha razão: a história do "negro nos Estados Unidos" é a história do país, e ela não é bonita.

Na medicina, um médico gera um diagnóstico diferencial na esperança de identificar todas as possibilidades e chegar na certa. Essa abordagem funciona melhor se apenas a doença for observada, e não a enfermidade. Mas, se observarmos o paciente individual como um ser humano em um contexto social mais amplo, explicações únicas raramente contam toda a história. No caso de Newton, parece provável que cada uma das explicações do "diferencial" de seu encontro no Kaiser esteja correta. Certamente, é difícil não suspeitar que uma conversa totalmente diferente teria ocorrido de ambos os lados da equação se um homem branco apresentasse o mesmo sangramento por um tiro e, do mesmo modo, que poderia ter sido uma conversa diferente independentemente de ele ser ou não membro do Kaiser.

Mas isso talvez seja apenas o meu viés falando mais alto.

Quarenta e dois anos depois e 22,7km de distância do hospital em que Huey P. Newton apareceu com seu ferimento por bala, uma paciente minha chegava ao departamento de emergência de nosso hospital universitário. Mabel estava confusa, com fala arrastada e um nível oscilante de consciência, o que significava que às vezes estava alerta e em outras, sonolenta e não conseguia interagir. Exames foram feitos para determinar o que estava acontecendo, incluindo um toxicológico para certas drogas legais e ilegais, um exame razoavelmente de rotina quando os pacientes têm o que os médicos chamam de "estado mental alterado".

Até agora tudo bem, certo? Exceto pelo fato de que Mabel tinha 94 anos e esteve acamada e era alimentada por tubos há quase 5 anos, depois de um derrame devastador. Enquanto estava confusa demais para ser capaz de relembrar os detalhes de sua condição, ela poderia ter sido diagnosticada da entrada de seu cubículo no departamento de emergência: o rosto ancião, a rigidez incomum de seu pescoço e braço esquerdo, o tubo de alimentação saliente em sua camisola que se projetava para cima e se enrolava em seu abdômen. Alternativamente, os médicos e enfermeiros que cuidavam dela poderiam ter visto sua ficha que listava de forma notável sua idade e condições inerentes, ou podiam ter feito algumas perguntas básicas para a filha preocupada que estava ao lado da cama acariciando a testa da mãe e sussurrando palavras tranquilizadoras, ou para seus dois filhos que estavam na sala de espera. Qualquer uma dessas abordagens, todas partes tão rotineiras da avaliação inicial do paciente que receberam nomes padronizados — "aparência geral", "biópsia da ficha" e "anamnese", respectivamente — teriam esclarecido que, de longe, a causa mais provável do estado mental de Mabel era delírio.

A não ser que um paciente idoso gravemente confuso seja atropelado ou encontrado com uma agulha de heroína na veia, eles devem ser considerados delirantes até que se prove o contrário. Ainda assim, os médicos que cuidavam da nonagenária e acamada Mabel fizeram um exame toxicológico. Eles podem ter feito isso por puro hábito ou porque seguiam um protocolo (ilógico e caro) relacionado à idade. Mas essas não são as únicas explicações possíveis. Sei porque tinha um paciente "controle", também idoso e muito debilitado, que fora atendido no mesmo departamento de emergência no mesmo mês que Mabel.

Pela maior parte da última década de sua vida, de meados dos 70 a meados dos 80 anos, meu pai ficava delirante toda vez que entrava no hospital. Teve delírio por causa do ataque cardíaco, da substituição do joelho, da cirurgia de ponte de safena cardíaca, da pneumonia, de uma reação alérgica, de uma infecção na bexiga, de outra cirurgia ortopédica e de duas quedas. Em exatamente nenhuma dessas ocasiões foi solicitado um exame toxicológico pela equipe do departamento de emergência que o atendeu. Como o abuso de drogas é menos comum em mulheres do que em homens, e menos provável entre os muito idosos e os confinados ao lar, teria feito muito mais sentido fazer um exame toxicológico no meu pai do que em Mabel. Mas não foi isso o que aconteceu, mesmo que suas apresentações fossem parecidas. Medicamente, ambos eram velhos e frágeis, com longas listas de diagnósticos. Socialmente, ambos estavam acompanhados de familiares solícitos e educados e tinham a mim como defensora. De verdade, tirando os fatores de risco negativos da maior idade e deficiência, a maior diferença entre Mabel e meu pai era a cor da pele. Meu pai era branco, enquanto Mabel era afro-americana. Pareceu claro que o residente que tratou Mabel não conseguiu imaginar sua residência familiar belamente decorada com gerações de fotografias de família e artefatos religiosos — não que isso deva ser relevante para o tratamento que ela merecia ou o que recebeu.

Eu não teria feito um exame toxicológico em um idoso acamado de 94 anos, mas poderia considerar fazê-lo em uma pessoa mais jovem, e parte dessa escolha poderia ser baseada na cor da pele. Se o fizesse, notaria meu preconceito, o deixaria de lado e faria um esforço para ver o paciente com uma mente aberta. Isso é um progresso, mas de acordo com a pesquisa sobre vieses na medicina, provavelmente, não é o bastante. E se uma pessoa como eu — ou, pior, pessoas que têm tantos vieses e não parecem vê-los como problemas — for aquela que molda e conduz nosso sistema de saúde, é de se admirar que tantos tipos de pessoas rotineiramente recebem menos cuidado? Quase todos nós nos encaixamos em uma ou mais categorias sujeitas a vieses na assistência médica, e até os poucos que não se encaixam hoje chegarão lá um dia, exceto pela morte súbita em virtude de doença ou da velhice. Quando chegamos à velhice em um mundo em que um estudo com crianças de 4 a 7 anos descobriu que 66% não gostaria de ser velho, não importa quem fomos anteriormente, todos nos tornamos parte de uma vasta população vulnerável e desassistida.

O modo como lidaram com o delírio de Mabel e de meu pai demonstra a importância da *interseccionalidade* — os sistemas de privilégio e opressão, inclusão e exclusão, em contínua evolução histórica e de múltiplas interações da sociedade. A interseccionalidade mostra que nem sempre é certo considerar uma pessoa apenas com base em uma de suas categorias definidoras. Mabel não era apenas negra, mulher ou velha, ela era os três, e também era incapacitada, heterossexual, instruída, cristã, bem-arrumada e muito mais. Todos esses fatores são sempre relevantes na experiência humana, desenrolando-se não apenas em vidas individuais, mas por gerações sempre de formas boas e ruins, dependendo de quem você é e de quando e onde vive.

Joan Didion tinha uma explicação para a experiência de Huey Newton no departamento de emergências do Kaiser até que os fatos destruíram sua compreensão dele e de sua posição na sociedade. Mas e se sua explicação continuasse verdadeira de certo modo, não apenas do jeito que ela esperava? Ele não era tanto um marginalizado histórico *quanto* um membro do Kaiser? E se todas as outras explicações possíveis do diagnóstico diferencial também fossem verdadeiras? De fato, e se seu erro não tivesse sido evocar a teoria ou suposição errada, e sim

130 // ALÉM DA ENVELHESCÊNCIA

acreditar que qualquer explicação individual fosse o suficiente para justificar o comportamento humano?

Correndo o risco de notar tantas formas de vieses que cada uma perde seu impacto à medida que a lista cede à ladainha e o grito de guerra que almejo ao escrever este livro se transforma em barulho, meramente enumerei aqueles dos quais vi dados cientificamente sensatos e moralmente perturbadores: racismo, classicismo, sexismo, etarismo, homofobia, xenofobia e preconceito baseado na religião, idioma nativo, estudo, uso de substâncias, status de moradia, fluidez de gênero, comportamento no local médico e vários diagnósticos, tanto físicos quanto mentais. Esses vieses médicos levam a uma assistência ruim, à confiança prejudicada e ao sofrimento desnecessário, bem como a altos custos, doenças evitáveis e mortes. Não que todos nós manifestemos todos os preconceitos ou que manifestemos um ou mais deles o tempo todo, mas — como qualquer ser humano — todos os profissionais da saúde são algumas dessas coisas pelo menos parte do tempo, às vezes de modo intencional, outras não.

Se dois pacientes da mesma idade, aparência e classe, um branco e outro não, apresentam o mesmo ataque cardíaco, o branco receberá um tratamento que salvará seu coração e vida mais rápido, especialmente se for homem e não mulher. Se duas mulheres chegam com dor abdominal que acabam sendo provenientes da mesma causa, a mulher branca receberá mais remédio para dor do que a não branca, especialmente se o idioma primário da branca for inglês e o da não branca não. Igualmente perturbador do ponto de vista de uma médica bem-intencionada, parece que mesmo que eu tenha boas intenções, esforce-me regularmente para me informar e sinta uma conexão real e genuína com meus pacientes cujos passados diferem do meu, posso acabar prejudicando-os.

Talvez ainda mais preocupante, os próprios sistemas — os National Institutes of Health, meu centro médico e aquele empreendimento colossal chamado medicina norte-americana — podem refletir suposições, normas e valores que perpetuam desigualdades, colocando em risco muitas das mesmas pessoas a que essas instituições querem servir. Há incontáveis exemplos em que uma norma diferente é listada para idosos com base em médias, não em resultados, desde resultados de exames laboratoriais até limites para intervenção. Na maioria dos casos, não temos certeza se esses padrões diferentes refletem normas específicas da idade ou se investigaram inadequadamente a patologia com base na idade. Quando eu estava em treinamento, éramos informados de que a pressão sanguínea de idosos era "normalmente" ou "naturalmente" mais alta. Quando o tópico foi estudado alguns anos mais tarde, descobriu-se que idosos tinham pressões sanguíneas "normais para velhos" — números considerados altos para jovens e pessoas de meia-idade —, eles tinham mais derrames, assim como os jovens e as pessoas de meia-idade.

As normas médicas muitas vezes moldam a política que, por sua vez, prejudica os pacientes. A perda da audição não é só considerada "uma parte normal do envelhecimento", permitindo que a maioria dos planos de saúde se recuse a pagar por aparelhos auditivos, mas a medicina e a política de saúde norte-americana chamam de "normal" a audição de pessoas com níveis que levam a intervenções precoces em crianças para melhorar seu funcionamento, aprendizado e comunicação. Enquanto isso, sabemos que idosos com perda auditiva desenvolvem deficiência cognitiva 3,2 anos mais cedo do que aqueles com audição normal, e idosos com perda auditiva leve, moderada e grave são duas, três e cinco vezes mais propensos a desenvolver demência. Embora não tenhamos certeza de que a perda auditiva provoque demência (outra causa simultânea pode levar a ambos), é mais fácil tratar a parte auditiva dessa dupla abominável. Além do mais, a perda auditiva na velhice está associada à perda funcional, o isolamento, a discórdia familiar, a falta de comunicação médica, a depressão, a ansiedade e a paranoia. Temos todos esses dados científicos sobre danos, mas temos limites mais altos para intervenção na velhice e o plano não paga por aparelhos auditivos.

Lidar com vieses e preconceitos é difícil. Médicos são pessoas. Nosso comportamento tem toda a variabilidade, inconsistência, vieses e complexidade que vêm com essa categorização. A questão, então, não são os "ismos" existentes na prática médica, mas como eles se manifestam, seu custo para os pacientes e o que pode ser feito para fazer com que a assistência médica seja mais justa em sistemas adaptativos complexos da cultura médica, dos hospitais, das clínicas e dos profissionais. É aqui que as abordagens estruturais são essenciais. Os sistemas e as políticas podem institucionalizar ou compensar as inclinações e as falhas humanas — a escolha é nossa.

Até 2014, os transplantes de rim nos Estados Unidos eram alocados usando um sistema de "ordem de chegada". Esse parece um procedimento justo e imparcial, e provavelmente era bem-intencionado. Mas os dados práticos de vários países mostraram que os médicos têm menos propensão a indicar pacientes de falência renal não brancos para transplante a tempo (ou nunca). Essas indicações tardias significavam que pacientes afro-americanos e latino-americanos tinham menos chances de conseguir um rim novo; um tempo muito maior na diálise, procedimento que leva horas e muitas vezes gera ciclos de fadiga e náusea e compromete a habilidade de uma pessoa de trabalhar e viver ao máximo; e maiores chances de morte. Desde 2014, a posição de um paciente na lista de transplante é decidida por quando começou a diálise, não por indicação. Isso eliminou parte das desigualdades estruturais baseadas em raça no transplante de rins. Outras persistem na intersecção obscura e sempre em movimento da história, da sociedade e da medicina.

Às vezes, a injustiça sistêmica é intencional. Outras vezes, ela ocorre porque a ciência prioriza o que é fácil de medir em vez do que é importante. Quando um paciente tem um ataque cardíaco, observamos os resultados como tempo de chegada no hospital até o tratamento de cateter, uso de certos medicamentos e mortalidade. Mas o ataque cardíaco em um octogenário com uma lista de dezessete problemas é diferente daquele em uma pessoa de 50 anos que cai enquanto está correndo, mesmo que a mesma veia cardíaca esteja entupida no mesmo grau e no mesmo local. As medidas médicas padrões deixam de lado os resultados de importância crucial para o paciente mais velho, como o retorno da função cognitiva anterior, a perda de habilidades principais e da independência e o risco de ser colocado em uma casa de repouso. Quem uma pessoa é e em que momento de vida ela está sempre importa. A falta de percepção da idade é outro tipo de preconceito.

8. ADULTO

INDIFERENTE

Em 2012, um grupo de médicos do Johns Hopkins fez um vídeo chamado *The Unknown Profession* [A Profissão Desconhecida, em tradução livre]. O cenário era simples. Em uma tarde de inverno, eles caminharam por Baltimore com uma câmera e fizeram a seguinte pergunta às pessoas: "O que é um geriatra?" Eles entrevistaram pessoas de diferentes idades, origens étnicas e raciais e níveis de educação. A maioria não tinha ideia e tentou adivinhar. Minha resposta favorita foi: "Uma pessoa que serve sorvete na Ben & Jerry's." Mas a entrevista que mais me marcou foi a de uma mulher de meia-idade tentando encontrar pistas no som ou na raiz da palavra *geriatra*. Ela ficou chocada quando aprendeu a definição verdadeira, dizendo ao câmera que havia passado os últimos anos cuidando de seus pais idosos e que nunca havia se deparado com essa palavra.

A especialidade só surgiu nos Estados Unidos em 1978, e tinha apenas uma década quando comecei a faculdade de medicina. Os geriatras eram uma espécie rara e a geriatria não estava no horizonte de possíveis especialidades para mim ou para meus colegas. Ouvi falar apenas em uma nos quatro anos de faculdade. Essa geriatra trabalhou em um dos dois pequenos hospitais comunitários fora de Boston, onde os alunos geralmente faziam estágio. Trabalhando no departamento de emergências desse lugar no meu quarto ano, lembro-me vagamente de tê-la visto e uma falta de clareza sobre exatamente o que ela fazia. Os médicos no departamento de emergência achavam-na divertida, embora ficassem aliviados em chamá-la quando tinham um paciente idoso e não sabiam o que fazer. Deles obtive a sensação de que, como a geriatra considerava as chamadas questões sociais — o paciente podia ir para casa em segurança? Havia atividades cotidianas com que ele precisaria de ajuda? Por que, na verdade, ele tinha ido ao departamento de emergências? —, ela era uma médica de espécie inferior. Médicos de verdade, meus supervisores, deixavam claro que, por ensinarem tópicos e ações, lidavam exclusivamente com a biologia, as doenças e os procedimentos.

São Francisco não era diferente de Boston nesse sentido. Em nossos três anos de estágio de medicina, havia muito o que se falar sobre quem escolheria qual subespecialidade, mas não me lembro de ninguém mencionar geriatria. No meu segundo ano, quando comecei a considerar minha carreira depois da residência, eu só sabia que queria ser especialista no tratamento da pessoa como um todo e a servir pessoas que realmente precisassem de mim. Muitos de nós no caminho dos cuidados clínicos primários nos sentíamos assim. Debatemos sobre permanecer na academia ou trabalhar em uma clínica comunitária, continuar aprimorando nossas habilidades como internistas gerais ou nos subespecializar informalmente de alguma forma, talvez trabalhando com pacientes com AIDS. Embora eu gostasse dos meus pacientes idosos, ainda tinha encontrado apenas aquela geriatra em Cambridge anos antes e não tinha ideia do que um geriatra fazia ou como podia diferir do que o clínico geral, o cardiologista ou o reumatologista faziam quando tratavam de pacientes idosos. Como resultado, eu não percebi que a geriatria era a única subespecialidade que me daria tudo o que eu queria e muito mais. Resolvi ser clínica geral cuidando de adultos de todas as idades, principalmente em uma clínica e de vez em quando no hospital.

Em retrospecto, fui atraída pelos pacientes idosos desde o início, mas não percebi até que uma aluna fez essa observação. Nossa equipe havia admitido uma mulher chinesa muito velha e muito pequena que falava pouco inglês e estava sempre com pelo menos um — e geralmente muitos — membro de sua grande família no quarto para ajudá-la. Ela chegou ao hospital com dificuldades para respirar, sem apetite ou interesse em nada que ocorria à sua volta. Depois de tratar uma pneumonia e uma falha cardíaca, ela mudou. Seus brilhantes olhos castanhos acompanhavam as pessoas e as conversas no quarto, mesmo quando não conseguia entendê-las. Quando, por meio da tradução de seus familiares, dissemos a ela que logo poderia voltar para casa, ela colocou uma mão em frente à boca para esconder o dente que faltava em seu sorriso gigante.

Assim que minha equipe saiu do quarto para o corredor, revisei o plano do dia com a internista e aluna responsável por seu tratamento. Enquanto caminhava para outro andar para ver nosso próximo paciente, a aluna de medicina do quarto ano sorriu para mim. Ela fora da minha equipe em outro hospital no ano anterior, e nós nos conhecíamos razoavelmente bem.

"Você ama pacientes idosos", disse ela.

Olhei-a, surpresa e um pouco na defensiva, como se a afeição por uma pessoa idosa fosse qualificada como um segredo vergonhoso que ela acabara de arrancar de mim. Embora eu não tivesse os recursos para pensar sobre aquilo naquele momento, pessoas suficientes tiravam sarro de pacientes idosos, e eu não tinha certeza de que queria ficar conhecida por ter um interesse especial neles. Levei um segundo para perceber que minha aluna sorrira porque eu estava sorrindo, e eu sorria porque vi nossa paciente nonagenária sorrir, e as esperanças renovadas me deixaram muito feliz. Eu também gostei de trabalhar com sua família, cuja dedicação me encheu de respeito e admiração.

Mas outra coisa em minha paciente sorridente me chamou atenção, algo que agora odeio admitir, quem dirá escrever: ela era uma gracinha. Coisas pequenas de todos os tipos sempre me atraíram, e nossa paciente, que sempre foi pequena, encolheu com o tempo. Ela tinha feições minúsculas e proporcionais e vestia uma touca marrom dia e noite sobre seus cabelos curtos e grisalhos. Na grande cama de hospital, ela colocava o lençol sob as axilas para que apenas os braços, pescoço e cabeça ficassem de fora, uma figura diminuta emoldurada pelo travesseiro, lençol e cobertores brancos.

Chamar uma pessoa idosa de gracinha é considerado infantilizador e insultante — em grande parte porque normalmente é uma ou ambas. Como observa um site de defesa da justiça social em San Diego: "'Gracinha', dito para uma mulher idosa, não significa 'gostosa'. Significa que ela disse e fez algo que de forma alguma seria notável vindo de uma pessoa normal, mas não se enquadra nos estereótipos do narrador sobre a velhice..." Tendo visto seus usos degradantes, tenho empatia ao mal gosto das pessoas ao usarem-na para se referir a pessoas idosas. Ao mesmo tempo, eu me pergunto se o problema maior vem mais de *velha* do que de *gracinha*.

Gracinha não é o mesmo que bonita ou linda; implica uma atração emocional, não apenas física. Minha família me acha uma gracinha, e eu adoro isso. Como *gracinha* também é mais provável de invocar algo ou alguém pequeno e nós encolhemos com a idade, geralmente os idosos recebem esse rótulo. Na velhice, os arcos dos pés cedem, a coluna vertebral e os espaços entre as vértebras diminuem na altura, os tendões e as articulações se contraem. Espero ser vista como uma gracinha quando isso acontecer comigo, mas só se a palavra for usada sem condescendência. O problema com muito do uso de *gracinha* hoje em dia está em seu relacionamento com as noções mecanicistas e comerciais do valor humano. Esses julgamentos levam os jovens a fazer suposições indiscriminadas sobre a velhice e a incompetência, e os idosos a reclamar e negar mudanças normais relacionadas à idade, contribuindo assim com sua própria desvalorização. Ainda assim, na maioria das vezes, ser chamada de *gracinha* é uma coisa boa, e não só quando aplicada a alguém sexualmente atraente. É positivo quando aplicada a crianças, animais queridos e comportamentos ou objetos cativantes. Se usado para idosos para exprimir afeição e atração de forma similar, não é um insulto, mas um reconhecimento de que todo estágio de vida tem seus charmes únicos.

No ano seguinte à observação perspicaz de minha aluna de medicina, comecei a prestar mais atenção a quando eu estava mais intelectualmente envolvida e emocionalmente satisfeita. Ela tinha razão; eu achava os idosos, com seus longos históricos pessoais e problemas médicos complexos, um prazer e um desafio nas melhores formas. Havia apenas um problema: não tínhamos geriatria em meu centro médico e, embora eu pudesse ser treinada em outro lugar, queria ficar em São Francisco.

Organizar essa situação exigiria um dos conjuntos de habilidades de um geriatra: eu precisava usar uma mistura de dados científicos, técnicas interpessoais e criatividade pragmática para alcançar meu objetivo em um sistema de saúde que não fora estabelecido com os idosos em mente.

LINGUAGEM

Três das expressões mais comuns usadas para falar da velhice são "tsunami prateado", "idoso excepcional" e "envelhecimento bem-sucedido". Uma é uma metáfora, a segunda é emblemática, e a terceira é recorrente. Cada uma delas é familiar e memorável. Mas em um nível mais profundo, o que realmente querem dizer é, respectivamente: o número cada vez maior de idosos em nossa sociedade destruirá a vida como a conhecemos; a velhice é tão instantânea e universalmente incapacitante que atividades comuns se tornam excepcionais; e a doença e a morte significam fracasso. Essa linguagem é envolvente e sedutora. Quase todos a usam.

Em uma conferência de "reimaginação do envelhecimento", um famoso pesquisador palestrando sobre a ciência do envelhecimento e as tendências populacionais usava outra expressão popular, o aforismo "os 70 são os novos 50". O público adorou, especialmente vindo dele. Embora seria ótimo ajudar as pessoas a manterem sua saúde, conforto e função na velhice, seu gracejo implicava que mais novo é sempre melhor e 70 não era nada recomendável. Talvez ainda mais preocupante foi que esse cientista grisalho e bem-sucedido não conseguia ver como alguns dos ditados populares sobre a velhice mais prejudicavam do que ajudavam.

Existem ditados sobre o envelhecimento que todos gostam, e outros que as pessoas acham tranquilizadores quando são jovens ou idosos jovens e absurdos quando envelhecem. *Você só é tão velho quanto imagina ser* é um deles. Ursula K. Le Guin refutou essa mentira popular e várias outras com sua sabedoria e genialidade de sempre: "Se tenho 90 anos e acredito ter 45, terei um problemão ao tentar sair desta banheira." Ela prossegue observando que, quando as pessoas dizem *você só é tão velho quanto imagina ser* "para alguém realmente velho, não percebem o quanto isso é estúpido e o quanto pode ser cruel".

Outra expressão que ouço com frequência, uma que meu pai disse diversas vezes, é: *A velhice não é para fracotes*. O que Le Guin tinha a dizer sobre esta era: "A velhice é para todos que chegam a ela. Guerreiros envelhecem; fracotes envelhecem... A velhice é para os saudáveis, os fortes, os durões, os intrépidos, os doentes, os fracos, os covardes e os incompetentes." Ela reconheceu que a maioria das pessoas diz coisas assim com boas intenções, mas comparou dizer a ela, em seus 80 anos, que não era *velha* com dizer ao papa que ele não era católico. Ela concluiu seus pensamentos sobre o assunto com uma percepção muito importante e pungente: "Dizer que minha velhice não existe é dizer que eu não existo." Na velhice, como em muitas outras partes da vida, quando nossas autoilusões são estimuladas, nossa realidade e verdadeiro eu, bem como todas as nossas necessidades e oportunidades, são apagadas.

A linguagem da morte também diz isso, embora de outras formas. Há uma abundância de eufemismos, mesmo entre médicos. As pessoas raramente dizem que alguém morreu. Em vez disso, dizem: *ela faleceu*; *nós o perdemos*; *ela se foi há cinco anos*; *ele se juntou à sua amada esposa/filha/pais*; *ela não está mais entre nós*. Lendo a maioria dos obituários, descobrimos que as pessoas morrem em uma de diversas formas: *repentinamente*; *depois de uma longa batalha*; *cercada pela família*; *em paz em casa*; ou *depois de uma corajosa luta*. Mais raramente, hoje em dia, descobrimos que alguém *desenrolou sua meada mortal*, *sucumbiu* ou *finalmente desistiu*. Os religiosos geralmente *voltam para casa* ou *conhecem seu Criador*, *atravessam o portal*, *retornam ao lado do Senhor* ou *descansam em paz*. Os sacrílegos de vez em quando brincam que alguém *bateu as botas*, *abotoou o paletó* ou *esticou as canelas*.

Usamos a palavra *prematura* para descrever a morte antes da velhice. Essa palavra significa uma ocorrência anterior ao ponto de total desenvolvimento, como se a pessoa tivesse perdido partes cruciais da vida. Mas, quando *não* morrem prematuramente, resmungam: "Não há nada de bom nesse negócio de envelhecer." Não tem como ambos serem verdadeiros, então como isso acontece e por que persiste?

Considere a coleção de insultos populares para idosos: *jabiraca, cabelo roxo, bruaca, bruxa, coroa, senil, gasto, panela velha, matusalém, acabado, papa-anjo, loba, muxiba, megera, quadrado, careta, janota, velhinho, ultrapassado, mocreia, dragão, veterano, velhote*. Essas palavras depreciam, ridicularizam e diminuem os idosos, engrandecendo aqueles que ainda não são velhos e ampliando o abismo entre as faixas etárias. Eles dizem que velhos são "outros", menores, desagradáveis, anormais. No ensaio de Susan Sontag de 1972, "The Double Standard of Aging", ela explicou que, à medida que os Estados Unidos se transformaram em uma sociedade industrial secular, a juventude se transformou em uma metáfora da felicidade por causa de sua associação com a energia e os apetites. As estruturas e o poder econômicos exigiam o consumo para continuar prosperando, e que jeito melhor de fazer isso do que venerar o novo? Ao tornar a novidade necessária para a felicidade, as pessoas que almejavam o sonho americano eram forçadas a jogar fora o velho para dar lugar ao novo.

A juventude permanece como metáfora dominante na cultura norte-americana, mas sua implicação mudou na era digital. À medida que a tecnologia e a ciência substituíram a indústria e a religião como as estruturas de crenças fundamentais, mesmo entre muitas pessoas que repudiam a ciência e acreditam em Deus, a felicidade cedeu o espaço para o sucesso. As características jovens — velocidade e formas específicas de beleza e produtividade — se tornaram os traços definidores da realização, da fama e da prosperidade. Não queremos só dispositivos mais rápidos e ágeis; queremos pessoas assim também. Prezamos a juventude, embora isso signifique que todos nós passaremos a maior parte da vida em um estado de fracasso.

Veja esta crítica do *New York Times* ao álbum *4:44* de Jay-Z: "A 'velha guarda' ainda tem certa aceitação no hip-hop. Faz menção a seus antepassados, estilos e história. 'Velho' é uma coisa diferente. 'Velho' significa que você passou do auge. Significa que não tem nada novo a dizer — e, mesmo se tivesse, quem gostaria de escutar? 'Velho' significa que talvez você saiba o que é novo, mas quer fazer como sempre fez. Então 'velho' também significa parado, estabelecido, empacado."

Essa passagem também revela um padrão de dois pesos, duas medidas prevalente. Se o crítico do *Times* escrevesse palavras comparáveis sobre o que significa *mulher* ou *negro*, duvido que teria sido publicado. Provavelmente teria perdido o emprego no dia seguinte.

Em 1978, Susan Sontag definiu *metáforas de doenças* como "fantasias punitivas ou sentimentais fabricadas sobre aquela situação [de doença]: não uma geografia real, mas estereótipos da cultura nacional". Embora possa ser cedo demais para ter certeza, suspeito que a velhice seja a metáfora da "doença" deste século. Ela evoca visões de que o corpo humano envelhecido é uma máquina quebrada ou um software ultrapassado. E isso é apenas o começo. Outras metáforas para a velhice e o envelhecimento incluem uma jornada, um ciclo, uma estação, nosso destino natural; um problema, um fardo, uma doença ou uma maldição; uma batalha perdida ou um relógio quase sem corda; o processo de subir uma escada ou o estado de estar no cume da montanha; uma era dourada, prateada ou cinza. De fato, punitiva e sentimental.

Palavras e metáforas podem trazer ou remover distinções e status. Precisamos recuperar as palavras não populares da velhice e associá-las a seus significados originais. *Velho* é o termo para o terceiro ato da vida, assim como *jovem* é a palavra para o primeiro. Ela se refere a muito mais do que uma fase de perda e privação do último estágio. Ainda melhor, se não negássemos a humanidade das pessoas quando alcançam esse último estágio, não haveria necessidade de lamentar a linguagem e as metáforas da velhice.

VOCAÇÃO

No último ano de minha residência, minha clínica externa estava cheia de pacientes idosos. Quando eu não sabia algo sobre seu tratamento, pedia ajuda. Mas, até entre nossos notáveis professores, ninguém sabia muito sobre as necessidades específicas de meus pacientes mais velhos. Decidi dar minha palestra do terceiro ano sobre demência, um tópico que recebera pouca atenção, mesmo sendo vista o tempo todo, especialmente no hospital. A palestra foi boa, e, antes de perceber, o que começou como cumprimento de uma exigência da residência se transformou em uma apresentação que fiz por muitos anos.

A primeira e mais assustadora dessas palestras para grandes grupos ocorreu no encontro anual da American College of Physicians. Fui convidada por causa do meu tópico. Tendo lido os principais estudos, bem como incontáveis artigos menores sobre demência, formulei um modo coerente de pensar e lidar com essa condição comum e perturbadora, qualificando-me como especialista, pelo menos dentro dos círculos de medicina clínica. Este não seria o caso com a maioria das condições tratadas por internos e outros clínicos de cuidados primários para as quais já existiam especialistas verdadeiros, com anos de tratamento de pacientes e pesquisas em seus currículos. Eu me sentia uma fraude até que as pessoas começaram a fazer perguntas. Esse público reconheceu que não sabia o que realmente precisava saber para tratar bem de pacientes com demência. Sabia-se menos sobre demência naquela época — e muitas pessoas ainda acreditavam que a senilidade era uma parte normal da velhice —, mas havia um sentimento difundido de que nosso treinamento não nos preparou eficazmente para lidar com essa condição comum.

Eu ainda não havia nem passado nas provas finais na época, mas de repente era especialista. Claramente, havia uma grande necessidade de informações e especialidade sobre o envelhecimento.

Depois da residência, fiz um ano extra de treinamento na UCSF no novo programa de *fellowship* em medicina geral destinado a preparar jovens médicos para cargos de professores. O diretor do meu programa me disse para escolher uma especialidade na qual quisesse ganhar mais conhecimento e sugeriu dermatologia, ginecologia, reumatologia ou ortopedia. Eu propus o foco na geriatria e, para minha surpresa, ele aceitou. Ainda melhor, enviou-me para a conferência anual de geriatria da UCLA com tudo pago — uma coisa maravilhosa para alguém que ganhava 33 mil dólares por ano apesar dos doze anos de educação superior e treinamento. Mas não foi por isso que a conferência mudou a minha vida. Até aqueles cinco dias eu não havia compreendido totalmente como a geriatria se diferenciava de todas as outras especialidades médicas e por que essa diferença era importante na vida das pessoas à medida que envelheciam. Eu disse cinco dias, mas na verdade tive um momento de esclarecimento.

Deixe-me estabelecer o contexto: um hotel genérico de negócios, um salão grande cheio de mesas e cadeiras, sem janelas, uma conferência com poucos intervalos, pouco ou difícil acesso a água e comida. No meio da manhã e no meio da tarde, meu estômago roncava e meu cérebro parecia flutuar. Muitas pessoas pulavam algumas sessões para se exercitar, fazer compras ou encontrar amigos que moravam por perto. Mas não eu, não com o dinheiro do meu querido chefe. Não importava que esse hotel em específico ficasse na praia, ou que a temperatura média em Los Angeles naquela semana estava por volta dos 21°C. Compareci a todas as palestras. Minhas únicas oportunidades de ar fresco aconteciam bem cedo pela manhã, durante os intervalos de dez minutos e depois que escurecia. Nunca aprendi tanta coisa interessante e relevante para o tratamento de pacientes em tão poucos dias.

No meio da semana, na metade de outro dia longo, um membro do corpo docente da UCLA, barbado e vestindo calças brancas, foi até o púlpito. O tópico do Dr. Ken Brummel-Smith estava listado no programa como *Reabilitação*. Aprendi quase nada na faculdade e na residência sobre medicina de reabilitação, e a UCSF não tinha nem um programa de treinamento nessa especialidade. O Dr. Brummel--Smith começou discutindo as razões mais comuns de os pacientes idosos precisarem de reabilitação: derrames, ataques cardíacos, fraturas, cirurgia e assim por diante. Eu já tinha um senso razoavelmente bom sobre isso, assim como já sabia das mudanças patológicas no cérebro e nos sistemas nervoso e musculoesquelético causadas por essas condições. Esses são os focos da maioria das palestras médicas, mas ele passou direto por isso. E então me surpreendeu.

Em vez de conectar o tratamento à patologia — a única abordagem que eu havia aprendido com qualquer professor em qualquer especialidade em sete anos —, ele se concentrou em descobrir o que a pessoa precisava ser capaz de fazer para ser feliz e estar segura em sua vida cotidiana individual. Explicou que o que o paciente precisava da reabilitação, e do tratamento médico em geral, dependia em grande parte de suas respostas a essa pergunta. Igualmente contrário ao ensinamento médico normal, ele nos disse que, até quando não conseguimos restaurar o corpo completamente, muitas vezes podemos consertar um problema para que o paciente possa fazer o que precisa ser feito apesar de suas habilidades comprometidas. Às vezes, isso requer uma mudança no modo como faz as coisas, mover móveis, usar equipamentos ou uma parte diferente do corpo. Quando se trata da função, que é o que importa para os pacientes, há muitas maneiras de contornar a disparidade entre o que o corpo poderia fazer e o que precisa ser feito. Fortalecer o corpo era essencial, mas era apenas o começo. Para capacitar as pessoas em suas vidas e restaurar sua independência o máximo possível, também era preciso trabalhar seu ambiente, rede social, comunidade, imaginação e adaptabilidade. Parece absurdo para mim agora, mas me lembro de estar sentada em um salão de hotel sem janelas e extremamente frio e pensar: esta é a palestra mais radical, sensível e de mudanças de paradigma que já ouvi. Fiquei embasbacada.

Esse também foi o momento em que percebi que o treinamento médico não desgasta apenas a empatia dos médicos: faz uma lavagem cerebral removendo o senso comum de todos nós.

O termo *geriatria* foi cunhado em 1909 pelo austríaco Ignatz Nascher, médico-chefe dos hospitais da cidade de Nova York. Em sua foto mais amplamente difundida, o pai da geriatria norte-americana parece entroncado, com um rosto redondo e ombros largos. O cabelo grisalho cortado rente emoldura sua cabeça praticamente careca em um semicírculo de orelha a orelha acima dos olhos intensos, lábios cheios e queixo forte. Ele veste um paletó escuro, uma gravata listrada e uma camisa branca bem passada. Parece um empresário.

Escolhendo como modelo aquele outro reino da medicina específico da idade, a *pediatria*, Nascher combinou a palavra grega para velhice (*geras*), relacionada à medicina (*-iatrikos*). Emulando outra especialidade recentemente desenvolvida e já em rápida ascensão, ele esperava que os campos se desenvolvessem juntos. Como argumentou mais tarde em *Longevity and Rejuvenescence*, acreditava que uma palavra e um campo eram necessários "para enfatizar a necessidade de considerar a senilidade e suas doenças como separadas da maturidade" — isto é, separadas da vida adulta. Ele usou a palavra *senilidade* não como uma indicação de demência, mas em seu uso latino tradicional, que significa o estado de ser velho. Nascher também considerou as patologias de doenças distintas do "corpo normalmente em degeneração" do paciente idoso, e distinguiu entre doenças que podem ter complicações na velhice, aquelas que não mudam com a idade e as específicas da velhice.

A crença de que pacientes idosos exigem estudo e tratamento especializado existe desde os tempos clássicos, embora, como observou Pat Thane, uma historiadora da velhice europeia, seus defensores "nunca foram numerosos ou poderosos". Em 1627, o professor médico francês François Ranchin escreveu em *Opuscula Medica* palavras que podem ser proferidas por geriatras até hoje:

> A conservação dos idosos e a cura de suas doenças... foi negligenciada por nossos antepassados e até por autores modernos também. O que foi

escrito sobre a conservação dos idosos e a cura das doenças da velhice é tão ruim e tão improdutivo que temos a impressão não só de que essa parte nobre da medicina não foi cultivada, mas que até mesmo foi completamente suprimida e enterrada.

Como os geriatras atuais, Ranchin descreveu as manifestações das doenças gerais em idosos, os efeitos do próprio envelhecimento e os distúrbios específicos em adultos mais velhos. E, como os pacientes idosos de hoje, os daquela era tinham pouco ou nenhum conhecimento ou contato com os pequenos números de médicos focados na velhice. "Na maior parte do tempo registrado", relata Thane, "nenhum comentário filosófico ou médico sobre a velhice (uma pequena proporção da amplitude total do discurso médico) realmente tocou as vidas da maioria dos idosos".

Isso começou a mudar na Europa em meados do século XVIII. Com os avanços na patologia e na microbiologia, particularmente na França e na Itália, a *gérocomie* se tornou uma área bem definida da especialização médica. Em meados de 1800, todo o ensinamento médico em Paris incluía seções dedicadas a pacientes idosos. O ímpeto para essa pesquisa especializada em geriatria veio das *casas de repouso*, instalações residenciais para pessoas pobres e mentalmente doentes onde adultos idosos frágeis demais para continuar trabalhando geralmente viviam os últimos anos de suas vidas. Inicialmente, patologias de órgãos específicos visivelmente relacionadas à idade chamaram mais a atenção, enquanto os avanços patológicos da época contribuíram pouco para novas terapias. A medicina podia fazer pouco para as condições que regularmente debilitavam e matavam idosos, como a pneumonia, o câncer e as doenças neurológicas, embora a nova atenção a pacientes frágeis revelasse os danos de práticas de longa data, incluindo a sangria e a indução do vômito. Avanços em tratamentos mais tarde, no século XIX, introduziram cirurgias para ossos quebrados, remoção de cataratas e o uso da planta dedaleira para condições cardíacas.

Na virada do século XIX na França, aquilo que um dia foram "casas de repouso" de custódia exclusiva foi transformado em instituições médicas para cuidado, ensino e pesquisa, muito parecido com os hospitais públicos de hoje. Os idosos não eram os únicos residentes, mas eram numerosos, e os médicos, vendo os grandes números de adultos e idosos, começaram a requisitar o reconhecimento da velhice como uma fase distinta da vida e a especialização em *médecine des vieillards*. Ainda assim, apesar do estabelecimento de muitas outras novas especialidades na época, a geriatria só se tornou um campo médico oficial na França um século depois.

Na maioria dos países, até o status oficial não levava ao reconhecimento da geriatria ao lado da pediatria e da medicina adulta. Nos Estados Unidos, no início da década de 1900, Nascher lamentou a falta de palestras sobre idosos nas faculdades de medicina; em 2019, todas as faculdades tinham palestras, mas apenas uma pequena minoria exigia estágio em geriatria. Em Harvard, há muito tempo a principal faculdade de medicina do país, a primeira palestra de geriatria foi dada em 1942, mas quando a faculdade lançou seu currículo mais recente em 2015, ele incluía estágio clínico obrigatório em pediatria, obstetrícia e cirurgia, mesmo que a maioria dos médicos não trate crianças, acompanhem gravidezes ou realizem cirurgias quando terminam a faculdade. Mas não incluía geriatria, embora a maioria dos médicos trate de pacientes idosos e muitos o façam com frequência. No ano seguinte, o novo currículo da UCSF aumentou em seis vezes o curso de geriatria. Isso parece transformador, exceto que passamos de 4 para 27 horas em mais de 4 anos enquanto continuamos a definir *normal* e *patológico* a partir de padrões adultos e mantemos a geriatria como uma experiência clínica opcional. Há tantas maneiras de comunicar a insignificância relativa de uma categoria inteira de seres humanos.

Em 1940, quando Nascher listou a geriatria em um questionário, foi informado de que não era uma especialidade reconhecida. Hoje, quando preencho formulários online com campos que pedem minha especialidade, a geriatria raramente é uma das opções, uma realidade análoga à experienciada por muitas pessoas mais velhas que procuram emprego e tentam inserir sua data de nascimento e só encontram opções que começam anos ou décadas depois de seu nascimento. Basicamente, a geriatria é para a medicina o que a velhice é para a sociedade. Isso tende a incomodar menos os geriatras do que você pode imaginar, talvez porque saibamos que estamos firmemente fixados em um patamar moral mais alto. Como explicou o geriatra britânico Trevor Howell, a geriatria é "uma reação contra a crença de que depois dos 60 anos um paciente é velho demais para ser medicamente interessante ou terapeuticamente recompensador".

Quase 25 anos depois de meu momento de esclarecimento em Los Angeles, o treinamento e a assistência médica incluíram mais das lições que eu aprendi naquela conferência — mas não tantas. Isso estabeleceu um círculo vicioso em que os geriatras se concentram nos idosos mais velhos, frágeis e negligenciados, uma abordagem que faz a especialidade parecer limitada em comparação à pediatria ou à medicina adulta, e essa restrição autoimposta, por sua vez, facilita o desprezo da geriatria. Como resultado, poucos médicos sabem muito sobre o envelhecimento, e é provável que a assistência médica prejudique e mate idosos de maneiras e em números muito além dos relatados. Afinal de contas, as pessoas raramente ficam surpresas quando um idoso doente morre.

DISTÂNCIA

O e-mail urgente chegou às 15h de uma terça-feira vindo de um ex-colega do ensino médico sobre o qual eu não tinha notícias há décadas. A mãe de Allan, com 81 anos, fora hospitalizada e seu pai estava desabando. Seus pais ainda moravam em São Francisco, embora há tempos ele se mudara para L.A., onde tinha uma vida atribulada que incluía uma carreira de muita pressão, uma esposa e dois filhos. Sua irmã mais nova vivia do outro lado do país. Apesar de sua formação em Stanford e seu sucesso profissional, buscas na internet e uma ligação para o médico de cuidados clínicos primários de seus pais, Allan não tinha ideia de como lutar com o fato de que a situação de moradia de seus pais não fazia sentido, o tratamento de sua mãe parecia estar mais prejudicando do que ajudando e que claramente havia algo muito errado com o seu pai também.

Normalmente, e-mails como esse vão para nossa LISTSERV: "Alguém conhece um geriatra em El Paso, Boise, Iowa City, Athens, Shcenectady, Santa Rosa..." Essas perguntas vêm de amigos, parentes, conhecidos, completos estranhos que nos encontram na internet, colegas em outras especialidades. Em festas, conferências, escolas e academias, as pessoas dizem: "Posso fazer uma pergunta sobre minha mãe/meu pai/meu marido/minha irmã/eu mesmo?" Elas vêm de todo o mundo e de todos os lugares, porque a maioria das pessoas envelhece, e ninguém consegue a ajuda e o cuidado fácil e confiável de que precisam para seus pais, parceiros, cônjuges ou amigos envelhescentes.

A experiência de Allan é a regra. Depois de desenvolver um novo problema relativamente pequeno e tratável, sua mãe recebeu uma dose de um remédio adequada para uma mulher de meia-idade. Os efeitos colaterais a levaram ao hospital, onde outros eventos adversos seguiram: uma infecção no acesso intravenoso, uma queda à noite e um braço quebrado. Enquanto isso, com sua mãe hospitalizada, a demência de seu pai, que não fora diagnosticada por anos apesar do cuidado médico frequente, foi desmascarada. A mãe de Allan esteve contemporizando. Seu marido se saía bem o bastante se tivesse uma rotina e ela não queria incomodar ou preocupar seus filhos ocupados.

Allan notou que seu pai, Carl, estava menos esperto do que antes, mas achou que fosse uma parte normal do envelhecimento. Supôs que, se houvesse um problema real, existiria um diagnóstico, o que era uma variação da suposição de sua mãe de que o médico teria feito um diagnóstico oficial de seu marido se algo pudesse ser feito a respeito. Ele também não sabia que muitos médicos consideram apenas remédios, cirurgia, procedimentos e terapias reabilitativas como tratamento. A concepção superlimitada do cuidado priva as pessoas de terapias úteis, às vezes cruciais — de alimentos à fisioterapia, administração de sintomas e cuidadores treinados. Os remédios para demência atuais no máximo interrompem temporariamente a progressão da doença em alguns pacientes, enquanto os chamados tipos de cuidado menos médicos ajudam a todos. Não ter um diagnóstico significava que os pais de Allan não tiveram acesso a muitas estratégias e recursos disponíveis para maximizar a independência, a segurança e o aproveitamento da vida de Carl. Ele também perdeu a chance de fazer certas coisas enquanto ainda podia, desde uma viagem muito esperada para o Alasca com seus netos até a reavaliação de suas situações de moradia e financeira para garantir que seu cuidado não ameaçasse a saúde de sua mulher ou a deixasse sem recursos para suas próprias necessidades à medida que envelhecesse. Também significava que sua família não teve a oportunidade de planejar com antecedência as crises como a que enfrentavam no momento.

No decorrer de vários dias, Allan e eu trocamos e-mails longos. Eu lhe disse quais perguntas fazer aos funcionários do hospital sobre sua mãe e quais instalações de assistência à vida poderiam satisfazer as necessidades de seus pais, e enviei para ele links para materiais sobre demência, quedas, cuidados e planejamento financeiro. Também encaixei seus pais em nossa clínica geriátrica. Eles se mudaram pouco tempo depois, e sua nova comunidade forneceu a eles o suporte prático de que necessitavam e uma nova versão da vida social ativa da qual sempre gostaram. Embora preferissem ficar em sua própria casa, toda a família ficou aliviada pela situação de moradia mais segura e o tratamento médico menos prejudicial. Mas a maioria das pessoas não conhece um geriatra e não pode pagar pela assistência de vida exclusiva. Riqueza e conexões pessoais não deveriam ser exigidas para que idosos e suas famílias obtenham o cuidado necessário.

Yolanda tinha três filhas, todas com nomes começando com a letra C. Eu vi Cinnamon apenas uma vez. Interagi com Charrdannay, que morava em outro estado, regularmente por telefone, e nunca tive notícias de Candy, a terceira que morava há poucas horas de distância, apesar de Charrdannay deixar claro que ela e Candy eram muito próximas. Depois de um tempo, suspeitei que as irmãs devem ter feito algo incrivelmente útil para um médico ocupado: designar uma única pessoa como intermediária entre a família e a equipe médica.

Uma semana antes, a enfermeira visitante que indicara Yolanda para nosso atendimento clínico domiciliar ligou para perguntar se Yolanda poderia pular algumas posições em nossa lista de espera. Depois de sua primeira visita, a enfermeira denunciou o caso de Yolanda para o Adult Protective Services (APS — algo parecido com a Assistência Social para Pessoas com Deficiência, Idosas e suas Famílias), mas aparentemente, com "uma filha presente", Yolanda negou qualquer problema. Como a APS, ao contrário do serviço de proteção ao menor, não pode intervir contra os desejos de um paciente na Califórnia, a história acabou por aí.

146 // ALÉM DA ENVELHESCÊNCIA

"Eu sei que elas trabalham bastante", disse-me a enfermeira, "mas é de se pensar o quanto estão realmente se esforçando".

Meu GPS me levou a um complexo de moradias públicas que eu conhecia bem pelas corridas e por levar o cachorro para passear. Era perto de um parque em um bairro exclusivamente residencial de casas pós-modernas decoradas no estilo Arts & Crafts. Toquei a campainha e nada aconteceu. Toquei novamente e não a escutei, então bati. Cinnamon abriu a porta. Ela tinha a pele lisa e manchas escuras sob os olhos. Não disse oi nem se apresentou, apenas apontou um corredor estreito e uma curva virando o pulso.

Na entrada, já percebi o fedor. Dentro era ainda pior. Eu não precisava que me dissessem onde estava minha paciente; bastava seguir meu nariz.

Cinnamon mal se mexeu, eu tive que virar de lado para passar por ela. Havia uma cozinha minúscula à direita, uma sala maior em frente com um sofá, uma TV e panos roxos pendurados sobre as janelas.

Senti Cinnamon me observando enquanto seguia meu caminho pela escuridão lavanda do que deveria ser a sala de estar, tentando notar qualquer informação clinicamente útil enquanto fingia não ver nada. Caminhando pelo segundo corredor menor, passei por um banheiro. *Bom*, pensei, *não é longe do quarto.*

O quarto de Yolanda era quadrado com paredes brancas e muito claro. Notei que faltavam cortinas, havia duas camas de solteiro, caixas de suprimentos médicos no parapeito da janela e uma mulher idosa na cama à esquerda, recebendo-me com um largo sorriso branco.

Apertei sua mão. Ela pediu desculpas por não se levantar. Notei suas cobertas sujas e manchadas, seu cabelo despenteado e embaraçado e os locais em que ela obviamente tentou domá-lo sem sucesso. Notei também os suprimentos para feridas, os potes de comprimidos, as embalagens de fast-food e o copo de água vazio e sujo. Não havia uma caixa de comprimidos para organizar seus medicamentos e nenhum cartaz de aviso rosa de Orientações Avançadas na parede, embora a referência de diagnóstico tenha sido *amplo câncer metastático*, então conhecer suas preferências seria essencial em um momento breve, e ela provavelmente não teria condições de comunicá-las quando seu corpo se desligasse. Finalmente, notei Cinnamon apoiada contra a parede do lado de fora da porta do quarto.

Fingi não ver nada disso. Expliquei que era a médica visitante, que tínhamos que preencher a papelada de sempre e que eu precisava fazer algumas perguntas de rotina. Não disse a maioria das coisas que normalmente digo no início de uma visita a um novo paciente para deixar claro que meu cuidado não seria restrito a doenças, mas mantive nossa conversa chata e padrão até que ouvi a porta da frente bater com a partida de Cinnamon.

Mais tarde naquele mesmo dia, ao telefone, Charrdannay me disse que Cinnamon pegou o dinheiro da previdência social de sua mãe para comprar cigarros e drogas. Disse que estava muito preocupada com sua mãe, mas morava do outro lado do país, tinha um emprego de período integral, três filhos e seu marido fora enviado para o exterior. Candy estava mais próxima, mas seu marido estava morrendo e ela estava sobrecarregada. Nenhuma delas conseguia se livrar do que tinha para fazer, e a irmã não era de confiança.

Quando tive certeza de que Cinnamon havia saído, perguntei a Yolanda o que mais a incomodava. "As fraldas", disse ela.

Esperei. Pelo cheiro no apartamento, eu achava que sabia por que elas eram um problema, mas aprendi do pior jeito a não fazer suposições. Pessoas diferentes se incomodam de modos diferentes com as fraldas adultas, com reclamações que variam de puramente físicas a existenciais.

"Elas não duram o quanto deveriam", disse ela.

Pedi para ver uma, olhando por cima de meu ombro direito em direção às caixas empilhadas no parapeito da janela. Nenhuma fralda. Yolanda levantou suas cobertas e revelou uma fralda extremamente amarela e totalmente ensopada. Os lençóis também estavam molhados e manchados. Parecia que ela estava com a mesma fralda há pelo menos dois dias.

"Cin deve trazer algumas novas quando voltar", disse.

"Foi para isso que ela saiu?"

Ela balançou a cabeça. "Eu peço, mas ela normalmente acaba comprando cigarros."

Tentei manter minha expressão neutra enquanto debatia internamente se era melhor exibir meu choque, horror e empatia ou agir de forma indiferente, na esperança de minimizar a vergonha de Yolanda e permitir que ela continuasse protegendo a filha. Eu tinha quase certeza de que ela priorizaria seus instintos maternos a seu próprio bem-estar.

Às vezes, em uma consulta domiciliar, eu repasso o histórico completo e faço um exame físico total com certa facilidade. Em outras, um problema tem prioridade — falta de ar, por exemplo, ou um derrame, um osso quebrado, um ferimento infeccionado, febre alta ou pressão sanguínea alta ou baixa demais. E às vezes eu acho que descobri um problema urgente apenas para perceber depois que existem vários. Quase sempre na última circunstância, os problemas são apenas parcialmente "médicos" na definição limitada e tradicional que minha profissão faz desse termo.

148 // ALÉM DA ENVELHESCÊNCIA

Durante a hora que passei com ela naquele dia, Yolanda sorriu e deu risadas com frequência, embora tivesse diversos problemas médicos, incluindo o câncer de mama metastático, ferimentos abertos no peito onde o tumor crescera e atravessara a pele, hipertensão perigosamente alta, úlceras de pressão em seu osso sacro e nos quadris por ficar deitada na cama, incontinência (estava fraca demais para caminhar até o banheiro) e perda de peso significativa. Tais problemas "médicos" raramente, ou nunca, estão totalmente separados de seus contextos sociais, políticos, econômicos e culturais.

Yolanda era o que chamamos de "duplamente qualificada", uma paciente com Medicaid e Medicare [programas de assistência à saúde dos Estados Unidos]. Ela precisava dessas assistências sociais porque, apesar de trabalhar seis ou sete dias por semana ao longo de quase cinquenta anos, continuou pobre. Formara-se no ensino médio, mas o pouco estudo em sua terra natal, o Alabama, e as poucas oportunidades de emprego que teve como mulher negra em meados do século XX pagavam pouco e não tinham benefícios. Esses novos benefícios não resolviam todos os seus problemas, mas forneciam assistência médica, medicamentos e suprimentos. Mas, como tinha Medicaid, apenas alguns médicos a tratavam. E como o sistema de seguro-saúde reembolsa generosamente a quimioterapia; oferece pouco as conversas sobre valores, metas e desejos do paciente para o seu tratamento de fim da vida; e não repõe nada do tempo que um médico passa descobrindo como obter fraldas e uma cadeira com vaso sanitário para seu paciente com câncer em estágio terminal que trabalha para resolver os desafios cabeludos de sua família, Yolanda fez com frequência quimioterapia aparentemente inútil com um médico local, mas não recebeu nada que pudesse ter melhorado as semanas ou meses que lhe restavam de vida.

Eu disse a ela que o Medicaid pagaria pelas fraldas e eu poderia conseguir que fossem entregues a ela. Yolanda me olhou como se eu tivesse dito algo que ela não conseguia entender ou como se fosse uma piada. "Sério?", disse ela em uma voz fraca. "Sério", respondi, e ela riu prazerosamente surpresa.

Prosseguimos para o restante de seu exame físico e "queixas" — a palavra médica oficial para problemas que um paciente quer discutir com seu médico. Os ferimentos estavam feios, e parecia improvável que conseguíssemos contar com Cinnamon para cuidar deles duas vezes por dia. Yolanda precisava de um tratamento diferente, algo que uma enfermeira visitante pudesse fazer algumas vezes por semana.

Antes de sair, falei a Yolanda que a enfermeira e eu cuidaríamos dela juntas e que em um primeiro momento a verificaríamos várias vezes na semana para resolvermos a questão de seu medicamento e ferimentos.

Ela não estava morrendo ativamente, mas estava no estágio em que tudo pode acontecer. Eu precisava saber se ela queria ir para o hospital se ficasse doente ou se preferia ficar em casa, se entendia tudo o que a casa de repouso oferecia, e se estava pronta para isso. Dadas as circunstâncias, havia também uma questão de ela querer ficar em seu apartamento ao ficar mais fraca e doente ou se mudar para algum outro lugar com uma equipe de enfermeiras treinadas ou uma casa de repouso. Fiquei relutante em dar prosseguimento no dia em que nos encontramos e com ela deitada em uma fralda molhada e fria. Em seu lugar, aquela realidade terrível poderia influenciar minhas escolhas. Eu queria que Yolanda tivesse a oportunidade de pensar em suas opções quando estivesse fisicamente confortável.

Ela segurou minha mão. "Obrigada, querida", disse. "Volte sempre."

Quando voltei para o consultório naquela tarde, nosso coordenador disse que a filha de Yolanda telefonara. Isso me surpreendeu até que fiz a ligação e Charrdannay atendeu o que obviamente era seu telefone do escritório.

"É pior do que pensávamos", disse ela depois que descrevi minha visita. Ainda assim, ela pensou no que sua mãe poderia querer ou não com a aproximação de sua morte. Sua abordagem de tudo parecia certa, dado o inevitável.

"Você discutiu isso com ela?", perguntei. Na época da escola, eu teria cruzado os dedos.

"Não muito."

Droga. "Você poderia fazer isso?", fiquei tentada a prender a respiração.

"Sim. Claro. Vou tentar, de qualquer forma…"

Falamos sobre meus planos para os cuidados de sua mãe. "Se você quiser vê-la…", comecei a falar, seguindo em direção do que parecia ser o final de nossa conversa.

Mais uma vez, nossas mentes foram para a mesma direção. "Eu estava pensando… talvez eu possa pedir que uma amiga cuide das crianças, e vá até aí por um ou dois dias. Deixarei um recado se conseguir. Além disso, temos algumas economias aqui. Não é muito, mas falei com o meu marido. Se ajudar minha mãe, posso enviar o dinheiro. Basta me dizer para onde."

Quando me pedem a receita para uma boa velhice, geralmente dou uma lista: bons genes, boa sorte, dinheiro suficiente e um filho bom, geralmente uma filha.

Em um encontro do instituto de pesquisa em bioética do Hastings Center chamado Living Well, Dying Well, Joanne Lynn, uma importante geriatra, pesquisadora da velhice e defensora das políticas de envelhecimento, disse algo similar: "E em nosso sistema atual… a não ser que você tenha três filhas ou noras, você deveria considerar que será um idoso em uma casa de repouso." Nessa mesma palestra, ela ofereceu um motivo de estarmos nos saindo tão mal coletivamente: temos um sistema que foi criado cinquenta anos atrás para uma época em que "ficávamos doentes e morríamos — tudo em uma frase e em apenas alguns dias ou semanas". As coisas mudaram. Hoje, as pessoas morrem na velhice por doenças crônicas depois de conviver com deficiências por uma média de dois a quatro anos, e sem qualquer sistema de cuidados confiável.

VALORES

Quando digo a alguém o que faço da vida, geralmente há uma de duas reações. Ou o rosto da pessoa se contorce como se tivesse acabado de sentir um cheiro horrível ou me elogiam por minha dedicação altruísta a uma causa importante. As da primeira reação geralmente se apressam para mudar de assunto; muitas da segunda me dizem, logo de cara ou por uma implicação por meio de elogios excessivos e admiração, que sou uma santa. Essas respostas aparentemente opostas são, na verdade, iguais. Ambas implicam que o que faço é algo que ninguém normal faria.

Na verdade, em estudos de satisfação na carreira médica, os geriatras sempre ficam em primeiro. Há muitas razões para que os médicos que se especializam no tratamento de pacientes idosos sejam, em geral, mais felizes e realizados. Se escolhemos fazer algo que está no extremo inferior do espectro do prestígio, poder, respeito e renda em uma profissão em que todos os quatro são possíveis, é possível que façamos isso por razões que deem sentido à vida: a causa nos interessa e nos inspira, acreditamos nela e ela nos dá prazer. Ou seja, fazemos por amor.

As reações das pessoas à minha escolha de profissão (até à palavra *geriatria*) demonstram nossos valores sociais. A medicina, chamando a si mesma de ciência enquanto faz escolhas baseadas nesses mesmos valores, prioriza quase universalmente o que é consertável e o que "vale a pena consertar" ao que é visto como nenhuma dessas opções.

Muitas das melhores inovações geriátricas — cuidados paliativos, transições (de casa para o hospital para a casa de repouso e todas as variações possíveis), multimorbidade, cuidados domiciliares, hospitais não hostis com idosos — tornaram-se parte da cultura médica geral. Para alcançar esse status, a maioria se distanciou de suas origens geriátricas. Não associá-las à velhice aumenta sua atração. Às vezes, isso acontece porque são úteis a muitos tipos de pacientes; outras vezes, a mudança atende ao etarismo. Mas talvez as coisas estejam começando a mudar. Um artigo recente recorreu ao livro *Faça Acontecer*, de Sheryl Sandberg, defendendo a mudança da conversa do que os geriatras (e os idosos) *não são* para o que eles *são*. Isso me pareceu não só um bom marketing, mas a base de todas as campanhas de direitos civis que mudam o foco do que certas pessoas não podem fazer para o que já estão fazendo e tudo o que poderiam fazer se tivessem permissão.

Há muito tempo, a geriatria parece uma pequena religião. Nós, crentes, somos fervorosos, e todo o resto acha que somos insignificantes, que vivemos à margem. Acreditamos que sabemos a verdade, mas os outros não veem assim. Quando ensino comunicação a alunos de medicina, digo a eles que, quando a maioria das pessoas não entende sua mensagem, é provável que o problema não esteja no público, mas em quem explica e na explicação. Se à medida que os Estados Unidos envelhecem — os baby boomers estão entrando na velhice legal a uma taxa de 10 mil pessoas por dia — o campo da medicina dedicado à saúde de adultos idosos permanece pequeno, não deve haver dúvidas de que a geriatria está fazendo algo de errado. A melhor pergunta é: como mudamos nossa abordagem para garantir que os idosos de todas as idades e passados fiquem saudáveis o máximo possível e recebam uma boa assistência médica quando precisarem dela?

Em sua introdução ao clássico de 1914 de Nascher, *Geriatrics* [sem publicação no Brasil], o renomado pediatra Abraham Jacobi pergunta: "E por que é que o crescente interesse em muitos dos ramos da ciência e da prática médica não foi estendido igualmente às doenças da velhice?" A minoria dos clínicos que prestam atenção às necessidades especiais de pacientes idosos tem feito perguntas similares há séculos. Jacobi também forneceu uma resposta: "A causa dessa negligência deve ser procurada na atitude mental geral em relação aos idosos."

Nascher foi mais específico: "Até que receba a atenção digna de sua importância, e soubermos mais sobre as mudanças metabólicas durante o período de declínio, devemos recorrer ao empirismo no tratamento de doenças na senilidade." Ou seja, como não estudamos os idosos, não entendemos sua fisiologia única, e como não temos o conhecimento essencial, não podemos oferecer aos pacientes idosos os tratamentos direcionados a eles como os oferecidos aos mais jovens. Consequentemente, o tratamento de pacientes idosos era baseado em observações grosseiras, não estudos, e os médicos não sabiam por que algumas estratégias funcionavam e outras não.

Nascher também abordou a suposta fonte dessa "atitude mental", usando uma linguagem que engloba perfeitamente o sentimento de muitas pessoas hoje em dia, incluindo médicos:

> Percebemos que, para todos os propósitos práticos, as vidas dos envelhecidos são inúteis, e que eles geralmente são um fardo para si mesmos,

para sua família e para a comunidade em geral. Sua aparência normalmente é antiestética, suas ações são censuráveis, sua própria existência muitas vezes é um pesadelo para aqueles que, no espírito da humanidade ou do dever, assumem o cuidado do idoso... Existe... uma relutância natural de se esforçar por aqueles que são economicamente inúteis e devem permanecer assim, ou lutar contra o inevitável, embora haja a possibilidade de sucesso momentâneo, ou de dedicar tempo e esforço a um campo tão infrutífero quando ambos podem ser usados em maior vantagem material em outros campos da medicina.

Como acontece com frequência hoje em dia, Nascher confunde a velhice extrema como se fosse o todo dessa fase da vida e enfatiza os traços negativos de uma minoria de idosos, enquanto falha em mencionar qualquer aspecto positivo bem documentado da maioria. Sua perspectiva também deriva de uma crença, igualmente prevalecente hoje, de que "afinal de contas, o prolongamento da vida é o objetivo e a meta dos esforços do médico". Uma das características distintivas dos geriatras modernos em geral, e certamente desta que vos fala, é que acreditamos que o objetivo e a meta da medicina seja a otimização da saúde e do bem-estar — independentemente do que isso signifique para um paciente específico. Às vezes, isso inclui o prolongamento da vida, e outras, não.

As pessoas dizem que os idosos reclamam demais. Mas todos falamos sobre as nossas vidas. As pessoas que acabam de ser pais falam sobre bebês, pais de adolescentes falam sobre adolescentes. Pessoas que trabalham discutem o trabalho. Pessoas mais ativas falam de sua vida atribulada, e aquelas com vidas mais pacatas falam dos detalhes e ritmos de seu pequeno mundo. Pequeno é menos ou é só menor? Natureza morta é arte mesmo quando não é uma grande pintura da vida humana?

Se os idosos falam mais sobre seus corpos, é em parte porque o que o corpo velho faz ou não faz, sobre o que ele grita ou no que insiste, tornou-se mais proeminente em suas vidas. Conforto e habilidades, medíocres ao ponto da inconsciência na juventude para a maior parte das pessoas, requerem atenção, esforço ou o reconhecimento da impossibilidade. O relacionamento entre pessoa e corpo muda ao envelhecermos.

O desaparecimento gradual de certas atividades do primeiro plano para o intermediário, e depois para o plano de fundo durante a vida humana, não ocorre apenas por causa da biologia. Ocorre também porque vivemos em um mundo projetado para os jovens e pessoas de meia-idade, em que um idoso geralmente precisa de conselho ou de ajuda porque ninguém o levou em consideração durante o planejamento do mundo. Todos reconhecemos as transformações corporais da idade e, mesmo se não pudermos explicá-las totalmente, conseguimos entendê-las como o produto dos genes e escolhas, da sorte e do uso repetitivo. Mas qual parte muda de interesses potencialmente concorrentes de primeiro plano para o plano de fundo? Examinamos objetiva e atenciosamente seus contribuidores? Consideramos, junto da debilidade, da escolha e dos traços de caráter, que uma razão de os lamentos corporais se apresentarem com tanta frequência é que temos removido sistemática e estruturalmente — por razões de intenção tanto benevolentes quanto nefastas — os idosos do mundo mais amplo e o mundo mais amplo das vidas dos idosos?

Ao contemplar o que a medicina é e deveria ser, seja para pacientes idosos ou mais jovens, prefiro as famosas palavras do juramento hipocrático original: *curar algumas vezes, aliviar muitas vezes e consolar sempre*. Mas Nascher e eu concordamos em algumas das razões que fazem o cuidado de adultos idosos tão interessante e recompensador. Quando uma fase da vida é considerada difícil, e quando, além disso, o grupo que atualmente vive essa fase é negligenciado, menosprezado e difamado, as oportunidades de aliviar o sofrimento e fazer uma diferença verdadeira são inúmeras. Assim como um paciente idoso desidratado pode passar de parecer estar à beira da morte a ter uma aparência basicamente normal depois da infusão de meio saco de fluidos intravenosos, eu também posso fazer uma diferença significativa na vida da maioria dos idosos com um oi afetuoso ou um interesse sincero em conversar com eles. Deveríamos fazer mais do que isso.

Como os pacientes idosos estão quase no fim cronológico de suas vidas, a maioria das decisões médicas, e de muitas outras áreas também, recorre a grandes problemas, mistérios e questões de vida e morte. Na geriatria, é muito mais difícil reduzir a assistência médica a uma doença ou órgão. A maioria das doenças também levanta questões existenciais. Isso pode muito bem ser o que algumas pessoas mais detestam. Em um mundo em que infecção = antibióticos e tecido necrosante = remoção cirúrgica, as grandes questões irrespondíveis da existência podem inspirar paixão e curiosidade em alguns e sentimentos de angústia e desamparo em outros.

O que os médicos escolhem fazer de suas carreiras pode depender em parte de sua tolerância à ambiguidade e complexidade e de seu interesse em questões que se prestam tanto à filosofia, à psicologia e à sociologia quanto à ciência e à estatística. Em certas especialidades, o trabalho mais determinante e demorado acontece de fato ou basicamente sem o paciente. Esses médicos observam tecidos e imagens de pessoas que não estão presentes ou fornecem a maioria de seus cuidados com o paciente inconsciente. Isso é ótimo, se eles gostarem disso, mas não é como eu gostaria de passar meu tempo. Prefiro conversar com os pacientes e trabalhar com eles, suas famílias e cuidadores. Muitos pacientes idosos têm diversos problemas médicos com implicações funcionais e sociais, o que aumenta a variedade e riqueza de conversas que inevitavelmente tocam em questões de significado, propósito e identidade. Considero essas discussões interessantes, únicas a cada paciente, e um modo significativo de passar meu tempo. Nem todos concordam. Um estudo recente das perspectivas de alunos de medicina sobre pacientes idosos citou um estudante do quarto ano dizendo que os médicos "supõem que, quando um idoso chega, haverá uma tonelada de problemas e será complicado lidar com todos eles". O aluno não mencionou que é complicado lidar com esses problemas porque o sistema de saúde não é estruturado para isso.

A parte mais difícil do tratamento de um paciente de qualquer tipo é lidar com os aspectos mais intrincados do que significa ser humano. Mas pergunte às pessoas sobre sua experiência de vida mais significativa, desafiadora e digna, e a maioria citará as mesmas partes difíceis, desde criar os filhos à morte de um ente querido. E difícil não é, em si, uma coisa ruim. Ruim é quando, pela evitação, julgamento, tradição ou negligência, falhamos em fazer nosso melhor ao lidar com problemas que afetarão quase todos nós no fim das contas, direta ou indiretamente. A vida seria muito melhor e mais rica para todos nós se a sociedade cuidasse de um idoso de 92 anos pelo simples fato de ele ser um ser humano, e nós nos importarmos com seres humanos.

Compare a visão do aluno de medicina citado sobre os pacientes idosos serem "complicados" com a da cirurgiã britânica Marjory Warren no fim de seu treinamento. Tendo que enfrentar toda uma ala de idosos acamados, ela não se desesperou nem fugiu. Viu necessidade e injustiça, e sua resposta foi subverter, inovar e transformar. O impacto de seu trabalho permanece visível por toda a parte da medicina atual, mas os preconceitos que o inspiraram permanecem.

Para cada um dos meus pacientes, ainda que conhecê-los e tratá-los inclua tristeza e frustração, há também, até o fim, evidências de uma poderosa humanidade. Às vezes isso toma a forma de coragem ou humor, e outras, se manifesta como raiva ou até fúria. Sua ira pode ser de longa data, não relacionada a circunstâncias atuais, ou pode ser exatamente o oposto, em resposta ao que suas vidas se tornaram. É lá, em como construímos as circunstâncias da velhice — do homem de 68 anos que quer trabalhar menos, mas ainda quer trabalhar e talvez tentar algo que não ousou antes, até a mulher centenária que não consegue ver, ouvir ou se mover tão bem quanto gostaria —, que o mundo nos oferece tantas oportunidades de criar uma velhice de que precisamos e não a que tememos.

Por muito tempo, quando as pessoas me perguntavam por que me tornei geriatra, eu lhes respondia de uma destas formas:

"Não foi proposital", era a frase de abertura de uma história.

"Eu pisei na bola", começava outra.

"Eu simplesmente adorava pacientes idosos", era o início da terceira.

Cada resposta era verdadeira, mas mesmo juntas não contavam a história toda. Há tantas razões boas que fica difícil de saber por onde começar. Como muitas pessoas acreditam que lidar com pacientes idosos é mais difícil ou menos agradável e recompensador do que lidar com os jovens, eu geralmente conto a história de um sábado à noite — ou, melhor, uma madrugada de domingo — em que eu estava de plantão para os atendimentos de clínica geral. Era um plantão remoto — o que significa que eu carregava um pager comigo à noite e nos finais de semana, e respondia a chamadas que variavam de refil de medicamentos a doenças graves que necessitavam de ambulâncias e transferências para médicos no pronto-socorro.

Eu dormia profundamente por volta das 2h da manhã quando meu pager tocou. Liguei meu abajur, esfreguei os olhos para acordar e liguei para a operadora do pager. Ela me deu os detalhes do paciente, e o que mais chamou atenção era que ele era um homem saudável de 22 anos de idade que saiu para dançar e estava reclamando de dor no ombro. Liguei para o número que ela me deu e me identifiquei como a médica plantonista.

"Ah, oi, doutora", disse ele. "Como vai?"

"Bem, obrigada", respondi, imaginando se as gentilezas no meio da noite significavam que a dor não era tão ruim no fim das contas ou só indicava estoicismo e educação. "Ouvi dizer que você machucou o braço. Pode me dizer o que aconteceu?"

"Eu não sei se machuquei, mas com certeza está doendo."

Esperei.

"Eu saí para dançar — é sábado à noite, né!"

Eu murmurei afirmativamente para sugerir que eu ainda poderia ser o tipo de pessoa que saía para dançar em vez de uma mulher apenas dez anos mais velha do que ele que ficava feliz quando podia dormir às 22h.

"A música estava bem animada e, sempre que eu fazia certos movimentos com meu braço esquerdo, o ombro doía bastante."

Comecei a fazer perguntas para determinar quando a dor começou a fim de descobrir como ele se machucou, qual era a lesão e quais passos eram necessários para o diagnóstico e tratamento e para lidar com sua dor. De plantão no meio da noite, minha principal preocupação era se ele precisava ir ao departamento de emergências por causa de um ombro deslocado ou fraturado e, se não fosse nenhuma das duas, criar um plano para controlar os danos até segunda-feira, quando ele poderia ir a uma clínica.

"Eu não caí nem nada do tipo", disse ele. "Não tenho certeza quando isso começou. Talvez um mês atrás?"

Eu pisquei. "Alguma coisa fez com que piorasse esta noite?"

"Hmmm. Eu acho que não. Só que quando eu danço dá pra perceber bem, sabe?"

Ele me acordou para perguntar sobre um problema que tem há um mês que não interferia em suas atividades diárias — nem o impediu de sair para dançar — e não havia piorado. Por um acaso achava que os médicos passam a noite toda acordados esperando alguém telefonar?

Fiz mais algumas perguntas para garantir que eu não tinha entendido errado.

"Bem", disse ele a certo ponto, "eu falei pro meu amigo que estava me incomodando e ele disse que eu devia ver isso, então eu liguei".

Disse a ele que eu não podia fazer um diagnóstico pelo telefone, mas que seu amigo estava certo e ele deveria avaliar e tratar o ombro para que não desenvolvesse problemas crônicos. Acrescentei que a linha do plantão era para emergências e ele precisaria ligar novamente na segunda-feira pela manhã e marcar uma consulta na clínica, mas que eu avisaria seu médico sobre o que estava acontecendo.

Demorei algum tempo para adormecer novamente.

Levanto cedo, então já estava acordada lendo o jornal de domingo quando meu pager disparou de novo por volta das 7h02 da manhã. A pessoa que estava ligando era uma octogenária que acordara cedo e não conseguia usar seu lado esquerdo. Liguei de volta imediatamente.

"Bom dia, doutora", disse ela com uma fala levemente arrastada. "Espero não tê-la acordado. Eu esperei até às 7h, mas eu sei que isso é sério, então achei que como já era de manhã eu precisava ligar."

Confirmei seus sintomas e que estava segura, pedi que a telefonista da emergência enviasse uma ambulância para sua casa, avisando ao departamento de emergências que deveriam esperar uma paciente com várias horas passadas de um grande derrame. Então me sentei com minha xícara de café fria ponderando a falta de sensibilidade do jovem e a consideração da idosa com sua vida ameaçada. Ponderei que, embora eu fosse tratar de adultos maravilhosos de todas as idades, esses dois pacientes eram, de muitas formas, representantes de suas faixas etárias e gerações. Sem dúvidas, eu sabia qual preferia.

A idosa deveria ter ligado antes; sua situação era precisamente o motivo de os médicos fazem plantões. Ainda me lembro dela porque, embora não me conhecesse e apesar de sua crise, ela pensou em mim com preocupação e generosidade. É sempre um prazer lidar com outra pessoa que nos vê não apenas como um meio para um fim, mas como um ser humano digno de gentileza e consideração. Quando pessoas de várias idades são testadas, os adultos mais velhos têm pontuações mais altas em traços como inteligência emocional e sabedoria.

Mesmo assim, o relacionamento médico-paciente não é uma amizade; é trabalho do médico cuidar do paciente, e não o contrário. Pelo menos, esse é o ideal. Na prática, os médicos são humanos, mesmo se às vezes fingimos não ser. Desde o começo, uma das primeiras coisas que me chamou atenção na medicina foi o relacionamento com o paciente, parecia sensível escolher trabalhar com um grupo de pessoas que, no geral, tratavam-me bem e se preocupavam com a qualidade de nosso relacionamento profissional. Do lado do paciente, pode haver mais nessa história, tendo a ver com o abismo entre o que todos esperamos de um médico e o que devemos estar preparados para aceitar. Esse abismo pode ser maior e mais profundo se estivermos em uma categoria de pessoas que frequentemente não são vistas, consideradas ou estão sujeitas ao desprezo.

VERDADE

Em dezembro de 2011, logo antes do Natal, tranquei meu carro e corri uma quadra e meia em direção ao meu destino, uma clínica decadente descendo a rua de um hospital recentemente renovado. Toda vez que meu pé direito atingia a calçada, eu lembrava por que precisava da consulta de podiatria para a qual estava atrasada. Perto da entrada, admirei sua grandiosidade desgastada: paredes semicirculares afuniladas se estendiam como braços abertos em torno das portas de vidro de correr, e uma calçada em meia-lua se esticava até a silenciosa via secundária.

Foi então que notei uma mulher de pé no meio-fio. Ela apoiara sua bengala no andador e olhava em direção à avenida próxima com os olhos semicerrados. Era mais ou menos 16h30; eu pedi a última consulta do dia para o meu pré-operatório para que pudesse sair do trabalho o mais tarde possível. A mulher já tinha mais de 80 anos, uma atitude confiante e roupas e cabelos que revelavam uma atenção com a aparência e sugeriam uma vida de classe média. Ela tinha um celular em uma das mãos e parecia estar esperando uma carona.

Quando voltei depois das 17h já havia anoitecido. Mas, se não fosse por seu casaco de inverno cor de caramelo e seu cachecol claro, eu não a teria visto de pé nas sombras, apoiada contra a parede curva. Ela ainda segurava o telefone celular, mas agora seus ombros estavam caídos e seu cabelo bagunçado por uma brisa noturna cada vez mais gelada.

Hesitei. De um lado de São Francisco, minha mãe idosa precisava de ajuda com o computador. Do outro, nosso cachorro precisava sair para passear, o jantar precisava ser feito e várias horas de notas sobre pacientes e e-mails de trabalho exigiam minha atenção.

Perguntei se ela estava bem. Quando ela respondeu "Sim", eu esperei. Ela olhou para a calçada, os lábios franzidos, e balançou a cabeça: "Não", disse ela. "Minha carona não veio e eu tenho essa coisa no meu telefone que chama um táxi, mas o envia ao meu apartamento. Eu não sei como fazê-lo vir para cá e não consigo falar com minha amiga."

Ela me mostrou o telefone. A bateria tinha acabado. Chamei um táxi com o meu telefone e a ajudei a ir da porta de entrada até o meio-fio. Cansada e com frio, de repente ela pareceu frágil.

Conversamos enquanto aguardávamos. Eva tinha um pequeno negócio no centro da cidade — ou teve. Estava no processo de aposentadoria, incapaz de trabalhar muito nos últimos meses devido a doenças. Fora internada duas vezes no último ano. Nada catastrófico, mas de certa forma a segunda vez tinha desmantelado sua vida. Desde então, as coisas nunca mais voltaram realmente ao normal.

A médica em mim notou que Eva tinha certa dificuldade para ouvir, mais dificuldade para ver, dedos artríticos e uma marcha antálgica que favorecia seu lado direito. Mas seu cérebro estava afiado, e ela tinha um ótimo senso de humor.

Finalmente, o táxi chegou. O motorista observou enquanto eu ajudava Eva a descer o meio-fio, um processo desajeitado e lento por causa de suas articulações rígidas por causa do frio, do andador e de nossas bolsas. Ao me virar para abrir a porta de trás do carro, ele arrancou sem sua passageira. Fiquei olhando, atônita, e peguei meu telefone para ligar para a empresa e reclamar. Eva estava mais animada.

"Isso acontece sempre", disse ela. Nesse momento, um táxi de outra empresa virou a esquina. Ele desacelerou para meu sinal com o braço esticado, mas viu Eva e arrancou noite afora.

"Caramba", murmurou ela.

Não é preciso ser um gênio — nem um geriatra — para saber por que os táxis não queriam levá-la. Médicos e clínicas, centros comunitários, restaurantes e funcionários de todos os tipos geralmente recorrem ao mesmo raciocínio: idosos são muito lentos e impossibilitam a eficácia. E, com muito mais frequência, as coisas se complicam.

"Eu lhe dou uma carona", disse, tendo evitado fazer a oferta até então pelo menos em parte por causa daquele dilema unicamente norte-americano: e se algo acontecer com ela e seus parentes me processarem?

Seu rosto se iluminou: "Ah, não. Não precisa fazer isso."

Levei quase o mesmo tempo para colocá-la em meu banco dianteiro quanto para cruzar a cidade. Ela me direcionou a um condomínio de apartamentos em uma descida íngreme de uma das ladeiras mais conhecidas de São Francisco. Filas de torres gêmeas de apartamentos empilhados, separados por uma vastidão de arbustos e árvores, erguiam-se pela inclinação como campos terraceados, seus patamares conectados por lances de degraus íngremes mal iluminados. E, como vi, Eva morava em direção ao topo. Antes de começarmos, ela me entregou suas chaves e observou que precisava trocar seu andador e bengala de sair pela bengala de ficar em casa, que estava na garagem. Além disso, acrescentou que seria de grande ajuda se eu pudesse pegar sua correspondência.

Liguei para minha mãe para remarcar a visita e para casa para dizer que chegaria tarde. Subir os degraus era um processo lento. No caminho, fiquei sabendo que Eva também tinha ido ao podiatra naquela tarde, uma visita que tem feito a cada poucos meses porque não conseguia mais cortar suas próprias unhas dos pés. Contei a ela o que eu fazia da vida.

Ela me disse que tinha muitos médicos e, como acontece com frequência, queria saber se eu conhecia algum deles. Descobrimos que ela obtinha toda sua assistência médica, exceto pela podiatria, em minha instituição, e eu conhecia seu médico de cuidados primários e vários de seus especialistas.

Como escreveria em um e-mail para meu colega internalista geral na manhã seguinte, tirar Eva de meu carro e subir 49 degraus até seu apartamento "levou quase uma hora por causa de sua debilidade severa. Ela está muito fraca, tem osteoartrite audível em todas as articulações principais, espasmos frequentes em seu quadril esquerdo, elevação mínima do pé direito e não conseguia mover o pé esquerdo; tive praticamente que guinchá-la". Eu não tinha ideia de como Eva conseguia subir os degraus sem ajuda.

Subindo os degraus, fizemos pausas frequentes para que Eva recuperasse o fôlego e tivesse um alívio da dor. Durante cada pausa, ela me contava mais sobre sua vida. Ela teve vários romances, mas nenhum filho. A maioria de seus amigos também eram velhos e doentes, então não os via tanto quanto gostaria. Morava no mesmo apartamento desde o início dos anos 1970, adorava lá e nunca moraria em outro lugar. Tinha leucemia, que esperava estar curada, asma, algum tipo de problema cardíaco, glaucoma e degeneração macular. Depois de uma internação recente devido a uma pneumonia, foi enviada a uma casa de repouso local e disse

160 // ALÉM DA ENVELHESCÊNCIA

que preferia morrer do que voltar para lá, embora não tivesse muito interesse em morrer. Odiava não poder mais trabalhar e não entendia por que as pessoas esperavam tão ansiosamente pela aposentadoria.

Subir os degraus com Eva foi interessante, mas também intermitentemente torturante. A cada poucos minutos, eu sentia um surto daquela sensação reprimida de que aquilo nunca mais acabaria. A sensação de lentidão e uso menos proveitoso do meu tempo me era familiar, como seria familiar a qualquer médico ou enfermeiro — de fato, para a maioria dos seres humanos. Com cada ocorrência, eu me lembrava de que estava conhecendo alguém novo e fazendo a coisa certa. Mas a verdade é que toda vez que pensava: *Estou realmente gostando disso*, eu também pensava: *Pobre Eva*, e então: *Coitada de mim*.

Sentimentos similares são comuns na assistência ao paciente. Embora os idosos de forma alguma sejam os únicos a evocá-los, os mais velhos realmente se movem com mais lentidão e, muitas vezes, têm mais problemas que precisam de atenção. Como resultado, requerem a única entidade que constantemente parece não ter muita disponibilidade na vida moderna: tempo. Os ponteiros do relógio criam tensão, e a melhor forma de aliviá-la é se livrar do que quer que o esteja atrasando e seguir em frente, dizendo a si mesmo que a lentidão não é problema seu e está impedindo sua habilidade de cumprir com suas responsabilidades. Essa é a mentalidade que leva os médicos a interromperem pacientes de todas as idades depois de apenas 12 a 23 segundos, taxistas a arrancarem e se distanciarem de uma senhora em pé no escuro e no frio, e pessoas a bufarem enquanto um idoso se move lentamente pela rua ou apresenta sem pressa seu cartão de crédito em um armazém. Em todas essas situações, é fácil se esquecer de que a eficácia é um conceito mais bem aplicado a organizações e sistemas, não a pessoas e interações humanas.

Quarenta e poucos minutos depois de começar nossa subida, chegamos ao apartamento dela. Lá dentro, há uma sala de estar abarrotada de pilhas de livros, revistas e correspondências, e uma cozinha pequena e atulhada. Também tinha cheiro de bolor, como se ela não abrisse as janelas há anos.

"Feche a porta!", disse ela de repente, mas não rápido o bastante. Um borrão de pelos escuros roçou em minha perna e seu gato desapareceu degraus abaixo noite afora.

Nós o chamamos. Sem resposta. Desci os degraus chamando e procurando. Nada. Depois de dez minutos de procura, ainda não havia sinal do gato, cujo nome, bem adequado, era Heathcliff [como o gato malandro do desenho dos anos 1980 de mesmo nome]. Eva disse que essa não era a primeira vez que ele fugia, mas informou-me, com um olhar que não tinha mais a afeição de nossas conversas apenas segundos antes, que quando um gato doméstico sai, nunca se sabe quando ele voltará. Enquanto se firmava encostando-se na grande maçaneta da porta da frente, ficou claro que, isolada por enfermidades, suas e de seus amigos, bem como pela topografia de seu prédio, Heathcliff se transformara na principal companhia de Eva.

Eu deveria ter ficado mais tempo e procurado por ele, mas fui embora.

Antes de ir, Eva me deu permissão para acessar seu histórico médico, entrar em contato com seu médico de cuidados primários e fazer recomendações que ajudassem a melhorar sua função e bem-estar. O que encontrei em sua ficha foi a história quase universal da velhice nos Estados Unidos.

Descobri que, no ano anterior, Eva fizera trinta visitas ao nosso centro médico: nove consultas oftalmológicas, cinco para estudos radiológicos, quatro com seu pneumologista, quatro na clínica de incontinência, três com seu oncologista, duas ao departamento de emergências, uma com o cardiologista, uma com uma enfermeira na clínica oncológica e uma com seu médico de cuidados primários. Essa contagem não inclui as consultas que ela perdeu porque, como está em pelo menos dois locais de sua ficha, "o táxi nunca apareceu". Eva também fez ligações frequentes aos consultórios de seus médicos e estava tomando dezessete medicamentos prescritos por pelo menos cinco médicos. Existem palavras que usamos para pacientes como Eva e esse padrão de tratamento. Do lado do paciente, as palavras são *complexidade*, *multimorbidade* e *geriátrica*. Pelo sistema, incluem *fragmentado*, *descoordenado* e *caro*.

As anotações no prontuário de Eva revelaram que os clínicos forneceram avaliações meticulosas baseadas em evidência e tratamento para o problema ou sistema de órgãos nos quais eram especialistas. Os médicos e enfermeiros de Eva a conheciam, pareciam se preocupar com ela e estavam aplicando sua especialidade considerável a seu favor. Infelizmente, elas não incluíam nenhuma das habilidades que teriam abordado as necessidades mais urgentes de Eva.

Várias observações indicavam o que vi enquanto Eva e eu fazíamos nossa lenta subida pelos degraus até seu apartamento. Documentavam uma dor artrítica terrível, questões significativas de mobilidade e problemas constantes de transporte. Apesar dessas observações importantes sobre as condições médicas mais inconvenientes e os desafios mais significativos de Eva, nenhum dos clínicos que a tratavam avaliaram suas articulações e marcha, fizeram uma avaliação funcional, trataram sua dor ou a indicaram a um assistente social, fisioterapeuta, geriatra ou outro médico que poderia tratar essas necessidades cruciais.

162 // ALÉM DA ENVELHESCÊNCIA

Os problemas que ninguém mencionava eram igualmente significativos. Nenhum médico comentava sobre quantos médicos diferentes Eva tinha ou a quantidade de visitas que fazia, ambos fatos que podiam levantar questões sobre o cuidado fragmentado e a necessidade de coordenação. E não discutiam seu uso de uma longa lista de medicamentos, uma situação conhecida como "polifarmácia" e associada a reações adversas de remédios e consequências ruins, incluindo quedas, internações e morte. Os médicos não abordaram seu isolamento social, situação de moradia ou inabilidade cada vez maior de cuidar de algumas das necessidades mais básicas, desde seus pés a fazer o jantar. Por fim, e particularmente notável para uma mulher com mais de 80 anos, diversos problemas médicos e sem família imediata, ninguém documentou suas prioridades de vida e objetivos de cuidados, ou discutiu com ela quem deveria tomar decisões médicas em seu nome se — ou, mais provavelmente, quando — ela fosse incapaz de fazê-lo.

O mais perto que seu histórico chegou de abordar essas questões vitais ocorreu durante suas internações, quando seus médicos impacientes cumpriram diligentemente as orientações federais e perguntaram se ela queria assinar uma "ONR", ou Ordem de Não Reanimação, se seu coração parasse. Muito foi escrito sobre as falhas de tais conversas, que muitas vezes acontecem de forma apressada entre estranhos e não incluem as informações de que os pacientes precisam para tomar a decisão certa sozinhos. No caso de Eva, embora tenha aparentemente optado por todos os procedimentos, tais informações incluiriam as poucas chances que tinha de ser reanimada, dada sua idade, e a quantidade de condições de saúde, bem como a alta probabilidade de que, se sobrevivesse, quase certamente teria danos neurológicos e piora da incapacidade, e passaria o resto de seus dias em uma casa de repouso.

Uma segunda falha, igualmente importante, mas pouco discutida dessas conversas, é que elas abordam apenas o último tópico em uma conversa muito mais ampla que deveria ocorrer sobre a saúde e as prioridades de vida do paciente. Algumas pessoas querem continuar vivas em qualquer estado; outras querem ser internadas, mas não no tratamento intensivo; outras ainda só querem cuidados que possam obter em casa. O cardápio do que o sistema de saúde tem a oferecer varia de tubos respiratórios a internação, antibióticos, ajuda humana. Eva foi questionada apenas se queria RCP se não tivesse mais pulsação, mas ninguém falou com ela sobre como gostaria de viver.

Depois de trocar e-mails com seu médico de cuidados primários, liguei para Eva para avisá-la sobre o que esperar. Ela não estava nada preocupada com seu cuidado médico, como eu estava. Gostava de seus médicos, como é o caso de muitas pessoas, parecia simplesmente aceitar que cada parte do corpo exigisse seu próprio especialista. Ficou claro que suas visitas médicas serviam a um importante propósito social. Quando mencionei que poderia cortar as unhas do pé com a visita de um podiatra em casa em vez de fazer visitas bimestrais à clínica onde nos conhecemos, ela exclamou: "Mas eu vou até lá há anos. E eles são tão gentis comigo!"

Tentei usar um tom casual na conversa em minha pergunta seguinte, que era se ela já havia considerado se mudar. Um prédio com um terreno mais plano, sem escadas e mais próximo de lojas ofereceria maior independência. Uma residência de vida assistida, se ela pudesse pagar, forneceria essas vantagens além de serviços de limpeza, refeições e uma rede social integrada.

"Só saio daqui morta", disse ela.

As escolhas de Eva dificultaram sua vida. Mas também era verdade que o apartamento fora seu lar por muitas décadas, e qualquer lugar para o qual fosse custaria muito mais do que seus cômodos há muito personalizados da era de 1970 e com aluguel controlado. Como a grande maioria dos idosos, o que Eva mais queria era ajuda para maximizar suas habilidades e ambiente a fim de que pudesse continuar com a vida e a casa que criara para si.

Antes de desligar, perguntei se poderia colocá-la em uma lista de espera de nossa clínica geriátrica. Expliquei que, se concordasse, ela teria um novo médico que abordaria seu cuidado de outra forma. O geriatra administraria suas doenças como os médicos anteriores, mas começaria a determinar suas prioridades de vida e saúde, abordaria seus desafios funcionais e de transporte, e reveria seus medicamentos e consultas para conferir se tudo isso era realmente necessário, além de estar disponível pelo telefone ou para uma consulta domiciliar se ela ficasse doente, para tentar evitar internações.

Eva ficou em silêncio por um momento. Depois disse: "Parece bom demais para ser verdade!"

Cada um dos médicos de Eva era gentil, inteligente e dedicado. De fato, suas doenças estavam em grande parte sob controle. Mesmo assim, a saúde de Eva estava declinando, ela perdia consultas e era cada vez menos capaz de cuidar de si mesma e de seu apartamento. Vários de seus médicos reconheceram isso, mas ninguém fez nada. Essa inação era o resultado inevitável de seu treinamento médico e do foco míope de nosso sistema de saúde nas doenças e na medicina à custa da saúde.

Em uma cultura médica organizada acerca de órgãos e doenças, os médicos naturalmente cuidarão da área a seu alcance. Essa visão limitada pode vir à custa da compreensão de como seu órgão ou doença e seus medicamentos e tratamentos relacionados interagem com as outras partes, e com a pessoa em geral. Em nosso sistema de saúde atual, não devemos nos surpreender com o fato de que os médicos lutam para personalizar e coordenar o tratamento do paciente. É muito mais fácil que as pessoas vão ao médico do que ao serviço social que possa melhorar suas vidas e diminuir sua necessidade de cuidados médicos. Em uma profissão que considera adequadas a um médico algumas habilidades e ações em nome dos pacientes, e não outras igualmente promotoras da saúde, é inevitável que, às vezes, a medicina falhe em prover o tratamento "necessário para a saúde, o bem-estar, a manutenção e a proteção de alguém".

Mesmo que os médicos dedicados e talentosos de Eva estivessem propensos a abordar sua saúde e qualidade de vida em rápido declínio, nosso sistema de saúde os teria punido por tentar. As repercussões aos médicos que confrontam esse tipo de complexidade do paciente incluem pontuações menores de produtividade, baixas classificações de qualidade de tratamento, mais horas de trabalho e renda clínica diminuída. É uma cilada.

Funciona assim: derrames e quedas estão entre os cinco principais assassinos de idosos. Quando não são fatais, como na maioria dos casos, ambos geralmente levam a danos, debilidade e perda da qualidade de vida e da independência. Temos unidades e especialistas em derrames, mas nada para quedas. Os derrames ocorrem depois que um coágulo ou um sangramento impede a circulação de sangue em parte do cérebro. Cérebros, sangue e cascatas de coagulação são coisas que todos os médicos são treinados a administrar. Mas quedas têm diversas causas: muitas doenças e também o ambiente físico de uma pessoa, seu medo de cair (o que aumenta significativamente o risco), seu equilíbrio, força, coordenação (questões para fisioterapeutas, não médicos!), seus medicamentos, entre outros. Além disso, enquanto há dezenas de códigos de faturamento de planos para derrames, as quedas tinham apenas um código suplementar não gerador de renda até alguns anos atrás. De modo similar, os registros eletrônicos de saúde não têm locais úteis conhecidos para administrar e documentar a coordenação do tratamento essencial para o cuidado de alta qualidade de pacientes complexos, incluindo aqueles que sofrem quedas.

Eva falou de seu problema para caminhar a todos os médicos, mas nenhum fez nada em relação a isso, então ela o mencionou cada vez menos. Quando nada é feito para tratar um problema, as pessoas logicamente supõem que nada pode ser feito. Quando certos problemas são definidos como "não médicos", os pacientes muitas vezes não os mencionam até que estejam tão avançados que o que poderia ter sido feito para ajudar agora não tem tanta serventia.

Os idosos também decidem não abordar certas questões por medo do que o sistema médico fará com eles. Depois do dano irreparável em sua última internação, Eva começou a evitar alguns de seus médicos, na esperança de ficar longe do pesadelo que seria a casa de repouso. Isso acontece em todo o mundo. Lutando para respirar, mas certa de que as sanções impostas pelo governo britânico em hospitais locais a matariam, minha sogra se recusou a buscar tratamento sem um de nós estar presente para protegê-la. No livro 1 de *Minha Luta*, Karl Ove Knausgård descreve as últimas semanas de seu avô norueguês:

> Ele devia saber que algo estava errado, mas relutava em ir ao médico. Aí caiu no chão do banheiro, quase morto, e, ainda que tivesse chegado a tempo no hospital e tivesse sido salvo de início, estava tão fraco que foi piorando gradativamente até por fim morrer.

O problema ilustrado aqui tem três lados: o escopo limitado do que é considerado médico; o fato de que o trabalho "médico" conta mais do que o trabalho de nutricionistas, fisioterapeutas e assistentes sociais, mesmo quando esses profissionais podem ser necessários para garantir a saúde de um paciente; e casas de repouso tão medonhas que as pessoas não admitem precisar delas.

Por todo o planeta, as pessoas dizem que a velhice é diferente e custosa aos sistemas de saúde, e então os estruturam para pessoas jovens e de meia-idade. A velhice é culpada pelo declínio da saúde das pessoas, quando nossa abordagem estritamente médica de cuidado deixa de fora ou limita os serviços e os tratamentos para muitas das condições que tornam a velhice mais desafiadora.

Onze meses depois de nos conhecermos, Eva saiu da lista de espera para consultas domiciliares. Durante sua primeira visita, o geriatra inferiu as prioridades de vida e saúde de Eva, e documentou o nome e as informações de contato de seu representante de cuidados de saúde. Como ela listou a artrite e a dor como os maiores problemas, recebeu injeções de esteroides nas duas articulações que mais doíam e um remédio para dor seguro para idosos. Como seus especialistas notaram em suas consultas recentes, sua pressão sanguínea estava bem alta. Acontece que Eva não estava tomando vários remédios, porque não fora capaz de ir à farmácia. Ela estava tomando um medicamento conhecido por piorar a incontinência, outro que mostrava beneficiar pacientes de meia-idade, mas não com mais de 80 anos, e alguns que provavelmente não eram mais necessários. O geriatra ajustou os horários de seus remédios para que fossem mais simples e menos incômodos, e fez com que a farmácia os entregasse em casa para ela.

O geriatra de Eva também soube que nos dias em que ela não conseguia de jeito algum subir ou descer os degraus, ir até o centro médico era excessivamente difícil. Ela precisava pagar US$3 por degrau para que a carregassem para ir e voltar de seu apartamento. Como eram 49 degraus, isso significava um total de quase US$300 por consulta, sem contar a corrida de táxi. Felizmente, ela não precisava mais ir tanto quanto antes ao centro médico. O geriatra podia tratar sua incontinência, doença pulmonar estável e outras condições crônicas, bem como monitorar a recorrência do câncer, durante as consultas domiciliares. Outros membros da equipe — neste caso, a enfermeira, a fisioterapeuta e a assistente social — ajudavam a alinhar as habilidades de autocuidado, as atividades e o ambiente caseiro de Eva com seus objetivos. O único especialista que Eva ainda precisava era o oftalmologista. E, com o dinheiro que ela economizava com o transporte, podia contratar mais pessoas para ajudar em casa.

Ajudar um idoso a encontrar um cuidador, definir suas tarefas, monitorar seu trabalho e garantir o bem-estar do próprio cuidador não são tarefas tradicionalmente médicas, nem precisam ser realizadas por um médico. Mas podem estar entre as intervenções mais importantes para garantir o bem-estar e a segurança de idosos frágeis. O geriatra de Eva podia atender exatamente a essas necessidades e estava disposto a fazer tais trabalhos "não médicos" sem compensação, em nome da saúde e do bem-estar de sua paciente. Uma vez estabelecida, a cuidadora de Eva buscava seus medicamentos (para que não fosse preciso pagar pela entrega em casa), ajudava a cozinhar, auxiliava nos exercícios e limpava o apartamento. Ela também fornecia interação social e cuidava dos pés de Eva.

Quase três anos depois, Eva estava ansiosa pelo seu 90° aniversário. Estava ainda mais frágil do que quando a conheci e acabamos descobrindo ser uma "paciente difícil", que demite suas cuidadoras, não se exercita e, às vezes, até recusa o cuidado de que gostava tanto quando tinha uma saúde melhor. Ainda assim, permaneceu fora do hospital, fora de uma casa de repouso e em seu amado apartamento com Heathcliff, que, felizmente, acabou voltando para casa.

BIOLOGIA

No século XVI, quando Shakespeare escreveu *Do Jeito que Você Gosta*, ele dividiu a vida em sete fases. Na meia-idade, disse ele, "todos os homens e mulheres" desenvolvem sabedoria, mas também uma "barriga bem forrada", que na velhice se transforma em "óculos no nariz" e "pernas tão fracas" e, por fim, na "última cena, que encerra esta história estranha e agitada", o idoso mais velho acaba "sem dentes, sem olhos, sem sabor, sem nada". É esse destino final que dá uma reputação tão ruim à envelhescência.

Com a idade avançando, nossas células e blocos de estrutura molecular mudam e se quebram, perdendo a habilidade de se autorregular e reparar os danos. Isso tem consequências anatômicas e fisiológicas na função dos órgãos. Algumas mudanças são únicas a uma parte ou sistema específicos; as células dendríticas do sistema imunológico, por exemplo, são cada vez menos capazes de responder às ameaças de forma eficaz. Outras afetam diversos sistemas; à medida que as enzimas formam ligações cruzadas na pele, cartilagem e ossos, esses tecidos ficam cada vez menos elásticos e resilientes. Todas as partes do corpo acabam sendo afetadas, embora diferentes partes envelheçam em velocidades diferentes, e algumas mudanças sejam mais aparentes que outras. Podemos ver rugas facilmente enquanto nossa pele afina e perde a elasticidade, ou cabelos brancos à medida que as células de pigmento chamadas melanócitos desaparecem das bases das células capilares. Menos óbvias até que algo aconteça são as mudanças como a rigidez de artérias por causa do engrossamento e calcificação das membranas dos vasos sanguíneos, ou afinamento dos ossos à medida que perdem minerais essenciais. Em muitos locais, a deterioração se manifesta como um declínio: cérebros reduzidos, menos massa muscular, discos intervertebrais mais finos, olhos fundos, rins menores. Em outros, como aumentos: o coração fica maior e mais pesado, as orelhas não param de crescer, as lentes dos olhos engrossam.

A maioria das pessoas pensa nessas mudanças como exclusivamente negativas. E feias também. Angela Morales oferece outra perspectiva. Em "Nine Days of Ruth", ela descreve a morte de sua avó: "A pele dela parece a superfície de um cogumelo (ou talvez de um anfíbio), e eu me pergunto se a decomposição já começou... Autólise significa 'autodigestão'... assim, o corpo começa o processo de reciclagem. Tanta beleza, mesmo no reverso!" Eu tive pensamentos similares ao ver um idoso morrer. É a natureza trabalhando, e a natureza é bela. É uma beleza diferente de um corpo jovem em movimento, mais silenciosa e mais discreta, e também menos prazerosa de testemunhar, mesmo se a pessoa for anciã e estiver pronta. Ainda assim, estando presente com um corpo desses, todos os sentidos são envolvidos e o sentimento é de simetria e encerramento. Há um motivo pelo qual chamamos nossa excursão do nascimento à morte de *ciclo* de vida.

Nem todas as espécies envelhecem, e aquelas que o fazem não envelhecem da mesma maneira. Não há indicação de que os procariontes, organismos como as bactérias ou algas verde-azuladas que não têm cromossomos, núcleo e outras organelas protegidos por uma membrana, passam pela senescência. Entre os eucariontes, há boas evidências de que as populações unicelulares são imortais e que a senescência ocorre em todos os organismos multicelulares — plantas e animais — que passam pela diferenciação somática, ou seja, células não germinativas. Os organismos envelhecem em velocidades extremamente diferentes. Moscas morrem de forma súbita logo depois da maturação. O salmão do oceano Pacífico se reproduz e morre logo em seguida. Os humanos e outros mamíferos placentários deterioram gradualmente a partir da maturação, enquanto árvores e répteis não parecem experimentar aumentos de mortalidade pós-maturacionais.

Apesar de os cientistas terem feito progresso ao documentar o que acontece no corpo humano enquanto ele envelhece, determinar por que e como essas mudanças ocorrem se provou mais desafiador. Das dezenas de teorias que circulam, nenhuma é universalmente aceita. Como as teorias evolucionárias, psicossociais e fisiológicas abordam as mesmas questões de diferentes formas, pode ser que alguma combinação delas ofereça a explicação mais precisa e abrangente de por que envelhecemos.

Existem dois tipos básicos de teorias evolucionárias. Um propõe que a seleção natural não afeta os genes que agem primariamente quando nos reproduzimos. O segundo sugere um pacote com traços prejudiciais de envelhecimento combinados com outros altamente prioritários necessários para o sucesso da reprodução. As teorias psicossociais explicam o envelhecimento em relação ao comportamento. Elas veem a velhice de três formas principais: como um processo de maturação natural; como uma estratégia de enfrentamento para ajuste às mudanças biológicas; ou como a confirmação ou rejeição progressiva de antigas perspectivas, relacionamentos e atividades. Esses processos não são mutuamente exclusivos, nem excluem as teorias fisiológicas que exploram o que acontece no nível celular. Os fisiólogos oferecem às vezes ideias concorrentes de envelhecimento como um dano genético da radiação e produtos químicos, erros acumulados em genes e proteínas ou esgotamento de células necessárias ou partes delas. Aqui, também, parece provável que vários tipos de mudanças podem estar acontecendo ao mesmo tempo. Fisiologicamente, a senescência poderia ser um estado de declínio da imunidade e inflamação crônica, e também o resultado do desgaste depois do uso e da exposição prolongados a fatores de risco de doenças, bem como de tempo suficiente para que até patologias lentas façam estragos. Os fatores genéticos claramente também têm seu papel.

A velocidade e o grau de envelhecimento variam muito não apenas entre pessoas, mas também no mesmo indivíduo. A biologia do envelhecimento espelha sua experiência vivida: mudanças celulares dependem de uma multitude de fatores tanto internos quanto externos ao indivíduo. Como as doenças, o envelhecimento bagunça as estruturas e funções corporais. Ele também aumenta a vulnerabilidade de uma pessoa a ferimentos e doenças. Talvez a compreensão mais precisa do envelhecimento, então, seja como a manifestação biológica do viver.

Em um dia fresco de outubro alguns anos atrás, minha colorista, que é apenas um pouco mais jovem que eu, mas cuja pele e cabelos escuros aumentam essa diferença entre nós, me encontrou com um sorriso confuso. Eu havia chegado à marca de três meses em meus esforços de me adaptar aos meus cabelos brancos. No verão anterior, cheguei à conclusão de que deveria aceitar melhor minha própria idade. Que tipo de hipócrita defende a velhice enquanto mascara pelo menos parte de seu próprio envelhecimento? — me perguntei. Resolvi ver como minha cabeça ficaria *naturalmente*.

Eu fiquei grisalha com 30 e poucos anos, um evento nunca visto em ambos os lados da minha família e que eu atribuí ao estresse do treinamento médico. Aos 34, ainda solteira, pedi ao meu cabeleireiro para que o fizesse voltar ao castanho-escuro original. Pelas próximas duas décadas, ou quase, me recusei firmemente a fazer luzes e outros adornos, insistindo que não queria nada glamouroso, só queria aparentar a idade que tinha. Assim que cheguei aos 50, esse argumento não funcionava mais. Quase todos os quinquagenários têm cabelos brancos, quer os vejamos ou não.

"Então?", minha colorista ficou de pé atrás da minha cadeira enquanto observávamos minha cabeça no longo espelho à nossa frente. Para honrar minha hora marcada, eu não tinha usado minha máscara de retoque capilar para esconder os cabelos brancos na raiz aparente.

Admiti que sentia alívio sempre que a máscara escurecia a raiz marcada por fios grisalhos.

"Você não curtiu, então", disse ela, novamente parecendo se divertir.

Expliquei que tinha certeza — ou quase — que minha objeção era à transição reveladora entre o cabelo tingido e o natural, e não entre aos cabelos brancos e grisalhos em si. Parecia desleixado e feio para mim. Em um contexto em que a maioria das mulheres tinge o cabelo, eu também me preocupava se pareceria mais velha do que era ou menos profissional, de certa forma. E, mais do que tudo, eu me sentia horrível por me sentir daquele jeito.

Minha colorista sugeriu fazer luzes para mesclar a linha demarcada, e eu concordei.

A biologia é apenas parte da história do envelhecimento. Chame-a de parte inata de um processo complexo em que a parte "adquirida" tem um papel igualmente crucial. Como e quando envelhecemos e como experienciamos esse envelhecimento também depende do nosso ambiente, mecanismos de enfrentamento, saúde, riqueza, gênero, localização e sorte. Todos os humanos pertencem à mesma espécie e têm o mesmo tempo de vida biológico, mas esses fatores "adquiridos" influenciam muito o envelhecimento. Na rica Mônaco, a expectativa média de vida é de quase 90 anos, o que significa que as pessoas são consideradas envelhescentes por quase meio século e idosas por décadas. Em comparação, no empobrecido Chade, a expectativa média de vida é abaixo dos 50 anos, o envelhecimento começa mais cedo e a velhice é mais curta. Mesmo dentro dos Estados Unidos, as discrepâncias são notáveis: os norte-americanos de origem asiática em Massachusetts vivem, em média, até os 89 anos, enquanto os de origem indígena da Dakota do Sul morrem cerca de uma geração antes, em média, antes de seu 70° aniversário. A biologia é importante, mas não é tudo.

No início da década de 2010, um colega e eu fizemos consultas geriátricas em uma prisão local. Vimos cada preso com 50 anos ou mais. Quando um prisioneiro de 50 ou 60 anos estava na primeira prisão e tinha cumprido poucos anos de sua pena, podíamos acelerar a avaliação; o homem estava na meia-idade e não tinha problemas geriátricos. Mas se um presidiário da mesma faixa etária tinha passado a vida toda na pobreza e entrado e saído da prisão repetidas vezes ou estivesse encarcerado há décadas, ou se tivesse sérios problemas mentais ou físicos, seu corpo parecia o de uma pessoa de 70 ou 80 anos.

Qualquer pessoa que nasce saudável começa a vida com órgãos funcionando muito melhor do que o necessário. Biologicamente, esse fenômeno é chamado de redundância e está presente em todos os órgãos. Nossos olhos, orelhas, pulmões, rins, ovários ou testículos são redundantes, porque a maioria de nós tem dois de cada, embora possamos passar bem com apenas um, mesmo que ele não esteja em perfeito estado. Nossos órgãos singulares também têm tanto excesso de capacidade que podem deteriorar e ainda continuar a funcionar adequadamente sob condições normais. Essa observação, "condições normais", é o segredo. Acima de tudo, envelhecer é uma perda de homeostase, um declínio em nossa habilidade de nos autorregular e manter o equilíbrio sob coação. Então, ossos mais finos parecem não importar muito até que haja uma queda, resultando em uma fratura que não teria acontecido na juventude devido aos ossos mais fortes. E o coração bombeia com menos eficácia à medida que engrossa e endurece com a idade, apesar de não ser possível saber disso enquanto se está sentado em uma cadeira ou caminhando por uma superfície plana. Mas peça para que ele trabalhe mais, subindo escadas ou ficando doente, e a presença e o grau de comprometimento podem ficar aparentes.

O desenho em um guardanapo que o professor de Berkeley, Guy Micco, fez de uma trajetória implacavelmente descendente com a idade parece representar com precisão a biologia do envelhecimento. Escolha qualquer componente anatômico ou fisiológico de um corpo humano no nível de um tecido ou órgão: números de nervos sensoriais ou fibras musculares de contração rápida, fluxo sanguíneo pelos rins, quantidade de hormônio sexual circulante, produção de saliva ou capacidade dos pulmões. Ao longo do tempo de vida, cada um deles decai continuamente: menos neurônios e fibras, menos fluxo sanguíneo e saliva, níveis hormonais e capacidade dos pulmões mais baixos. É o suficiente para fazer uma pessoa concordar com Philip Roth de que "a velhice não é uma batalha; é um massacre".

É exatamente aí que a medicalização nos faz um desserviço. Olhando desse ponto de vista único, vemos apenas parte do todo. A maioria de nós é muito mais interessada no que podemos fazer no nível geral do ser humano do que o que acontece com nossas partes. Notavelmente, a habilidade de uma pessoa de realizar uma tarefa — em contrapartida à de uma célula ou órgão — depende de mais coisas além da biologia. E isso ocorre de várias maneiras.

Algumas funções decaem, mas não a um ponto notável. Outras podem ser retardadas com escolhas e comportamentos — ações que são mais fáceis para algumas pessoas do que para outras. Como a maioria das coisas na vida, os ricos têm mais recursos, acesso e educação em relação à saúde, e isso os ajuda a fazer escolhas melhores. Algumas comunidades apoiam opções saudáveis com mais eficácia que outras.

Talvez mais importante de uma perspectiva política, o funcionamento de uma pessoa geralmente depende de fatores que não têm nada a ver com biologia. Por exemplo, se fizermos um gráfico da audição de uma pessoa normal de 20 anos, de 50 anos e de 80 anos, a imagem será de declínio. Mas a importância da audição diminuída em suas vidas depende não só de sua função auditiva, mas de onde elas estão. Nossas três pessoas hipotéticas podem ter poucos problemas em casa ou no trabalho, mas coloque-as em um restaurante cheio ou em um salão de conferências e a de 80 anos pode ter dificuldades para ouvir além do barulho de fundo. Nessa situação, não é a função da pessoa que mudou — certamente ela não perdeu mais neurônios cocleares, células capilares e audição a caminho do restaurante —, é o limiar em si. Se houver barulho suficiente, até mesmo a de 50 anos, que em condições normais não identifica nenhuma diferença entre sua audição atual e a de quando tinha 30 anos a menos, pode ter dificuldades. E, se o barulho for ainda mais alto, a de 20 anos também terá problemas, mesmo que seus ouvidos funcionem perfeitamente. E pior, seus ouvidos saudáveis podem acabar danificados, aumentando a chance de surdez mais tarde. Assim, o impacto das mudanças biológicas em nossas vidas em todas as idades pode ser piorado — ou melhorado — pelo nosso ambiente.

Apesar das luzes feitas pela minha colorista, à medida que meu cabelo grisalho crescia eu descobri que tinha um tom decepcionantemente indefinido, sem brancos ou cinzas suficientes para formar um look moderno bem misturado ou adequadamente luxuoso e new age. Isso era um problema, e não apenas estético.

A discriminação contra trabalhadores com mais de 40 anos é bem documentada em todos os setores empregatícios. Para muitos, o cabelo branco é sinal de velho, e velho significa ultrapassado, usado, acabado. Eu queria parecer "normal", e normal nos segmentos da sociedade em que habito geralmente não inclui cabelos brancos em mulheres até uma idade avançada, e para muitas nem assim, a não ser que sejam belas. Devemos fingir que não estamos envelhecendo, e muitas de nós concordamos com isso, sem querer nos destacar como a Outra, especialmente quando a Outra vem com tantos preconceitos e suposições sobre sua aparência, competência e relevância.

Gloria Steinem resumiu bem a situação em 1974, descrevendo uma conversa em seu aniversário de 40 anos: "E um repórter me disse, gentilmente: 'Ah, você não parece ter 40.' E eu disse, na lata: 'Essa é a aparência de alguém com 40 anos — estivemos mentindo por tanto tempo, quem conseguiria adivinhar?'"

Logo depois do Dia de Ação de Graças, eu liguei para o salão e disse que poderia ir em qualquer horário. Quando cheguei, minha colorista sorriu compassivamente. Ela sabia que eu voltaria. Apesar de a Bíblia afirmar que "cabelos brancos são uma coroa de honra", os tempos mudaram.

Dois anos depois, estou tentando novamente, e não sou a única. Para muitos de nós, o cabelo de repente parece uma forma importante de ação política e social. A biologia denota que 55 é diferente de 40. Eu prefiro viver em um mundo em que poderia gastar menos tempo, dinheiro e esforço em ilusão, e aplicar todos esses recursos preciosos para mostrar qual realmente é a aparência de cada uma dessas décadas e como podem ser aproveitadas. E todos os dias me pergunto se estou sendo corajosa ou boba.

DEFESA

Quatro semanas depois de sua ponte de safena quádrupla e reparo de válvula, três semanas depois da infecção na bexiga, do trauma faríngeo, da falha cardíaca, da confusão noturna agitada e das inserções de marcapasso e tubo de alimentação, e duas semanas depois de voltar para casa, eu estava ajudando meu pai de 75 anos a sair do vaso sanitário quando sua pressão sanguínea despencou. Assim como suas pernas.

Eu o segurei. Chamei minha mãe gritando. Como qualquer médico faria, mantive uma mão no pulso de meu pai, que estava regular: nenhuma pausa, aceleração ou desaceleração.

Minha mãe tinha 71 anos e, felizmente, estava em forma. Estava fazendo o jantar e disse que derrubou a tigela de salada quando gritei. Subiu as escadas dois degraus de cada vez. Disse que foi alguma coisa no meu tom de voz.

Abaixamos meu pai no chão do banheiro. Pedi para que ela o mantivesse falando e que me chamasse caso ele parasse, então liguei para a emergência.

No pronto-socorro, depois de alguns fluidos, meu pai começou a se sentir bem. Minha mãe segurava sua mão. Comparamos esse novo hospital ao último no qual passamos várias semanas. O médico chegou e relatou que não houve mudanças no eletrocardiograma nem anormalidades laboratoriais significativas, exceto que o teste de medição do efeito de seu anticoagulante estava acima da faixa especificada. O médico achava que o problema era desidratação, mas observaria por mais algum tempo só para garantir.

Minha mãe esperou com meu pai. O restante de nós entrava e saía, sem querer aglomerar o pequeno quarto. Então a pressão sanguínea de meu pai caiu novamente. Eu informei à enfermeira e saí do caminho. Ela silenciou o alarme, aumentou seus fluidos e verificou novamente a pressão. Estava melhor. Mas, menos de meia hora depois, ouvimos a máquina fazendo uma leitura e caindo de três para dois dígitos antes de encontrar sua marca. Os números piscavam, mas o alarme permanecia silenciado. Apertei o botão para chamar a enfermeira e, quando ela chegou, pedi que chamasse o médico. Quando ninguém veio, fui à estação de enfermagem e argumentei com os médicos e enfermeiros reunidos. Eles foram educados, mas sua mensagem silenciosa era de que estavam trabalhando duro, meu pai não era o único paciente e eles haviam priorizado adequadamente suas tarefas. Perguntei-me quantas vezes eu fizera suposições similares e ofereci as mesmas tranquilizações a pacientes ou familiares.

Depois de semanas de doenças e cuidados, pode ser um alívio ser apenas filha e deixar a medicina para os outros. Mas estive reprimindo um pensamento para pouco além do consciente, e não apenas porque esperava manter meu papel de filha do paciente. Eu não queria ser o tipo de familiar do qual as equipes médicas reclamam. Agora que aparentemente assumi essa persona, não havia mais por que suprimir o pensamento. Seu histórico médico e sangue excessivamente fino sugeriram hemorragia interna para mim.

Coloquei a mão no braço de meu pai para chamar sua atenção e disse: "Pai, você se importaria muito se eu fizesse um exame retal no senhor?"

Nós, médicos, fazemos muitas coisas que em outras situações seriam inaceitáveis. Somos treinados não só em como fazê-las, mas em como realizá-las quase imperceptivelmente, quase sem nos preocuparmos, pelo menos do modo que poderíamos em outras circunstâncias ou cenários. Um exame retal no próprio pai é exatamente como todos os outros — e também completamente diferente. Para minha sorte, meu pai também era médico. Quando fiz minha pergunta maluca, ele sorriu.

"Filha", respondeu, "faça o que precisa ser feito".

Encontrei luvas e lubrificante. Fiz com que ficasse de lado. Em seguida, levei meu dedo enluvado cheio de sangue para o corredor para provar meu ponto.

Percebi que andar até a estação de enfermagem com a mão enluvada e ensanguentada para o alto não é a melhor tática de um ponto de vista profissional — mas funcionou. Uma enfermeira me seguiu até o quarto de meu pai, viu minha mãe em pânico segurando uma comadre hospitalar transbordando de sangue e coágulos, e chamou ajuda. Segundos depois, o quarto se encheu, e minutos mais tarde, quando a equipe da UTI apareceu, eu me afastei, voltando a ser a filha.

Relembrando, o mais interessante é o quanto fiquei mais confortável em executar um procedimento íntimo em meu pai do que exigindo a atenção do profissional responsável por seus cuidados. Respeitando as regras implícitas de etiqueta médica, eu silenciei meus alarmes internos por mais de duas horas. Considerei como os médicos e enfermeiras se sentiam com os chamados familiares difíceis. Priorizei que nos vissem como uma "boa família" a ser uma boa filha médica.

Apesar do fato de que muitos médicos fariam escolhas diferentes das minhas, o ímpeto de minhas decisões estão em um traço de nossa cultura médica. Quando chamamos os pacientes ou familiares de "bons", ou pelo menos não lhes atribuímos o rótulo "difícil", recompensamos a aquiescência. Com frequência, esse "bom" significa que você concorda comigo, não me incomoda e me deixa ser o responsável pelo que acontece e quando. Essa definição vai contra o que conhecemos sobre o legítimo bom cuidado como um processo colaborativo. Do histórico que tantas vezes gera o diagnóstico para o tratamento que é base do cuidado ou da cura, a participação ativa de pacientes e familiares é essencial para ótimos resultados.

A maioria dos pacientes e familiares considerados exigentes, desafiadores ou ambos está simplesmente tentando lidar com a própria doença ou a de um ente querido da melhor forma. O fato de nos sentirmos importunados ou irritados com esses defensores mostra as oportunidades de melhoria da cultura médica. O médico e o enfermeiro representantes dessa cultura se beneficiariam com a mudança de ponto de vista, vendo pacientes e familiares mais contestadores como ativamente envolvidos, apresentando informações novas potencialmente importantes e expressando necessidades não satisfeitas. Isso só acontecerá se o sistema de saúde começar a valorizar e recompensar o tempo que os clínicos passam conversando com pacientes e seus familiares.

Muitos anos depois, a imagem mais vívida que tenho daquela noite não é a de meu pai cambaleando no banheiro cercado por azulejos frios ou uma comadre hospitalar amarelo-mostarda cheia de sangue vermelho-vivo. A imagem é a pior situação imaginável que poderia ter acontecido se eu não estivesse lá: meus pais, dormindo juntos aconchegados na maca, minha mãe com a cabeça no peito de meu pai, seus olhos fechados, rostos relaxados. Sua pressão sanguínea sistólica, normalmente em 130, caindo para 80, e depois 70. Os monitores desligados ou sendo ignorados. As luzes fracas. Um cochilo rápido e eles se sentiriam melhor. Um pouco de descanso e seria hora de ir para casa.

TERCEIRIZADO

Ao voltar, já era tarde demais.

Quando fui embora duas semanas antes, Neeta estava no hospital depois de uma queda e uma cirurgia para a fratura no quadril. Alguns dias depois, ela recebeu alta para uma casa de repouso especializada — uma que eu não teria escolhido. Lá, eles administraram seu delírio com sedativos, e ela mal comeu ou iniciou a fisioterapia. Agora estava acamada com uma grande úlcera de pressão, malnutrida e uma infecção na cicatriz. Sua única opção se tornou a unidade de cuidados paliativos.

Eu já sentia falta de como antes da fratura, no decorrer das consultas domiciliares, Neeta envelhecia: quando eu chegava, me dizia que tinha 92 anos, depois 95, 97, e assim por diante até mais de 100 anos na hora que eu fosse embora. Eu adorava como ela me chamava de "meu amor" ou "querida". Ela lembrava que gostava de mim, mesmo quando não lembrava meu nome. Eu esperava ansiosa por suas piadas.

"Por que o policial não gosta de sabão em pó?", perguntava ela com um sorriso, enquanto eu preparava a coleta de sangue. "Porque ele gosta de deter gente!"

Seu filho e suas filhas — que moravam na mesma quadra que ela e continuaram a trabalhar depois que poderiam ter se aposentado para prover a ela anos de cuidados domiciliares 24 horas — ficaram arrasados com o fato de ela estar morrendo. "Como isso pôde acontecer?", perguntou o filho quando liguei. "Eu achei que o hospital e a cirurgia eram as partes perigosas."

Havia tantos modos de responder a essa pergunta. Em quase todas as fases de sua doença, Neeta recebeu cuidados que eram típicos, mas não os de que precisava — nem ideais para uma idosa frágil.

Um número cada vez maior de hospitais oferece coadministração geriátrica e ortopédica de pacientes idosos com fratura no quadril. Os cirurgiões reparam o quadril; os especialistas em medicina geriátrica cuidam de todo o resto, das condições comórbidas às prioridades de cuidado e vida. Com essa abordagem, os pacientes chegam antes à sala de cirurgia, fazem menos exames desnecessários, são menos propensos a experienciar delírio, saem do hospital mais cedo e têm mais propensão a andar e ter uma vida significativa um ano depois da fratura.

Mas o que aconteceu no hospital foi apenas parte do que deu errado. Tive que me segurar para não lembrar seu filho de que eu o avisara. Antes de sair de férias, o filho de Neeta disse que eles estavam pensando sobre o local para onde ela acabou indo porque era próximo de seu bairro.

"Assim podemos vê-la antes e depois do trabalho", disse ele.

Em vez de repetir os boatos ruins sobre o lugar mencionado, elogiei dois lugares melhores. Eu deveria ter sido mais enfática sobre as consequências de escolher a casa de repouso errada e destacado que não importava para onde Neeta fosse, eles não deveriam ter simplesmente transferido seus cuidados para o local supondo que todo o possível seria feito tão bem quanto poderia, ou mesmo bem o bastante. Deveria ter explicado que, mesmo quando lutei para colocar meu próprio pai em um dos melhores locais da cidade depois de suas cirurgias, continuamos com ele, revezando para garantir que um de nós estaria lá 24 horas por dia, 7 dias na semana inicialmente, e depois contratando alguém para ajudar durante a noite quando o pior passou. Eu passei tempo suficiente em hospitais e casas de repouso para saber que, se não fizéssemos isso, coisas ruins poderiam acontecer.

A família de Neeta também supôs que os médicos do hospital e os planejadores da alta hospitalar estavam preparados para oferecer as orientações necessárias. Apele para o lado humano da maioria dos profissionais de saúde e eles parecem bem cientes de que grande parte das casas de repouso fazem até um caixão parecer tentador. Mas, com a qualidade do cuidado hospitalar e a utilização ideal de recursos ligada à alta do paciente, os hospitais pressionam continuamente os funcionários a darem alta aos pacientes depois de um determinado período de tempo de acordo com o diagnóstico. Como esses médicos obtêm pouco treinamento em medicina externa, geriatria, transporte médico e cuidados domiciliares, as casas de repouso especializadas geralmente são a forma melhor e mais fácil de eles darem alta às pessoas que não estão prontas para ir para casa. O problema é que os médicos também não sabem muito sobre casas de repouso.

Um artigo de um periódico médico de 2017 observou como médicos baseados em hospitais lidam com transferências para casas de repouso. Eles descreveram a pressão para acelerar as altas, uma tendência a usar casas de repouso especializadas como "redes de segurança", a ausência de um sistema ou de tomada de decisão ou estrutura para corresponder pacientes e locais, e pouco conhecimento sobre a qualidade ou os resultados dos pacientes de instalações locais. Essa realidade comum explica como Neeta acabou em uma casa de repouso de baixa qualidade apesar de meus avisos e das melhores intenções de sua família.

Em *A Woman's Story* [sem publicação no Brasil], a escritora francesa Annie Ernaux descreveu uma transição-chave na vida de sua mãe, uma série de eventos que acontecem todos os dias com idosos. Em um dia quente, sua mãe desmaiou e foi levada ao "serviço médico da casa de pessoas idosas", uma opção não disponível nos Estados Unidos nem no Brasil. Reidratação, comida e, alguns dias depois, sentindo-se normal novamente (e sem perceber que seu normal estava abaixo do que costumava ser), Ernaux escreve que sua mãe insistiu em ir embora: "'Caso contrário', dizia ela, 'vou pular pela janela'. De acordo com o médico, ela não podia mais ficar sozinha. Ele me aconselhou a colocá-la em um asilo." A autora leva sua mãe para casa. Os eventos subsequentes culminam neste comentário: "E aqui a história dela acaba, pois não há mais lugar para ela na sociedade."

Mas não acabou. As páginas seguintes detalham a confusão (da mãe), os acidentes de trânsito (da filha), a fúria (de ambas), o esquecimento, as alucinações, os estranhos hábitos alimentares e a internação em que "as enfermeiras tiveram que amarrá-la à cadeira, porque ela não parava de tentar fugir da ala". De lá, sua mãe foi movida para a unidade de tratamentos paliativos, um prédio moderno atrás do hospital que parecia ótimo e muito bem organizado. Lá, sua filha encontrou-a uma noite, "já dormindo, às 18h30, deitada sobre os lençóis amarrotados, vestindo sua camisola. Seus joelhos estavam erguidos, exibindo suas partes íntimas. Estava bem quente no quarto... Em poucas semanas, ela perdeu o respeito próprio".

Ela também pode ter sido drogada. Provavelmente estava entediada. Aqueles que conseguem se expressar geralmente referem-se a si mesmos não como "residentes" ou "pacientes", mas como *presidiários*. Caminhe pelos corredores da maioria das casas de repouso e você verá pessoas "estacionadas", dormindo, olhando para o nada ou gritando. O odor tende a ser tudo menos algo que lembre uma casa. O mesmo acontece com a comida. As pessoas que trabalham lá usam uniformes, não roupas. Recebem muito pouco. Alguns estão lá porque gostam de trabalhar com idosos; muitos outros, porque precisam de um salário e esta é sua melhor opção. Boa parte do tempo, nem aqueles que vivem na "casa" nem os funcionários querem estar lá. Os idosos abandonados pela sociedade em tais lugares muitas vezes recebem rótulos como "desobedientes" ou "difíceis", como se resistir a cuidados indesejados ou tentar fugir da prisão em um local cheio de regras que em nada se assemelha a um lar representasse algo diferente de uma autopreservação racional.

Neeta acabou nesse tipo de lugar, um local que basicamente a matou. Tinha a aparência e o odor de um hospital de segunda classe e nenhuma semelhança com uma casa. As pessoas eram amarradas, verbalizavam e eram ignoradas — nem sempre, mas com frequência suficiente, e o quanto seria frequente demais? Se amamos uma pessoa, ou acreditamos que seres humanos com necessidades devem ser bem tratados, é difícil de não responder *Nunca*.

As pessoas geralmente supõem que, até recentemente, a velhice avançada era diferente: idosos permaneciam em casa e eram cuidados por suas famílias. Na verdade, as instituições que fornecem cuidados básicos a idosos existem há milhares de anos. De certa forma, eram mais necessárias no passado do que são agora, já que, na maior parte da história da humanidade, viver até a velhice muitas vezes significava viver mais que os próprios filhos. Notavelmente, apesar de as abordagens variarem com o tempo, as instituições que cuidam de idosos quase sempre têm uma de duas características: empatia e antipatia.

Antes do advento da aposentadoria e das pensões no final do século XIX na Europa e do século XX nos Estados Unidos, qualquer um que não fosse rico — a maioria das pessoas — e que não tivesse família ou amigos para sustentá-los precisava continuar trabalhando. Quando uma doença ou a idade avançada impossibilitava isso, ficavam pobres e sem teto. Em algumas eras, sofriam e morriam nesse estado. Em outras, eram atiradas em asilos ou lares para pobres com criminosos e doentes mentais. A incapacidade de trabalhar era vista como um sinal de mau-caratismo, independentemente da idade da pessoa. Com frequência, as instituições tiravam as pessoas da rua, mas as abrigavam em locais frios, sujos e lotados com pouca comida, para que viver lá não fosse atraente para "mendigos". Outras vezes, as organizações religiosas ou os governos construíam locais na tentativa de responder com empatia às necessidades de seus cidadãos mais idosos. Esses padrões ocorreram repetidamente por toda a história e em todos os países.

Durante o Império Romano — um período renomado por sua eficiência — um sistema de casas chamado *gerocomeia* foi estabelecido, começando por Constantinopla. Em vez de serem tirados de vista como inconsequentes, os residentes eram visitados anualmente pelo imperador em reconhecimento ao poder político em potencial dos idosos. No início do cristianismo, os monastérios geralmente forneciam comida, abrigo e cuidado para os idosos e os enfermos. Essa prática de oferecer hospitalidade levou ao nome e às instituições que conhecemos como hospitais, embora inicialmente fossem mais protetivos do que médicos, parecidos com as casas de repouso modernas. A partir desses atos locais iniciais, os imperadores bizantinos, a Igreja e os benfeitores começaram a construir casas de repouso ao lado ou próximas dos monastérios por todo o império. Isso garantia que, não importava onde a pessoa vivia, quando ficasse doente, idosa ou deficiente, poderia conseguir ajuda.

Apesar de a velhice sempre acabar trazendo a necessidade de assistência, quando a religião era dominante, ela tinha valor espiritual. Os idosos estavam mais próximos de Deus. Quando o Estado assumiu o poder da Igreja, a velhice avançada passou de estágio de vida valioso espiritualmente para problema social. A separação dos idosos frágeis do restante da sociedade foi usada como um meio de controle ou forma de punição, e muitas vezes era um ato de conveniência. Colocar muitas pessoas com necessidades similares em um local focava recursos mesmo se facilitasse a desumanização segregada sistemática. O Estado supervisionava as pessoas para civilizá-las, preservar a ordem social para todos e demonstrar sua capacidade de lidar com todas as classes de cidadãos. Estar com as ruas cheias de pessoas pobres ou idosas, sujas e famintas, implicava uma falha de governança.

A comparação da Inglaterra com a França ao longo dos séculos ilustra como os governos podem afetar a qualidade de vidas idosas para melhor ou pior. Na Inglaterra, o sistema baseado na igreja funcionou bem até que uma nova administração mudou tudo por razões que não tinham nada a ver com os idosos. Durante a Reforma, o rei Henrique VIII aboliu os monastérios em uma tentativa de garantir a dominação do protestantismo sobre o catolicismo. E, com eles, as casas de repouso se foram. Só séculos mais tarde, com as Poor Laws, o Estado britânico voltou a apoiar que as paróquias locais assumissem a responsabilidade por seus cidadãos empobrecidos e idosos.

Os franceses só estabeleceram instituições hospitaleiras, ou "hospícios" depois de um mandato real em meados de 1600, quando as condições na Inglaterra já estavam em declínio. Inicialmente, os hospícios não eram hospitais no sentido em que usamos hoje — isso só ocorreu depois da Revolução Francesa em 1789 —, mas eram instituições que serviam simultaneamente como prisões, manicômios e casas residenciais para pessoas deficientes de todas as idades e para idosos. O agrupamento de idosos com criminosos, doentes mentais e deficientes crônicos era revelador. Enquanto as pessoas dessas diferentes categorias agora são abrigadas separadamente (não que essas diversas condições sejam mutuamente exclusivas), nossas atitudes em geral em relação a elas não mudaram quase nada. Todas são vistas como caras, incômodas e de pouco valor social. Desde o início, seu tratamento levantou questões em relação a se seu sequestro possibilitava o foco, a ajuda e o cuidado necessário ou servia a outros propósitos. Enquanto muitos defendiam a segregação de criminosos para proteger o público, a segregação daqueles com doenças mentais ou debilidade ajudava as famílias transferindo as responsabilidades de abrigo e cuidado ao Estado. Mas, se ele oferecia proteção, era o tipo que possibilitava que pessoas *sem* esses problemas vivessem como se aqueles *com* esses problemas não existissem. As pessoas podiam seguir seus dias sem que os outros "inferiores" e "incômodos" estivessem visivelmente presentes, e fingir que

180 // ALÉM DA ENVELHESCÊNCIA

eles também não poderiam acabar em situação similar. Em todos os países, cada vez mais famílias abdicavam de suas responsabilidades.

Além disso, às vezes os chamados afligidos recusavam abrigo e cuidado da família, acabando nas ruas. Novamente, vemos o quanto mudamos pouco. Nos anos 1970, seguindo as revelações de abuso e negligência em instituições mentais, a desinstitucionalização se tornou o padrão nos Estados Unidos. Caminhe pelas ruas de São Francisco ou de qualquer outra cidade norte-americana hoje, e você verá pessoas amontoadas em portais, sob viadutos, em barracas nas calçadas e em ilhas de trânsito. Ainda não encontramos uma solução satisfatória para uma situação que transcende séculos e culturas. É difícil não suspeitar que nossa abordagem seja fatalmente falha.

No século XX, com o enorme progresso no diagnóstico e tratamento médico, a velhice se tornou medicalizada, oferecendo novas maneiras de ver os idosos como "problemas". De repente, não eram apenas os pobres que acabavam em casas de repouso, mas qualquer um cujo corpo fosse visto com necessidade de administração contínua. Essas instituições, projetadas para indesejados sociais, retinham muitas das atitudes da era dos asilos em relação aos residentes em suas estruturas e sistemas. Ninguém via muito objetivo em investir ou em realmente atender às vidas das pessoas que estavam, como um nonagenário me disse uma vez, "com o prazo de validade vencido".

E então, mais uma vez, as opções mudaram por razões que variavam de boas intenções a exploração. Décadas recentes trouxeram uma mudança de instituições públicas para privadas e o florescer de locais alternativos, de pequenas casas familiares de cuidados 24 horas a centros de vida assistida de ponta que, de certa forma, lembram um dormitório de faculdade ou um navio cruzeiro. Isso tornou as casas de repouso ainda mais repulsivas. E também criou novos desafios. Pessoas anciãs frágeis com recursos e opções passam cada vez mais os últimos meses ou anos de suas vidas em residências de vida assistida, locais que normalmente não são estruturados com elas em mente. As com menos dinheiro acabam em condições de vida inseguras sem comida adequada, ajuda ou contato humano, ou gastam até que se tornem elegíveis ao Medicaid, e assim apenas certos tipos de locais as aceitarão. Uma vez lá, ficam sujeitas à própria "experiência de desprivatização" pela qual a velhice é ultrajada.

Apesar de os locais serem, muitas vezes, coisa de filme de terror, o mesmo é verdadeiro para a vida de alguns idosos com suas famílias. Em ambas as situações, pessoas vulneráveis ficam trancadas com outras mais capazes e poderosas. Tanto quanto as mudanças corporais da velhice, esse destino transformou os últimos anos da velhice em algo temeroso. O pior que poderia acontecer com qualquer um. E acontece: a negligência e o abuso ao idoso ocorrem em todas as classes sociais, passados e locais. Hoje, há mais escolhas do que nunca para onde passar a velhice, mas ainda relativamente poucas são atraentes. Enquanto isso, fechamos nossos olhos, individual e coletivamente, evitando nossos amigos e entes queridos quando ficam debilitados, até que um dia descobrimos que "eles" somos nós e é tarde demais para fazer algo a respeito.

Uma foto que às vezes uso em aula mostra um corredor em uma casa de repouso com uma fila de mulheres idosas em cadeiras de rodas. As cabeças baixas apoiadas sobre as mãos, os olhos fechados. Isso é velhice ou um modo de enfrentar uma certa classificação de velhice que não é mais atraente para pessoas idosas frágeis quanto para o resto de nós?

Nascher observou que "em instituições em que os idosos têm tarefas leves para realizar, eles não desabam mentalmente, nem tão cedo nem tão completamente como quando os idosos não têm nada para fazer além de sentar em um banco e matutar". Marjory Warren, confrontada com tantos pacientes idosos delirantes e derrotados em West Middlesex, insistiu de forma similar que qualquer vida poderia ser melhorada por ambientes mais estimulantes e agradáveis, e que valia a pena determinar o potencial de recuperação em pessoas com qualquer *deficiência*. Uma porcentagem notável de seus pacientes voltou para casa, e até aqueles cuja melhoria foi limitada tiveram vidas mais confortáveis e significativas.

Em 1950, quinze anos depois que Warren transformou seus pacientes e sua unidade, o Ministério da Saúde Britânico anunciou: "As casas de repouso estão fadadas. Em vez delas, as autoridades locais se ocupam em planejar e abrir pequenas casas confortáveis em que os idosos… possam viver agradavelmente e com dignidade. O velho relacionamento 'mestre e prisioneiro' está sendo substituído por um mais próximo da abordagem de um gerente de hotel e seus hóspedes." Mas as marés da história sobem e descem. Os governos escolhem suas armas a partir de um arsenal limitado. À frente do Super Bowl de 2016 na Bay Arena, o prefeito de São Francisco moveu e retirou a população sem-teto, abrigou-os e lhes deu barracas em locais longe das vistas. Naquele mesmo ano, nossos jornais locais apresentaram artigos sobre a população sem-teto envelhescente.

"As casas de repouso são responsáveis por um esforço incrível — cuidar dos deficientes", comentou Robin Young em *Here and Now* [sem publicação no Brasil]. E ainda continuamos utilizando-as. Colocamos "entes queridos" nelas, como sociedade, as subfinanciamos e esperamos nunca precisar delas para nós mesmos. Parece melhor dizer *Estamos enviando-a de volta para a casa*, ou *Ele mora em uma*

182 // ALÉM DA ENVELHESCÊNCIA

casa agora do que dizer *Estamos enviando-a de volta para a instituição onde passará o resto da vida entediada e infeliz até sua morte*, ou *Ele mora em uma instituição agora porque não conseguimos encaixar seus cuidados em nossas vidas*. Mas é fácil demais culpar os indivíduos por algo complexo, multifatorial e, no mínimo, parcialmente estrutural. Essa última citação deveria terminar com estas palavras: *dado o pouco que nossa sociedade apoia tais esforços*.

FANÁTICO

Às vezes odeio meus colegas.

Quando desenvolveu câncer, Juan tinha 86 anos. Ele já tinha uma doença cardíaca, artrite e diabetes, bem como fraqueza de um lado do corpo e demência leve devido a um derrame. Os oncologistas fizeram-no passar por dez meses de quimioterapia e radiação permanentemente debilitantes, e disseram que a doença era incurável e que não havia mais nada que pudessem fazer.

Outro dia, Deborah, uma paciente que acabara de se inscrever para a casa de repouso, foi enviada para o pronto-socorro por alguém em sua residência de vida assistida que deixara de verificar sua ficha antes de chamar uma ambulância. Sua família, angustiada e decepcionada, ligou para seu médico de cuidados primários, que ligou para o pronto-socorro, explicou a situação e pediu que eles a enviassem para casa. As equipes da casa de repouso e de cuidados primários assumiriam. O médico da emergência disse que eles precisavam fazer uma tomografia, porque Deborah talvez estivesse tendo um derrame e precisaria de um anticoagulante potente. Ele não conseguia entender que não precisava fazer isso, porque nada mudaria a essência da vida de Deborah naquela altura, ou que não era apenas legal, mas ético e gentil respeitar os desejos do paciente no fim de sua vida. Ele disse: "Não podemos simplesmente não fornecer tratamento." Para ele, apenas certos tipos de atividades (exames e certos medicamentos) e locais (hospitais e prontos-socorros) contavam como medicina e assistência de saúde.

E havia Albert, meu paciente de 94 anos que fora excluído de suas amizades pela surdez, incapaz de ouvir muito apesar de seus aparelhos auditivos. Tinha cada vez mais dificuldade para andar, passava a maior parte dos dias sozinho e ficava doente com cada vez mais frequência, até que caiu na área exterior de seu prédio e bateu a cabeça. Um transeunte chamou os paramédicos, que queriam levá-lo ao hospital. Albert se recusou, já que não tinha um corte que precisava de pontos. Os paramédicos argumentaram que ele poderia estar com uma hemorragia cerebral. Albert, médico também, disse: "E daí?" Dada a altura de sua vida e seu provável desfecho, entrar em coma e morrer em sua cama seria um fim muito melhor do que aquele que qualquer hospital tinha a oferecer para uma hemorragia cerebral. Ele colocou seu jantar congelado no micro-ondas, assistiu à TV e, finalmente, foi para a cama, onde, para sua decepção, não morreu.

Albert é um exemplo incomum. À medida que o fim da vida se aproxima, a maioria das pessoas não sabe o que quer ou o que esperar. Fazem o que mandam, submetendo-se ao conhecimento e supondo a benevolência e objetividade de seus médicos. Mas os médicos são falhos e falíveis, produtos de sua cultura e tempo como qualquer pessoa. Como escreveu anos atrás o médico canadense Balford Mount, que cunhou o termo *cuidado paliativo*: "Nós [na medicina] emergimos merecendo pouco crédito; nós, que somos capazes de ignorar as condições que fazem pessoas silenciadas sofrerem. Os mortos insatisfeitos não podem reclamar acerca da negligência que experienciaram... Não imaginamos que nós, que lutamos para ser e nos ver como bem-intencionados e competentes, podemos não ser nenhum dos dois... E os pacientes têm medo de insultar ou incomodar aqueles responsáveis por seu tratamento."

Desde a medicalização do envelhecimento e da morte no século XX, a medicina se vê principalmente como um meio de lutar contra a morte, não como uma das muitas ferramentas com as quais facilitar essa transição inevitável. O ensino sobre como conduzir as chamadas conversas difíceis, dar más notícias, avaliar as prioridades do paciente e lidar com os sintomas no fim da vida só se tornou padrão nas faculdades de medicina na década de 2010, e permanece ignorado ou subutilizado por muitos especialistas. A geriatria e o cuidado paliativo, os dois campos nos quais essas tarefas são essenciais, são chamados nesses casos — ou pior, não são. De fato, apesar dos esforços contínuos de reforma, a cultura médica e as recompensas financeiras por diálise, quimioterapia e procedimentos persistem, mesmo quando é pouco provável que beneficiem o paciente.

Enquanto isso, a morte é terceirizada ao cuidado paliativo, como se fosse algo incomum.

9. MEIA-IDADE

FASES

No decorrer das eras antiga e medieval, a velhice era definida como uma fase de vida distinta. Apesar de o número de fases variar, incluindo mais comumente três, quatro, seis ou doze, achava-se que cada fase tinha características comportamentais e de saúde únicas, mas fases de transição imprecisas. Aristóteles identificou três fases: crescimento, inércia e declínio, as duas últimas mais ou menos relacionadas às noções posteriores de idosos em forma e frágeis, respectivamente. Talvez em parte por causa de noções místicas em relação ao número 7, o Salmo 90 estabeleceu o tempo de vida em 70 anos com 7 faixas etárias. Essa visão do tempo de vida humana formado por fases distintas persistiu no Ocidente até o século XVIII.

A era industrial precisou de especialização de funções sociais e trabalhistas para adultos e uma fase mais distinta da infância, e considerou a velhice um período breve definido pelas mensagens confusas de aposentadoria bem-merecida e inutilidade. A "meia-idade" veio depois, impulsionada inicialmente por esforços para distinguir os adultos, cada vez mais poderosos no meio da vida, dos mais velhos, e como uma categoria ampla para as décadas entre a juventude e a velhice à medida que as vidas se estendiam. Novas instituições e terminologias se desenvolveram em resposta a cada nova fase de vida. Veja o que diz a historiadora social Tamara Hareven:

> A "descoberta" de um novo estágio de vida é, em si, um processo complexo. Primeiro, os indivíduos ficam cientes das características específicas de um dado estágio de vida como uma condição distinta. Essa descoberta é, então, passada para a sociedade em versões popularizadas. Se parecer associada com um grande problema social, ela chama a atenção de agências de bem-estar e controle social. Por fim, é institucionalizada: leis são aprovadas e agências são criadas para lidar com suas necessidades e problemas especiais.

Por meio desse mecanismo, a sociedade ao mesmo tempo apoia seus cidadãos e os reduz.

Na era moderna, uma variedade de nomes de subfases foram propostos para a velhice. O psicólogo G. Stanley Hall propôs *senescência* como um estágio tardio análogo à adolescência: "Existe certa maturidade de julgamento sobre homens, coisas, causas e vida em geral que nada no mundo além dos anos pode trazer, é uma sabedoria real que apenas a idade pode ensinar." Em 1974, foi a psicóloga e estudiosa envelhescente Bernice Neugarten que dividiu os idosos em *velhos-jovens*, aqueles entre 55 e 75 anos, e em *velhos-velhos*, com 75 anos ou mais. Dez anos mais tarde, para retratar as características distintas do número cada vez maior de pessoas com mais de 85 anos, Richard Suzman e Matilda White Riley acrescentaram *velhos-mais velhos* ao modelo de Neugarten. No campo público, também é comum uma divisão de três fases, particularmente cativante e de certa forma irreverente *go-go* [só-vai], *go-slow* [vai-devagar] e *no-go* [não-vai].

Os geriatras também dividem os idosos em fases, identificando mais comumente quatro delas com base em doenças e funções: saudáveis, cronicamente doentes, frágeis e morrendo. Uma abordagem de cinco fases mais relacional foi proposta pelo Dr. Mark Frankel, como independência ou autossuficiência, interdependência (quando ajudas ocasionais são necessárias), dependência (quando uma pessoa precisa de ajuda regular na vida cotidiana), crise (quando cuidados profissionais podem ser necessários) e morte.

As fases da velhice são complicadas pelo fato de que as pessoas podem ir e voltar entre elas, algo que nunca acontece em fases anteriores da vida. Depois de um acidente, cirurgia cardíaca ou quimioterapia, uma pessoa pode parecer "envelhecida", com uma aparência anos mais velha do que tinha poucos meses antes. Pode até pular uma fase ou duas do desenvolvimento, precisando de um andador ou uma cadeira de rodas e ajuda para tomar banho. Mas meses mais tarde, depois do tempo de recuperação e fisioterapia, pode ficar "mais jovens" de novo. De forma similar, se um idoso decide começar a se exercitar, começa em um emprego novo animador ou se apaixona, pode repentinamente parecer anos mais jovem ou como se "tivesse renovado a vida". As fases da velhice são mais fluidas do que as da infância e da vida adulta. Podem ser puladas e podem retroceder, embora, no geral, na velhice haja uma progressão típica, como em suas fases precedentes.

* * *

A trajetória é importante. Como os bebês e as crianças, pessoas muito idosas normalmente são pequenas e dependentes. Mas, apesar de nossos cenários no começo e no fim da vida compartilharem alguns atributos, são fundamentalmente diferentes, e não só porque na juventude sabemos pouco, mas porque temos a maior parte da vida pela frente e na velhice já atravessamos esse território e estamos mais perto da morte. Ignatz Nascher usou a biologia para refutar a noção de idade avançada como uma segunda infância:

Uma comparação do organismo na infância com o da velhice mostrará que não há um órgão ou tecido, nem uma função, mental ou física, idêntica nos dois períodos de vida. A vitalidade, o metabolismo e até o instinto são diferentes. O processo da senescência é progressivo, não retrógrado, não há reversão na ordem de desenvolvimento e nem um único tecido reverte a seu tipo anterior.

Então, tanto fisiologicamente quanto do ponto de vista do desenvolvimento, os vitorianos tinham razão: a vida é uma jornada, não um ciclo.

Nascher também reconheceu que a abordagem da medicina à saúde na infância oferecia um modelo ideal para abordar a saúde na velhice. Não pensamos na infância como uma perversão imatura da idade adulta, caracterizada por uma psique, um intelecto, órgãos e tecidos subdesenvolvidos. As estruturas anatômicas (a cabeça grande de um bebê, o corpo e os membros menores de uma criança), as funções fisiológicas (o que é considerado normal em termos de força muscular ou frequência cardíaca), a aparência e os comportamentos que seriam considerados patológicos na fase adulta são considerados normais e naturais na infância. "Devemos tomar uma visão similar da senilidade", aconselhou Nascher.

Pouco mais de uma década depois, em seu livro de 1930, *Salvaging Old Age* [sem publicação no Brasil], a psicóloga norte-americana Lillien J. Martin sugeriu que o problema da velhice nos Estados Unidos era conceitual e não biológico: "Quando chegamos ao momento de observar a velhice como um período de vida em vez de uma condição corporal, daremos a ela o estudo inteligente e cuidadoso que aplicamos a outros períodos, como a infância inicial, a infância tardia, a adolescência... como um período com suas próprias dificuldades, aspirações e realizações."

Comecei a pensar na vida da seguinte forma: é como se uma criança, um adulto e um idoso fossem as três cores primárias da vida, e todas as suas subfases fossem derivadas dessas três fundamentais, assim como todas as outras cores são formadas pela combinação de vermelho, amarelo e azul.

AJUDA

A ligação frenética veio da residência de vida assistida de Frank Cavaglieri pouco depois das 14h. Eu estava em meu consultório colocando a papelada em dia.

"Meu Deus", disse eu, depois de atender a ligação, afastar a cadeira e pegar minha bolsa de visitas. "Diga a eles que chego em vinte minutos."

Quando cheguei ao prédio belamente restaurado com seu paisagismo de casa senhorial e status de marco da cidade, a faca fora removida da mesa próxima à cadeira reclinável de Frank. Ele a colocou ao lado da jarra de balas azedas de limão que sua filha, Susan, continuava estocando continuamente porque ele adorava doces e sua boca estava sempre seca, e porque ela o amava.

O corte fora nas costas da mão, dois centímetros e meio abaixo da articulação. Sangrou, mas não muito, e nem perto do que precisava para seu propósito. Superficial como foi, nem precisava de pontos. Ele usou o único instrumento que conseguiu encontrar, uma faca de manteiga sem fio, quase totalmente gasta pelos anos de uso institucional.

Vendo-me, Frank tentou sorrir. Bem vestido como sempre, usava um suéter cinza sobre uma camisa marrom estampada, e seu cabelo branco estava bem penteado.

"Não consigo nem fazer isso", disse ele. "Não consigo nem me suicidar."

Apertei sua mão, mas não falei imediatamente. Não queria insultar sua inteligência fingindo que esse era um problema que eu podia corrigir.

Com a pele quente e lisa de Frank contra a minha, lutei para mostrar que me importava sem realmente chorar na frente do meu paciente, esse homem amável de 92 anos que queria morrer desesperadamente e se via ainda vivo, um dia insignificante após o outro.

Três anos antes, eu parara em frente a uma casa verde-claro com fileiras de gerânios florescentes embaixo de cada janela da frente em vasos retangulares pintados para combinar com a guarnição branca. No banco do passageiro de meu carro, estavam duas pastas com a papelada dos novos pacientes. O casal, ambos com 80 e tantos anos, vivia na mesma casa modesta há 60 anos. Ela ficava em uma rua pequena com vista para a autoestrada em um bairro de rápida supervalorização que um dia foi de classe trabalhadora.

Minha visita deveria ser uma consulta. Eles já tinham um internista de cuidados primários de quem gostavam, bem como um bando de especialistas: um cardiologista, um neurologista, um podiatra e um pneumologista para ele, e um neurologista e um dermatologista para ela. Mas sua filha estava convencida de que não estavam obtendo o que mais precisavam, embora não soubesse dizer exatamente o que poderia ser. Ela esperava que alguém com conhecimento no tratamento de idosos pudesse ajudá-la a descobrir o que fazer para melhorar a vida de seus pais. Tudo o que ela tinha certeza era de que eles não estavam nem felizes nem prósperos. E eles não eram assim, mesmo que isso fosse o que a maioria das pessoas pensasse da velhice avançada.

Quando Frank tentou se matar, era viúvo e vivia em uma quitinete da residência de vida assistida. Seu quarto era grande e o local era razoavelmente bom, mas era uma instituição. Mesmo com alguns de seus próprios móveis e fotografias, ele não estava em casa. Havia refeições e atividades em grupo, mas em seu segundo ano vivendo lá, não conseguia sentir muito gosto das coisas nem ouvir muito bem, apesar dos caros aparelhos auditivos. Ele parou de participar dos jogos de cartas quando começou a errar regularmente e não via mais as apresentações de músicos visitantes. Também não conseguia mais andar, e embora recebesse visitas regulares de sua família atenciosa e querida, eles tinham empregos, escolas e viagens; então, no geral, lá estava ele, sozinho em seu quarto.

Os funcionários ajudavam-no a se vestir, tomar banho e ir até o local para fazer as refeições. Cortavam a comida em seu prato, davam-lhe os remédios e diziam-lhe a hora de comer, levantar, vestir-se, tomar banho e dormir. Ele caía regularmente enquanto tentava ir da cadeira para a cadeira de rodas, da cadeira de rodas para o vaso sanitário, em parte porque queria fazer essas coisas básicas sozinho e em parte porque, até quando pedia ajuda para essas tarefas, a espera geralmente era mais longa do que ele conseguia tolerar. Por fim, os cuidadores do local insistiram em fraldas, e ele cedeu.

Frank me disse que queria estar morto. Experimentamos antidepressivos, que não ajudaram. Embora valessem a tentativa caso aliviassem sua angústia, parecia improvável para nós dois que pudessem lidar com seus problemas fundamentais.

Ele tinha três das seis condições que participaram de um estudo recente identificadas como pior do que a morte: *incontinência urinária e intestinal*, a *inabilidade de sair da cama* (ele ainda conseguia levantar, mas pelo menos uma pessoa e um elevador individual mecanizado eram necessários para tirá-lo da cama e colocá-lo em uma cadeira de rodas) e *precisava de cuidados 24 horas por dia*.

Nunca chegaria a desenvolver dois dos outros três estados inaceitáveis, *precisar de um tubo de alimentação* ou *respiratório*, mas, na lenta antecipação até sua morte, ele teria cada vez mais do sexto, *ficar confuso o tempo todo*. Não havia nada que ele, eu ou qualquer pessoa pudesse fazer a respeito.

É claro que essa impotência é parte do que as pessoas temem quanto à velhice. Não são apenas as funções e os papéis perdidos, dos básicos aos divertidos, mas a perda do controle sobre o próprio corpo, situação e vida. Dada longevidade suficiente e um certo equilíbrio da sorte, tanto boa quanto ruim, esse resultado parece biologicamente determinado. A certa altura, a boa sorte de não morrer cedo e de desenvolver condições que a medicina pode tratar, pelo menos parcialmente, começa a parecer muito custo e nenhum benefício, um acúmulo inexorável de negativos sem nenhuma vantagem. Os sortudos vivem assim por dias a semanas; os menos sortudos podem seguir assim por anos.

Mesmo não sendo rico, Frank teve mais vantagens e recursos do que muitas pessoas, incluindo uma família que o amava, que aparecia regularmente para visitá-lo e sempre que era chamada, e que nunca parou de tentar encontrar maneiras de fazer com que sua vida fosse melhor. Ainda assim, ele claramente sofria. Mas as mudanças que culminaram em sua idade avançada começaram antes — para ele, como para o resto de nós, em seus 40 ou 50 anos, embora nessa época elas não sejam dominantes, mas presentes como pequenos sinais em um cenário maior de nossa funcionalidade e envolvimento.

Nós brincamos sobre os joelhos gastos e as "testas maiores" pela queda de cabelo, e encontramos modos de contornar os substantivos ou os fatos que não conseguimos lembrar no momento em que gostaríamos de usá-los. Essas são mudanças sérias e reais, e apenas o começo de um processo que se transforma na idade avançada décadas mais tarde.

Existe o velho e existe o ancião. Viva o bastante e o corpo acabará falhando. Ele nos trai. Nossa pele fica enrugada, flácida e caída. A força diminui. Perdemos velocidade, agilidade e equilíbrio. As habilidades que subestimávamos são agora apenas acessadas oralmente, usando os verbos no passado. Às vezes, a mente acompanha o declínio do corpo, com as palavras, a lógica, o discernimento e as memórias desaparecendo. Ficamos doentes com mais frequência e gravidade. Ficamos frágeis. A menor e mais comum das tarefas — comer, tomar banho, caminhar — se torna demorada, difícil, perigosa ou impossível. O propósito ou a função ausente, a frustração, o tédio e o desconforto fornecem a paisagem de nossos dias. No fim, somos mais definidos pelo que não somos mais do que pelo que somos. Lutamos e flertamos com a morte.

Quando conheci Frank, segui sua filha, Susan, por um longo lance de escadas até uma sala alegre em que seus pais estavam sentados esperando. Frank usou os braços da cadeira para se levantar e, uma vez de pé, estendeu a mão. Era um homem pequeno com um grande bigode branco, um nariz largo e chato e um aperto de mão forte. Apesar de sua educação, percebi que minha visita fora ideia de sua filha.

Sua esposa também se levantou, embora mais lentamente e com uma ajudinha de Susan. Seu cabelo se espetava da cabeça, denso, branco e volumoso, lembrando-me de um dente-de-leão, e suas palavras eram emitidas do jeito murmurado e silencioso das pessoas com doença de Parkinson em estágio intermediário. Eu precisei me concentrar para entender o que ela dizia. Apesar de seu nome ser Carol, ela me disse para chamá-la de Cookie.

Ela também tinha um sorriso vencedor, embora sua mão, pequena e trêmula, parecesse frágil junto à minha.

Apesar da pequena estatura, Frank fora um trabalhador qualificado que progrediu até a chefia e forneceu a seus filhos a educação superior que não teve. Ele consertava tudo em casa, desde a máquina de lavar louças até o rádio, o deque e o telhado. Até que não conseguiu mais. Isso foi logo depois de seu derrame e vários anos depois do declínio de Cookie. Um ano antes de conhecê-lo, fora a primeira vez que ele tentou se matar. O assunto surgiu quando perguntei sobre internações anteriores. Ele foi tão sincero durante nossa conversa até aquele ponto, suas respostas pontuadas com sorrisos divertidos e às vezes resignados, que me lembro de ficar chocada quando me contou sobre a tentativa de suicídio e sua internação subsequente em uma ala psiquiátrica fechada. Não havia nada em Frank que gritasse doença mental: ele era um homem são que não queria viver dependente e deficiente, e que decidira assumir o controle de sua situação da melhor forma que podia, como estava acostumado a fazer.

Nenhum membro da família queria falar sobre o assunto. Susan colocou a mão em seu braço, o olhar vivo. Frank falou com suavidade, olhando alternadamente para mim e encarando seu colo. Ele não gostou da unidade em que o mantiveram depois do derrame, disse, ou de como o trataram, e realmente não gostou da unidade psiquiátrica. Eu não conseguia saber qual das violações causadas pela doença o incomodavam mais, só sabia que ele se sentia impotente, triste e envergonhado. Naquele dia em sua casa, Frank admitiu sentir-se triste e desesperançado, mas negou as tendências suicidas. Ao falar que não estava pensando em tentar se suicidar novamente, ele olhou primeiro para Susan e então para Cookie, olhares que sugeriram uma verdade diferente da que acabara de proferir.

Desde o começo, Cookie foi o par perfeito de Frank, tão compulsiva em relação à limpeza, cozinhar e cuidar da casa e da família quanto ele foi em prover para eles. Ainda menor do que ele, ela também estava mais nervosa e tímida. Ou talvez ficou assim quando comecei a cuidar deles. Suspeito que essas qualidades, sempre presentes, ficaram proeminentes enquanto outras diminuíram. Esse tipo de mudança pode acontecer na velhice, as pessoas ficarem "ainda mais" de jeitos bons e ruins. É um processo que lembra o que acontece com as orelhas e o nariz no decorrer das décadas; a cartilagem dessas estruturas não só continua crescendo ao longo da vida, muito tempo depois que os ossos, os músculos e a gordura já pararam, mas também a pele e as partes em volta delas diminuem, acentuando seu aumento. Ainda assim, como as histórias da família Cavaglieri deixariam claro nas visitas subsequentes, na cozinha e na mesa de jantar, quem mandava era Cookie.

Frank e Cookie estavam casados há 65 anos. Uma vez, mais ou menos uma década antes de conhecê-los, seu filho levou o pai para uma viagem "de meninos" com seus próprios filhos, uma aventura familiar única que exigia uma viagem de avião para outro estado. Eles já estavam na natureza a milhares de quilômetros de casa, com o sol se pondo e a barraca armada, quando Frank disse: "Será que vou conseguir dormir? Tirando na época da Segunda Guerra Mundial, nunca passei uma noite longe de sua mãe."

Seu filho riu quando ele me contou essa história, sua diversão era parte incredulidade e parte admiração.

Frank lidou bem com as noites na viagem de acampamento. Mas mais tarde, depois da morte de Cookie, ele achou muito mais difícil ser o único representante de um casal bem-sucedido — não só pela falta de sua outra metade, mas porque parte dele também já se fora.

* * *

Pouco depois de Frank e Cookie entrarem para nossas consultas domiciliares, seus filhos começaram a organizar para que se mudassem para uma residência de vida assistida. O Parkinson deixara Cookie com rigidez e lentidão, e um derrame deixara Frank lento e fraco. Sua casa tinha escadas do lado de dentro e de fora, e eles tinham dificuldades para realizar até mesmo as tarefas domésticas mais básicas, desde tomar banho a preparar a comida. Por um tempo, disse Susan, ter um ajudante em casa funcionou, e ela e a nora mantinham a casa bem suprida com refeições já preparadas, mas de vez em quando nem isso era o suficiente. Às vezes, Cookie não conseguia sair da cama. Ou eles não conseguiam esquentar as refeições prontas e colocá-las na mesa. Apesar de os trincos das portas dos quartos da casa estarem todos em um mesmo nível, um lance de escadas os separava da rua. Eles estavam presos e não podiam pagar por cuidados domiciliares 24 horas. Logo depois de minha primeira visita, eles se mudaram.

Ajustei seus remédios para que ele parasse de desmaiar, ou quase, e para que ambos fossem capazes de se movimentar melhor com menos dores. Também solicitei fisioterapia e terapia ocupacional — a primeira para trabalhar a força e o caminhar, a última para criar estratégias para mantê-los independentes pelo menos em algumas tarefas do dia a dia. Cada uma dessas intervenções geriátricas ajudou, mas não tanto quanto teriam ajudado um ou mais anos antes, e não o bastante para melhorar notavelmente o que mais os incomodava. Em parte porque o local era bom, mas, como a maioria desses lugares, ainda operava como uma linha de produção em que o produto era frágil, humanos idosos. Mas também, parecia que nem Frank nem Cookie nem os terapeutas trabalhando com eles acreditavam que pessoas velhas e frágeis poderiam ter ganhos físicos significativos. Nenhum deles tentou tanto quanto poderia se conhecesse os estudos, ou acreditasse neles, que mostravam quantas mudanças são possíveis mesmo na idade avançada com as doses corretas dos exercícios certos. Mas também porque minha própria abordagem geriátrica, apesar de muito mais ampla do que a maioria dos outros ramos da medicina, era focada muito estritamente na doença e na deficiência. Como sua médica, meu papel era administrar suas doenças e síndromes geriátricas, mas não era disso que eles mais precisavam. Mesmo, ou melhor, especialmente, que a boa saúde não fosse mais atingível, eles precisavam de bem-estar em forma de propósito, significado e opções relevantes. Obter esses elementos de saúde essenciais exigiria tanto uma sociedade que não reduzisse idosos a seus corpos e enfermidades quanto um sistema de saúde que valorizasse a saúde e o bem-estar tanto quanto valoriza as doenças.

Quando as pessoas pensam na velhice como algo deprimente, provavelmente imaginam cenários como o de Frank e Cookie. O mesmo acontece quando alunos de medicina, médicos e outros profissionais da saúde pensam na geriatria.

Entre essas apreensões faltavam as distinções entre consertar e ajudar, entre depressivo e triste, entre os momentos fáceis e confortáveis que a maioria das pessoas prefere e aqueles que definem e dão significado às nossas vidas. Igualmente ausente é o reconhecimento da interação entre destino biológico e as consequências de nossas construções sociais da velhice, que incluem casas construídas com a suposição de que ninguém vive mais de 60 ou 70 anos a instituições de depósito com uma aparência superficial de lar em vez de cercas de uma prisão ou hospital.

Estou contando apenas um lado da história aqui, o lado que destaca o pior da velhice; também é possível construir histórias de terror análogas à infância ou à vida adulta. O que a maioria de nós vê quando observa pessoas muito idosas em instituições parece totalmente adequado, até que essa pessoa isolada, ignorada e jogada em depósitos seja nossa mãe ou nosso pai, amigo ou nós mesmos. Só então, tarde demais, consideramos que nossas decisões individuais e sociais, muitas vezes baseadas em tais considerações razoáveis como conveniência, economia ou tentativa bem-intencionada de manter os idosos a salvo, tenham, na verdade, criado uma idade avançada que ninguém quer ter.

Mas também há o seguinte: ao contar a história de Frank, fiz o que fazemos com frequência quando falamos da velhice, dedicando milhares de palavras à parte ruim de sua longa vida e apenas algumas linhas à boa. Na verdade, ao longo de nove décadas de vida e três delas na velhice, as proporções eram exatamente o contrário. Frank teve mais de oitenta bons anos, alguns que não foram tão bons e um ou dois ruins. A parte ruim é importante, e precisamos melhorá-la, mas dizer que a vida toda, e até mesmo a velhice toda, é ruim é contar uma história mentirosa.

Frank e Cookie estavam em seu apartamento ensolarado de um quarto na residência de vida assistida há menos de um ano quando ela teve pneumonia. Tratamos a infecção, mas ela nunca se recuperou totalmente. Cookie ficou acamada, mal comia e desenvolveu úlceras de pressão. Fizemos uma reunião familiar e decidimos pela assistência a doentes terminais.

Nas semanas que antecederam sua morte, Frank deitou-se próximo a ela, tentando ficar acordado à noite para ouvir qualquer som de sofrimento. Sua cama de casal desaparecera. Agora, Cookie estava em uma cama de hospital em frente à nova cama de solteiro de Frank em seu pequeno quarto no apartamento. Ele lutou contra essa nova organização de móveis, essa separação de ambos, e — como a maior parte das batalhas nesse estágio de sua vida — perdeu. De acordo com as convenções médicas e as regras governamentais para tais instalações, a cama hospitalar era considerada necessária para a segurança de Cookie e de seus cuidadores.

Quando ela gemia, ele se levantava e tentava cuidar dela. Várias vezes, caiu cruzando a pequena divisa entre as camas. Às vezes, se levantava. Outras, se arrastava até o botão de chamada e esperava a ajuda. "Certamente eles não vêm correndo", contou-me.

Naqueles dias, as bolsas sob seus olhos quase alcançavam o bigode. Ele parecia destruído. Setenta anos, eu pensava. Eles foram casados por quase setenta anos. Na época eu respirava não havia nem cinquenta anos.

Cookie morreu e, em um primeiro momento, para surpresa de todos, Frank estava bem. Preocupado com ela, ele não participara de muitas atividades. Agora ia às viagens até o litoral e aos musicais no belamente designado "grande salão". Jogava cartas duas vezes por semana, fez novos amigos e sentava-se com "os caras" para fazer refeições. Gostava de ver as crianças que se apresentavam lá e de ir jantar na casa do filho. Não foi o melhor ano de sua vida, mas foi aceitável.

Mas, quando sua audição piorou, nem o otorrino nem os especialistas em aparelhos auditivos conseguiram ajudar. Ele começou a ter mais sintomas cardíacos. Teve outro pequeno derrame. Seu raciocínio falhava e desacelerou. Daquele ponto em diante, as coisas declinavam continuamente. A cada visita, quando ficávamos a sós, ele falava sobre o quanto queria que sua vida acabasse.

Várias vezes, pedi para que Susan ou outro familiar me encontrasse em seu quarto. Na presença de sua família, Frank mudava de opinião sobre nossas conversas e negava querer estar morto. Dizia que os amava e que se esforçaria mais. Falava que não era tão ruim assim.

Mesmo nesse momento em que não podia fazer muito do que o definia, não conseguia evitar ser um bom pai, priorizando o bem-estar de seus filhos ao próprio. À medida que sua vida se transformava em mais do que ele não queria ser, permanecia paciente com todos nós que estávamos supostamente ajudando-o, mesmo quando estava claro que não podíamos lhe dar o que mais queria.

O destino de Frank muitas vezes é o primeiro na lista de problemas da velhice. Para muitas pessoas, é mais assustador que a morte, a versão de "velho" que elas temem e receiam. Na gerontologia, esse estágio final da vida antes da morte é conhecido como "quarta idade", a fase em que passamos para "além de qualquer possibilidade de ação, intimidade humana ou interação social... [para] uma hiper- -realidade da qual não existe... retorno".

Um ano e meio depois da morte de Cookie, o sofrimento de Frank era inegá- vel. Ficou claro que nada podia ser feito para melhorar sua audição, seu caminhar ou sua incontinência, e, relacionado, mas talvez ainda mais importante, seu senso de propósito. Quando perguntou o que podia ser feito, expliquei a ele, como fiz a vários outros, que não podia matá-lo, mas podíamos fazer algumas mudanças que, pelo menos, diminuiriam a medicalização de sua vida e poderiam fazer com que a morte chegasse antes do que se ele continuasse com uma abordagem de cuidado que focasse a doença em vez de a pessoa. Naquele dia, interrompemos seus remé- dios para o coração, um passo que sua família não conseguia nem imaginar alguns meses antes. Também concordamos que, se ele ficasse doente, daríamos início à assistência a doentes terminais e à morfina, em vez de levá-lo ao hospital.

E mesmo assim ele não morreu. Nada mudou por semanas e meses. Parecia que ele não precisava de todos aqueles remédios, algo que vejo com frequência. Mas ele continuava morrendo cronicamente, cada vez mais confuso e ainda triste, e completamente vivo.

Quão universais são os fatores que dão significado à vida? Como decidimos a significância da vida de outra pessoa? O que podemos ou devemos fazer quando esse significado parece irrecuperavelmente perdido? As pessoas oferecem uma ampla gama de respostas a essas perguntas, desde deixar nas mãos de Deus a aprovar leis de morte assistida. Mas a fé não impede as tentativas humanas de melhorar a posição dos outros, e muitas leis de morte assistida têm pouca ou ne- nhuma aplicação nas vidas das pessoas com mais propensão à morte: os mais ido- sos, pessoas como Frank. Leis de morte assistida requerem uma doença terminal com um prognóstico de seis meses, boa capacidade mental e a habilidade física de tomar o medicamento letal sem assistência. Frank não conseguia autoadministrar os remédios e estava cada vez mais confuso, e seu modo de morrer não tinha uma causa única ou um ponto final claro.

Para sua família, e para mim, a vida de Frank teve significado e importância até o fim — claro que ele acabou morrendo. Mas encarar as coisas dessa maneira é tratar Frank depois de morto da mesma forma que o tratamos durante os últimos anos de sua vida, fazendo com que tudo fosse em relação a nós — as pessoas jovens, de meia-idade e velhas-jovens — e não em relação a ele. Ele, como o resto de nós, não deveria ser capaz de expressar e conseguir o que queria? Seus últimos anos não pareciam significantes para ele, e ele não tinha como voltar ao que mais lhe importava.

Fale com quase qualquer pessoa de 50, 60 e 70 anos e elas poderão contar sobre algum ente querido que acabou em uma situação parecida com a de Frank. É uma tragédia e uma piada nossa sociedade "moderna e desenvolvida" não conseguir conversar honestamente sobre a velhice avançada quando a maioria de nós a experienciará. Se nossas crenças e instituições deram a Frank o fim que tememos, é hora de mudá-las. Precisamos ver a velhice com criatividade e compaixão, reimaginá-la e melhorá-la, de seus primeiros estágios adequados e funcionais até seus anos finais menos atraentes. Isso não ajudará Frank, mas ajudará o resto de nós — e ele ficaria feliz em saber que aqueles anos em que se sentiu tão inútil, na verdade, mudaram o mundo.

PRESTÍGIO

Na medicina, e na sociedade, os vieses moldam o que e quem importa. As pessoas que cuidam de crianças, de doentes mentais, de pobres e de idosos recebem menos — e, às vezes, são menos respeitadas — do que aquelas que cuidam de adultos em geral. Sempre no topo da pirâmide de poder estão aqueles que se concentram em cirurgias, órgãos, procedimentos, tecnologia e máquinas. Na parte inferior sempre estão os médicos que lidam com psiques, holismo, sistemas fisiológicos complexos, chamados de questões sociais, e relacionamentos médico-paciente de longo prazo. Basicamente, quanto mais limitado é o foco, menor é a interação com o paciente, e quanto mais tecnológico e procedural, mais alto é o status na hierarquia de especialidades médicas.

Se usarmos a renda anual médica por especialidade como base para o status profissional percebido, surgem prioridades sistêmicas arraigadas. A saber:

- Prova A — Todos os principais sistemas de saúde do planeta contam com o cuidado primário para manter as pessoas saudáveis. Nos Estados Unidos, classificados em 37º entre as nações pela Organização Mundial da Saúde, temos problemas em recrutar médicos para os cuidados primários, em parte, talvez, porque além de ter um escopo mais amplo, recebem, em média, mais de mil dólares a menos por ano do que os especialistas.

- Prova B — Os internistas (médicos de adultos) recebem mais do que os pediatras. Os ortopedistas recebem mais do que os reumatologistas. Os neurocirurgiões recebem mais do que os psiquiatras.

- Prova C — Na medicina clínica e na pediatria, os médicos de cuidados primários completam as mesmas residências que os hospitalistas, e mesmo assim os últimos recebem uma média de 30 mil a 50 mil dólares a mais por ano. Mas pergunte à maioria dos hospitalistas se fariam cuidados primários e eles dirão: *De jeito nenhum; é trabalho demais, muito frustrante, estressante demais, muito difícil.*

- Prova D — A maioria das especialidades no topo são procedurais e majoritariamente masculinas, e as mais relacionais na base são principalmente femininas. Além disso, urologistas ganham mais do que ginecologistas.

- Finalmente, Prova E — a geriatria e os cuidados paliativos, apesar de seus procedimentos de certificação e treinamento avançados, sociedades profissionais com décadas de duração e presença por todo o país, nem aparecem na maioria das listas de classificação de especialidades.

As mensagens incorporadas nas classificações são claras: cuidados de alta tecnologia são melhores. Pacientes internos são melhores que externos. Adultos são mais importantes que crianças. Habilidades estereotipicamente masculinas valem mais do que as comumente consideradas fortes em mulheres. A cura vence a preocupação. Os poderosos e com corpos capazes importam mais do que os vulneráveis.

Essas hierarquias de valor relativo trabalham contra as necessidades sociais. E também prejudicam os pacientes — alguns de nós o tempo todo, e todos nós de vez em quando. Ao direcionar recursos e clínicos de forma preferencial, restringem opções e acesso, muitas vezes excluindo-os do que os pacientes mais precisam.

Entre as justificativas de poder, compensação e diferenças de prestígio entre as especialidades médicas estão o tempo de treinamento e a dificuldade percebida — argumentos com certo mérito. Se existir uma causa para que alguém corte e reorganize meu cérebro, quero que essa pessoa seja extremamente treinada e habilidosa. Mas isso não seria menos verdadeiro se eu desenvolvesse esquizofrenia. O treinamento neurocirúrgico é mais longo do que o de psiquiatria, então talvez o cirurgião deva receber um salário mais alto, mas não estou convencida de que habilidades com foco em remoção de coágulos ou epilepsia sejam dignas de mais respeito do que ajudar com a depressão ou a psicose debilitante. De modo similar, será verdade que precisa-se de três a quatro vezes mais habilidades para ler uma radiografia ou uma ressonância magnética de uma criança de 2 anos que para descobrir a causa, explicar aos pais e iniciar os exames e tratamento de uma doença nessa mesma criança? Pode-se supor que sim, dado que o radiologista recebe de duas a três vezes mais do que o pediatra, apesar de que é o último que não só coloca as descobertas da radiografia em um contexto, mas também faz um exame físico, a anamnese e negocia o que será e o que não será feito com os pais preocupados e seu plano de saúde — e, muito depois da consulta faturável, atende suas ligações preocupadas enquanto consulta outros pacientes ou coloca seu próprio filho de 2 anos para dormir.

Esses números sugerem que a medicina moderna é uma profissão anti-intelectual: aqueles cujo trabalho é baseado na interação, negociação e análise, em ver o cenário total e em decifrar os enigmas cognitivos apresentados pelos pacientes com corpos e vidas, circunstâncias sociais e reclamações, sintomas e opções relacionadas ao plano de saúde específicos, recebem significativamente menos do que aqueles cujos pacientes estão ausentes ou podem focar uma parte do corpo e ignorar todo o resto.

Poderíamos argumentar que as prioridades perversas de nosso sistema de saúde sejam consequência natural da história médica. A entrevista e o exame físico existem há milênios. Muitas das grandes inovações do último século envolveram tecnologia e procedimentos, e, como é o caso da maior parte das novidades, as habilidades mais recentes eram vistas como mais atraentes e recebiam valores mais altos.

Mas isto também é verdade: quando os estudos examinam diferenças entre homens e mulheres, descobrem que os homens geralmente valorizam habilidades do lado esquerdo do cérebro, associadas à tecnologia e procedimentos; e as mulheres, as do lado direito, associadas a habilidades comunicativas e construção de relacionamentos. Mas aqui, como em quase todos os lugares, a cultura interage com a biologia. Quando as mulheres começaram a se formar em medicina, eram fortemente encorajadas a seguir pela psiquiatria ou pediatria. Agora estão chegando em grandes números na cirurgia, radiologia e medicina de emergência, e os relatórios do campo sugerem que seus pacientes têm resultados iguais — ou melhores. Mesmo assim, basta ver uma lista das especialidades médicas mais bem pagas e veremos que todas, exceto pela dermatologia, são especialidades do lado esquerdo do cérebro nas quais os homens são predominantes. Na lista de especialidades de salários mais baixos, encontramos as mais relacionais, cognitivas e do lado direito do cérebro, nas quais as mulheres são maioria.

Um estudo clínico randomizado controlado publicado em 2016 enviou candidaturas idênticas para um cargo de gerente de laboratório para o departamento de ciências, metade com um nome de homem e metade com um nome de mulher. O candidato do sexo masculino foi classificado como mais competente e contratável e recebeu uma oferta de um salário mais alto tanto por funcionários homens quanto mulheres do departamento. Somos todos parte da mesma cultura e todos temos vieses, mesmo quando achamos que não, mesmo quando tentamos não ter, e certamente quando achamos que falar sobre eles é uma forma de viés contra aqueles que rotineiramente se beneficiam de nossas inclinações mais amadas e arraigadas.

Pessoas que ganham mais têm mais dinheiro, assim como empresas que lucram fortunas com remédios, dispositivos e tecnologias. E pessoas com mais dinheiro têm mais poder e maior capacidade de tentar influenciar para seu próprio interesse. Os radiologistas, que ficam no topo dos pagamentos de especialistas, tentam influenciar para que se façam mamogramas em faixas etárias em que já foi comprovado que mais prejudicam do que ajudam em situações em que outras tecnologias e abordagens parecem mais eficazes. Mais mamogramas significa mais dinheiro para eles. Os pediatras, em comparação, não tentam influenciar a favor de si mesmos, mas pelas crianças, para que tenham escolas, alimentos e oportunidades melhores. E assim permanecem, década após década, na base da pirâmide de pagamentos; afinal de contas, as crianças não votam nem têm poder, e cuidar de crianças é trabalho de mulher e, assim, tem pouco valor no mercado.

Raramente, em discussões sobre salários, os médicos ou os comitês que fixam os valores mencionam as necessidades da população. Na verdade, faz pouco tempo que as pessoas na medicina começaram a considerar o que agora é chamado de "saúde da população". De muitas formas, o foco em necessidades sociais não é algo comum nos Estados Unidos. Em uma cultura em que a autodeterminação é crucial, médicos individuais têm direito de seguir a radiologia, a ortopedia, a dermatologia e a anestesia em vez de ir para os cuidados primários (onde são desesperadamente necessários, o cuidado é mais eficiente, previne com eficácia doenças e diminui custos). Mas eles não tomam essa decisão sem informações.

Como muitos seres humanos, diversos alunos de medicina são atraídos por respeito, prestígio, dinheiro e poder. Eles veem quem é importante na cultura da medicina e em nossa sociedade mais ampla, e (surpresa!) sentem-se muito mais competentes nas especialidades baseadas em hospitais, intervencionais, específicas a órgãos e doenças em que fazem a maior parte de seu treinamento. Além disso, na maioria das faculdades de medicina, grande parte dos alunos contrai grandes dívidas. Eles se formam devendo centenas de milhares de dólares, um número que cresceu drasticamente nas últimas duas décadas. Especialidades lucrativas facilitam o pagamento dessas dívidas durante uma época de vida em que as pessoas querem comprar casas e começar suas famílias. Alunos de passados tradicionalmente sub-representados têm mais propensão a precisar de auxílio financeiro e a se formar com dívidas maiores. Mas, ao contrário de seus colegas, esses alunos são mais propensos a trabalhar em bairros mais pobres tentando ajudar os mais necessitados.

Em nosso sistema atual, então, fornecemos incentivos para entrar em campos sem carências e desencorajamos o ingresso naqueles em que a necessidade nacional é maior. E em uma refutação profunda dos argumentos das políticas de admissões que desconsideram o passado, as pessoas de grupos tradicionalmente sub-representados, cujos passados muitas vezes significam que elas correm riscos maiores e contraem dívidas mais altas, são aquelas que mais provavelmente farão a coisa certa pela saúde da população. Elas melhoram nossa sociedade e nós as punimos por isso.

COMPLEXIDADE

Laila Said morava na casa da filha em uma rua inclinada entre um conjunto de moradias públicas e uma área comercial em ascensão. Em minha primeira visita domiciliar, uma cuidadora me levou até um iluminado cômodo frontal, onde um bando de pequenos terriers e spaniels rodearam meus pés e minha maleta médica, cheirando com grande curiosidade. Dez anos depois de ser diagnosticada com demência, Laila estava recatadamente sentava em seu sofá. Quando eu disse oi, ela me olhou e desviou o olhar. Expliquei quem eu era e falei que precisava fazer algumas perguntas. Ela olhava pela janela. Na hora seguinte, não sorriu nem me ofereceu mais do que respostas monossilábicas. Felizmente, sua filha deixara algumas notas, eu tinha históricos hospitalares recentes — muitos — e quando ficou claro que Laila não conseguia ou não responderia às minhas perguntas, a cuidadora me levou para a cozinha para ver as quantidades de remédios. Fechando a porta, ela disse que o emprego era muito difícil. Laila conseguia ser muito má quando queria. A cuidadora levantou a manga da camisa para me mostrar arranhões em seu braço. "Tenha cuidado", disse ela.

Quando voltei para a sala, Laila não havia se movido. Tinha uma postura perfeita em seu pequeno corpo macilento e a mesma expressão ao mesmo tempo dura, triste e vaga em seu rosto. Eu queria fazer um exame físico, mas não sem avisá-la antes. Segurei meu estetoscópio onde ela pudesse vê-lo, tentando me comunicar com ela que meu toque estranho tinha a intenção de ajudar e não de machucá-la. Assim que coloquei minha mão em seu ombro, ela começou a gritar de forma primitiva.

É isso que muitas pessoas mais temem — por seus futuros eus, por suas famílias. Por qualquer um. Até para médicos e enfermeiros que experienciam isso regularmente e precisam fazer coisas que pioram a angústia do paciente com demência a quem estão tentando ajudar. A situação pode ser moralmente tolerável quando o paciente ainda consegue exprimir seus desejos de tratamento ou forneceu orientações claras a um tomador de decisões representante legalmente designado, e quando o tratamento é claramente útil, resultando em uma melhora do paciente e seu retorno a um ambiente mais familiar. Com frequência, nenhum desses fatores mitigantes existem. Com medo da velhice, da incapacidade e da morte, as pessoas não designam um representante nem discutem com ele o que mais valorizam e o que querem evitar, uma realidade que reduz drasticamente suas chances de receber o cuidado que desejam mais tarde. Sem qualquer orientação, a posição-padrão do sistema de saúde norte-americano é "fazer tudo". Normalmente, essa abordagem não inclui de fato "tudo", já que raramente inclui conversas essenciais sobre o futuro de uma pessoa, cuidado designado para minimizar o sofrimento e maximizar o conforto, informações sobre a provável expectativa de vida e opções de tratamento em um ambiente familiar. Cada uma dessas abordagens é bem estudada, comprovada como eficaz e com bom custo-benefício, preferida por muitos pacientes e familiares, e geralmente não fornecida nos sistemas de saúde atuais, que são obcecados por tecnologia e movidos pelo lucro.

Quando Laila começou a gritar, os cachorros fugiram da sala, e a cuidadora e eu nos afastamos. Depois, fiz uma cena para largar o estetoscópio e comecei a falar no que eu esperava ser um tom tranquilizador e trivial. Não ajudou. Ao pensar no que fazer em seguida, os gritos pararam tão rápido quanto começaram. Laila estava novamente acomodada no sofá com sua expressão dura, triste e vaga.

A demência não deixa as pessoas invariavelmente raivosas, tristes, agressivas ou inalcançáveis, mas às vezes deixa muitas pessoas assim no longo decorrer da doença, e algumas ficam com uma ou mais dessas características por anos. Às vezes, o problema é a própria doença, o luto em estágio inicial do que será perdido para o Alzheimer, a raiva do que foi tirado por um derrame na demência vascular, a frustração da consciência instável, a confusão, as alucinações e o controle físico na demência de corpo de Lewy, ou as mudanças de personalidade da demência frontotemporal.

Outras vezes, os gatilhos são situacionais. Imagine sua reação se um estranho começasse a tirar suas roupas. Se sentisse frio, mas não pudesse encontrar ou pedir um suéter, ou se tivesse que ir ao banheiro, mas não conseguisse abrir a calça ou estivesse em um lugar diferente e não conseguisse achar o banheiro. E se você olhasse no espelho e não se reconhecesse, ou se sentasse em casa cuidando da própria vida quando um estranho aparece dizendo ser médico, fazendo perguntas que você não sabe responder e, depois, querendo tocar partes íntimas do seu corpo?

No caso de Laila, também era possível que estetoscópios e médicos significassem dor, confusão e ainda mais perda de controle. Antes de aceitá-la na prática de atendimentos domiciliares, ela já tinha ido e voltado de hospitais. Por causa de sua diabetes e demência, tinha pouca sensibilidade nos pés e geralmente esquecia seu andador. Caía com frequência e desenvolveu infecções, ou se comportava de modos que a família não conseguia lidar. Para cada problema, eles chamavam a emergência, e os paramédicos chegavam e encontravam uma mulher idosa doente ou perturbada com vários problemas médicos sérios. Não era uma decisão difícil levá-la ao hospital e nem para que o hospital a internasse. Ela era velha e doente. Não era lá que precisava estar?

Depois de iniciados os atendimentos domiciliares, seus familiares começaram a ligar primeiro para nós. Pessoalmente ou pelo telefone, nós os ajudamos a cuidar dela sem acrescentar o trauma do hospital, com seu caos de pessoas e quartos estranhos, violações corporais e invasões. Não curamos a demência ou os outros problemas de Laila, mas gradualmente descobrimos as razões médicas e interpessoais de seus gritos. Ao atacar esses problemas com a educação familiar e a medicação, e trabalhando com nossas excelentes enfermeiras de saúde domiciliar do centro, melhoramos sua qualidade de vida, bem como as vidas daqueles à sua volta. Havia menos gritos (de todos) e eles se sentiam menos ansiosos, passavam um tempo mais agradável juntos e dormiam melhor.

Como cuidamos de Laila no início da década de 2010, não fomos pagos pelo tempo ao telefone que passamos realizando um trabalho de economia de custos e melhoria de vida. Se pensarmos na fatura como um barômetro do que é importante na medicina, isso se transforma em informação relevante para a maioria das pessoas. Foi apenas em 2015 que nosso sistema de saúde criou a coordenação de códigos de faturamento e reconheceu os pacientes e os cuidadores como parte da equipe de cuidados de saúde. E ainda existe um segundo modo igualmente importante de o cuidado de pacientes como Laila apresentar pontos cegos cruciais em nosso sistema de saúde. Apesar do cuidado domiciliar de Laila ter economizado dezenas a centenas de milhares de dólares em assistência médica, isso ocorreu de maneira que ainda não aparece nos livros contábeis federais ou dos centros médicos locais.

O sucesso para a maioria dos hospitais é medido primariamente por sua lotação: quantos corpos estão em quantos leitos. Isso acontece apesar do foco nacional em corte de custos em nosso sistema de saúde de preço alto e baixo valor, e das multas federais a hospitais que praticam readmissão desde a aprovação do Programa de Redução de Readmissões Hospitalares de 2012. De fato, como esse programa cobre apenas seis condições comuns (ataques cardíacos, insuficiência cardíaca, pneumonia, doença pulmonar crônica, artroplastia do quadril e do joelho e cirurgia ponte aortocoronária), há pouco incentivo para que os centros médicos lutem pela verdadeira qualidade universal do cuidado, prevendo e resolvendo problemas antes que alcancem proporções emergenciais que justifiquem a internação. A boa saúde é ruim para os negócios.

Por vários anos até a morte de Laila, nossa equipe de atendimento domiciliar, meus colegas e eu corríamos até sua casa quando necessário: para diagnosticar e tratar pneumonia, uma hemorragia intestinal, vários episódios de confusão piorada e, finalmente, um derrame. Orientamos sua filha e genro durante as crises nas madrugadas, e colaboramos com enfermeiras de saúde domiciliar e assistentes sociais para ajudar a fornecer o cuidado de que Laila precisava em casa. Ainda era difícil para todos, mas também era muito melhor.

Por volta dessa mesma época, nosso centro médico mudou para uma abordagem típica das ACOs — que conecta organizações e fornecedores por todos os locais de cuidado para (teoricamente) fornecer cuidados coordenados e colaborativos para pacientes ou populações. Mas isso não significa que o hospital reconheceu a economia feita ao mantermos Laila fora do hospital. As partes da assistência médica de pacientes internos e externos ainda não foram conectadas na maioria dos sistemas. Mas o centro médico começou a apoiar nossos programas de atendimentos domiciliares, providenciando, finalmente, ajuda de assistente social, coordenação de enfermagem e administrativa. Por quase vinte anos antes disso, o "cuidado em casa" só tinha sido viável em virtude de grandes doações de pacientes e familiares.

Aqueles saltos institucionais gigantes explicam ainda mais nossa confusão quando nosso centro médico decidiu cancelar seu programa de assistência médica domiciliar — uma unidade de enfermeiras, fisioterapeutas, terapeutas ocupacionais, assistentes sociais e nutricionistas que forneciam cuidados a pacientes temporariamente acamados enquanto se recuperavam de uma internação, doença ou cirurgia ou permanentemente acamados devido a graves doenças físicas ou mentais. A assistência médica domiciliar ajuda as pessoas a saírem do hospital mais cedo do que antes, continuando seu tratamento e servindo como olhos e ouvidos para os médicos e enfermeiros. A razão do cancelamento foi a mesma de muitos outros centros médicos acadêmicos: eles estavam perdendo dinheiro. Em um sistema fragmentado, é mais fácil acabar com um programa que fornece serviços essenciais aos pacientes do que reconhecer seus incontáveis ganhos e lutar para reestruturar o sistema para que sejam considerados.

Dois de meus colegas, entre os melhores e mais fervorosos geriatras que conheço, ficaram sabendo do potencial cancelamento algumas semanas antes de ocorrer. Enviaram cartas detalhadas à administração que explicaram por que as agências de assistência domiciliar, assim como os centros médicos (o nosso é merecidamente orgulhoso disso), não são iguais. Todos trabalhávamos lá por uma razão: fornecer o melhor e mais atualizado tratamento em um sistema que nem recompensava (como o pagamento por serviço faz) nem penalizava (como a assistência gerenciada faz de vez em quando) os clínicos por fazer o que é certo para os pacientes. Uma carta explicou por que precisávamos de nossa própria agência, como ela era diferente de outras em nossa cidade e região, e como sua abordagem ajudou a conectar o abismo de nosso sistema de saúde dividido para pacientes de todas as idades com as maiores necessidades. A carta também falava muito sobre seu autor. Ele é o tipo de médico que, quando um de seus pacientes morre, escreve a história de sua vida e morte e a envia a todos que cuidaram daquela pessoa como um paciente interno ou externo ao longo dos anos. Os residentes e alunos o descrevem com admiração. Eu não fiquei surpresa por ele ter ficado até mais tarde depois de um longo dia de trabalho para escrever uma carta detalhada e educada em nome de seus pacientes, mas como ele é a melhor versão de um funcionário que um centro médico poderá encontrar, a falta de resposta de nossa instituição me surpreendeu.

É claro que a segunda carta veio de uma pessoa igualmente firme. Entre seus muitos pontos:

> Disseram-me que [a assistência domiciliar] acumulou um... deficit em seu último ano operacional. Posso estar errada, mas eu estou interessada em saber o que foi avaliado como "entradas" e "saídas" — porque, sabendo o quanto é difícil encontrar tempo e atribuições de um analista para avaliar resultados de um programa... gostaria de ter certeza de que tenham dado a devida consideração às economias a jusante [que a assistência domiciliar] pode fornecer ao sistema de saúde (que suspeito não ter sido fatorada no dinheiro perdido), e não apenas aos custos de executar o programa em comparação aos reembolsos dos seguros. Certamente concordo que há espaço para melhorar as operações...

> ... existem MUITOS programas e áreas de operações [de nossa instituição] que "custam" dinheiro, mas são apoiadas pela intenção focada de dar apoio a pacientes e seus clínicos externos, e reduzir a utilização de sistemas de saúde de alto custo evitáveis. [A assistência domiciliar] não é diferente...

Uma pessoa criativa, ela ofereceu quatro abordagens de sistemas hábeis e sinérgicos para cortar custos e aumentar a eficiência sem perder os serviços únicos oferecidos por nossa agência médica domiciliar.

A pessoa no topo da hierarquia institucional a quem essas cartas foram endereçadas não respondeu. Um de seus funcionários agradeceu meus dois colegas por seus comentários atenciosos, reconheceu a situação difícil e garantiu a eles que as autoridades estavam analisando todas as opções com nossos pacientes idosos complexos em mente. No mês seguinte, o CEO do centro médico enviou um e-mail a todos os funcionários anunciando o cancelamento.

Sem discussões com a comunidade. Sem recálculo usando todas as métricas relevantes. Sem evidências de "outras opções".

O e-mail observou os desafios financeiros e os outros diversos programas de assistência domiciliar locais. Argumentou — contradizendo evidências, histórias de pacientes e testemunhos dos meus colegas e das enfermeiras que protestaram do lado de fora do hospital nas semanas seguintes — que, como nossos pacientes ainda tinham acesso a tratamento domiciliar, não estavam sendo privados de serviços básicos.

O anúncio já chegou como uma decisão. Para a maioria de nós, pareceu só mais uma decisão hierárquica nada transparente e nada colaborativa infligindo danos a pacientes e clínicos. Pareciam estar verificando exigências em vez de garantir o melhor tratamento. Parecia que não se importavam com seus diligentes médicos de cuidados primários ou com os pacientes em grande parte sem voz servidos pelo programa de assistência médica domiciliar. É difícil trabalhar o melhor possível em um centro médico e em um sistema de saúde em que as decisões são baseadas em evidências falhas e dados parciais, em que certos tipos de cuidado, pacientes e clínicos são favorecidos em detrimento de outros, e em que a liderança toma decisões a portas fechadas que prejudicam os pacientes, reais e digitais.

COMBUSTÃO

Sempre imaginei que, quando a última gota d'água atingisse o copo, a água transbordaria e eu perceberia.

Mas, quando aconteceu comigo, não foi nada disso. Na verdade, foi quase imperceptível.

Eu estava sozinha em uma sala de conferências no sexto andar depois de uma reunião, verificando e-mails em meu celular. Estava tendo um bom dia em um mês ótimo de um ano excelente como médica e professora da faculdade de medicina. Naquela tarde, nenhum dos meus pacientes estava gravemente doente ou morrendo de fato, eu tinha recebido a pouco tempo uma grande bolsa nacional e adquirido dois novos cargos de prestígio, e a reunião, a primeira com uma das minhas equipes da bolsa, ocorrera muito bem.

Quando meu telefone tocou, quase não atendi. Mas a pessoa do outro lado da linha era o tipo de pessoa cuja ligação devemos atender sempre que possível, então foi o que fiz.

Depois de fornecer relatórios de progresso de minhas tarefas pendentes e receber respostas de satisfação e gratidão, a pessoa disse algo que era bem normal em nosso mundo, algo pequeno, leve. Muito parecido com uma gota d'água.

Foi então que percebi. Quando meu copo metafórico, ou talvez a parte médica em mim, transbordou.

Eu me lembro de olhar meu relógio. Lembro-me de pensar: eita e ah, merda. Lembro-me de finalizar a ligação de um jeito formal e amigável.

Depois de desligar, notei os sons dos escritórios ao redor: o barulho dos teclados, vozes por detrás de uma porta fechada, os zunidos de uma fotocopiadora. Nada era incomum para um dia de trabalho no meio da tarde, mas, para mim, tudo acabara de mudar. A realidade que vivi por mais de 25 anos fora destruída. A gota d'água não apenas havia transbordado o copo, o havia quebrado em mil pedaços, como um para-brisa de carro depois de uma colisão: uma superfície ainda intacta em centenas de minúsculos pedaços irreparáveis.

Estou misturando metáforas. Mas quando uma pessoa está quebrada, ela se torna um amontoado de pensamentos e emoções aparentemente incompatíveis. O que não percebi na sequência daquela ligação fatal é que uma pessoa quebrada também recebe a oportunidade de ver sua vida, e o mundo, de outra forma. O que percebi é que estava experienciando o que mais de 50% dos médicos norte-americanos também experimentam no momento: burnout. Esses níveis de angústia não têm precedentes e são tão ruins para os pacientes quanto para seus médicos.

A pessoa do outro lado do telefone daquele fatídico dia foi bem-intencionada e solidária. As palavras que serviram de última gota d'água foram sobre esperar o bom trabalho que ambos esperávamos que eu realizasse. De repente, sabia que não podia fazê-lo, e isso me apavorou. Eu sabia que estava infeliz, nada saudável e exausta, que estava gastando a maior parte do meu tempo clínico no computador e não com pacientes, e a maioria do tempo acadêmico em projetos que eram bons para a minha carreira e ruins para mim, mas não tinha percebido que estava tão mal a ponto de palavras como *continue com o ótimo trabalho* pudessem me fazer transbordar. O padrão na medicina é ignorar o desconforto e a angústia de todos os tipos — física, mental, emocional e espiritual — e seguir em frente. Era isso que eu estivera fazendo por meses, talvez anos.

O burnout tem três critérios. O primeiro é a exaustão emocional. Neste estado, uma pessoa está exausta no fim do dia e não é capaz de se recuperar com uma folga. Este certamente era meu caso. No início de 2015, eu tinha parado de ler à noite e começado a me sentar em frente à TV, incapaz de fazer qualquer coisa mais construtiva ou restauradora a não ser que fosse guiada por outra pessoa. Eu não estava deprimida; ainda gostava dos meus pacientes, familiares e amigos, de boa comida e muito mais. Mas pulava com qualquer som inesperado e me via, de repente, puxando agressivamente nosso cachorro manso pela rua ao menor sinal de perigo. Durante meus dias de trabalho de dez a doze horas, eu comia pouco, deixando minhas células gritarem o que eu não conseguia. Suas exigências se tornaram a música ambiente dos meus dias, dando a elas uma vantagem extra e uma urgência, uma metáfora escrita imperceptivelmente em meu corpo. À noite e nos finais de semana, depois de trabalhar e passar fome, eu comia até não poder mais, enchendo o vazio e sedando minha angústia. Como meu peso continuava o mesmo, pensei que tinha inventado uma nova versão criativa de equilíbrio entre vida profissional e pessoal.

Essa não é a história que meu marido contaria. Seria mais ou menos assim: eu fiquei assustadora. Qualquer coisinha me transformava da pessoa calma e alegre, que era na maior parte do tempo com pacientes e colegas, em uma louca desvaira-da cheia de ira. Eu me comportava como se todos e tudo estivessem contra mim: o idiota no carro da frente que parou no sinal amarelo quando eu estava atrasada; a porcaria do computador que não me deixava formatar um documento como pre-cisava; a mulher em nossa vizinhança com seu cachorro incontrolável sem coleira; todas as pessoas em todos os cantos que não pareciam fazer seus trabalhos tão bem quanto deveriam. (Por sorte, obter ajuda fez uma grande diferença e nós ain-da estamos casados e felizes.)

Minha internista não acreditava em mim em relação à depressão. Ao marcar os tópicos no prontuário eletrônico, ela me obrigou a fazer um exame completo de triagem para depressão. Eu o fiz correndo.

"Ah", disse ela quando viu os resultados confirmadores. "Bem, você disse que não estava deprimida." Nós sorrimos uma para a outra e seguimos para verificar minha visão e artrite, fadiga e tosse.

Antes que eu saísse, ela disse: "Espera. Vamos fazer este aqui também." Era uma escala de ansiedade.

Fiz esse correndo também.

Contamos as opções que marquei. A pontuação ia de nenhuma ansiedade, para leve, moderada, severa e muito severa. Aparentemente, eu me encaixava na última categoria.

Na medicina, usamos a palavra *erosão* para descrever locais em que o tecido super-ficial — o esmalte do dente, digamos, ou a pele, aquelas partes externas essenciais que protegem o todo — foi gradualmente destruído por produtos químicos ou ação física, causando um ferimento. Se estamos doentes demais para nos virar, a pressão constante do nosso próprio peso pode gastar a pele e produzir úlceras no cóccix, quadril, calcanhar ou tornozelo. Nos dentes, as cáries se formam quando as bactérias normais da boca convertem os açúcares dos alimentos em placas áci-das destruidoras do esmalte. Notavelmente, a erosão na medicina é evocada exclu-sivamente por processos físicos e órgãos, e não pelos componentes mais abstratos de uma pessoa, como seu controle, esperança, psique, alma ou seu eu.

Para cada hora que passam frente a frente com pacientes, os médicos agora passam de duas a três horas no prontuário eletrônico. Também passam parte de sua noite de sono em casa finalizando notas eletrônicas que não conseguem terminar durante seus longos dias de trabalho. Vários de nós lamentamos isso. Muito menos discutido é como a tecnologia que tem minado a eficiência e o relacionamento médico-paciente se transformou no padrão nacional. Ou por que a medicina comprou prontuários eletrônicos para negócios com prioridades amplamente diferentes daquelas de clínicos ou pacientes, ou por que cada vez mais organizações de assistência à saúde seguem o exemplo já tendo visto o dano que causa a clínicos em sistemas que já adotaram essa tecnologia. Em vez disso, discutimos as taxas crescentes e alarmantes de médicos que adoecem, usam drogas, divorciam-se e abandonam a medicina, e como eles cometem suicídio em taxas maiores do que a população geral. Instituímos programas sobre bem-estar e resiliência, mas não mudamos nada fundamental nas prioridades e nos sistemas que consideram tais programas necessários. Culpamos as vítimas.

Como médica, uso o prontuário eletrônico específico que mantém as informações de saúde da maioria dos norte-americanos. É um sistema projetado para facilitar a cobrança, não o tratamento. A maior vantagem é que o departamento de contabilidade pode encontrar rapidamente as informações necessárias para inserir em fórmulas que ligam atividades a valores. Para facilitar seu trabalho, nós, clínicos, devemos fornecer os dados exigidos em locais específicos, em janelas interconectadas que lembram nada além de uma casa de parque de diversões, onde portas levam a outras portas e espelhos levam a confusões. Também somos muito encorajados a usar textos padronizados, como se minha deficiência visual, cirurgia de câncer ou artrite inflamatória fosse idêntica à sua. Ou como se a abordagem de um médico a um paciente específico fosse sempre idêntica à de outro. Essa necessidade de incluir grandes quantidades de informações em uma linguagem e locais específicos incentiva o copiar e colar de observações anteriores para criar novas, e acabar errando, deixando coisas que não deveriam estar lá em vez de destacar o que é mais importante. As observações médicas estão agora tão cheias de aspectos sem importância e jargões que é quase impossível descobrir o que realmente aconteceu durante um encontro específico. Certa noite de plantão, o laboratório me enviou uma mensagem no pager sobre um resultado de exame perigosamente anormal em um paciente com câncer que não conheço. Li e reli suas notas, incapaz de dizer quais dos três diagnósticos de câncer em sua ficha estava ativo. Isso é típico. Enquanto isso, as histórias de doenças dos pacientes e as análises de seus médicos daquelas experiências específicas, nenhuma das quais ajuda na cobrança, geralmente estão ausentes.

Os prontuários eletrônicos não são os únicos contribuidores do burnout médico, mas são a incorporação tecnológica dos valores nefastos que conduzem nosso sistema de saúde. A maior empresa de prontuários eletrônicos aparentemente ignora as reclamações de pacientes, médicos e enfermeiros. Ouvi de várias fontes que nossas preocupações não são importantes, porque nós não somos os clientes. Os centros médicos e os sistemas de saúde são, e eles seguem comprando o produto. Ao defender suas ações, os líderes de saúde promovem a confiança do prontuário eletrônico, sua acessibilidade a partir de qualquer local e sua utilidade para pesquisa e melhoria da qualidade. Esses benefícios são significativos. Mas não mencionam suas informações frequentemente redundantes, recicladas e ultrapassadas ou suas brechas de informações sistemáticas frequentes e significativas, com potencial real de prejudicar ou matar pacientes. Tais falhas não seriam toleradas pela maioria dos negócios ou consumidores. Como qualquer pessoa que trabalhe com dados sabe: se entra lixo, sai lixo.

Eu não sinto saudades da época em que as notas dos pacientes eram feitas a mão e produziam prontuários ilegíveis, às vezes inseguros, difíceis de encontrar e praticamente impossíveis de compartilhar. Mas sinto nostalgia por algo essencial que foi perdido quando foram substituídas pelas plataformas de prontuário eletrônico. Negligente e desnecessária, essa abordagem específica de coleta de dados cibernéticos profanou os elementos mais preciosos e significativos do relacionamento paciente-médico: a conexão humana, direta e íntima, carregada de sutilezas, significância e respeito pelos sentimentos e necessidades únicas de cada pessoa. Em nosso bravo mundo novo, pouco valor é dado a atividades como passar uma consulta falando sobre o impacto do novo diagnóstico do paciente sobre sua saúde e vida, ou criando o tipo de relacionamento que possibilita a discussão dos motivos reais de outro paciente não conseguir perder o excesso de peso que causa sua diabetes e hipertensão. As coisas que mais quero de meus médicos e tento ao máximo dar aos meus pacientes — como ouvir atentamente, tomar decisões de forma compartilhada e um tratamento individualizado — não importam tanto. Em um sistema como esse, sou penalizada se meu paciente não fizer uma colonoscopia, algo que o prontuário eletrônico e meu centro de saúde acompanham, e não consigo encontrar um local para documentar a meia hora que passei com ela e sua filha discutindo por que as diversas doenças avançadas e sua baixa expectativa de vida significam que ela provavelmente correria todos os riscos e inconveniências desse exame e nenhum de seus benefícios.

O médico focado na tela é uma razão de os pacientes reclamarem que os médicos não os escutam ou conhecem. É uma das razões de 81% dos médicos agora dizerem que sua carga de trabalho está no limite ou já o ultrapassou; metade não recomendaria a medicina como carreira. Não que os prontuários eletrônicos sejam a única causa da decepção historicamente sem precedentes dos médicos de hoje, mas são paradigmáticos.

A erosão resulta em uma ferida, a parte desgastada se apresenta como o espaço negativo em uma escultura. Quando tentei aprender a usar melhor nosso novo sistema de prontuário eletrônico, minha instituição me enviou a treinamentos com um jovem que informou a meu amplo grupo de médicos que ele não tinha sido treinado no que chamava de "interface do clínico".

Meses depois, quando fui à médica-chefe em nossa prática para pedir ajuda, porque as notas geradas no sistema pareciam tão inúteis que me vi criando tanto registros em tópicos com texto parecido com o de um robô quanto observações narrativas que captavam os elementos importantes em minhas consultas a pacientes, suas ações e palavras implícitas me fizeram sentir que ela achava que minhas preocupações eram divagações demoradas de uma pessoa tecnologicamente inapta com um deficit cognitivo irreparável e uma falha de caráter irritante.

O segundo critério do burnout é a despersonalização, que aparece como cinismo ou uma resposta negativa a deveres do trabalho. Foi aqui que, quando a última gota me atingiu, minha contagem na escala de burnout começou. Minha situação parecia irremediável. Nosso sistema de saúde tem anúncios e outdoors por toda a cidade e programas de rádio que eu ouvia inúmeras vezes por dia; ainda assim, os pacientes adultos de todas as idades esperavam mais de uma hora ao telefone só para descobrirem que não havia consultas livres para cuidados primários. Quando entrei em contato com a administração do call center, fui informada de que eles estavam cientes da situação, mas colocar mais pessoas para atender as ligações, e demonstrar respeito pelo tempo e pelas necessidades de saúde dos pacientes, não era uma das prioridades. Sem marketing nenhum, a lista de espera para nossa prática de atendimentos geriátricos domiciliares era de nove meses, e as pessoas normalmente morriam antes de serem atendidas.

O cérebro humano cria histórias a partir das informações disponíveis até quando são parciais. Quando o salário multimilionário do CEO de um centro médico aparece no jornal local no mesmo mês em que o salário dos zeladores, que mal dá para pagar as contas, é cortado pela metade, surge uma história. Quando uma faculdade de medicina ensina que as vidas negras importam enquanto fornecem amplo treinamento em ciência médica, mas só ensinam simbolicamente sobre os determinantes estruturais e sociais da saúde, uma história está sendo contada. Quando as organizações de assistência médica proclamam que o cuidado do paciente com base no valor é sua principal prioridade, mas instituem métricas de produtividade que priorizam quantidades de consultas em vez de atendimento das necessidades dos pacientes; quando adotam sistemas de prontuário eletrônico que minam o relacionamento médico-paciente; quando seus clínicos experienciam níveis recordes de burnout e insatisfação no trabalho e elas não fazem nada para alterar o funcionamento básico da vida diária de seus hospitais e clínicas, uma história orwelliana se desdobra nas imaginações de pacientes e médicos.

Um contribuidor do meu burnout, não especificado nos critérios, mas que agora está chamando atenção da mídia, foi a sensação de que as instituições para as quais eu trabalhava não compartilhavam os mesmos valores e objetivos que eu. Nossos líderes usavam palavras como *saúde*, *cuidado primário* e *centrado no paciente* enquanto sistematicamente minavam esses pilares da boa medicina focando seus atos, atenção e dinheiro em outros lugares. Com as pessoas que estruturam a medicina dessa forma mantendo a maior parte do poder e dos recursos local e nacionalmente, estabelecendo as políticas e as intenções que moldam nossa saúde e sistema de saúde, e controlando as realidades do nosso trabalho, é impossível não concluir que provavelmente nunca mais consigamos fazer o trabalho que nos levou à medicina em primeiro lugar. Médicos por todos os EUA estão sofrendo esse tipo de angústia moral. Isso afeta seu trabalho, sua vida e sua saúde, e é a razão de pararem de praticar medicina.

O terceiro critério do burnout é a realização reduzida, enquanto o médico se pergunta se o que faz realmente importa. Com a última gota em meu "copo", ficou claro que não havia sentido em consultar pacientes, ajudar com nosso novo currículo da faculdade ou liderar os programas inovadores para os quais recebi a bolsa. Cada uma dessas atividades de repente parecia tão útil quanto mover as cadeiras para o convés superior no *Titanic*.

ATRAENTE

A televisão serve como um espelho otimista em frente às nossas obsessões, conceitos e fantasias sociais. Cada vez mais, ela considera o tópico da velhice.

Na série *Grace and Frankie*, Jane Fonda (com 79 anos na terceira temporada) e Lily Tomlin (com 77 anos) atuaram em cenas que muitas vezes incluíam piadas sobre a perda de audição de uma e de memória da outra. Enquanto isso, seus ex-maridos, Martin Sheen (com 76 anos) e Sam Waterston (também com 76 anos), que agora formam um par romântico gay depois de anos de sigilo, finalmente se assumem para familiares e amigos. A idade os libertou das convenções às quais se submeteram por décadas, e os homens finalmente reivindicaram suas verdadeiras sexualidades e identidades.

Em contraste à maior parte dos elencos, os atores principais são mais jovens do que as atrizes. A diferença não é muita, mas Hollywood geralmente os combina com mulheres dez a trinta anos mais jovens. Aparentemente, as regras do jogo mudam na velhice. Essa é a abordagem tradicional de Hollywood à heterossexualidade no decorrer da vida: na maior parte do tempo, adolescentes se apaixonam por adolescentes e jovens adultos por outros jovens adultos. Na meia-idade, as coisas mudam. Os homens se apaixonam por mulheres mais jovens e as mulheres se transformam em mães e chefes — papéis em geral apresentados como mutuamente exclusivos com a sexualidade e o romance. Na velhice, o jogo é nivelado novamente, ou talvez as mulheres ganhem uma pequena vantagem. Mas não são apenas as mulheres que são mal representadas. A associação da masculinidade com a virilidade é tanta que homens mais velhos são colocados em uma situação em que só têm a perder, seja por serem retratados como impotentes em todos os sentidos dessa palavra ou descritos em uma linguagem que sugere que sua sexualidade é surpreendente, inadequada, inconveniente ou repulsiva. Piadas como "O vovô tem as manhas!" (falado em relação a Robert De Niro no filme *Um Senhor Estagiário*) enaltecem pensamentos e comentários considerados normais dos 12 anos até a vida adulta.

Apesar de seus charmes, *Grace and Frankie* transmite mensagens confusas. Todos os personagens principais são atraentes, mesmo que Fonda e Tomlin não tenham sido consideradas esteticamente parecidas em décadas passadas. (Velho é tudo velho...) Nenhum dos personagens tem cabelos totalmente grisalhos ou brancos, e, dado o predomínio de queda de cabelo na velhice, é difícil de acreditar que a seleção de dois atores ainda folicularmente bem-dotados não tem como fim sinalizar a vitalidade contínua. Não somos a primeira geração a ligar a sexualidade com a juventude ou a desvalorizar as mulheres anos ou décadas antes dos homens.

Tenho uma amiga viúva em seus 70 anos, geralmente dizem que ela é muito mais nova do que realmente é. Seu raciocínio é ótimo, ela tem um bom senso de humor, se arruma impecavelmente e tem uma vida plena, mas os homens não a olham tanto mais, e ela odeia isso. Quando a vi pela última vez, ela me entreteve com histórias sobre suas aventuras recentes nos encontros online. A conclusão: "Eu não quero ser uma enfermeira ou a mamãe, e só homens que procuram um desses tipos de mulher olham para mim." Os que poderiam interessar por ela a rebaixavam cronologicamente, não a viam como iguais.

Outras mulheres heterossexuais encontram alívio na invisibilidade sexual de sua velhice. Isso tem menos a ver com a perda do interesse no sexo e mais a ver como prazer de se desfazer da necessidade que antes tinham de se arrumar, enfeitar, atuar e provar perpetuamente seu valor reafirmando sua atratividade para o olhar masculino. Essas mulheres ainda fazem um esforço para terem uma boa aparência, mas ficam felizes em se preocupar menos com a atratividade, ter mais tempo para buscar outras coisas, sentirem-se mais seguras pelo mundo e celebrar um alinhamento mais honesto e preciso de seus eus interiores e exteriores.

Alguns argumentam que, como a cultura gay masculina foca uma versão de atratividade sexual jovem, sarada e bonita, o envelhecimento pode ser particularmente difícil para homens gays, em especial aqueles que foram expulsos da família ou perderam muitos amigos em anos anteriores por causa da AIDS. Parte disso é suposição, já que pouca pesquisa foi realizada sobre a atratividade sexual e a atividade de idosos LGBTQ. Uma busca sobre a literatura no assunto apresentou principalmente artigos sobre identidade sexual e desafios sexuais relacionados à saúde na velhice. Sabemos menos ainda sobre lésbicas, trans ou pessoas idosas de gênero fluido, embora saibamos que, como grupos, eles são mais marginalizados e têm uma saúde pior, duas situações que em geral não são correlacionadas à atração sexual.

Independentemente da identidade sexual, dizem que homens têm mais opções, e apesar de isso parecer ser verdade, sua velhice romântica tem suas próprias decepções. Homens relatam surpresa quando seus charmes, que já foram eficazes, não são notados ou, pior, são considerados fofos ou absurdos. Tudo o que eles querem é o que sempre quiseram. O jornalista esportivo e ensaísta Roger Angell, aos 90 anos, diz o seguinte:

> Mais caça. Mais amor; mais proximidade; mais sexo e romance. Traga de volta, não importa o que, não importa nossa idade. Esse nosso grito fervoroso foi certificado por Simone de Beauvoir, Alice Munro, Laurence Olivier e inúmeros outros colegas anciões que se casaram ou juntaram outra vez. Laurence Olivier? Estou pensando no que ele diz em alguma parte de uma entrevista: "Por dentro, todos temos 17 anos e os lábios vermelhos."

Nem todos os homens se sentem assim. Alguns desistem. Eles deixam a barba crescer e mudam de roupa com menos frequência, brincando que teriam vivido assim a vida toda, mas as normas sociais e a necessidade de serem atraentes não permitiam. Outros lutam para unificar sua identidade e aparência. Um enfermeiro me contou duas vezes a história de um grupo de teatro musical de homens gays que ele frequenta desde a década de 1970. Disse que adorava, mas sempre brincava que, tirando ele e alguns outros, o público era cheio de velhos corocas. Chegando aos 70 anos, só recentemente lhe ocorreu que agora se encaixa direitinho no local.

A literatura psicológica da velhice atesta que todas essas reações são comuns. A resposta de uma pessoa ao rebaixamento de ser sexual a "pessoa velha", um estado comum e erroneamente suposto como assexual, depende muito do quanto

214 // ALÉM DA ENVELHESCÊNCIA

ela ainda liga para o sexo, suas aspirações e perspectivas românticas, e o papel da sexualidade em sua vida naquele momento. Como tudo o que é relacionado à velhice, as respostas são variadas, e as reações dos não velhos são reveladoras. O casamento de um casal aos 90 ou 100 anos vira notícia nacional, como se nessa idade as pessoas não devessem mais querer romance ou companheirismo, afeição e comunhão. Donald Hall descobriu que não conseguia mais escrever poesia uma vez que seus níveis de testosterona alcançaram o ponto mais baixo. Diana Athill observa que "por volta da metade do caminho em meus 70 anos, parei de pensar em mim como um ser sexual, e depois de um período curto de choque com o fato, achei muito tranquilizador. Ser capaz de gostar, e até amar, um homem sem querer ir para a cama com ele acabou sendo um novo tipo de liberdade".

Um dia, quando cuidei de duas irmãs, uma no final dos 80 anos, a outra no início dos 90, a mais nova me disse que a mais velha ainda fazia sexo com seu marido e insistia em falar com ela sobre o assunto. Quando a mais velha chegou, pude perceber pelo desvio do olhar que ela também tinha recebido o sermão do decoro. Algumas perguntas determinaram que tanto ela quanto o marido gostavam do ato. Eu disse a ela que não havia razão médica ou qualquer outra que eu conhecesse para que parassem, e ela ficou radiante.

Aqui, o oposto de atraente é mais parecido com invisível do que desinteressante. A primeira vez que notei que não era mais vista, estava em um parque perto de casa. Meu cachorro cheirou as folhas úmidas de um arbusto próximo dos pés de uma jovem. Ela falava ao telefone. "Não", disse ela enquanto eu estava há poucos metros de distância. "Não há absolutamente ninguém aqui."

"Fale comigo, não com a minha filha!", exigia uma octogenária depois que os vendedores direcionaram suas perguntas para sua filha de 50 e poucos anos, mesmo quando ela repetidamente se voltava para a mãe para obter respostas.

Em um novo restaurante badalado antes de um evento de um famoso autor em um grande auditório próximo, minha mãe começou a falar sobre os casais que estavam sentados bem perto da gente, de cada lado. "Mãe", disse eu, enfaticamente, com um olhar que sinalizava que nem todos tinham perda auditiva e que as pessoas cujos vestidos e comportamentos ela comentava estavam bem do nosso lado. "Não se preocupe", respondeu ela. "Eu sou invisível."

Conta-se que, para homens brancos heterossexuais, ser visto e tratado como velho pode ser sua primeira experiência real do outro lado das suposições e discriminações sociais. Na velhice, eles perdem a atração de seu antigo poder e estatura social. Eles descrevem que se tornam invisíveis, evocando experiências há muito familiares a pessoas não brancas e mulheres. Roger Angell conta sobre um jantar com amigos mais novos:

Há uma pausa, e eu entro na conversa com algumas frases. Os outros olham para mim de forma educada e voltam a falar exatamente do ponto em que pararam. O quê? Oi? Eu não acabei de dizer alguma coisa? Eu saí da sala e não sei? ... (Mulheres que conheço dizem que isso começa a acontecer com elas quando passam dos 50 anos.) Quando menciono o fenômeno a qualquer pessoa da minha idade, elas me respondem com acenos e sorrisos. Sim, nós somos invisíveis. Honrados, respeitados e até amados, mas não somos mais dignos de ser ouvidos.

Os amigos de Angell não eram tão jovens a ponto de não saberem o que estavam fazendo. Tinham 60 anos. Geralmente, são os quase ou recentemente velhos que se esforçam muito para se distanciar da idade. Tão trágico quanto irônico, eles se distinguem de pessoas ainda mais velhas imitando o modo como os jovens os tratam.

Donald Hall descreve uma experiência similar: "Uma colega de quarto da faculdade da neta, encontrada pela primeira vez, puxa uma cadeira para sentar diretamente de costas para mim, me excluindo do círculo da família: eu não existo." Tanto Hall quando Angell contaram essas anedotas ao mundo em ensaios de uma revista de alta circulação, suficientemente populares que acabaram fazendo parte de livros notáveis. Deixando de lado a grosseria e a crueldade óbvias que esses homens enfrentaram, seus livros fornecem evidências de que ambos não só tinham a mente sadia, mas também eram espirituosos e perspicazes (dois traços que acho bem sexy) na época em que os incidentes ocorreram. Na velhice, mesmo os brilhantes, famosos e razoavelmente intactos são ignorados. As implicações para os verdadeiramente não atraentes e invisíveis, aqueles que não conseguem acompanhar uma conversa por causa da perda auditiva ou da demência, são assustadoras.

A atratividade também é importante no mundo da assistência médica, no qual o rótulo não oficial para doenças, pacientes, problemas e soluções considerados de alta estirpe é *glamour*. A doença cardíaca é glamourosa. Câncer é glamouroso Todos os procedimentos são glamourosos. Envelhecer não é glamouroso. Como os corações e tumores não são nem atraentes nem desejáveis, o problema não é de estética. É o valor da pessoa, tanto médico quanto social.

Muitas enfermidades "não glamourosas" podem acompanhar a velhice. Pessoas com incontinência, quedas, artrite, constipação, insônia e perda visual e auditiva geralmente desistem de seus trabalhos e atividades prazerosas. Perdem a confiança, o conforto e, por fim, os amigos. Algumas caem na armadilha de aproveitadores promovendo terapias não comprovadas. Esse declínio contínuo não afeta apenas o indivíduo afligido; afeta todos nós, social e economicamente, direta e indiretamente. O medo e a vergonha levam à inatividade e círculos sociais menores, dois dos maiores previsores da saúde ruim e da necessidade de serviços caros.

Imagine ficar incontinente. Suas roupas íntimas estão molhadas, frias e pinicam a pele. Você se preocupa com o cheiro. Vive com medo constante de acidentes, de a umidade aparecer nas roupas. Evita eventos que durem muito tempo ou sem acesso fácil a banheiros. Em determinado momento, há um episódio que o deixa tão constrangido e envergonhado que para de sair. Treze milhões de norte--americanos são incontinentes, e metade das pessoas não institucionalizadas com mais de 65 anos relatam incontinência urinária. A incontinência está entre as principais razões médicas que impedem que pessoas saiam e levam à institucionalização — resultados que acabam afetando a saúde e a qualidade de vida. Tradicionalmente, os médicos e enfermeiros não perguntam sobre incontinência como fazem com outros sintomas comuns, e os pacientes não tocam no assunto. Muitos supõem que pouco pode ser feito em relação a isso. Na verdade, muito pouco é feito porque, como o público geral, os médicos e enfermeiros recebem instrução inadequada sobre como lidar com isso.

Todos os problemas geriátricos têm múltiplos tratamentos eficazes. Mas apenas alguns oferecem curas com os resultados claros de uma cirurgia de cataratas, uma das opções de tratamento mais glamourosos para uma doença relacionada à idade. Mesmo assim, os tratamentos "menos glamourosos" muitas vezes fazem a vida valer a pena. Imagine o que pode ser possível se essas condições e estratégias de administração recebessem o mesmo respeito quanto à hipertensão ou as lesões atléticas e seus tratamentos. Assim como o sistema de castas mantém as inferiores em um ciclo de pobreza e labuta sem fim, a hierarquia de atratividade da medicina também priva milhões de norte-americanos de terem vidas mais saudáveis e totalmente engajadas.

Em um ano, decidi que era hora de parar de usar um biquíni. No seguinte, desisti dos shorts para fazer exercícios.

Notei pela primeira vez que a maioria das mulheres da minha idade e mais velhas fazem o mesmo. Um ou dois anos depois, decidi que regatas também deveriam ser impróprias. Doei as minhas. Alguns amigos dizem que o problema está na minha cabeça; estou em forma e sou razoavelmente magra. Lembro-me de uma colega que, por volta de seus 65 anos, usou roupas da moda que ficariam boas em uma de nossas alunas de medicina, mas nela pareciam incongruentes, talvez embaraçosas. Penso que não usei aos 33 o que usava aos 13, então faz sentido que roupas diferentes também sejam mais adequadas agora.

Como a roupa é uma expressão de si mesmo, faz sentido que elas mudem com o tempo, assim como os corpos e as pessoas o fazem. Aos 50 anos, até o homem mais bonito adquire uma certa papada. Depois da menopausa, até as mulheres mais magras desenvolvem pelo menos uma barriguinha. A partir da 8ª década e além, a maioria dos corpos encolhe e se curva. Uma roupa atraente de alguns anos atrás de repente não serve mais ou parece feia. Os puritanos tinham regras rigorosas para as roupas da velhice: "Se homens idosos parecerem alegres e jovens em suas vestimentas, ou se uma mulher mais velha se vestir como uma jovem, isso os expõe à reprovação e ao desprezo." Tradução: o que parece a última moda em um corpo de 20 anos é diferente do que parece bom em um corpo de 60 ou 80 anos.

Mas mesmo aqui, nessa conjuntura da atratividade e da invisibilidade, da moda e da função, há uma interação de cultura e biologia. Em *Mulheres e Poder*, a classicista Mary Beard defende convincentemente as origens de nossas noções atuais do discurso masculino e feminino e do poder como iniciados na Grécia Antiga. De forma similar, quando se trata de velhice e adequação, parece que minhas próprias crenças, que anteriormente me pareciam pragmáticas e atenciosas, têm sua origem no puritanismo norte-americano. Reconhecer isso levanta uma questão importante: como as mudanças corporais da idade são naturais e universais, as roupas não poderiam manifestar de maneiras diferentes o estilo e o sex appeal em todas as faixas etárias? Supostamente, elas podem e, de certo, deveriam. Não é apenas justo e gentil, mas é uma oportunidade de negócio considerável que segue ausente dos mercados de roupa e da moda.

Durante um café, um jovem que trabalha em uma grande empresa familiar de tecnologia me diz que estão se mudando para o "espaço envelhescente". Ele diz que tem dinheiro lá, e oportunidade — isto é, está ficando glamouroso, pelo menos para os chefões com seus olhos nas mudanças demográficas e nos lucros. No entanto, mais para baixo na hierarquia empresarial, os funcionários não sentem a paixão. Ser atribuído ao projeto envelhescente é considerado a pior tarefa. É triste. Chato. Um saco. Uma lástima. Uma punição.

Meu conhecido confessa que só concordou em liderar esse projeto para aproveitar a oportunidade, mas, ao realmente conversar com pessoas idosas (algo que nunca fizera antes), percebeu duas coisas. Primeiro, o fato de que os cuidadores, cônjuges, parceiros ou amigos ficam chocados por ele usar o termo *adulto mais velho* para se referir a eles, não apenas à pessoa de quem cuidam, embora, no seu ponto de vista, eles "sem dúvidas são velhos". Segundo, ele não consegue fazer nem seus colegas de meia-idade abordarem o projeto envelhescente da mesma forma que abordam todos os outros: de forma objetiva. Em vez disso, eles lhe contam sobre seus pais ou avós, indo direto para histórias de desastre e declínio. Em grupos de brainstorming da empresa, quando as discussões geralmente são baseadas em fatos, eles ignoram os relatórios de pesquisas que ele fornece e trocam anedotas sobre perda e debilidade. Não consegue fazê-los ver que as experiências que eles estão enfatizando podem não ser representativas, e que a velhice pode ser abordada com a mesma mente aberta e rigor intelectual de qualquer outro tópico.

A geriatria muitas vezes obtém a mesma reação. Um dos médicos mais conhecidos e influentes dos Estados Unidos descreveu minha especialidade como "difícil e desagradavelmente limitada". É óbvio que sou parcial, mas como pode um campo dedicado a cuidar de todas as condições médicas de todas as pessoas em uma das faixas etárias de três décadas de duração da vida ser descrita como limitada? Vale igualmente a pena considerar por que ouvimos muito sobre dificuldade cirúrgica, mas nunca que ela não tem glamour. Para mim, todo o cortar e reorganizar é repetitivo e chato — não consigo imaginar passar meus dias daquela forma —, mas sou capaz de apreciar seu valor para os pacientes e para o mundo.

Na medicina, algumas especialidades são superiores enquanto outras são inferiores. Mas o maior problema é o seguinte: quando tratamos categorias inteiras de pessoas como menos interessantes e dignas, desvalorizamos parte de sua humanidade e perdemos parte da nossa.

DESILUSÃO

Nos meses que antecederam meu burnout, experimentei dois tipos de problemas, um físico e um psicológico, e, relembrando, eles eram intimamente inter-relacionados. No aspecto físico, tinha dificuldades para fazer coisas básicas, como enxergar bem o suficiente para trabalhar em um computador ou dirigir. Não conseguia andar sem sentir dor ou me exercitar para aliviar o estresse de minhas funções perdidas e frustrações. Respostas a esses desenvolvimentos — minhas e de meus supervisores — não ajudaram. Como uma boa médica, segui em frente. Como uma médica típica, não procurei me consultar com ninguém além da pessoa que via no espelho.

Quando, antes da última gota, mencionei os desafios no trabalho, ofereceram-me um monitor maior e outras modificações na estação de trabalho que demoraram mais de cinquenta horas e vários meses para encontrar, entender e lidar, tempo que eu mal podia perder. Felizmente, nossos administradores proativos, com uma gentileza sutil, me ajudaram a fazer os pedidos dos equipamentos adaptativos. Meus chefes-médicos, em comparação, emitiram leves sons de solidariedade, mas como estavam eles mesmos sobrecarregados e ocupados, falharam em fazer qualquer uma das mudanças que teriam me ajudado a contornar meus desafios físicos. Na cultura médica, a dificuldade de um médico é a inconveniência de outro. Sabendo disso, eu deveria ter sido mais enfática e explícita sobre minhas necessidades, e mais solidária e complacente com as deles.

Mas esse não foi meu melhor momento; eu não tinha mais de onde tirar uma abordagem sensata e generosa. Em vez disso, eu me desligava ou me rebelava silenciosamente. Se, por exemplo, tendo mencionado mais uma vez que não conseguia enxergar a tela minúscula em que estavam nos mostrando a nova tarefa de registro que nós, funcionários da clínica, deveríamos fazer no prontuário eletrônico, e tendo sido ignorada, eu me sentia totalmente justificada em apenas não fazê-la. Essa não é a melhor estratégia para uma pessoa que quer ser uma boa médica e uma colega decente.

Conhecemos as origens do uso comum do termo *burnout*. No início da década de 1970, o psicólogo teuto-americano Herbert J. Freudenberger o utilizou para descrever o estresse relacionado ao trabalho observado que via em médicos. Observou que a prática médica mudava alguns médicos de idealistas fervorosos para cínicos depressivos que tratavam seus pacientes com fria indiferença. Investigando ainda mais, descobriu que médicos desiludidos compartilham certos traços: uma ética de trabalho forte, grandes realizações e uma tendência a ver seu trabalho como essencial à sua identidade. Quando tinham burnout, também compartilhavam sintomas, incluindo distúrbio do sono, flutuação de humor e dificuldade de concentração. O estresse de longo prazo afetava seus corpos e mentes de forma adversa, mantendo-os em estado de alerta, como se estivessem enfrentando uma ameaça letal o tempo todo. Sua combinação de alto envolvimento no trabalho e tensão persistente levou a um ciclo vicioso de autonegligência, revisão de valores, mudança de comportamento, relacionamentos deficientes, afastamento e vazio interno.

Cada vez mais, eu me via facilmente alarmada e incapaz de me lembrar de palavras e estatísticas simples. Ficava acordada das 2h às 4h da manhã todas as noites, a cabeça a mil e o coração acelerado. Preocupava-me com meus pacientes: Será que a filha de S apareceria? Eu tinha feito a coisa certa para H? M cairia de novo? Também passava longas listas de todas as coisas que ainda não tinha feito, e todas as pessoas que estavam tornando minha vida tão desagradável, então evocava coisas que podiam ser ditas ou feitas e, finalmente, rotas possíveis de escape: uma mão quebrada que impedisse a digitação; o tipo de câncer que me tiraria do trabalho por muito tempo, mas não me mataria; uma crise familiar que exigisse minha presença em particular. Eu me deixava levar a um sono exausto logo antes do meu alarme tocar para um novo dia com uma caixa de entrada cheia, uma agenda que não me dava tempo para fazer notas significativas, outras incontáveis tarefas e responsabilidades concorrentes, e tempo totalmente inadequado para de fato fazer as coisas que poderiam, de forma legítima, receber o título de *cuidado ao paciente* ou parecer significante.

O que eu via acontecia por todos os lados e os médicos estavam começando a falar e escrever sobre o assunto. Em Omaha, Byers "Bud" Shaw, um cirurgião de transplantes, parou de praticar quando se viu ansioso demais para sair do consultório, quem dirá pegar um bisturi. Em Boston, a internista Diane Shannon largou a medicina por causa da tensão constante entre o tipo de medicina que queria praticar, "empática, segura, confiável, conectada e humana", e o sistema de entrega de saúde, que parecia valorizar e priorizar tudo menos esses elementos. Um médico anônimo que trabalhava em um hospital citado na rádio NPR disse: "Se eu levasse o tempo para realmente falar com meus pacientes, que é o que me atraiu para a medicina em primeiro lugar, significava que eu ficaria para trás e passaria horas e horas em casa à noite fazendo a inserção de dados exigida." Um médico de clínica externa colega meu observou pressões diferentes, mas relacionadas nessa situação. Mesmo que terminasse suas notas antes de ir para casa, ele passava "de duas a três horas todos os dias/noites vendo coisas da caixa de entrada (e-mails e telefonemas de pacientes, enfermeiros, farmacêuticos) — isso é um trabalho não remunerado e desvalorizado que fazemos diariamente e extravasa para nossas noites e finais de semana. Esse trabalho acontece quer seja em um dia de clínica quer não. Não há como fugir e nem substituição". Os interesses e inclinações de um médico o puxam para um lado, em direção aos pacientes e aos cuidados, e o sistema puxa para outro, em direção a computadores e tarefas que são essenciais, mas não são fatoradas em nossos cronogramas de trabalho.

Um estudo de 2015 conduzido pela Associação Médica Americana e pela Clínica Mayo descobriu que mais da metade dos médicos nos Estados Unidos está passando por burnout. As taxas aumentaram nos últimos anos e são muito mais altas do que na população geral, mesmo entre pessoas com educação e horas de trabalho similares. Elas também são, de longe, as taxas mais altas registradas entre médicos desde que Freudenberger identificou o fenômeno. Os autores do estudo explicam que essa epidemia deveria ser extremamente preocupante para todos os norte-americanos, porque, além do dano pessoal sobre médicos e nossas taxas cada vez mais altas de suicídio, "o burnout parece impactar a qualidade do cuidado fornecido, e a rotatividade de médicos, que [tem] graves implicações na qualidade do sistema de entrega de saúde". Isso é uma péssima notícia para os pacientes, e todos somos pacientes ou pacientes em potencial. Também é uma péssima notícia para o sistema de saúde norte-americano, que vê cada vez mais médicos reduzindo suas horas de trabalho, desistindo da prática clínica ou se aposentando mais cedo, em um momento em que o Departamento de Saúde e Serviços Humanos prevê uma carência de 45 mil a 90 mil médicos até 2025.

Como médica, se um dos meus pacientes tiver um efeito colateral indesejado a um medicamento ou tratamento, eu o mudo. Continuo apenas se não houver alternativas, e o paciente e eu acreditarmos que o resultado valerá as agonias relacionadas. Mas aqueles responsáveis pelo sistema de saúde norte-americano parecem inabalados pelos muitos efeitos colaterais destrutivos de nosso sistema, incluindo o burnout e seus danos a pacientes e médicos. Muito parecido com nossos senadores e representantes que privam seus constituintes da cobertura de saúde enquanto continuam com seus próprios benefícios de saúde extraespeciais do congresso, eles se comportam como se acreditassem que o povo recebe o que merece. Palavras como *resiliência* e *autocuidado* — respectivamente, o traço e a habilidade que encorajamos desenvolver para combater o burnout — sugerem que a falha está dentro dos médicos dos Estados Unidos, que nós temos usado nosso precioso combustível de forma tola, que somos fracos e não sabemos cuidar de nós mesmos. A ubiquidade do burnout em especialidades e regiões geográficas sugere que nossa angústia é apenas um sintoma alertando o sistema de saúde de um problema inerente potencialmente letal. Da mesma forma que uma pessoa pode ter dor no braço durante um ataque cardíaco quando uma artéria crucial é bloqueada, o burnout é a angústia médica sinalizando que o sistema de saúde precisa de cuidados cruciais.

Leia qualquer um do crescente número de artigos pungentes sobre burnout e descobrirá que a maioria dos médicos relata o que eu também senti, mesmo no meu pior dia: que eu ainda queria ser médica, que o trabalho para mim sempre foi mais vocação do que trabalho, mas que as estruturas e as demandas do sistema de saúde começaram a me impedir de fornecer o tipo de cuidado e cura que eu acreditava que meus pacientes precisavam, e que era algo que não podia tolerar.

PRIORIDADES

Nos meses depois da última gota, tive muitas consultas médicas. Em uma semana, tive com apenas dois dias de distância, uma na clínica geral e outra na ortopedia, ambas na mesma instituição médica de alta classificação. Com tanta proximidade, essas consultas rapidamente se juntaram em minha mente de experiências pessoais com médicos individuais a metáforas do estado atual da medicina nos EUA.

Vi primeiro minha internista. Sua clínica é em uma parte mais antiga da cidade, onde, às vezes, posso encontrar vaga para estacionar na rua e evitar os preços astronômicos do estacionamento para pacientes — preços que não são reembolsados pelo plano de saúde, embora, é claro, eu tenha mais condições de pagá-los do que a maioria. Os consultórios são limpos, mas sem graça, e a clínica funciona de modo relativamente eficaz. Tem filas diferentes na mesa de recepção para entrada e saída, e, logo depois que cheguei, um assistente médico simpático me chamou para verificar meus sinais vitais e rever minha lista de medicamentos.

Dez minutos depois, eu estava em uma sala de exames, e, treze minutos depois disso, minha internista apareceu, parecendo cansada, mas ainda radiante e exibindo seu acolhimento e preocupação usuais. Ela pediu desculpas por estar atrasada e eu falei que não tinha problema. Não contei a ela que sempre separo noventa minutos para minha consulta de vinte minutos e chego no trabalho preparada. Enquanto respondia a suas perguntas, estudamos uma à outra. Notei a tensão sutil em seu torso enquanto discutimos minhas várias preocupações, cada qual requeria decisões, exames e referências, e ela precisava atender cada uma, dada a ampla extensão de seu conjunto de habilidades e cuidados primários. Por minha causa, ambas sabíamos que ela acabaria se atrasando ainda mais.

No início tinha sua total atenção, mas logo seus dedos começaram a se mover pelo teclado enquanto eu falava e seus olhos se desviaram de mim para a tela. Eu sabia que ela estava se esforçando para encaixar meus problemas no modelo do prontuário eletrônico com suas dezenas de menus, caixas de verificação exigidas para cobrança, mas muitas vezes clinicamente irrelevantes, e subseções não sequenciadas da maneira que nossa conversa ocorria. Enquanto isso, como eu sabia muito bem por minha própria prática geriátrica, sua caixa de entrada clínica estava cada vez mais cheia, com uma lista de tarefas crescente se acumulando em horas de trabalho para o qual não havia tempo alocado em seu cronograma do dia.

É claro que muitos dos desafios que minha internista encarou naquele dia não são únicos dos cuidados primários. É por isso que algumas práticas adotaram duas alternativas que aumentam a eficiência — assistentes clínicos e escribas —, estratégias que pude ver em ação mais tarde naquela semana no consultório da minha ortopedista.

Apesar de fazer parte da mesma instituição, ela trabalha em um prédio novo de paredes de vidro, em uma parte da cidade que está se revitalizando rapidamente. Não há estacionamento na rua, mas um café no térreo serve saladas frescas e café orgânico passado. Fui vê-la não só porque precisava de uma consulta, mas porque não consegui obter respostas a uma simples pergunta de acompanhamento por meio do portal do paciente. O problema não foi não conseguir obter uma resposta, mas não conseguir obter uma resposta dela. Enviei versões da mesma pergunta algumas vezes e todas as vezes ela foi tratada sem resolução por uma enfermeira diferente que não me conhecia e nem podia, por razões que podem variar de não ter lido meu prontuário a não ter o conhecimento necessário, ou não queria — já que eu não era sua paciente — responder à minha pergunta.

Depois de me apresentar na mesa de recepção, o atendente me disse que alguém me chamaria em breve para fazer uma radiografia, então eu deveria me sentar perto da sala de radiografias.

Eu disse que não precisava de uma.

Ele disse que todos devem fazer.

"Antes mesmo de se consultar com a médica e ver se precisam ou não?", perguntei no tom mais neutro, educado e animado que consegui.

Falei que já tinha feito uma radiografia nesta mesma clínica para a mesma médica para o mesmo problema, e nada havia mudado. Ele chamou sua supervisora e perguntou se um paciente podia se consultar caso se recusasse a fazer a radiografia.

Felizmente, a supervisora disse que sim. Eu me sentei e pouco tempo depois um assistente chamou meu nome e me levou de volta para uma sala de exames ampla e ensolarada, inseriu minha principal reclamação no computador e me disse onde sentar e qual roupa remover.

Eu tinha acabado de começar quando minha médica entrou seguida por uma jovem com um notebook. Trocamos gentilezas e fui apresentada à escriba, que sentou-se de modo discreto de um lado, sem falar nada durante a consulta enquanto seus dedos se moviam silenciosamente pelo teclado.

Durante toda a consulta, eu tive a atenção total de minha médica: contato visual, sorrisos, um exame físico direcionado e respostas para minhas perguntas — a original e outras que criei para fazer a consulta valer mais a pena, embora tudo se relacionasse a uma única parte do corpo que era seu foco. Ela não parecia sentir falta da radiografia que eu não fiz e não mostrou nenhum interesse em meus outros problemas médicos, ou partes de mim que, embora não fossem ortopédicas, poderiam influenciar minhas preferências de tratamento e recuperação. Com certo incentivo — eu usei palavras como *fisioterapia* e *exercícios* —, fui capaz de obter suas recomendações para abordagens diferentes de medicamentos ou o tipo de cirurgia de alta tecnologia que o centro médico promovia todos os dias no rádio e emissoras de TV locais e em outdoors, mas que provavelmente não abordariam minhas preocupações primárias.

Assim que chegamos a um plano, ela saiu da sala me pedindo para esperar por seu assistente médico, que revisaria comigo minhas instruções de alta. Milagrosamente, ela saiu pela porta, suas notas escritas, não precisando fazer nada além de me atender em nossa consulta. Como resultado, ambas estávamos satisfeitas e relaxadas.

Minha internista e minha ortopedista são ambas médicas altamente treinadas, habilidosas e trabalhadoras. Não sei seus salários específicos, mas pesquisas anuais da American Medical Group Association (AMGA) entre 2013 e 2017 mencionam uma remuneração anual média que varia de US\$193.776 a US\$259.765 para internistas e de US\$525 mil a US\$759.086 para ortopedistas, uma diferença de duas a três vezes que excede grosseiramente sua diferença de tempo de treinamento e contradiz a maior experiência de minha internista.

E é claro que isso é apenas parte de um sistema financeiro mais complexo e amplo que incentiva o cuidado procedural e baseado no hospital e especialidades, em detrimento daquele relacional e com pacientes externos.

Seria difícil, e até moralmente suspeito, sugerir que as disparidades salariais entre especialidades médicas na medicina norte-americana sejam as desigualdades mais urgentes de nosso sistema de saúde. Ainda assim, elas representam os vieses inerentes do cuidado geralmente ineficiente, sempre caro e às vezes sem sentido do sistema de saúde — vieses que prejudicam pacientes e minam a habilidade da medicina de realizar sua principal missão.

Normalmente, quando discutimos disparidades na medicina, estamos falando de populações de pacientes. Mas também há disparidades, ou "diferenças no acesso ou disponibilidade a instalações e serviços", entre minha internista e minha ortopedista, que refletem os vieses sistemáticos por todo o país em como valorizamos e recompensamos diferentes condições médicas e tipos de cuidados. Esse favoritismo em relação a certos tipos de médicos, condições médicas e abordagens de tratamento se desenvolveram como efeitos colaterais dos maiores sucessos da medicina do século XX. À medida que o progresso científico trouxe ganhos sem precedentes na saúde e na longevidade, presumimos que o cuidado mais novo, mais invasivo, de alta tecnologia e mais especializado sempre era melhor, e estabelecemos um sistema que prioriza e recompensa generosamente esse tipo de cuidado. Confundimos o ocasionalmente milagroso com o essencial diário, ignoramos o acúmulo de evidências de danos econômicos e de saúde de nossas suposições falhas e, ao tomar uma abordagem cada vez mais baseada em negócios ao sistema de saúde, falhamos em reconhecer as maneiras pelas quais os seres humanos sempre se diferenciarão de outras "mercadorias".

As inclinações do nosso sistema de saúde afetam não apenas os salários dos médicos, mas também as prioridades institucionais, educacionais e de pesquisa, e, de fato, a própria cultura da medicina. Em uma reunião recente do Alumni Council da Harvard Medical School, um aluno do primeiro ano foi questionado sobre suas dívidas. "Enormes", respondeu, chacoalhando a cabeça e acrescentando que também tinha dívidas da faculdade. "O que você vai fazer?" perguntou o presidente do conselho. "Ah, não estou preocupado. Vou fazer orto."

Estudo após estudo, o cuidado primário comprovou prevenir doenças, diminuir a mortalidade e os custos, tudo com maior satisfação do paciente. Cada vez mais livros também demonstram as altas taxas de uso em excesso e desperdício por todo o sistema, bem como danos graves como resultado de um cuidado de alta tecnologia, mais agressivo e conduzido por especialidades. Intencionalmente, os países e regiões com os sistemas de cuidados primários mais robustos têm os melhores resultados de saúde. Ainda assim, o cuidado primário permanece como cidadão de segunda classe na medicina norte-americana.

Na maioria das clínicas, as consultas são agendadas de forma padronizada, que se distingue apenas entre pacientes novos e retornos, e não entre os mais saudáveis e aqueles com condições complexas. Cada aspecto dessas consultas supõe que as atividades mais importantes do médico são o diagnóstico, a prescrição e os procedimentos. Isso desconsidera toda a gama de atividades cruciais que ajudam os clínicos a adequar o cuidado às realidades e preferências do paciente, aumentando as chances de que possam e sigam o plano de tratamento que os ajudará. Tais atividades incluem a escuta atenta ao que o paciente diz, ao que não é dito e à linguagem corporal. Inclui dar tempo ao paciente para que ele absorva as informações complexas ou os novos diagnósticos assustadores, expresse suas preocupações e formule perguntas relevantes específicas à sua vida. Inclui verificar o alinhamento entre o que foi dito e o que foi ouvido, ler o prontuário médico se não conhecer o paciente ou se ele foi internado, ou se consultou com outro médico desde a última visita, estabelecer um consentimento realmente informado, negociar a linguagem e a educação de saúde e suas barreiras, e elucidar valores, revisar medicamentos e reconciliação, fazer uma entrevista motivacional, educação do paciente e aconselhamento.

Os termos *violência estrutural* e *desigualdade estrutural* fazem parte disso. Como explicou o físico antropólogo Paul Farmer, esses conceitos oferecem "um modo de descrever organizações sociais que colocam indivíduos e populações em perigo. As organizações são *estruturais* porque são incorporadas à organização política e econômica de nosso mundo social" — neste caso, do sistema de saúde norte-americano. Um estudo dos gastos de sistemas de saúde de onze países ricos descobriu que os custos nos Estados Unidos de 2013 a 2016 excederam muito aqueles de outros países, que tiveram melhores resultados, incluindo menor mortalidade infantil, menos obesidade e expectativa de vida mais alta. Os culpados foram os preços, que refletem os valores e a estrutura de um sistema de saúde, particularmente: os custos administrativos (toda a papelada e negociação exigidas por um sistema menos sistemático além do, como observa um editorialista, monopólio básico de alguns produtores); "bens", incluindo medicamentos (principalmente de marca); e trabalho (claramente alguns salários mais do que outros, mas todos conduzidos pelos excessos das discrepâncias). Um comentário acrescentou os procedimentos de alto custo, como substituição de articulações e exames de imagens desnecessários (tomografia, ressonância magnética) à lista.

Siga o dinheiro e a propaganda exagerada na medicina e você descobrirá que nos Estados Unidos preferimos o tratamento à prevenção. Os ossos são mais importantes para nós do que crianças e idosos, e o benefício do paciente não é um pré-requisito para tratamentos ou procedimentos. Parecemos acreditar que os remédios funcionam melhor do que o exercício; que os médicos tratam computado-res e não pessoas; que a morte é evitável com o cuidado certo; que os hospitais são os melhores lugares para ficar doente. Damos mais valor a não ter rugas e imperfeições do que ouvir, mastigar ou caminhar.

Essa situação me faz lembrar das palavras de Charles Dickens. Nossa era é a melhor época no sistema de saúde dos Estados Unidos, e também é a pior. Nossa era é a da tecnologia e da desigualdade, a época da inovação e do burnout, do #vidasnegrasimportam e dos orçamentos de marketing colossais dos centros de saúde. No século XXI, podemos fazer tanto pelas pessoas, desde curar infec-ções rapidamente a substituir articulações e órgãos danificados, mas falhamos em priorizar o cuidado que mais ajuda os pacientes, dificultando muito mais que os clínicos forneçam esses tipos de cuidado para terem sucesso.

EMPATIA

Na primeira semana depois da fatídica ligação que inadvertidamente mudou meu burnout de reprimido a liberto, eu não fui trabalhar. Em parte, porque eu achava que não conseguiria e também porque sabia que não deveria. Retornei duas se-gundas-feiras depois, mas apenas tempo suficiente para transferir, delegar e adiar antes de umas férias, por sorte, há tempos planejadas. No final daquelas duas semanas, eu sabia que precisava tirar uma licença. Precisava fazer por mim o que teria aconselhado um paciente a fazer: colocar minha saúde e bem-estar antes do meu trabalho.

Eu falei com meus colegas o que deveria ou poderia ter dito sobre o que estava acontecendo comigo? Não. Evitei algumas pessoas, mencionei apenas os proble-mas físicos para outras, sorri e tentei parecer o mais normal, saudável e bem pos-sível em público.

Em um artigo profundamente pessoal e belamente escrito no *New England Journal of Medicine*, um cirurgião de trauma chamado Michael S. Weinstein, fa-lando sobre seu próprio burnout, observou que os colegas tentaram ajudá-lo e o acharam completamente fechado. Sua prática nas salas de cirurgia e no hospital ficavam visíveis para os outros de modos que as minhas, fazendo consultas domici-liares nas casas dos pacientes e trabalhando em bolsas e projetos em um escritório com uma porta, não ficavam. Ainda assim, consigo pensar em algumas situações em que evitei perguntas. Muito mais comuns eram as perguntas implícitas que transbordavam de olhos solidários — aquelas duas administradoras de novo, os funcionários de apoio da clínica, e dois jovens médicos, muito mais novos que eu, que me ajudaram a me desconectar de tudo o que não conseguia mais fazer. Houve tantos e-mails solidários lindos de colegas, todos ignorados por mim. Por definição, eu estava debilitada.

Desejava parar de me sentir tão irada e desesperançosa. Tinha uma carreira significativa, um emprego estável, um salário bom e uma vida pessoal feliz. Era eu quem tinha ignorado meu corpo, minha saúde e meu bem-estar, então não havia dúvidas de quem era a culpada por minha situação. E, ainda assim, eu não mudara demais ao longo de meus anos como médica, enquanto o próprio sistema de saúde e as tarefas diárias e exigências da medicina, sim.

Durante semanas depois que saí de licença, a pior parte de cada dia era o momento dedicado ao cuidado com a saúde — a minha, não a dos outros. Eu tinha um ótimo plano de saúde, o melhor que minha enorme instituição oferecia. Liguei para o consultório de minha médica primária e eles me disseram que ela poderia me consultar em seis semanas ou eu poderia consultar outra pessoa que não conhecia a mim ou meu histórico. Consegui contornar isso enviando um e-mail para minha médica, algo que é mais fácil de fazer se você também for médica — uma vantagem injusta, já que todos os pacientes merecem cuidados quando precisam deles. Ela me ajudou com a maioria dos meus problemas, mas concordamos que eu precisava de um especialista para me ajudar com minha crise psicoexistencial. Meu caro plano disse que cobriria minha saúde mental. O site principal me enviou a um segundo e um terceiro. A jornada foi longa e lenta, cheia de obstáculos digitais, distrações e becos sem saída. Pareciam estar cumprindo com o contrato, mas não sua intenção.

A lista de instituições em potencial era muito longa. Cada uma exigia uma busca separada para determinar onde ficava (já que eu não podia dirigir), quais serviços forneciam e a disponibilidade do médico para receber novos pacientes. Muito rapidamente, aprendi a começar pela pesquisa de vagas, já que a maioria não tinha.

Quando uma pessoa está em crise, até a menor das tarefas é difícil. Ao encontrar esse labirinto de obstáculos, fiquei irada e comecei a xingar. Se um médico que entendia o sistema, falava inglês fluente e tinha o plano de saúde ideal não conseguia obter ajuda, como diabos qualquer outra pessoa conseguiria?

Os neurologistas falam de localizar a lesão, encontrar a mudança anatômica que explique os sinais e sintomas do paciente. Eu me perguntava: qual lesão era responsável por meu burnout e, se houvesse muitas, alguma em particular era predominante? Essa era uma das várias perguntas que considerei com meu psicólogo, que paguei do meu próprio bolso para me consultar. Outras eram: eu ainda quero ser médica? E, se não, o que mais posso fazer que me forneceria não só uma renda, mas plano de saúde para duas pessoas de meia-idade com "condições preexistentes"?

Minhas enfermidades físicas eram mais facilmente tratadas do que as psicológicas. Embora eu tivesse começado a funcionar direito novamente, sentia que minha melhoria mental não fora devido a nenhuma mudança significativa, mas porque recuperei minhas reservas o suficiente para fingir que estava bem.

Alguns meses depois de sair de licença, de volta ao trabalho, mas ainda afastada de muitas atividades que contribuíram com a minha crise, eu tive uma epifania. O sistema é criado por pessoas, e eu estava furiosa com algumas delas. Será que não conseguiam ver o quanto nosso sistema de saúde é desnecessariamente caro, ineficaz, preconceituoso e maligno? Ou viam e não se importavam? Eu pensei que talvez o burnout não fosse fundamentalmente uma questão de nenhuma das coisas que aparecem em todos os estudos e artigos. Talvez fosse de fato uma questão de empatia.

Mais precisamente, talvez o burnout fosse uma consequência da *falta* de empatia em nosso sistema de saúde e de seus líderes. Eu não a senti nas respostas oficiais à epidemia de burnout em geral ou à minha angústia em particular. Em seu lugar, deixaram-me sentir que havia falhado, que era fraca e imperfeita, que era descartável, e que minhas preocupações e necessidades eram inadequadas.

O impacto da resposta de outras pessoas àquelas que estão lutando contra o burnout é desvalorizado em discussões sobre o assunto. Existem coisas simples que com frequência não acontecem. O reconhecimento sincero — não automatizado, não institucional — da angústia moral. Evitar soluções óbvias e superficiais que qualquer pessoa inteligente com dificuldades já teria tentado ou descoberto ser inútil, ou violar seus valores centrais e interesses. Agir em direção a mudanças que podem simultaneamente diminuir os danos e demonstrar gentileza. Permitir a flexibilidade e as diferenças nas pessoas, sejam médicos, pacientes, enfermeiros ou familiares.

Com o suporte certo, médicos com burnout podem continuar a praticar; sem suporte, eles saem de licença, param de consultar pacientes, cometem suicídio. A maioria das semanas de 2017 e 2018 trouxeram novos artigos sobre burnout e novas listas de trabalhos não clínicos que os médicos podem realizar. Esses esforços são passos na direção certa, mas também devemos abordar como nossos chefes e sistema têm respondido às crises de burnout. É ofensivo e decepcionante ser chutado quando estamos caídos, não receber empatia e socorro, mas insultos e desrespeito, ver os colegas que você confiava e admirava sorrindo enquanto jogam álcool nas feridas que você mostrou a eles depois de reunir o que restava de sua coragem. A confiança é como Dresden na Segunda Guerra Mundial ou Nova Orleans depois do Furacão Katrina; podemos reconstruir depois da destruição, mas nunca será a mesma.

10. VETERANO

IDADES

Em 1960, o diretor realista-anarquista de óculos do Instituto de Pesquisa Aplicada para Frutas Coloniais em Paris fez uma afirmação radical que não tinha nada a ver com bananas, mamões ou jacas. "Na sociedade medieval", escreveu Philippe Ariès em seu clássico *História Social da Criança e da Família*, "a ideia da infância não existia".

Como é o caso muitas vezes, os franceses receberam essa notícia com mais compostura que os norte-americanos. Quando o livro chegou aos Estados Unidos, dois anos depois de seu lançamento na França, a "descoberta da infância" inspirou animação considerável e críticas igualmente fervorosas. A linguagem tinha parte da culpa: quando Ariès usou a palavra francesa *sentiment*, sugerindo tanto um conceito quanto o sentido de sentimento, a palavra *idea* aparece na versão inglesa do livro, perdendo totalmente o significado do texto original. Ele não estava argumentando que as crianças não existiam antes do século XVII, mas que as mudanças sociais, políticas e econômicas levaram a uma era em que a infância fora recém-reconhecida como uma fase de vida distinta e valorizada. O fato de ele não ter aprovado essa mudança também foi perdido na tradução.

As afirmações e os métodos de Ariès permanecem controversos. Mesmo assim, seu trabalho ajudou a tornar a instituição da família um assunto digno de atenção acadêmica. Ele popularizou o uso de tipos mais variados de evidências históricas e seu trabalho levou a uma consciência maior de que a experiência humana de diferentes fases da vida varia dependendo do local e da época em que as pessoas vivem. Na história, como na ciência, o que é observado determina o que é visto e conhecido. Dados históricos mais tradicionais — nascimento, morte e registros de impostos, inventários, transações de propriedades e coisas similares — contam uma história, enquanto cartas, jornais, arte, literatura e livros didáticos contam outra. Apesar da apresentação enviesada de Ariès de tais dados, parece provável que a verdade inclua ambas as histórias.

230 // ALÉM DA ENVELHESCÊNCIA

Veja a idade de uma pessoa, por exemplo. Atualmente, todos sabemos nossa idade, mas a prática de saber com certeza a data de nascimento e a idade de alguém só se tornou universal nas sociedades ocidentais no século XVIII. Antes disso, algumas pessoas sabiam suas idades exatas — escritores gregos e romanos eram precisos, e supostamente exatos, sobre suas idades —, mas a maioria não. Uma pessoa era referida como "um jovem" ou "um idoso" com base em sua aparência e ações, não em quantos anos haviam se passado desde seu nascimento. Uma pessoa de 40 anos podia receber qualquer um dos rótulos.

Não precisamos transpor séculos para encontrar transformações nos conceitos de fases da vida. No início da década de 1950, quando minha mãe tinha 20 e poucos anos, meu avô se preocupava que ela fosse "ficar para titia". À medida que suas amigas casavam, meus avós observavam cada vez mais preocupados enquanto minha mãe namorava e terminava com diversos pretendentes perfeitamente aceitáveis. Ficaram aliviados quando, no alto de seus 24 anos, ela e meu pai ficaram noivos. Uma geração depois, posso contar apenas um punhado de amigas que se casaram na faixa dos 20 anos. A maioria de nós fez isso já com 30. As circunstâncias sociais da minha família não mudaram ao longo dessas décadas; mas o que era considerado normal, sim.

Amplie ainda mais seu foco e as mudanças são ainda mais drásticas. Se minha mãe e eu tivéssemos nascido na Europa no final da Idade Média ou início da Renascença, poderíamos ter casado aos 12 anos. Naquela época, a menarca significava maturidade, e a noção de adolescência, e muito menos a de uma mulher jovem adulta com educação superior, avançando na carreira e tendo relacionamentos íntimos que não levassem ao casamento não existiam. No início de nossos 30 anos, se chegássemos a tanto, já seríamos avós, não mães de duas crianças pequenas, como minha mãe era, ou uma médica ainda solteira, como eu. O normal não depende apenas de quando vivemos, mas onde e quem somos nessa época e lugar.

O cérebro é naturalmente propenso a fazer categorizações. Autores chineses, iranianos e gregos escreveram sobre meninos, homens e velhos. Embora a distribuição de idade de nossa espécie tenha mudado tão rapidamente nos últimos anos, nossa linguagem e instituições para os anos depois dos 50 ou 60 não a acompanharam. Tampouco captaram adequadamente a variedade de quem somos ou maximizaram o potencial individual e social das pessoas pela nova tela ampliada de potencial humano.

Os franceses parecem ter uma aptidão para nomear as fases da vida. Nos anos 1970, começaram programas educacionais e de engajamento para aposentados chamados Les Universités du Troisième Age, ou Universidades da Terceira Idade.

Tanto o conceito quanto a frase chegaram à Inglaterra antes de o termo *terceira idade* ser generalizado pelo historiador Peter Laslett, que o achava útil para preencher "a necessidade eterna por um termo para descrever idosos, um termo que ainda não esteja maculado". Laslett também progrediu o que chamou de noção radical: que a terceira idade é o apogeu da vida pessoal. Acrescentou que os estágios, geralmente sequenciais, não são divididos por aniversários e supôs que uma pessoa podia estar na primeira ou segunda e terceira idades simultaneamente, se alcançasse seu apogeu na juventude (como as ginastas, por exemplo) ou enquanto ainda trabalham e criam uma família. Mas a terceira idade "enfaticamente" não podia sobrepor a quarta. Aqui, então, é onde o esquema de Laslett cai por terra: ele define as duas primeiras categorias com base em atividades tradicionalmente relacionadas à idade; a terceira, por realização pessoal e um conjunto específico de comportamentos que transcendem a idade; e a quarta, pela biologia. Não pode haver clareza, nem justiça ou igualdade, entre as faixas etárias quando são identificadas pela utilização de métricas diferentes.

A terceira e a quarta idade podem diferir em idade cronológica — velho-jovem e velho-velho —, mas são primariamente distinguidas por suas diferenças em saúde, atividades e papéis como consumidores. As pessoas na terceira idade estão "envelhecendo com sucesso", enquanto as da quarta são frágeis e dependentes. Laslett chamou a fase de vida depois do trabalho e dos filhos de "coroa da vida" e de "época de autorrealização e satisfação pessoal". Ele argumenta que a terceira idade é formada pelos anos e décadas recentemente acrescentadas à expectativa de vida humana. Deve ser usada como parâmetro para "fundar, moldar, sustentar e estender" os deveres e as instituições. Ele define cinco desafios enfrentados pela terceira idade: reconhecimento da mudança de nossa demografia; dar suporte a grandes números de pessoas que não precisam mais trabalhar; cultivar atitudes e moral face a estereótipos imprecisos; desenvolver uma perspectiva, instituições e organizações para dar propósito a todos esses anos a mais; e lidar com o problema da quarta idade. Embora não explore totalmente as influências da situação econômica e social de um indivíduo sobre sua habilidade de aproveitar a terceira idade, ele reconhece o risco de impingir à quarta idade todos os preconceitos que agora são universalmente ligados a qualquer pessoa com mais de 60 anos. Ele afirma que o objetivo de delinear as duas fases era, na verdade, extrair o melhor de ambas.

Alguns argumentam que mais atenção foi dada à terceira idade do que à quarta, mas isso exclui a medicina geriátrica: para seu crédito e detrimento, minha especialidade tem, tradicionalmente, dado muito mais atenção à quarta idade do que à terceira.

Idosos da terceira idade são participantes ativos em nossa sociedade de consumo em massa. Embora muitos sejam parcial ou totalmente aposentados, eles mantêm a agência — na verdade, a capacidade de agir por si mesmo é uma das duas características definidoras. Os mais sortudos compram produtos antienvelhecimento e entram para academias e clubes. Viajam e se voluntariam. A terceira idade, então, é mais um conjunto de comportamentos e atitudes, um estilo de vida específico da classe média e de membros ricos de nossa cultura consumista e época sócio-histórica. É a versão adulta da ênfase dos anos 1960 na juventude, beleza, escolha e autoexpressão. É também um esforço contínuo para definir a si mesmo e seus semelhantes como algo além de "velho".

Nem todo mundo que passou da meia-idade faz parte da terceira idade, e muitas dessas pessoas têm agência, mas a utilizam de maneiras que não se encaixam no conceito da terceira idade, que pode parecer universal porque abrange as pessoas que têm mais probabilidade de escrever, falar e criar a arte e o marketing que a define.

Laslett via a quarta idade como biologicamente determinada e atemporal. Viva o suficiente em qualquer momento da história de nossa espécie e você entrará nela, e estará sujeito a, seu declínio e "ignomínia" inevitável. Chris Gilleard e Paul Higgs argumentam que a quarta idade é o produto da "combinação de fracasso público do autogoverno e da garantia desse fracasso por formas institucionais de cuidado". O resultado é "um local despojado do capital social e cultural mais valioso" da sociedade. Eles afirmam que "a aparência de uma quarta idade... tem sido dependente de desenvolvimentos nas políticas de saúde e sociais durante o decorrer do século XX". Também tem sido o "resultado negativo" dos esforços da terceira idade de criar uma imagem do idoso como atraente, útil e relevante.

O objetivo de Laslett era rebater as "descrições hostis e degradantes dos idosos que têm negado a eles seu status e respeito próprio". É um objetivo digno, embora apenas à medida que ajudar *todos* os idosos a alcançar status e respeito próprio. Se, pelo contrário, permitir que idosos mais jovens e em forma obtenham essas prerrogativas à custa daqueles que não o são, então os esforços são contraproducentes. Em Mateus 12:25, Jesus diz: "Todo reino dividido contra si mesmo será arruinado", palavras ecoadas por Abraham Lincoln em 16 de junho de 1858, em seu discurso "A house divided against itself cannot stand" [Uma casa dividida contra si mesma não se sustenta, em tradução livre]. De forma similar, a velhice dividida entre pessoas de terceira e quarta idades é insustentável; de fato, isso tem sido pouco benéfico no decorrer de seu meio século como conceito, exceto para oferecer falso auxílio àqueles na terceira idade, seguido por degradação piorada quando chegam à quarta. A segregação preconceituosa gera degradação, e nós valorizamos algumas vidas, ou fases de vidas, em detrimento de outras por nossa própria conta e risco. A consideração mais fundamental deve ser moral: nós trataremos todos os seres humanos como seres humanos independentemente das diferenças ou trataremos alguns como seres inferiores? A intangibilidade da igualdade absoluta não é desculpa para a desvalorização cruel de indivíduos ou grupos sociais.

A idade avançada evoca associações negativas: repugnância em relação ao envelhecimento corporal, medo da perda de função, uma posição de pobreza e inferioridade social, e um senso de ter sido expulso do reino da experiência e da agência habitado pela maioria das pessoas que consideramos humanas. Desse ponto em diante, uma pessoa não pode nem se definir nem se afirmar de forma confiável. Talvez eles possam expressar suas preferências, talvez não, e certamente não conseguem fazer acontecer a maior parte das coisas que desejam. Na pior e mais comum das situações, tudo o que podem fazer é gritar ou chorar, dormir, para tentar fazer o tempo passar mais rápido, chutar ou morder — e, quando essas coisas acontecem, são chamados de "ruins" ou "difíceis". São punidos, abandonados ou institucionalizados e ignorados, amarrados ou sedados. Até os que se organizam com antecedência para uma fase de debilidade tão profunda não podem assegurar que seus desejos serão respeitados. Como são vistos e tratados — na verdade, todos os aspectos de suas vidas — está na mão dos outros. A única forma de escapar é a morte.

Tenho usado a palavra *eles* para pessoas nesse estado, na quarta idade. De certa forma, isso está correto — eu (ainda) não sou uma dessas pessoas, mas provavelmente serei. A maior parte de "nós" se transformará "neles" no futuro em questão de dias, semanas, meses ou anos, a não ser que encontremos um jeito de pensar e tratar a quarta idade, um jeito que se transforme em rotina e seja institucionalizado, estrutural e universal. Que seja inovador e sem precedentes. Achamos que podemos fazer isso manipulando a biologia da velhice, e talvez possamos; mas, caso esses esforços não sejam bem-sucedidos, por que não dedicar atenção, recursos e criatividade similares a nossas experiências da quarta idade também? Mesmo que ela seja realmente um buraco negro como Gilleard e Higgs afirmam, um local visível apenas por seu impacto em outros locais, podemos trabalhar para enxergá-la e fazer com que seu impacto seja mais positivo com a expectativa de que a reflexão permaneça precisa.

Minha mãe diz que prefere morrer do que viver na velhice com demência ou disfunção significativa. Se até mesmo chegar perto desse estado e qualquer outra coisa aconteça em relação à sua saúde, ela não quer que essa outra coisa seja tratada. Ela não diz "mesmo que eu morra"; ela diz que não quer tratamento na esperança de que isso *realmente* aconteça. E se preocupa de que chegue a esse estado e não fique doente, que acabe presa em um corpo que se parece com ela, mas não é bem ela. Não importa que ela talvez não perceba a diferença. Ela acha essa perspectiva aterrorizante, para si e para nós, sua família, e acha que os custos de seu tratamento a essa altura seriam mais bem gastos com alguém que tenha a capacidade de aproveitá-lo. Eu penso nas pessoas que têm demência e são felizes, mas penso nas muitas mais que estão em um estado que pode ser chamado de "prolongamento" de uma vida sem qualquer benefício evidente. A maioria expressa tristeza; quase todas parecem sofrer. Mas algumas famílias não veem dessa forma, e algumas religiões defendem a inviolabilidade da vida em todas as situações, o que dificulta criar leis, mesmo quando torna a discussão dessa fase de vida crucialmente importante.

Meu pai disse que não queria viver se tivesse demência, mas então teve e ficou feliz em estar vivo. "Eu tive uma vida boa", dizia orgulhoso e satisfeito, mantendo sua posição como o centro das atenções na cama de hospital e, de seu jeito amável de sempre, esquecendo todas as partes ruins, "mas não me importaria de viver mais". Sim, foi sua resposta a vários procedimentos e cirurgias. Definitivamente faça. Mas quando chegou ao ponto que deveria ser ao que se referia quando disse que não queria viver com demência — o ponto em que claramente não estava mais se divertindo — ele também não conseguia mais articular coisas como, por exemplo, o modo como se sentia ou discutir grandes conceitos abstratos, o significado da vida ou quando uma pessoa pode ter passado do limite em que perde o que mais importa. É provável que minha mãe esteja pensando tanto no último ano ruim de meu pai quanto nos anteriores e em seu impacto no resto da família. Que fornecer cuidados foi difícil de várias formas, mas também era um dever importante e significativo que define uma família. Eu faria tudo de novo, com amor e sem hesitar. Minha mãe sabe disso, e sabe que farei o mesmo por ela, e ela ainda espera ardentemente que não chegue a esse ponto.

PATOLOGIA

Na primavera de 2013, fui convidada a palestrar em uma conferência organizada por um médico e um acadêmico de humanidades médicas. Um programa de um dia inteiro observava como tudo, desde tecnologias disruptivas ao storytelling, podia transformar a medicina nas décadas vindouras. Na recepção antes do jantar, um homem alto e magro com cabelos grisalhos se aproximou de mim, apresentou-se e estendeu a mão. Seu nome parecia familiar, mas, depois de um dia todo de viagem e alguns goles de vinho, eu não conseguia reconhecê-lo.

A conversa ficou desconfortável. Ele me lembrou de quem era — um historiador cultural que focava o envelhecimento, chefe de um ótimo programa local de humanidades médicas, e editor de pelo menos uma antologia da minha estante no consultório. Infelizmente, eu tinha mais ouvido falar de seu trabalho do que lido de fato. No máximo, li um artigo ou uma introdução escrita por ele. No meu escasso tempo livre, eu não desejava o pedantismo da erudição de um texto de ciências sociais, mas sim a beleza das sentenças literárias.

Nossa conversa passou de desconfortável para humilhante. Ficou claro que, embora eu soubesse seu nome, não conhecia seu trabalho, e ele percebeu isso e ficou surpreso e decepcionado. Depois de vários minutos de gentilezas, ele prosseguiu para socializar com outras pessoas.

Algumas semanas depois, dois livros chegaram ao meu escritório. Havia tantas razões para eu ter lido seu trabalho, se eu fosse quem eu achava e demonstrava que era. Enviei o que esperava ser um e-mail de agradecimento adequadamente cortês. Ainda me sentindo culpada, coloquei os livros na estante.

O que sabemos sobre o envelhecimento depende de com quem procuramos nos informar. Existem abordagens médicas, do desenvolvimento (biopsicológicas), institucionais (socioeconômicas) e culturais (estereótipos, percepções). O sociólogo Carroll Estes examinou a medicalização do envelhecimento nos Estados Unidos que começou no final do século XIX e continua atualmente. Até então, o envelhecimento era visto como um processo natural; e a sobrevivência à velhice, como uma conquista. Com a medicalização, a medicina ganhou o poder de definir o que é normal e patológico. Comportamentos, funções corporais e estados físicos foram reinterpretados, e o que um dia foi considerado natural ou cultural se tornou passível de diagnósticos, administração e tratamento. Revistas populares pararam de discutir a longevidade em favor de artigos sobre senescência e seus sintomas médicos. A velhice começou a ser formulada como um problema social por pessoas de vários setores. O foco passou para suas "patologias": limitações físicas e mentais, pobreza e dependência.

O problema com a medicalização é que, ao mesmo tempo que abre oportunidades de algumas formas, legitimando as mudanças do envelhecimento ao recorrer à autoridade da medicina e criando trabalho para pessoas que atacam essa "doença", ela também limita os tipos de respostas que temos a ela como indivíduos e como sociedade. Muitas vezes, abdicamos do mais útil pelo mais médico.

A medicalização da velhice definiu o normal à imagem daqueles que a julgavam, os poderosos e geralmente não velhos (ou que não se viam como "velhos" apesar de sua real idade cronológica). Outros, com boas intenções e esperando evitar a patologização inevitável da medicalização, afirmam que a velhice tem regras diferentes. É normal que os idosos tenham pele mais fina do que os jovens, por exemplo, mesmo se essa pele for claramente mais propensa a lacerações, hematomas e lesões. Mas embora seja comum ter problemas em enxergar no escuro ou ouvir sons muito agudos na velhice, isso significa que não são desafios ou patologias? E, mesmo que a maioria dos homens octogenários tenha uma próstata aumentada, isso é normal? A maioria das pessoas responderia que não: todos querem ver, ouvir e urinar com facilidade, e não fazer isso não é normal; é patológico.

Em *A Jornada da Vida*, uma série de pinturas estonteantes sobre a história cultural da velhice norte-americana, o perspicaz Thomas Cole chama isso de "polaridade paradigmática da normalidade e da patologia".

Sei disso agora, e posso citá-lo, já que finalmente li os livros fantásticos que me enviou. Além disso, também estou fazendo perguntas melhores.

Por milhares de anos, cientistas e filósofos notaram essa confusão entre normal e patológico na velhice. Na peça de Terêncio, *Phormio*, de cerca de 161 a.C., existe o seguinte diálogo: *Demipho — O que o manteve lá por tanto tempo então? Chremes — Uma doença. Demipho — Como isso aconteceu? Que doença? Chremes — Isso é uma pergunta? A própria velhice é uma doença.* Se a velhice é uma doença, então uma abordagem médica logicamente a acompanha.

Mas, se velhice e doença não podem ser confiavelmente distinguidas, o problema é a velhice ou é algo muito mais fundamental, como nosso sistema de classificação e nossa compulsão a classificar a nós mesmos e uns aos outros de formas específicas? Se esse for o caso, normal versus anormal é um paradigma útil?

A velhice é parcialmente definida pela doença, mas também é uma parte normal e natural da vida. Se quisermos compreendê-la e otimizá-la, devemos observar não apenas a medicina, mas todos os outros reinos do pensamento e da experiência humana.

COMUNICAÇÃO

Quando cheguei ao departamento de emergência, George já estava lá há horas, e a correria típica do fim da tarde já estava a todo vapor. Olhei o monitor, encontrei seu nome e vi a palavra reveladora de sete letras ao lado: ADMITIR.

Eles o colocaram em um dos quartos menores, e sua esposa, Bessie, teve que sair do caminho e esperar ao lado da porta para dar espaço para a equipe de admissão. Eles estavam em volta de sua cama, entrevistando-o, enquanto Bessie e eu nos cumprimentávamos. No silêncio que seguiu, escutamos enquanto George explicava as circunstâncias da queda que o levara ao hospital.

"Ele sempre gostou de um público", sussurrou Bessie.

Dentro do quarto, um jovem vestindo o jaleco branco curto que era dado aos alunos de medicina perguntou: "E foi então que você sentiu que ia desmaiar?"

"Exato", disse George. "Eu fui até lá para inspecionar o trabalho. A carpintaria nunca foi meu trabalho, mas sempre gostei, e também sempre me saí razoavelmente bem no passado." Ele olhou em volta procurando Bessie e ela assentiu. Ele sorriu. "Eu nunca fiz esse tipo de trabalho, sabe, bancos de igreja e altares e coisas assim, mas com certeza gostava de ver."

"Desculpe-me", disse uma mulher baixa que claramente era a líder da equipe. "Você pode descrever exatamente o que sentiu antes de desmaiar?"

Bessie me olhou, seu rosto silenciosamente questionador, mas eu me contive de entrar no quarto. George parecia bem — melhor do que eu esperava com base no telefonema que recebi do administrador me contando o que aconteceu. Felizmente, eu estava em uma reunião no prédio ao lado. A partir da porta, me pareceu que ele não havia sofrido nenhuma lesão séria e estava agradavelmente surpreso em ser o centro das atenções de tantos jovens.

"Sim, sim, é claro", disse ele. "Então eu me inclinei para frente para conseguir ver melhor e quando vi estava no chão."

A escuridão, disse George conspirativamente, havia tomado conta dele de repente. Ele fez contato visual com cada membro da equipe, balançando os braços para enfatizar.

"Você sabe que ele contou uma história completamente diferente para os primeiros médicos", disse Bessie, referindo-se aos médicos do pronto-socorro. "Eles sabem que ele está inventando tudo isso, não sabem?"

Neguei com a cabeça. Os estagiários e os alunos de medicina estavam tomando notas e o residente escutava atentamente. Essa era uma das principais razões de eu ter corrido para o departamento de emergência. A demência de George era de um tipo e gravidade que, embora não pudesse se lembrar de como caiu, ainda podia inventar uma ótima história e contá-la de maneira convincente.

"Você teve alguma dor no peito?", perguntou o residente.

"Ah, não. Nada disso."

"Alguma sensação de seu coração estar acelerado ou irregular?"

George apertou os olhos, concentrado. "Talvez." Ele cruzou os braços na frente do corpo e olhou para baixo pensativamente. "Sim, definitivamente. Eu quase esqueci! Foi um tipo de sensação engraçada..." Ele sorriu, pronto para a próxima pergunta.

Incapaz de se lembrar dos eventos reais, uma pessoa com demência pode criar uma nova versão plausível da realidade. Pelas pausas cuidadosas antes de responder às perguntas e sua atenção aos detalhes, eu estava quase certa de que George acreditava em sua própria história inventada.

Na pequena multidão de médicos, o estagiário estava mais próximo da porta. Toquei seu ombro para chamar sua atenção e pedi para falar com ele por um momento no corredor.

"Ah", disse ele quando expliquei que George estava confabulando. Bessie informou que ele não havia desmaiado, mas tropeçado. Eles saíram para caminhar e pararam em uma igreja, como sempre. Precisando de um banheiro, ela o deixara sentado em um banco na entrada e retornou poucos minutos depois encontrando-o no chão perto do altar lateral, com a cabeça sangrando. Uma paroquiana que viu a queda disse a Bessie que viu George tropeçar em um dos rodapés de madeira soltos que conectavam os bancos. Sua bengala ainda estava apoiada no banco da entrada; essa não foi a primeira vez que ele esqueceu que precisava dela.

Salva pelo gongo, a equipe médica se reagrupou rapidamente e um plano de cuidados foi feito com base na informação precisa fornecida por Bessie em vez do relato enganoso e potencialmente perigoso de George. Isso o poupou de riscos consideráveis de uma internação e uma avaliação e tratamento de problemas que não tinha.

Se George recebesse um checape para condições cardíacas que causam desmaio, teria corrido todos os riscos desnecessários desses exames e do tratamento para qualquer resultado positivo, que mais provavelmente seriam por causa de sua idade, mas podem não exigir administração, dada sua falta de sintomas e expectativa de vida limitada. Durante uma internação, ele também teria desenvolvido delírio com todos os seus riscos graves — isso sempre acontecia com ele. Igualmente perigoso, as verdadeiras razões de sua queda não teriam sido tratadas, deixando-o com um risco maior de mais lesões. Conhecer a história verdadeira nos ajudou a mandá-lo para casa naquela noite, que era o que ele e Bessie preferiam.

Pessoas que ouvissem a história de George poderiam supor razoavelmente que sua demência passou despercebida porque os médicos que cuidavam dele ainda estavam em treinamento. Ou que a equipe médica não viu o diagnóstico de Alzheimer na longa lista de problemas. Na verdade, a cada poucos anos surgem estudos demonstrando que médicos totalmente treinados de todos os tipos muitas vezes não percebem a demência ou julgam mal seu estágio ou gravidade. Esses mesmos clínicos raramente falham em diagnosticar adequadamente ou determinar o estágio de outros problemas similarmente comuns em órgãos vitais, como doença cardíaca ou insuficiência renal. Como a demência, cada um tem muitas causas e pelo menos uma escala de gravidade válida que começa com uma doença que o paciente ainda não consegue sentir ou ver e progride até ser fatal. Todas essas condições ficam mais prevalentes com a idade, mas a demência é a única abordada dessa forma.

Um homem dirá que tem problema renal, mas no prontuário médico estará "nefropatia diabética" e "doença renal em estágio III". Uma mulher pode dizer às amigas que tem câncer de mama, mas seus médicos saberão o tipo de célula, status do receptor, grau e estágio. Na demência, geralmente falta essa especificidade no prontuário médico. Isso acontece em parte por causa de quais informações são consideradas na medicina. A maioria dos diagnósticos de demência é baseada em diversos sintomas e comportamentos. Essa abordagem é considerada menos útil e definitiva do que a patologia tecidual de uma biopsia. Ainda assim, os critérios de diagnóstico podem ser bem precisos — nas mãos de um clínico treinado. Mas levam tempo, e não há mercadoria mais preciosa para os médicos. As biópsias também levam tempo, mas de outra pessoa, e a conta é alta, então os sistemas de saúde ficam satisfeitos com a rentabilidade e a eficiência aparente. Não importa que as biópsias tenham risco de hemorragia, infecção e lesões, enquanto as avaliações clínicas permitem a construção de relacionamento e discernimento dos aspectos-chave de saúde e bem-estar relevantes da vida do paciente. Por isso, muitas vezes a "demência" é anotada no prontuário de um paciente, mesmo que, na ausência de um diagnóstico mais específico, seja impossível dar a eles e aos familiares um conselho útil sobre o que esperar e quando.

Quando se trata de síndromes geriátricas como a demência, os médicos fazem muitas coisas que seriam consideradas desleixadas ou inaceitáveis para outras condições crônicas. Somos ensinados sobre o modo de abordar crianças pequenas para examinar seus ouvidos, a usar intérpretes quando o paciente não fala nossa língua e como deixar uma mulher confortável antes de um exame pélvico, mas a maioria dos médicos não recebe treinamento sobre como se comunicar de maneira ideal com alguém que tem demência. Consequentemente, a anamnese, o exame físico e o relacionamento são prejudicados. Alguns clínicos recorrem à infantilização do paciente com demência, ignorando-os e falando com seu familiar ou cuidador. A não ser que o paciente esteja em um estágio mais avançado da doença, ele saberá que está sendo ignorado, insultado e infantilizado.

ALÉM DA ENVELHESCÊNCIA

Como tantos profissionais de saúde não conhecem as técnicas que auxiliam a comunicação com pessoas com demência, os familiares supõem que elas não existem. Em uma distorção doentia da frase "cada família infeliz é infeliz à sua própria maneira" de Tolstoi, milhões são deixados à própria sorte para lutar de forma independente, suportando anos de frustração e mal-entendidos com seus entes queridos. Felizmente, muitas organizações comunitárias oferecem informações online e treinamentos presenciais, preenchendo algumas das lacunas deixadas pelo sistema de saúde. Mas muitas famílias, doutrinadas pela cultura médica, acreditam que, se um tratamento fosse útil, ele seria usado pelos próprios médicos ou viriam prescritos pelo médico na forma de comprimido ou procedimento.

Pelo menos a equipe de cuidados de George começou falando com ele. Seu erro foi não avaliar sua capacidade cognitiva no início para determinar sua aptidão para fornecer as informações necessárias. Eles prosseguiram como foram treinados para fazer, seguindo uma sequência bem estabelecida para perguntas de admissão no hospital, um processo que relega a avaliação cognitiva para o fim da entrevista e a considera como algo extra, não essencial. Uma abordagem padronizada que só funciona com pacientes cujas vidas se encaixam nas suposições inerentes da abordagem.

LIBERDADE

No início de seus 100 anos, Sadie Delany falou sobre si mesma e sua irmã, também centenária: "Sabe, quando você chega a essa idade, não sabe se vai acordar de manhã. Mas eu não me preocupo com a morte, Bessie também não. Estamos em paz." E complementou: "Já enterramos tanta gente que amamos; essa é a parte difícil de viver tanto tempo. A maioria das pessoas que conhecemos já virou pó." Roger Angell concorda: "Do alto de minha décima década, posso testemunhar que a desvantagem da idade é o espaço que ela dá para notícias desagradáveis."

Mas, apesar disso, na velhice, não existe sempre um único "por outro lado", mas dois, três e assim por diante — e Angell também afirma: "A maioria de nós, pessoas com mais de 75 anos, segue se surpreendendo com a felicidade. Pode me incluir nessa lista." Sua visão ecoa os pensamentos do médico e escritor Oliver Sacks em seu 80º aniversário em um artigo do *New York Times* intitulado "The Joy of Old Age. (No Kidding.)" [A Alegria da Velhice. (Não estou brincando.), em tradução livre]. O título capta a essência da obra, que inclui esta reflexão: "Meu pai, que viveu até os 94 anos, dizia com frequência que os 80 foram uma das décadas mais proveitosas de sua vida. Ele sentia, como eu começo a sentir, não um encolhimento, mas uma ampliação da vida mental e da perspectiva. Tivemos uma longa experiência de vida, não apenas da nossa, mas da dos outros também."

O que esses escritores falam sobre a velhice ecoa o que meus pacientes me dizem — educados e analfabetos, ricos e pobres, imigrantes e nativos. Mais do que a velhice em si, são os insultos e a exclusão de conversas, prédios e atividades, e a ameaça ou a realidade da vida em uma instituição que os priva da autonomia e da humanidade, que transforma dificuldades comuns nas tristezas e sofrimentos que associamos a ser velho.

Considere essas humilhações casuais conhecidas como rotina de "microagressões" nas vidas dos idosos: *Você ainda está na ativa! Você não é velho! Como você está, de verdade?* Ou: *Ela é tão gracinha! O que podemos fazer por ele hoje? Olá, minha jovem! Eu sei que é horrível perguntar isso, mas quantos anos você tem?* Considere também as diversas microagressões não verbais contra idosos: Desconsiderar. Ignorar. Supor. Condescender. "Ajudar" sem perguntar. Empurrar na rua. Escadas sem corrimão. Cadeiras sem braços. Roupas que não servem. Tecnologia feita para dedos, olhos, ouvidos e preferências diferentes. Risadas. Bufadas. Interromper ao falar. Olhar através. Tratar como uma criança.

Se não gostamos muito da ideia de envelhecer, certamente não queremos ser velhos ou associados à parte da vida tardia que consideramos "velha". Na juventude e na vida adulta, tememos; e, na velhice, lamentamos a perda de funções, capacidades e amigos, redundância ocupacional, trivialização social, marginalização social e isolamento que acabam acompanhando a velhice. Não queremos ter que nos deparar constantemente com o que não funciona ou não é atraente. E, da mesma forma, não queremos acabar dependentes, sem esperança, desamparados e institucionalizados.

A maioria de nós experienciará pelo menos alguns desses destinos em nossas vidas. Mas olhar a velhice e ver *apenas* essas situações é igual a olhar a paternidade e só ver os meses de noites sem dormir com um bebê gritando de cólica ou as madrugadas esperando preocupado por um adolescente cada vez mais distante e inconsequente. Apesar de essas preocupações serem reais, elas representam apenas parte de um cenário muito maior.

Veja desenhos ou citações sobre a expectativa de vida humana e provavelmente terá duas impressões errôneas; primeiro, que metade de nossos anos são passados na transição da infância à vida adulta, e, segundo, que a vida é só alegria até algum momento do início da meia-idade, quando ela fica desagradável, séria e confusa, e então segue incessantemente ladeira abaixo. Esses retratos são avaliações bem precisas da meia-idade, mas completamente erradas da velhice nos Estados Unidos. Para a surpresa da maioria das pessoas, um grande estudo do país descobriu que a meia-idade é a época de menos felicidade, maior ansiedade e menor satisfação de vida para homens e mulheres. As coisas começam a melhorar por volta dos 60 anos — e não porque o "velho mais jovem" está distorcendo a curva. A World Poll da Gallup, que estuda países grandes e pequenos, pobres e ricos, agrários e industrializados, descobriu que a satisfação de vida assume uma forma de U no decorrer da vida em países mais ricos, mas um padrão diferente em outros lugares. Os dados dos Estados Unidos e da Europa Ocidental confirmam que a maioria das pessoas tem por volta dos 60 anos antes de alcançarem níveis de bem-estar comparáveis àquelas com 20 anos, e as taxas aumentam a partir disso.

O bem-estar cada vez maior dos idosos parece ser consequência tanto da diminuição das coisas negativas quanto do aumento das positivas. Um estudo recente demonstrou que a ansiedade sobe continuamente a partir da adolescência até seu auge entre os 39 e 59 anos. No início dos 60, despenca notavelmente, caindo novamente aos 65 e daí em diante chegando aos menores níveis da vida. Em contrapartida, pessoas de 60 a 64 anos são mais felizes e mais satisfeitas com suas vidas do que as com 20 a 59 anos, mas não chegam nem perto da felicidade daquelas com 65 anos ou mais. Até aqueles com mais de 90 anos são mais felizes do que os de meia-idade. Como disse a poetisa Mary Ruefle: "Nunca devemos temer o envelhecimento, porque não temos ideia da liberdade absoluta que há no envelhecer; é impressionante e surpreendente. Não nos preocupamos mais com o que as pessoas pensam. Assim que nos tornamos invisíveis — coisa que acontece muito mais rápido para mulheres do que para homens —, há uma liberdade impressionante. E todas as figuras de autoridade desaparecem. Seus pais morrem. E sim, é claro que é doloroso, mas também é maravilhosamente libertador." Resumindo, dependendo da medida, por volta do fim dos 60 anos ou início dos 70, os idosos superam os adultos mais jovens em todas as medidas, apresentando menos estresse, depressão, preocupação e raiva, e mais prazer, alegria e satisfação. Nesses e em estudos similares, pessoas entre 65 e 79 anos relatam as médias mais altas de bem-estar pessoal, seguidas pelas de 80 anos ou mais, e depois pelas de 18 a 21 anos.

Tais descobertas são igualmente notáveis por sua quase universalidade e por como confundem a crença popular. Ironicamente, são os intermediários, aqueles que em geral pensamos ter mais poder e influência na sociedade, que são de fato os mais infelizes e menos satisfeitos entre nós. Então pode não ser coincidência que essa faixa etária seja a mais responsável por quase todas as mensagens falsas sobre a velhice.

A experiência das pessoas com a velhice varia, e sempre variou, muito. Para a maioria, não é tanto o fato de ser velho que traz sofrimento — em geral é bem o contrário —, mas a ameaça ou a realidade das coisas socialmente forçadas que o acompanham, como falta de propósito, pobreza, exclusão e isolamento. Não é novidade que a resposta de como criar uma velhice melhor está na lacuna entre os dados concretos e as crenças estimadas. *A República* de Platão começa com o idoso Céfalo falando a Sócrates que alguns de seus contemporâneos

> imputam à velhice a causa de tantos sofrimentos. Contudo, em meu modo de ver, (...) eles se enganam a respeito da verdadeira causa de suas misérias, pois, se ela fosse realmente a velhice, também eu sentiria o mesmo desconforto, assim como todos aqueles que chegaram a esta fase da vida. Mas a verdade é que tenho encontrado velhos que se expressam de maneira muito diferente.

Essa é uma boa notícia para a velhice. Apesar de pernas e pele, corações e cérebros humanos mudarem, ainda são basicamente iguais aos da Grécia clássica. São nossas crenças, sentimentos, ações e políticas que podem mudar e mudam, e que podemos moldar para dar suporte e celebrar a velhice em todas as suas variações.

PASSADO

Cortar o corpo de outro ser humano e remover ou reorganizar suas partes exige uma confiança que não tenho. Assumir o controle em uma crise e emitir ordens para outras pessoas extremamente treinadas, com segurança de sua própria avaliação quase instantânea de uma situação complexa, requer presunção, velocidade e habilidade psicológica, emocional e cognitiva para confiar que compreende bem o bastante a situação e que bem o bastante é o suficiente. Eu não tenho nada disso também, ou, mais precisamente, não o bastante para querer seguir carreira administrando crises.

No jardim de infância, eu estava jogando caçador com meus amigos quando nossa bola rolou para o meio do enorme asfalto do parquinho de nossa escola pública cheia de outras crianças. Como era a menor do meu grupo de amigos, geralmente ficava para trás até que alguém fosse buscar a bola, mas desta vez todos olharam para mim. Fui caminhando e correndo até o emaranhado desordenado de crianças mais velhas e, então, talvez com a bola nas mãos, talvez não (eu não lembro), agachei e puxei o casaco sobre a cabeça para me proteger dos golpes de pernas e corpos que passavam por mim. As crianças mais velhas não estavam tentando me atacar — só não estavam pensando em mim —, e, enquanto seu jogo em equipe se movia pelo parquinho, eu me senti vulnerável e incapaz de escapar da ameaça. Felizmente, uma menina mais velha me salvou.

Como menina, subir em árvores era algo assustador, e também emocionante. Meu problema era descer. "Pula!", gritavam meus amigos, ou "Escorrega!" — estratégias que usavam para descer rapidamente. Eu não conseguia ou não queria. Os dois jeitos pareciam rápidos demais, perigosos demais, arriscados demais e assustadores demais. Ouvi dizer que médicos de PS são os mais propensos a saltar de paraquedas. Isso não me atrai, não sinto emoção alguma, somente terror e penso: por quê?

No ensino médio, ainda estava na metade da realização do PSAT [exame de treino para a prova de admissão do ensino superior] quando o tempo acabou. Naquela época (e ainda hoje), quando as pessoas diziam que um livro era rápido de ler, eu transformava as horas delas em dias e multiplicava por dois, três ou mais, dependendo do tamanho e da dificuldade do material. Eu leio devagar. Quando digo isso, às vezes as pessoas respondem: "Eu também, mas este é rápido de ler." Não para mim.

Na faculdade, fiz seleção para a nova equipe de rugby feminino, mas descobri que não conseguiria me lançar com toda força contra outra mulher por esporte. Gosto de pensar que conseguiria fazer isso se a outra pessoa estivesse tentando se suicidar ou matar alguém, mas nunca estive em uma situação dessas para comprovar. Não que nunca tenha sentido desejo por violência. Quando criança, esses desejos eram quase sempre direcionados à minha irmã mais nova; depois de adulta, eles tomaram forma de retaliações retóricas e fantasiosas contra pessoas que machucaram minha família, meus pacientes, meus amigos ou estranhos vulneráveis, e de vez em quando pessoas que eu achava que me esnobavam. Mas, apesar de ter batido em minha irmã algumas vezes quando éramos crianças, nunca fui realmente violenta com outra pessoa depois de adulta, exceto se admitirmos que certas ações e atividades médicas se qualificam como violência.

Algumas coisas me assustam. Realizar mal até mesmo uma pequena tarefa me perturba a um ponto que já me disseram ser extremo. Além disso, apesar de às vezes fazer conexões mentais rapidamente, tenho dificuldades de coordenação e posso ser lenta para tomar decisões. Se uma pessoa está ativamente morrendo e o médico precisa pensar em protocolos além da situação específica e mover as várias partes do corpo do paciente para posições e para procedimentos, tudo ao mesmo tempo, não sou a melhor médica para esse trabalho. Já fiz — qualquer médico treinado já fez isso. Mas não inspira meus pontos fortes ou paixões. Prefiro ter tempo suficiente para fazer um bom trabalho analisando a complexidade. E também, enquanto alguns sentem uma injeção de adrenalina reconfortante que os impulsiona por horas, eu não consigo separar minhas ações, por mais bem executadas que sejam, da ética do que foi feito, como poderia ter sido melhor realizado e suas consequências nas vidas dos pacientes e seus familiares.

Por outro lado, algumas coisas que assustam outras pessoas não me incomodam nem um pouco. Durante anos, eu arrumei uma mochila e segui para lugares que a maioria dos norte-americanos não iria, certamente não sozinhos ou com uma amiga igualmente jovem. Fui para a fronteira do Camboja com a Tailândia, para áreas remotas da Indonésia, do Senegal, de Mali, da Guatemala e da Nicarágua. Peguei trens e ônibus da China à fronteira do Paquistão, enfrentando autoridades que me diziam que não havia trens e dormindo em corredores com manchas de cuspe, quando necessário. Fiz mochilão pela Escócia e me escondi junto com minha companheira de um grupo de homens bêbados que nos seguiram de um bar até um campo de um fazendeiro local onde ninguém teria nos ouvido gritar. Em uma ilha perto da costa de Belize, perguntei a um jovem sobre sua família e planos futuros e contei-lhe os meus para que ele nos visse como seres humanos e não nos roubasse, como fez com todos os outros no nosso barco aquele dia.

De forma similar, por anos, fiz atendimentos domiciliares, trabalhando no território de meus pacientes sem sentir falta do poder e do controle que um médico tem em um hospital ou clínica. Não preciso disso, e deve ser esse o motivo de eu não usar um jaleco branco desde minha residência. Em suas casas, até mesmo durante uma consulta, as pessoas são seres humanos em primeiro lugar e pacientes em segundo. Eu adoro isso. Fui a bairros e residências que nunca teria conhecido se não fosse médica. "Se virmos uma arma", falei para os residentes fazendo ronda comigo, "continuamos dirigindo". Muitas vezes, aprendi mais relevância clínica observando como as pessoas viviam do que nas notas de alta do hospital ou no exame físico. Preferia negociar criativamente aquelas realidades complexas no decorrer de semanas, meses ou anos de relacionamento com outro ser humano do que usar uma nova ferramenta cirúrgica ou ajustar os botões de uma máquina. Como a maioria das pessoas em posição de fazê-lo, escolhi um trabalho que abrange a maior parte dos meus interesses, valores e pontos fortes.

Essa provavelmente não é a verdade de todos os geriatras. Mas é uma grande parte da minha, para o bem ou para o mal, porém gosto de pensar que seja para o bem na maioria das vezes.

Cinco meses depois do início do meu burnout, voltei ao trabalho — mas não totalmente. Não voltei para meus cargos principais de liderança ou para a clínica de atendimentos domiciliares, embora recebesse atualizações sobre ex-pacientes pelos meus colegas. Eu sentia falta deles, sentia-me culpada por minha partida repentina de suas vidas e também ainda não estava pronta para assumir a responsabilidade por qualquer parte da vida de outras pessoas. Ainda estava analisando minha própria vida e medicamentos, e tentando descobrir se ainda podia ser médica e continuar saudável, mental e fisicamente.

No restante desse ano acadêmico, em vez de voltar aos lugares e padrões que levaram à minha falta de saúde e ao burnout, trabalhei meio período em bolsas e projetos. No que antes fora meu tempo clínico e administrativo, trabalhei como professora e comecei a escrever este livro. Com o passar dos meses, eu me senti cada vez melhor, exceto quando pensava nos papéis e sistemas que contribuíram com meu burnout. A prática clínica na segunda década do século XXI parecia demandar muitas das coisas que eu não gostava ou acreditava e poucas das que gostava. Suspeitei que precisaria fazer o que tantos outros médicos estavam fazendo: parar de praticar para sempre e encontrar um tipo de trabalho completamente diferente, dentro ou fora da medicina.

A vida muda em todas as idades e fases. Um ano e meio depois da crise, na primavera de 2017, eu estava me sentindo muito melhor — de fato muito bem — quando um colega me contou sobre um trabalho em uma nova unidade hospitalar para pessoas idosas. Parecia a solução perfeita para a minha prática e dilemas morais sobre a medicina externa — eu poderia voltar a cuidar de pacientes, mas eles estariam em hospitais, um dos locais preferidos do nosso sistema de saúde. Não era uma solução ideal, mas era uma opção que poderia possibilitar que eu visse pacientes sem comprometer seu cuidado ou meus valores. Eles me disseram que a vaga abriria no outono. A ideia de exercitar de novo meus músculos clínicos me deixou nervosa, mas também, e principalmente, animada.

LONGEVIDADE

Vivemos muito mais décadas do que durante a maior parte da existência humana — e, em décadas recentes, bem melhor, com menos pobreza do que nas gerações anteriores de adultos mais velhos, e menos anos de deficiências para pessoas sem obesidade ou doença crônica significante. Em 1750, apenas um entre cinco norte-americanos vivia até os 70 anos; agora são mais de quatro em cinco. Essa expectativa de vida mais longa, combinada com os declínios drásticos nas taxas de nascimentos, transformou os idosos em uma porcentagem da população em crescimento constante. Em 1800, formavam 2% da população dos Estados Unidos; em 1970, eram 10%; em 2017, o número subiu para 15%. Como acontece com frequência com populações minoritárias e temidas, à medida que o número de idosos aumenta, também aumenta a animosidade em relação a eles. Embora quase um a cada seis de nós seja idoso, o envelhecimento continua sendo assunto de piadas, medos, discriminação e negação.

Parte disso é uma resposta natural à mudança, bem como mensagens confusas e preocupações legítimas. Ouvimos muito pessoas falarem que "estão ficando velhas" quando não conseguem acessar a palavra ou a informação desejada. Mas é raro ouvirmos falar dos momentos igualmente, se não mais, numerosos em que idosos recorrem a conhecimentos bem documentados e inteligência emocional para tomar boas decisões. Em contrapartida, não culpamos a idade quando uma pessoa mais jovem não consegue se lembrar de uma palavra que completaria seu pensamento ou frase. Enquanto isso, John Shoven, economista de Stanford, defendeu que "a prática atual de medir a idade como anos transcorridos desde o nascimento, tanto na prática comum quanto na legal, em vez de medidas alternativas que reflitam o estágio do ciclo de vida de uma pessoa distorce comportamentos importantes como aposentadoria, economias e a discussão de taxas de dependência". Ele argumenta que, se definirmos a velhice pela porcentagem de uma faixa etária que morre anualmente, a velhice está ficando mais velha. Ainda assim, não há evidências de que a "redução da morbidade" uma vez prevista — a diminuição na quantidade de anos que uma pessoa passa com doenças e deficiências — tenha acontecido, apesar do sensacionalismo do progresso de nossa saúde e medicina.

Shoven sugere que ficamos *velhos* quando temos uma chance de 2% ou mais de morrer em um ano, e ficamos *muito velhos* ou *idosos* quando esse número chega a 4% ou mais. Usando esses critérios, em 1920, homens e mulheres ficavam velhos na metade e no fim da faixa dos 50 anos, respectivamente. Agora, é aos 65 anos para homens e 73 anos para mulheres — em média, como sempre, com pessoas brancas se saindo melhor, as negras, pior, e as pardas no meio-termo. As implicações do trabalho de Shoven são consideráveis. É razoável trabalhar por quarenta anos e se aposentar por trinta ou quarenta? Quase certamente não, especialmente se não estivermos "velhos" e muito mais porque o propósito, o envolvimento social e o dinheiro são contribuidores-chave do bem-estar. Trabalhar mais, mesmo (talvez especialmente) em trabalhos diferentes ou menos horas em nossa idade mais avançada do que na juventude, provavelmente aumentará nossa satisfação pela vida enquanto diminuirá nossas taxas de doenças crônicas e disfunções. Essa é apenas uma das intervenções sociais e de saúde pública que, ao contrário do tratamento de doenças oferecido pela medicina, podem nos levar em direção à verdadeira redução da morbidade — ou seja, a vidas mais longas e saudáveis.

Falamos do "tsunami prateado" como se o aumento permanente e sem precedentes nos números e na proporção de adultos mais velhos tivesse surgido de repente, sem aviso, e pressagie a destruição e devastação de nossa sociedade. Mas pessoas em países desenvolvidos entram em pânico por causa de sua população envelhescente há um século. Os norte-americanos se preocupavam nos anos 1930 e 1940,

248 // ALÉM DA ENVELHESCÊNCIA

e novamente em 1960 e 1970, espalhando anúncios, livros, filmes e lamentações etaristas (como hoje em dia) sobre como a população envelhescente arruinaria o país e o mundo. Cinquenta anos atrás, junto dos movimentos para eliminar a discriminação contra mulheres e afro-americanos, grupos de estudiosos e cidadãos como os Panteras Cinzentas trabalharam para esclarecer o público sobre mitos do envelhecimento e oferecer imagens mais positivas da velhice. Eles defendiam os direitos e as necessidades dos idosos, assim como muitos grupos fazem hoje, reunindo suporte e resistência similares. Às vezes, essa retaliação era justificada, como quando os ativistas pareciam assegurar que os idosos se diferenciavam dos jovens apenas na idade — uma mentira óbvia. Essa também foi a época em que surgiu a noção de terceira idade, em parte para sinalizar o potencial do período mais longo de vida humana, mas principalmente para distinguir os idosos funcionais dos debilitados e anciãos. Todos esses grupos se diferenciavam em especificações e estratégias, mas não nos argumentos e intenções básicas de argumentos similares no decorrer da história humana.

Todas as sociedades incluíam idosos, até aqueles com 80, 90 e 100 anos. Às vezes, adultos mais velhos representaram uma porção significativa da população em alguns países, não os 15% a 20% ou mais que vemos hoje, mas cerca de um em dez. Mesmo as sociedades antigas com muito menos tecnologia, dinheiro e outros recursos do que temos atualmente muitas vezes tinham grandes números de idosos. A novidade são os números e a proporção de idosos na população. No final do século XX, viver até a idade avançada se tornou a norma em países desenvolvidos. Nos Estados Unidos, em 1900, a expectativa de vida média era de 46 anos; em 2016, a média alcançou os 79 anos. Se chegarmos aos 80, temos boas chances de chegar aos 90 ou mais. Ainda assim, apesar de cada vez mais pessoas estarem vivendo em seu segundo século, é raro que humanos vivam mais de doze décadas. Evidências antropológicas sugerem que o tempo de vida da nossa espécie não mudou pelo menos nos últimos 10 mil anos.

Mesmo assim, houve uma época em que a maioria das pessoas era jovem. Se criássemos uma representação gráfica da população, veríamos uma pirâmide: várias pessoas jovens na grande base de uma estrutura triangular abaixo de barras cada vez mais estreitas para cada período de vida subsequente, indicando números decrescentes de pessoas vivas em idades mais avançadas. Ultimamente, a pirâmide obteve uma forma retangular, com números cada vez mais similares de cidadãos na maioria das faixas etárias.

Os maiores aumentos da longevidade na história humana ocorreram no século XX. A maioria das pessoas acredita que foi devido ao progresso médico, mas, para ser mais precisa, boa parte do crédito vai para a maior riqueza global e saúde pública: saneamento, nutrição melhorada e imunizações. Ainda, podemos ver o impacto desses fatores nos mapas mundiais da longevidade. Em lugares com esses avanços, as pessoas vivem muito mais do que os que não os têm, uma realidade que existiu muito antes dos grandes avanços da medicina moderna. Também podemos observar esse impacto entre as subpopulações dos Estados Unidos. Enquanto muitos dos cidadãos mais pobres têm acesso, via Medicaid, a tratamentos modernos que não estão disponíveis no Afeganistão ou na África subsaariana, ainda ficam doentes antes e morrem mais jovens por questões ambientais, estresse social e falta de acesso a alimentos saudáveis, esperança e oportunidade.

Os seres humanos de vida mais longa atualmente moram em Okinawa, Japão, na Sardenha, Itália, ou em Loma Linda, Califórnia, as chamadas zonas azuis. Os cidadãos de Okinawa têm dietas saudáveis de baixa caloria e mantêm pesos corporais baixos normais, com IMC médio por volta dos vinte. Os sardenhos nativos isolados parecem ter uma vantagem genética, já que os homens são tão propensos a chegarem aos 100 anos quanto as mulheres, e as pessoas que se mudam quando são jovens adultos ainda têm vidas excepcionalmente longas. Em Loma Linda, nem todos alcançam a longevidade usual, apenas o grande número de Adventistas do Sétimo Dia, que vivem cinco ou dez anos a mais que seus vizinhos. Eles se abstêm de álcool, cigarros e drogas, e têm vidas espirituais sólidas, uma comunidade fechada, uma dieta vegetariana — e níveis baixos de hormônios do estresse. De forma similar a crentes da maioria das fés, eles vivem mais do que pessoas que não são religiosas.

Nos Estados Unidos, fala-se tanto sobre o "pico de baby boomers", como se essa geração estivesse se movendo por uma pirâmide populacional duradoura como um rato sendo digerido por uma cobra, criando uma protuberância anormal enquanto passa. Mas os idosos formarão uma porcentagem maior de todas as populações no futuro próximo. Uma imagem mais precisa das tendências populacionais mostra a reconhecida abundância de boomers como o início de uma mudança duradoura em quem somos como espécie e quantos anos temos.

Os idosos de hoje devem justificar nosso planejamento futuro, mas não podem ser nossos únicos guias. Neste momento, a maioria dos idosos é branca. Eles também têm menos educação formal que os boomers. Mas ambos aspectos estão mudando: desde 1985, a parcela de norte-americanos idosos com ensino superior triplicou, para cerca de um terço das pessoas entre 60 e 74 anos. Medicamente, "o idoso" também está mudando. A geração mais velha atual, membros da "geração grandiosa", tende a minimizar a dor. Às vezes, para fazê-los admiti-la, os médicos precisam usar eufemismos como *desconforto* ou *incômodo*, e mesmo assim muitos são relutantes em tomar medicamentos fortes. Compare isso com os baby boomers, a maioria dos quais não hesita em dizer o que estão sentindo e do que precisam. E os remédios não os assustam: eles eram jovens nos anos 1960. Como cuidei principalmente de pacientes mais velhos e frágeis, há anos não tenho que perguntar sobre uso de cocaína, heroína, ácido ou cogumelos. É provável que isso mude em um futuro próximo.

Em resposta a essa transformação demográfica sem precedentes, a organização e as prioridades de cada setor da vida mudou. Mas a mudança fundamental, e particularmente a que subverte crenças e instituições sociais estabelecidas, é lenta, mesmo quando sua necessidade é óbvia.

Diferente da expectativa de vida, que muda de ano a ano, o período de vida humano (longevidade máxima) parece fixo no decorrer da história. Apesar das afirmações feitas sobre a longevidade excepcional dos georgianos russos ou dos alpinistas bolivianos, não há registros confiáveis de qualquer ser humano ultrapassando os 122 anos. A mortalidade relacionada à idade aumenta a partir da maturidade, depois estaciona na velhice. E ainda assim as pessoas morrem — todas elas.

Existem cientistas e think tanks trabalhando nesse desafio, mas ainda não chegaram a um consenso se terão sucesso ou se prolongar as vidas humanas constituiria em progresso. Nessa questão, por enquanto, estou disposta a concordar com um comentário que a comediante Sarah Silverman fez a Jeff Bezos no dia que sua empresa introduziu tecnologias que eliminariam todos os cargos de caixa nos Estados Unidos. A renda combinada dos caixas norte-americanos naquele dia era de cerca de US$210 milhões, ou menos de 1% dos US$2,8 bilhões que Bezos ganhou naquele dia. Durante o anúncio sobre a nova tecnologia, não houve menção ao que aconteceria nas vidas dos cidadãos já pobres e agora potencialmente desempregados afetados por essa inovação. Silverman tuitou: "Seus cientistas estavam tão preocupados se conseguiriam ou não que não pararam para pensar se deveriam."

O mesmo acontece na ciência e na medicina todos os dias. Avanços salvadores de vidas parecem uma coisa boa, algo definitivamente digno de financiamento. Muitas vezes o são — em um primeiro momento. O que não é financiado são as consequências posteriores, aquelas com as quais os geriatras tentam ajudar as pessoas a conviver todos os dias.

À PROVA DE CRIANÇAS

Na metade de *Ruth & Alex*, um filme sobre um casal envelhescente que decide que chegou a hora de vender seu apartamento sem elevador no Brooklyn, o personagem de Morgan Freeman tenta abrir um pote de remédio. Ele empurra, puxa, gira e chacoalha, mas a tampa continua resolutamente em seu lugar.

Quando parece que ele não obterá o alívio farmacológico para o estresse de estranhos visitando seu querido apartamento, uma criança o vê lutando contra a tampa. Ela tem 9 ou 10 anos, maria-chiquinhas e os óculos que Hollywood coloca em personagens infantis para indicar inteligência sobrenatural.

Avaliando rapidamente a situação, ela pega o pote de sua mão e abre com facilidade.

"À prova de crianças", brinca, devolvendo-o. Ele balança a cabeça.

A cena engraçada toca uma parte de um problema amplo e decididamente nada engraçado sobre como a segurança dos medicamentos nos Estados Unidos é ou não é regulada. Como na maioria dos casos, esforços bem-intencionados de proteger um grupo acabam prejudicando outros quando os regulamentos usam uma abordagem difundida para uma situação problemática apenas para uma minoria. Sem dúvidas, essa minoria — no caso, crianças — merece proteção, mas, como em muitos casos, o impacto da intervenção foi estudado quase exclusivamente na população-alvo minoritária (crianças) e não no restante de nós, a majoritariamente adulta.

Qualquer um que já esteve na presença de crianças pequenas sabe de sua tendência a tocar em tudo, inserir seus corpos em qualquer canto que caibam e colocar tudo na boca. É por isso que protegemos nossos lares, colocando plugs em tomadas e grades em escadas, e fazendo com que os buracos entre as grades sejam estreitos demais até para a menor das cabeças humanas. Nos anos 1960, os pediatras documentaram números alarmantes de mortes infantis por causa de remédios. Não apenas crianças pequenas, mas também as mais velhas, encontravam pílulas e cápsulas coloridas ao explorar a casa. Supondo que eram balas ou apenas curiosas, elas as comiam. Nos anos 1970, a lei do Poison Prevention Packaging Act foi aprovada para proteger crianças de overdoses não intencionais de remédios, e as empresas farmacêuticas começaram a usar os frascos "resistentes a crianças" — de fato, ninguém nunca afirmou que esses potes eram totalmente à prova de crianças. Como resultado, as mortes por envenenamento de crianças com menos de 5 anos diminuiu quase pela metade.

Há quase cinquenta anos, os frascos resistentes a crianças são o padrão. Infelizmente, pouco impedem crianças mais velhas, e até pequenas de 2 e 3 anos, de abri-los. Os benefícios foram perdidos. Uma razão para isso é a embalagem protetora do medicamento. Como a resistência a crianças dificulta ou impossibilita que pessoas que mais precisam de medicamentos — doentes, deficientes e idosos — abram seus frascos, eles os deixam abertos, acessíveis a todos.

A Comissão de Segurança de Produtos de Consumo dos EUA abordou esses problemas de várias formas. Em 1995, a revisão de exigências ordenou o teste não apenas com crianças entre 42 e 51 meses, mas também em "veteranos" dos 50 aos 70 anos. Isso foi uma melhoria, mas acrescentaram testadores de meia-idade e velhos-jovens, ainda deixando de fora a maioria dos idosos.

É verdade que as pessoas mais propensas a serem impedidas pela proteção para crianças são mais difíceis de estudar que seus equivalentes mais jovens e saudáveis, mas pelo menos parte disso é porque os mesmos desafios que tornam os frascos inacessíveis tornam os custos pessoais de participação na pesquisa mais altos para elas. Conseguir abrir potes resistentes a crianças geralmente exige uma combinação de segurar, empurrar, apertar e girar. Esses esforços podem ser divertidos para uma criança pequena, mas dolorosos, difíceis ou impossíveis para uma pessoa com mãos debilitadas ou frágeis. Se essa pessoa também tiver artrite nas articulações, fraqueza ou desafios de mobilidade, como muitos idosos têm, ir e voltar de um local de teste pode exigir mais energia ou desconforto considerável.

Grupos de testes mais inclusivos não foram a única intervenção de proteção ao consumidor. Os fabricantes tiveram novamente permissão de fazer versões de produtos com abertura fácil e rótulos especificando "para lares sem crianças pequenas", e as farmácias poderiam distribuir medicamentos sem embalagem à prova de crianças, se solicitado pelo médico ou paciente. Mais de vinte anos depois, muitas pessoas, em especial médicos e pacientes, parecem não conhecer essas alternativas, e o padrão continua sendo as embalagens resistente a crianças e à prova de adultos. Claramente, esses esforços foram insuficientes, ou um filme recente estrelando um ator septuagenário não incluiria uma piada sobre um frasco de comprimidos que ele não consegue abrir.

Para ter uma ideia do número de pessoas afetadas, considere a prevalência de apenas uma condição de saúde comum. De acordo com os CDCs, em 2012, 52,5 milhões de adultos — 23% da população dos EUA — foram informados por um médico que tinham algum tipo de artrite. Metade dos adultos com mais de 65 anos recebeu esse diagnóstico. Apesar de nem toda artrite afetar as mãos, uma variedade de outras condições também afeta a força geral e a destreza manual. E, para alguns norte-americanos, lutar contra frascos de remédio não é só uma inconveniência; pode ser uma ameaça à vida.

Quando fiz uma visita domiciliar de pós-internação a Nina, uma viúva que morava sozinha e acabara de ter um ataque cardíaco, encontrei todos os seus medicamentos prescritos no alto, fechados. Eles são tão importantes que os hospitais são avaliados pela porcentagem de pacientes de ataques cardíacos que os recebem. Mas foram entregues em potes resistentes a crianças e totalmente à prova de Nina.

Quando conheci Edward e Carmen, eles me explicaram que pediam a seu filho para esvaziar seus frascos de medicamentos resistentes a crianças em vasilhas todos os meses quando ele vinha de outra cidade visitá-los para que não precisassem lutar contra os irritantes potes. Seu sistema funcionou até que Edward desenvolveu demência e tomou os comprimidos errados.

Isso não é um problema apenas para idosos. Uma pesquisa online sobre o tópico apresenta dezenas de sites com instruções de como mudar potes à prova de crianças para os de "abertura fácil". Lamentavelmente, meus pacientes não são o público-alvo desses sites.

As medidas de saúde pública são necessárias para salvar vidas. Mas os fatos da evitação amplamente difundida de frascos resistentes a crianças e o número cada vez maior de casas multigeracionais do país sugerem uma necessidade urgente de melhores estratégias de segurança pública — uma que considere a segurança e o bem-estar de pacientes de todas as idades. A principal pergunta é se podemos diminuir os envenenamentos de crianças por medicamentos sem evitar que adultos acessem os remédios de que precisam.

Novas abordagens devem olhar além das embalagens para toda uma trajetória do comprimido à pessoa e aproveitar como nossas vidas e mundo têm mudado desde os anos 1970. Soluções em potencial incluem uso direcionado em vez de universal de tampas de segurança e sistemas de distribuição usando o mesmo software de reconhecimento de impressão digital, rosto e voz já usados em smartphones. Igualmente importante no futuro, devemos aprender a partir das suposições falhas que tornaram as políticas de embalagens "resistentes a crianças" menos eficazes — e mais prejudiciais — do que poderiam ter sido. A legislação original declarava que a embalagem "não deveria ser difícil para adultos *normais*" (grifo meu), excluindo os adultos mais propensos a tomar remédios.

Quarenta e cinco anos depois do Poison Prevention Packaging Act, as novas embalagens ainda não são testadas nos norte-americanos mais velhos, a faixa etária com a maior porcentagem de consumo de comprimidos. Talvez ainda mais chocante: não temos ideia de quantos adultos de qualquer idade foram prejudicados por tampas de segurança em medicamentos; não levamos esses casos em conta como consideramos os de envenenamento em crianças.

RECLAMAÇÃO

Muitos norte-americanos próximos de completar ou já com mais de 50 anos se lembram de sua primeira solicitação da organização que era conhecida como a Associação Norte-americana para Pessoas Aposentadas (AARP, na sigla em inglês).

A lembrança não chega a ficar junto da primeira relação sexual, primeiro salário ou primeiro filho, mas dá aquela sensação de um passo de vida importante.

Minha solicitação da AARP chegou em uma pilha de correspondências extremamente inúteis: catálogos indesejados, um aviso de renovação de assinatura de periódico, uma conta. As linhas onduladas vermelhas, brancas e azuis da logo chamaram minha atenção. Então vi o nome.

Eu escrevi "OMG" no envelope branco e o deixei apoiado no baú do hall de entrada para meu marido ver. Nós completávamos 48 naquele ano, então, realmente, só conhecíamos *velhos* pelos padrões do Vale do Silício ou de Hollywood. Além disso, a AARP tenta ativamente ser a voz das pessoas da terceira idade e daqueles, como nós, da meia-idade chegando lá.

Outra verdade que não pode ser negada: foi um daqueles momentos em que o mundo me lembrou de que eu também ficaria velha. Não fiquei só chocada; minha primeira reação foi de distanciamento e negação.

Simone de Beauvoir captou essa perspectiva em *A Velhice*: "Diante da imagem que os velhos nos propõem de nosso futuro, permanecemos incrédulos; uma voz dentro de nós murmura absurdamente que aquilo não vai acontecer conosco; não será mais a nossa pessoa quando aquilo acontecer." Esse divórcio do eu atual e do eu do futuro nos distancia da diminuição biológica e social da velhice. Essas ações são essencialmente humanas. Quase todos conseguem se identificar com elas. Nós nos apegamos a outros como nós, e a outros que nos fazem sentir nossos melhores e mais poderosos eus.

As pessoas que rechaçam mais ferozmente o rótulo "velho" são aquelas com 60, 70 e 80 anos que (ainda) não se conformam com associações estereotipadas a essa palavra. Elas fazem comentários do tipo: "Ainda estou ativo e ansioso pelo futuro, então acho perturbador associar a palavra *velho* a mim." Seu argumento é que não estão doentes ou deficientes, melancólicos ou dependentes e, portanto, não estão "velhos", apesar de sua idade cronológica. Como a definição de "velho" é ter vivido um certo número de anos, geralmente 60 ou 70, parece que criamos uma sociedade na qual carregar esse rótulo é tão horrível que octogenários apoiados em andadores afirmam inflexivelmente que não são velhos. Claramente, o ciclo de vida humano não é o problema. O preconceito social é tão forte, e a categoria velho é tão desprovida de respeito e valor social, que os idosos se sentem forçados a argumentar contra o óbvio.

Eles também infligem violência em seus futuros eus. Uma anedota típica das comunidades de cuidado continuado é a seguinte: um casal se muda para lá. Saudáveis e ativos, fazem amigos facilmente e participam de atividades sociais. Então, algo acontece a um deles: um derrame, demência, câncer, insuficiência cardíaca, e de repente um dos dois está "velho". Agora, eles têm problemas na hora das refeições, porque não podem comer juntos em sua mesa de sempre. Sua limitação não é resultado da condição médica do cônjuge doente, mas das políticas aprovadas pela comunidade que dizem que apenas pessoas saudáveis podem comer no salão de jantar de vida independente. Portanto, a metade saudável do casal pode comer na sala de jantar dos residentes dependentes, mas não o contrário. Ou cada um deve comer sem seu parceiro. Assim, os sãos, que têm mais probabilidade de manter cargos de governança em tais comunidades, protegem seus eus atuais dos lembretes de seu futuro em potencial. Também maximizam a chance de eles também serem condenados ao ostracismo e tratados sem empatia quando alcançarem os subestágios tardios da velhice.

Imagine uma pessoa de 40 ou 50 anos dizendo: "Eu não gosto de pensar em mim mesma como adulta. Sou apenas uma criança que está no mundo há alguns anos a mais." Ou um hospital infantil que evita o termo *criança* por causa de sua associação à imaturidade e anuncia seus serviços a pessoas pequenas e desempregadas. É ridículo.

Com muita frequência, o mundo dá crédito considerável ao que jovens podem fazer no futuro e pouco ou nenhum para o que os idosos podem fazer ou já fizeram. Muitas vezes, supõe que os idosos não podem fazer nada e não servem para nada. Essa equação em que todos perdem é aplicada a todos que passam da meia-idade, comprometendo tanto sua vida individual quanto nosso potencial social coletivo. Também confunde muito os diferentes subestágios da velhice, desvalorizando os anos cobiçados enquanto cria um mundo hostil para qualquer um que sobreviva até a idade avançada.

Com as gerações atuais transformando o que significa estar nos 60, 70, 80, 90 e 100 anos, é hora de a velhidade assumir seu lugar de direito ao lado da infância e da idade adulta. Cada um dos três atos da vida é formado por muitas cenas. Se podemos acomodar a infância e a adolescência sob o arco da infância, também deveríamos ser capazes de acomodar os velhos-jovens e velhos-velhos, e todos aqueles entre eles, sob o arco da velhice. Usar rotineiramente o nome dessa fase de vida longa e variada é um passo pequeno, mas essencial, em direção ao reconhecimento e à otimização de toda a trajetória de nossas vidas.

Uma versão revisada do ciclo de vida, incluindo suas fases esperadas de dependência e independência, pode ficar parecida com isto:

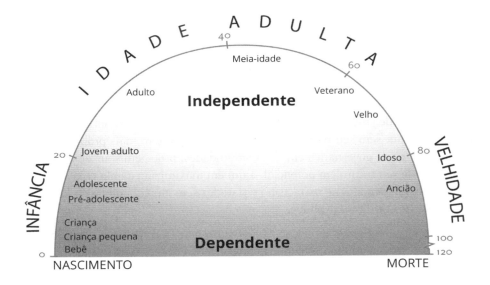

Dada a variedade e as oportunidades da velhidade no século XXI, qualquer um que já esteja no Ato III, e todo o resto de nós que espera evitar uma morte prematura, faria bem em começar a seguir os exemplos dos movimentos de direitos civis, das mulheres e LGBTQs. Cada um reivindicou, criou ou readaptou palavras simples para redefinir a si mesmos e seu lugar na sociedade: *negro* foi reivindicado como belo; *presidente* virou *presidenta* e *aeromoça* virou *comissária de bordo*; *queer* é tão popular que os jovens continuam expandindo seu alcance e inclusão. Apesar da revolta contra essas mudanças em alguns setores sociais, essas palavras reivindicadas me dão esperança. Serei velha daqui a dez anos, mais ou menos, e gostaria de uma velhice tão longa, variada, difícil, feliz, legítima e reconhecida quanto meus dois primeiros atos.

VELHIDADE

*A maturidade traz oportunidades não menores do que as da juventude,
embora com outra roupagem*
— Henry Wadsworth Longfellow

11. VELHO

EXCEPCIONAL

No ano em que minha mãe fez 81 anos, pouco depois de deixá-la no aeroporto, ela entrou em uma confusão com um agente do Departamento de Segurança Interna dos EUA. Tendo colocado sua bolsa e jaqueta nas cestas e seguido pela plataforma móvel, ela esperava sua vez na fila para o scanner corporal quando o agente a tirou dela.

"Senhora", repreendeu, "você precisa tirar seus sapatos".

"Não, não preciso", respondeu ela com um sorriso.

Ele insistiu. Retirar os sapatos era uma exigência para os propósitos de segurança. Sem exceções.

"Mas eu sou velha", argumentou minha mãe.

"Senhora", disse ele, "você precisa ter 75 anos ou mais para ficar com seus sapatos".

De maneira direta, ela o informou sua idade.

Ele a olhou fixamente, sussurrou, "Isso é incrível", e acenou para que fosse em direção do scanner corporal, os sapatos ainda firmes nos pés.

Esse agente supôs que a velhice sinalizava a debilidade sem exceções, e talvez seu ponto de vista fosse consistente com o que vira até aquele dia. Ele não conferiu o documento de minha mãe, supostamente porque, como muitos, via a velhice como algo tão indesejável que uma pessoa nunca afirmaria ser mais velha do que realmente é. Ao contrário de uma pessoa de 25 ou 30 anos com aparência jovem que deve exibir sua identidade para comprar álcool, isso raramente é solicitado a pessoas mais velhas. Então, pessoas de 58 anos pagam meia-entrada no cinema afirmando que têm 60, apostando que ninguém pedirá comprovação. Afinal de contas, quem em sã consciência fingiria ser mais velho?

* * *

Saúde, aparência e função são mais variadas em nossos anos tardios do que em qualquer outro período de vida. A idade em si não é um problema; é muito mais uma questão de aparência, comportamento, experiência e expectativas.

O movimento de "envelhecimento bem-sucedido" celebra histórias reais sobre resiliência e realizações incríveis na velhice. Sua mensagem é precisa, útil e, às vezes, abominavelmente contraproducente.

A bem da verdade, a noção de envelhecimento bem-sucedido começou como uma coisa e se transformou em outra.

Em 1997, em seu importante estudo sobre o envelhecimento bem-sucedido da Fundação MacArthur, os médicos pesquisadores John W. Rowe e Robert L. Kahn descobriram três ingredientes principais para uma alta qualidade de vida na velhice. Pessoas que se sentiam e funcionavam no seu melhor mantiveram (por meio de comportamentos saudáveis) um baixo risco para doenças, um alto nível de envolvimento com a comunidade e funções físicas e cognitivas altas por mais tempo que uma pessoa comum.

Se o único modo de descrever adultos mais velhos ativos, envolvidos, realizados ou atraentes é dizer que não aparentam ou agem de acordo com sua idade ou acrescentar palavras como *bem-sucedido* ou *excepcional* à palavra *envelhecimento*, então estamos sugerindo que ser velho, por definição, significa uma pessoa que não é nada dessas coisas — uma óbvia inverdade.

A noção de envelhecimento bem-sucedido é antiga. Em culturas ocidentais, podemos dizer que teve origens na Queda do Homem, uma perspectiva que vê uma velhice difícil como consequência do fracasso moral da humanidade ao ser expulsa do Jardim do Éden. O cristianismo diz que Deus criou o homem perfeito e possivelmente imortal, mas a doença e a morte foram introduzidas depois da Queda. Essa visão sugere que o período de vida é predestinado por Deus — não favorável à manipulação humana. Promete a possibilidade de uma saúde e vida mais longas por meio da redenção espiritual mediante Cristo.

Em *Retórica*, Aristóteles usou a palavra *eugeria* com o significado de boa velhice — *eu* significa de boa maneira, e *geria* se refere ao tratamento da velhice. Uma boa velhice pode incluir o que Rowe e Kahn definiram como bem-sucedido e também idade avançada em que nenhum dos três fatores são mantidos, mesmo assim a pessoa está confortável e é cuidada.

* * *

A Rainha Elizabeth, da Grã-Bretanha, é uma "idosa excepcional" em todos os aspectos. Por volta de seu 90º aniversário, o palácio anunciou que ela tivera 341 compromissos no ano anterior, um recorde para uma monarca britânica de qualquer idade. Mas, enquanto essa conquista pode torná-la excepcional em meio à realeza inglesa, não é o que a enquadra na categoria de idosa excepcional, o rótulo comumente usado para descrever uma pessoa idosa saudável, ativa e engajada.

Minha mãe octogenária também é uma idosa excepcional. Ela se exercita seis ou sete vezes por semana, se voluntaria como docente em um museu de ciências, faz várias aulas sempre que abrem matrícula em um programa de aprendizado para a vida toda de uma universidade e tem um cronograma social de refeições, filmes, teatro e caminhadas em grupo que me fazem sentir uma eremita. Ela se tornou "excepcional" por inclinação, esforço e sorte em partes iguais.

Décadas antes de os componentes de uma dieta ideal se tornarem assunto de livros, vídeos, artigos científicos e campanhas de serviço público governamentais, minha mãe comia grandes quantidades de legumes, frutas, proteínas magras e oleaginosas. Ela gostava e tinha certeza de que eram bons para mim. Mas não era igualmente prevenida em outras áreas. Só começou a se exercitar aos 60 anos, quando, em um período de apenas alguns meses, ela se viu com dificuldades para abrir potes e incapaz de voltar do Grand Canyon sem ajuda em uma caminhada em família. Ainda assim, muitas pessoas teriam dado de ombros e dito: *O que você esperava? Não estou ficando mais jovem.* Minha mãe começou a caminhar e entrou para uma academia onde poderia fazer treinamento de força e equilíbrio.

Ainda mais impressionante que essas realizações, no entanto, foi sua atitude ao ficar menos "bem-sucedida". Ao planejar um jantar para o aniversário de 80 anos de uma amiga mais jovem e reconhecendo que estava mais lenta do que costumava ser e que se cansava mais facilmente, distribuiu a preparação no decorrer de uma semana, fazendo uma tarefa importante por dia. No ano seguinte, reconhecendo que, em algum ponto, teria que parar de dirigir, pegou ônibus com mais frequência, caminhou e pegou caronas para suas atividades. Ela me disse que seus amigos disseram que a pior parte de largar o carro foi a perda súbita do modo mais fácil de chegar aos lugares. Ela estava praticando para que estivesse pronta quando chegasse a hora, como aconteceu inevitavelmente.

O grau de inteligência e sensatez dessa abordagem é notável. Eu sou psicologicamente menos resiliente que minha mãe, então provavelmente não me sairei tão bem quanto ela, embora queira tentar.

Pena que isso não é o bastante.

262 // ALÉM DA ENVELHESCÊNCIA

Esses relatos fazem com que o envelhecimento bem-sucedido de minha mãe pareça exclusivamente uma questão de força de vontade e decisões inteligentes. Na verdade, embora esses elementos sejam fundamentais e ela seja excelente em ambos, a maior parte de seu sucesso vem de vários outros atributos que ela compartilha com a Rainha Elizabeth. Ambas têm sorte de três formas cruciais.

Primeiro, nasceram privilegiadas: são brancas, cidadãs de países desenvolvidos, ricas (muito mais no caso da rainha do que da minha mãe, mas, de um ponto de vista global, ambas se qualificam) e instruídas. Em segundo lugar, mulheres vivem mais do que homens em quase qualquer lugar, e como cada uma tem pelo menos um parente que chegou até os 90 ou 100 anos, podem ter uma vantagem genética para a longevidade. Finalmente, ambas tiveram a sorte de não terem sido agredidas, abusadas, abatidas pelo câncer avançado ou participado de um acidente de carro debilitante, só para citar alguns dos danos aleatórios que podem tirar a vida dos trilhos.

Essas vantagens não são uma questão de caráter. De fato, a força de vontade e a capacidade de tomar decisões sábias muitas vezes são consequências de vidas afortunadas.

Pessoas diferentes usam o termo *envelhecimento bem-sucedido* com diferentes significados. Para pesquisadores e profissionais da saúde, significa ausência de doenças, manutenção de função física e cognitiva e um envolvimento total com a vida. Para psicólogos e cientistas sociais, tem mais a ver com satisfação de vida, funcionamento social e resiliência psicológica. Finalmente, quando os próprios idosos evocam esse conceito, geralmente o utilizam no sentido de independência, espiritualidade, conforto, enfrentamento, relacionamentos significativos e contribuições à sociedade. A primeira definição foca o corpo; a segunda, a psique; e a terceira, a experiência de vida. Uma vida ideal em qualquer idade deveria incluir todos esses atributos.

Apesar de parte do modo como envelhecemos ser determinada por escolhas pessoais, muito do processo de envelhecimento é resultado da genética, situação social e políticas públicas que moldam nosso dia a dia no mundo.

Tecnicamente, é claro, qualquer um que seja velho já é bem-sucedido no envelhecimento. E qualquer pessoa, de qualquer contexto, pode se tornar um "idoso excepcional". Mas, se nos afastarmos o bastante e nos vermos como população, fica claro que, enquanto hábitos saudáveis, esforço e atitude são importantes, muitos adultos idosos que receberam os rótulos "excepcional" e "bem-sucedido" se parecem muito com as pessoas que os recebem em outras idades: nasceram privilegiadas, foram criadas em bairros seguros com acesso a alimentos saudáveis, capazes de viver livres dos estressantes conhecidos por acelerar o envelhecimento.

Entendo a atração do envelhecimento bem-sucedido e do conceito do idoso excepcional e vivaz. Todos queremos esse cenário para nós mesmos e para quem amamos. Mas precisamos estar cientes das implicações enganosas para aqueles que adquirem o rótulo e a responsabilização danosa daqueles que não os recebem. Nossa sociedade equipara a disfunção com vidas indignas de viver e o envelhecimento com notícias ruins. Ainda assim, sua presença não priva necessariamente as pessoas da felicidade.

Alguns anos atrás, um vídeo de uma idosa de 103 anos tocando piano viralizou. Em parte pelo fascínio normal pelo idoso excepcional: ela é anciã! E ainda toca! Ela é muito boa! Igualmente notável foi a história de vida de Alice Herz-Sommer: uma infância feliz, estudando piano com Franz Liszt, casamento, um filho. Então veio Adolf Hitler. Seu marido e grande parte da família dos dois foram mortos. Seu filho sobreviveu, mas morreu repentinamente aos 65 anos. Ela continuou viva, morando em um apartamento de um quarto em um país para o qual foi obrigada a se mudar quando já estava bem velha. Observe suas expressões. Veja-a tocar. Ela parece feliz, relaxada.

Nem todos conseguimos nos adaptar à perda e à dificuldade tão bem quanto Alice, nem entendemos completamente por que alguns permanecem otimistas apesar da tragédia enquanto outros, mesmo pessoas com vidas que podem ser descritas como afortunadas, sofrem e se sentem derrotados face a estresses de vida muito menores. Os puritanos acreditavam que a atitude certa levaria à felicidade, saúde e prosperidade. A falha em alcançar tudo isso na vida indicava pecado e distanciamento de Deus. De forma similar, muitas pessoas hoje em dia acreditam que o sucesso e a felicidade são exclusivamente um produto do esforço e do caráter, a mentalidade de "nascer com a bunda virada para a lua e achar que foi por mérito". Fornecemos educação universal na primeira infância e almoços nas escolas porque está claro que os fundamentos são estabelecidos *antes* de controlarmos qualquer aspecto de nossas vidas; a fome prejudica o aprendizado. A atitude ajuda — centenários têm mais propensão a lidar bem com estresse do que o resto de nós e têm um bom senso de humor; em comparação, pessoas com visões pessimistas da velhice são mais propensas a desenvolver doenças —, mas é apenas uma parte de uma realidade complexa.

FUTURO

Em 2016, Mark Zuckerberg, CEO do Facebook, e sua esposa médica, Priscilla Chan, anunciaram um investimento de 3 bilhões de dólares "para curar, prevenir ou lidar com todas as doenças na vida de nossas crianças", e alguns meses mais tarde a primeira bolsa de seu Biohub foi anunciada. Essa foi uma ótima notícia para a ciência e a medicina, mas não necessariamente para a saúde e o sistema de saúde norte-americano.

Em suas observações no lançamento do Biohub, Zuckerberg afirmou que nós também geralmente abordamos as doenças quando as pessoas ficam doentes e não fazemos quase nada para evitar que fiquem doentes em primeiro lugar. Ele tem razão, mas o objetivo de seu projeto — erradicação das doenças ao longo do próximo século — não é o jeito mais rápido de fazer com que a prevenção se torne uma parte maior do sistema de saúde. Talvez não seja nem a melhor forma.

Estratégias bem estudadas, comprovadamente eficazes e vantajosas já existem e poderiam prevenir doenças e lesões imediatamente se nós as apoiássemos e disseminássemos ativamente. Face a essa evidência considerável, o empreendimento do Biohub afirma que o progresso científico é a única e melhor solução para ajudar mais pessoas a terem vidas saudáveis. Progressos na ciência fazem a saúde progredir — às vezes. Isso também pode levar à substituição de um conjunto de problemas por outro, como aconteceu quando avanços recentes geraram nossa epidemia atual de doenças crônicas. Qualquer pessoa que tenha recebido ou fornecido assistência de saúde pode afirmar que a ciência é apenas parte da equação mais complexa da saúde humana.

A lista de estratégias conhecida por prevenir doenças ou melhorar sua abordagem é longa. Ela contém medidas diversas, como exercícios, educação, acesso a cuidados primários, campanhas antifumo, disponibilidade de alimentos, não construção de fábricas e depósitos de resíduos químicos tóxicos perto de comunidades pobres, intolerância ao racismo, taxação de bebidas açucaradas, assistência médica domiciliar, redução da adição de sal e estilos de comunicação específicos, dentre muitas, muitas outras. Embora eu louve a generosidade e ambição de Chan e Zuckerberg, questiono sua decisão de aceitar categoricamente que a ciência é o melhor meio para seu louvável fim. Curar doenças é um objetivo importante e inspirador, mas poderíamos fazer grandes avanços em direção a uma saúde e a uma assistência médica melhores para pessoas neste mundo imediatamente, focando menos a busca do que não sabemos, e significativamente mais ao usar melhor o que já conhecemos. Essa é a abordagem que a Fundação Gates tomou, com resultados extraordinários.

Alguns argumentarão que eu não entendi; progredir a ciência e a tecnologia é a missão do Biohub, e outros podem trabalhar nas questões que levantei. É verdade, exceto pelo fato de que a missão mais ampla da Chan Zuckerberg Initiative é "avançar o potencial humano e promover a igualdade". Ignorar todas as diversas abordagens comprovadas à prevenção e valorizar as futuras gerações às atuais não faz muito para a promoção da igualdade.

Uma segunda falha não percebida desse empreendimento é a suposição de que a erradicação de doenças é algo definitivamente positivo. Pode até ser, se focarmos as doenças que afetam indivíduos específicos — se você tem câncer ou seu pai tem uma doença cardíaca. Mas não devemos confundir a eliminação das doenças com a erradicação do sofrimento. Sempre que consertamos um problema no passado, outros ficaram proeminentes. Também muito importante para nossa espécie e planeta, se a eliminação das doenças significa que todos os humanos viverão mais, então certamente um projeto com esse objetivo deveria investir uma proporção substancial de seus recursos na consideração de como comunidades, países e o ambiente lidarão com tantas pessoas, independentemente de sua saúde.

O que acontecerá se as pessoas começarem a viver o período de vida completo de 125 anos, mais ou menos? Se os anos de infância e criação forem apenas um terço do todo? Se existirem ainda mais pessoas e ficarmos vivos três vezes mais tempo do que os humanos têm vivido ao longo da maior parte da história? Não é provável que dobrar o tempo de vida aconteça sem percalços. O que acontecerá com os empregos, alimentos, moradia, guerra, competição, ganância — com todas as coisas que já temos quase nada ou demais hoje em dia? A medicina não deveria pensar mais nas consequências de seus esforços em vez de continuar esse investimento míope em uma única estratégia?

A perspectiva de uma espécie com poucas ou nenhuma doença levanta questões filosóficas significativas. Não ter doenças é realmente possível ou desejável? Como um ciclo de vida progrediria ou terminaria? O que esse objetivo pode significar para nossa espécie, para outras espécies ou para o planeta?

Tais perguntas teóricas e filosóficas estão a anos-luz dos laboratórios onde o genoma é sequenciado e um atlas celular é esclarecido. Mas continuar a ignorar ou subfinanciar ferramentas conhecidas para prevenção de doenças e melhoria da saúde é uma decisão moral e política. Já vimos com muita frequência na história da humanidade os perigos de buscar avanços científicos e tecnológicos sem considerar suas consequências práticas e sociais. Certamente o Sr. Zuckerberg tem familiaridade com esse cenário.

Não sou anticiência e tecnologia, antimudanças ou antiprogresso. Como muitas pessoas, uso rotineiramente a ciência e a tecnologia para trabalhar a favor da mudança e do progresso. Minha esperança é que tentemos avançar em cada uma dessas áreas não apenas para buscar o que pode ser feito, mas também considerando as consequências potenciais de cada inovação em nossas cidades, países, planeta e, mais importante, para as pessoas. E não apenas algumas, mas para todos nós.

Sei que isso é irreal. Mas não começaremos a ter um futuro humano ético se não tentarmos criar um.

Há muitas formas de mudar o mundo para melhor, agora e no futuro. Na medicina, não consigo deixar de pensar se o movimento mais radical de todos seria um líder, investidor ou instituição com a coragem de atacar as políticas, as inclinações e os incentivos estruturais que adoecem o próprio sistema de saúde.

ANGÚSTIA

Comecei meu novo cargo clínico, como geriatra da nova unidade geriátrica hospitalar, em outubro de 2017. Durante a maior parte da minha carreira fui médica de pacientes externos, mas depois de mais de duas décadas, literal e metaforicamente, do outro lado da rua da medicina, eu atravessei as portas de vidro de correr que cruzara pela primeira vez 25 anos e 4 meses antes como uma nova médica nervosa e animada.

Lá dentro, tudo era ao mesmo tempo familiar e estranho. O prédio era como o usual: piso de linóleo, paredes brancas, iluminação forte, pessoas em roupas cirúrgicas, jalecos brancos ou uniformes. Aqueles em roupas comuns pareciam sérios, assustados, atordoados ou perdidos.

No fim de um corredor, eu esperava pelo elevador. Meu andar era o último. Eu só estivera lá duas vezes antes. Minha visita inaugural ao 15º andar ocorrera há meio século, quando ainda era da obstetrícia e minha mãe me deu à luz. Em 2015, a obstetrícia mudou para nosso novo complexo hospitalar de "última geração" do centro médico com certificação LEED Gold, em uma parte da cidade que um dia já foi um lago e um pântano.

Minha segunda visita acontecera no mês anterior, quando fui conferir o que o hospital e meus colegas estavam chamando de "nova unidade ACE", essa palavra sugeria perícia e sucesso servindo nos hospitais como acrônico para Acute Care for Elders [Cuidados Intensivos para Idosos, em tradução livre].

O conceito de unidade ACE remonta ao início da década de 1990, quando um grupo de médicos pesquisadores dos Hospitais Universitários de Cleveland decidiu testar se uma ala hospitalar equipada para as necessidades únicas de adultos idosos conseguiria melhorar os resultados (e, portanto, as vidas) da mesma forma que os hospitais infantis já comprovaram salvar e melhorar as vidas das crianças. A ideia fazia sentido e funcionou. A unidade ACE aprimorou a função e a independência na alta hospitalar, diminuiu os custos e aumentou a satisfação do paciente e da família com os cuidados. Os primeiros itens dessa lista tendem a ser o foco de maior preocupação dos idosos, e os últimos captam o que mais importa para os líderes dos sistemas de saúde. Nos mais de vinte anos desde que a pesquisa inicial foi publicada, estudos continuaram a apresentar benefícios e centenas de unidades ACE foram inauguradas por todos os Estados Unidos. Agora, finalmente, nosso hospital estava abrindo uma também.

Apenas alguns anos antes, nosso chefe de serviços médicos disse que não via objetivo em abrir uma a não ser que pudesse fazer algo original com ela, algo que pudéssemos estudar e publicar. Somente os benefícios para os pacientes não eram o bastante. Agora a coisa estava mudando; pela primeira vez em meus 25 anos associada a essa instituição, palavras como *velho* e *envelhecimento* apareciam nos planos estratégicos do hospital e da escola de medicina. Isso não foi atraso do nosso centro. Há mais de 5 mil hospitais nos Estados Unidos e a maioria deles não tem unidades ACE ou outras específicas para geriatria.

Nas alas dos velhos hospitais, as coisas ainda eram muito parecidas como na época em que eu era estagiária. O 15º andar era um retângulo longo, com quartos de pacientes organizados ao longo das paredes externas de três lados, e a estação de enfermagem, a farmácia, a pequena copa-cozinha, as salas de trabalho dos residentes e os consultórios no centro. A ala recebera uma nova camada de tinta, e eu pude ver os corrimãos recém-instalados por todos os corredores. Havia também uma sala multiuso com cadeiras macias em um canto, mas nenhuma sinalização para que os pacientes e familiares soubessem que era para seu uso. E também não havia nada verde lá, literal ou ambientalmente falando, e com certeza nada interativo, de alta tecnologia, divertido ou atraente — atributos tão elogiados de nossos novos hospitais. Além disso, ao contrário das alas do outro lado da cidade, essa unidade não provia luz natural, nenhuma dica para saber se era dia ou noite, e nenhuma cadeira no corredor para pessoas que precisem descansar ao caminhar todo o comprimento do corredor.

A arte era de padrão institucional, com a exceção irônica de um quadro de avisos com fotografias de "idosos excepcionais". Havia uma corredora centenária e uma mulher anciã fazendo abertura total, uma perna na calçada e a outra estendida para cima ao lado de um poste de luz em 180°, algo que eu não conseguia fazer nem aos 8 nem aos 18 anos e certamente não tentaria agora.

Profissionais médicos se amontoavam em volta de computadores, e a estação de enfermagem estava cheia de administradores e enfermeiros que não me olharam enquanto eu estava parada do outro lado tentando manter no rosto uma expressão agradável e de expectativa que esperava que chamasse atenção. (Eu gosto de fazer isso nos lugares; isso me dá uma ideia de como os pacientes e familiares são tratados.) Caminhando pelo corredor, ouvi um paciente xingando, outro gemendo e muitas máquinas apitando. Também tive minha resposta de sempre: eu ficava surpresa em como alguém conseguia melhorar em um ambiente tão nocivo.

As unidades ACE eram projetadas para idosos frágeis, pessoas na quarta idade, não na terceira. Podem ser dirigidas para serviços de cuidados primários ou consultas (a nossa era a última) e têm quatro características definidoras: ambientes acessíveis a idosos, design promotor de independência, planejamento para alta antecipada e supervisão de equipe multidisciplinar para reduzir as complicações da internação.

O ambiente hospitalar especialmente projetado geralmente inclui pisos acarpetados e uma sala comum para refeições e visitas da família. Os carpetes não escorregam nem prendem os pés, e são mais silenciosos, possibilitando um sono melhor, bem como um ambiente mais aconchegante, que pode reduzir o medo e a confusão dos pacientes. As pessoas comem mais e melhor em ambientes sociais; é mais divertido, reduz o isolamento e torna as refeições uma atividade esperada. Nossa unidade não tinha nada disso, mas tinha alguns outros elementos de design que promoviam o funcionamento independente: aqueles novos corrimãos nos corredores para possibilitar um caminhar mais seguro; grandes placas nos quartos dos pacientes exibindo a data e lousas brancas com grandes listagens impressas com o plano de tratamento do dia; e alguns quartos também tinham vasos sanitários elevados para facilitar a autotransferência.

Nos estudos, o planejamento da alta começa imediatamente, com a assistente social da equipe ou gestor do caso trabalhando na identificação do que precisa ser feito para o paciente voltar para casa. No meu primeiro dia em nossa unidade, descobri que os gestores de caso não compareciam às reuniões de equipes da ACE, e seu objetivo principal era tirar os pacientes do hospital o mais rápido possível. Parecia não importar muito se a pessoa ia para casa ou para uma instituição.

A última característica comprovada de unidades ACE eficazes estipula que as equipes multidisciplinares de enfermeiros, médicos, assistentes, nutricionistas, assistentes sociais e terapeutas de reabilitação se reúnam regularmente para revisar o cuidado médico do paciente e reduzir complicações hospitalares evitáveis. Nós fazíamos isso. Mais ou menos. A equipe de reabilitação não tinha permissão para comparecer, os enfermeiros geralmente se recusavam e ninguém parecia esperar que outras especialidades também comparecessem. Apesar de toda a nossa ênfase acadêmica em medicina baseada em fatos, nossa instituição aparentemente não sentia necessidade de aplicar esse padrão a seus pacientes mais idosos.

"É porque é novo", diziam meus colegas. "É um passo grande demais. Espera uns cinco anos." Eu sei que tinham razão, e também que nenhuma das novas unidades para pacientes com câncer, crianças ou mulheres grávidas foram abertas com padrões tão abaixo do estabelecido. Não éramos o único hospital abordando o cuidado de idosos dessa forma — e nossos resultados eram muito melhores do que os da maioria —, mas eu suspeitava que a minha era uma das poucas especialidades que expressava uma gratidão tão grande por instalações, funcionários, adesão a evidências e controle inadequados para o cuidado de seus pacientes.

Adorei meu primeiro dia. Adorei nossos pacientes e adorei trabalhar com terapeutas ocupacionais e fisioterapeutas dedicados e acessíveis aos idosos, mesmo se não pudessem comparecer às reuniões. Tudo era novo e animador, o começo de algo necessário e maravilhoso.

O segundo dia trouxe a consciência de que ninguém com quem eu lidava parecia muito feliz com o novo serviço de consultas ACE, exceto pelos terapeutas ocupacionais e fisioterapeutas. Apenas duas das muitas enfermeiras daquele andar com quem interagi pareciam interessadas e engajadas. Os gestores de caso tinham que ser caçados e não entendiam por que precisavam falar com alguém que não estivesse na equipe de cuidados primários. Vários dos médicos cujos pacientes consultamos responderam de modo a proteger seu território; a maioria nem respondeu. A mensagem clara de quase todo mundo com quem interagi era que apesar de as pessoas terem ouvido falar do novo serviço, ele fora iniciado mesmo com suas objeções e eles ressentiam sua presença e intrusão. Não reconheciam os problemas que a ACE precisava abordar; em vez disso, era mais uma cratera burocrática que tomava todo seu precioso tempo.

Na tarde daquele segundo dia, uma enfermeira perguntou se eu podia fazer algo por uma mulher com desconforto evidente cujo plano de cuidados não fazia sentido. Ela me levou pelo corredor e apontou uma mulher minúscula semiconsciente gemendo e se contorcendo na cama; a pele parda estava de uma cor amarela pálida e cheia de pregas, como um lenço de papel solto, sobre o que restava dela.

Da porta, parecia óbvio para mim, como tinha sido para a enfermeira, que Georgia estava morrendo. Fui até o computador e procurei sua ficha. Ela estava no hospital há meses, a maior parte do tempo no tratamento intensivo. Em um ou outro momento, todos os seus órgãos falharam, mas como Georgia disse que queria que "tudo fosse feito", essa foi a abordagem tomada. Sua família, que não aparecia para visitá-la há algum tempo, queria respeitar seus desejos. Então agora, em vez de cuidados paliativos, ela estava programada para receber um grande acesso intravenoso e um ciclo de diálise. Liguei para a hospitalista, que disse que valia a pena tentar e que não queriam "desistir" ainda. Ofereci outra perspectiva, mas sem aval. Toda vez que passava pelo quarto, Georgia estava gemendo e se contorcendo. Mais tarde naquele dia, inseriram um cateter e limparam seu sangue. Dois dias depois, sua família chegou e disse que ela nunca quis viver "daquele jeito", ou seja, do jeito que nosso "cuidado" hospitalar a deixara. Naquela tarde, Georgia se mudou para a suíte do hospital residencial, onde morreu rápida e confortavelmente.

No terceiro dia, cheguei à sala sem janelas dos residentes e sentei em um dos computadores. Como já acontecera na manhã anterior, do outro lado do corredor um jovem paciente gritava e xingava sentindo dores. O câncer estava devorando seus órgãos. Como fiz no dia anterior, saí para ver o que poderia fazer e fui informada de que estava tudo sob controle. De volta à sala dos residentes, troquei de óculos para os que uso com computadores e ainda tive problemas para ler o prontuário eletrônico. Sentindo-me mais adaptada ao meu novo cargo, decidi enfrentar o problema. Liguei para a TI e fui informada de que não poderiam fazer nada. Liguei para a Gestão de Serviços e fiquei sabendo que minha unidade podia requisitar um terminal diferente que chegaria em aproximadamente seis meses. Liguei para meu contato para problemas, que me ensinou um atalho; mas quando tentei, não funcionou naqueles terminais. O jovem do outro lado do corredor continuava gritando e xingando. Pela pequena janela da sala dos residentes, eu podia ver os funcionários em seu quarto e também que sua camisola estava parcialmente levantada, revelando algumas de suas partes necrosantes. Eles pareceram capazes de deixá-lo confortável mais tarde e eu esperava que também estivessem trabalhando em uma estratégia para as manhãs. Voltei para o computador, apertei bem os olhos e comecei a trabalhar.

Mais tarde naquela mesma manhã eu tive uma nova consulta. Rafael estava no fim de seus 80 anos e era um grande fã de beisebol. Depois de uma boa conversa, que incluiu menções de suas caminhadas diárias no parque em frente à sua casa, passei para o exame físico e descobri que ele não conseguia levantar nem um pouco sua perna direita. Liguei para a equipe primária, falei à hospitalista o que havia descoberto e ofereci ajuda com as diversas tarefas que precisavam ser realizadas. "Não!", disse ela rispidamente. "Eu vou cuidar disso." E desligou. Dez minutos depois, no corredor do lado de fora do quarto de Rafael, eu me apresentei. Ela apertou minha mão e se afastou.

No meu quarto dia na unidade ACE, fiquei com dor no coração, um termo que está fora de moda, mas parece adequado aqui. Li os relatórios do período noturno sobre os pacientes que estive acompanhando e conversei com os terapeutas de reabilitação quando fizeram o mesmo. Os residentes iam e voltavam, na maior parte do tempo nos ignorando. O jovem do outro lado do corredor gemia. Olhei alguns artigos de pesquisa de ACE tentando encontrar critérios para a seleção de pacientes, já que nossa unidade não tinha nenhum. Então selecionei vários pacientes novos para ver naquela manhã, revisei seus prontuários e caminhei pelo corredor até uma sala pequena e escura com uma porta trancada e um telefone. Como o diretor da unidade estava fora do país, liguei para a próxima pessoa na hierarquia de comando e falei para ela que realmente sentia muito, mas não podia trabalhar na unidade ACE; simplesmente não dava.

Ela foi gentil e útil, e quanto mais gentil era, mais eu falava. De repente, não sabia por que tinha me tornado médica. Senti todo o trauma de cada coisa horrível que vi e fiz como médica e todos os modos como as pessoas sofreram — mesmo, ou melhor, especialmente em um lugar em que todos estavam trabalhando duro para ajudar. Como alguém que esteve recentemente em tais lugares como paciente e filha de paciente, os sons, visões, odores e emoções pareciam as de um local destinado a um tipo de tortura, não cura. Ou meu burnout não tinha acabado, ou na meia-idade eu não conseguia mais reprimir minhas respostas humanas normais para tal concentração de sofrimento.

Além dessa reação pessoal ao hospital, eu também estava lutando ética e filosoficamente. Era ótimo que nosso centro médico estivesse finalmente se interessando em pacientes idosos. E eu fiquei satisfeita por nossos superiores terem começado a usar jargões como "sistema de saúde age-friendly", que é como a Organização Mundial de Saúde define o que satisfaz as necessidades de pessoas idosas:

> À medida que as pessoas envelhecem, suas necessidades de saúde tendem a se tornar mais complexas, com uma tendência geral em direção ao declínio da capacidade e o aumento da probabilidade de ter uma ou mais doenças crônicas. Os serviços de saúde geralmente são planejados para curar condições ou sintomas graves e tendem a lidar com questões de saúde de forma desconexa e fragmentada sem qualquer coordenação dos provedores, do estabelecimento e do tempo dos cuidados.
>
> Os sistemas de saúde precisam ser transformados para que possam garantir o acesso de baixo custo para intervenções médicas baseadas em evidências que respondem às necessidades dos idosos e podem ajudar a prevenir a dependência de cuidados posteriormente.

Embora eu gostasse que nossa instituição estivesse finalmente pelo menos prestando certa atenção aos pacientes idosos, temia que o status indesejado e o foco limitado das unidades ACE reforçassem os preconceitos das pessoas sobre os idosos e a geriatria. Nossas consultas eram amplamente limitadas a síndromes geriátricas e à coleta de dados obtidos por outros em um plano que, aparentemente, não era de interesse das equipes primárias.

Esses últimos sentimentos não foram bem-aceitos pelos meus colegas. Eles continuavam me dizendo o quanto as pessoas estavam com inveja, pois em suas instituições a geriatria ainda não obtinha atenção alguma. Eu concordava totalmente com seus ótimos pontos sobre a necessidade de paciência com a mudança de cultura. Mas não conseguia parar de pensar em uma metáfora diferente. Para mim, eles soavam como uma mulher agredida dizendo: *As coisas estão muito melhores agora: ele ainda me bate, mas não me deixou inconsciente nem uma vez este ano.*

Finalizei a semana, e na seguinte um colega assumiu. Em um centro médico acadêmico, há sempre outros cargos e trabalhos para realizar. Meu período breve em nossa unidade ACE não foi meu melhor momento como médica ou ser humano, mas acabaria sendo um tipo de "crise da meia-idade" que me levaria mais perto da alegria da velhidade — aquele período da vida em que uma pessoa sabe bem quem é e o que valoriza. Eu sou uma médica de pacientes externos com baixa tolerância para pacientes angustiados e que funciona melhor em um ambiente de apoio, criativo e colaborativo. Em um primeiro momento, eu não tinha muita certeza de onde encontraria isso. Mas encontrei e não precisei ir muito longe. Só precisei ver o mundo, meu centro médico e a medicina por outro ângulo.

VALOR

Minha mãe octogenária está cortando queijo. Sempre foi baixa e está mais baixa ainda desde uma queda e uma fratura de compressão vertebral; ela está com problemas em conseguir altura e potência para cortar o enorme triângulo duro de Gouda. Eu me preocupo que a faca escorregue e ela se corte. Considero que poderia me livrar da casca de um jeito mais rápido, fácil e preciso. Então me lembro de que geralmente estou ausente de sua cozinha e ela não está nem passando fome nem coberta de cortes e curativos. Respiro fundo. Não estamos com pressa, e como o queijo é apenas parte de um lanche em família no meio da tarde, não importa se as fatias estão bem-feitas ou até se têm tamanhos similares. Nesse cenário, eu é que tenho um problema. Às vezes, a velocidade é importante; às vezes, as coisas só precisam ser finalizadas. Esta não é uma delas.

A vida moderna é tão focada no tempo, na velocidade e no fazer várias coisas simultaneamente que os idosos geralmente são chamados de "desatualizados" ou "antiquados". Mas dados emergentes sobre a ansiedade relacionada às mídias sociais combinada com a quantidade de dinheiro gasto em spas e apps de relaxamento sugerem que poderíamos simplesmente dizer que o resto de nós está se apressando e estressando, a caminho do sofrimento e de um envelhecimento prematuro. Comparados aos jovens, os idosos podem fazer x e y mais lentamente, mas pode ser conveniente para nós como indivíduos e como sociedade considerar quais situações realmente exigem velocidade e quais requerem apenas que uma tarefa seja bem feita. Quais problemas precisam de soluções e quais não precisam?

Apesar de os idosos como um grupo terem uma quantidade desproporcional de riquezas, o idoso comum de hoje em dia não é rico, e muitas vezes já não gera mais renda de trabalho. Enquanto aqueles em categorias superiores de renda tendem a economizar demais, pessoas com menos já de início ficam mais pobres a cada ano. Ambos estão trabalhando em números cada vez maiores, embora por razões bem diferentes, ao ponto em que a chamada "encore carreer" [uma segunda carreira iniciada na velhice] pode se transformar no novo normal. Estudos recentes mostram um risco maior de morte nos dois primeiros anos depois da aposentadoria para homens em seus 60 anos e que 40% dos idosos, mais em forma do que os de gerações anteriores em sua faixa etária, estão se "desaposentando". Em nossa sociedade, cada vez mais dominada pela indústria tecnológica, em que ter 30 anos é ser velho e 40 é ancião, as pessoas com 70 anos são o segmento que cresce mais rápido na população trabalhadora. Alguns retornam para o mesmo trabalho; outros fazem algo novo. Muitos trabalham menos horas do que faziam na meia-idade. Isso muitas vezes ocorre por escolha — um dos benefícios de ser velho —, mas às vezes é algo imposto pela cultura que simultaneamente lamenta o "fardo" do desemprego dos idosos e impede que eles trabalhem. A maioria dos desaposentados mal podia esperar pela aposentadoria ou aceitava a ordem social apenas para descobrir que suas vidas careciam de propósito, envolvimento social ou da renda necessária.

"Nada acelera mais a velhice do que a inatividade", escreveu André du Laurens, médico francês do século XVII. Ele acreditava que uma visão útil do envelhecimento tinha que ir além do destino biológico e incluir a necessidade de propósito e atividades. Um século depois, até os defensores do cuidado de idosos acabavam defendendo seu ponto de vista não argumentando a favor de uma visão diferente das disposições e da função na velhice, mas sim apesar delas. Em 1627, o médico François Ranchin afirmou que a medicina precisava prestar mais atenção à saúde e aos cuidados de idosos. Admitiu que era difícil, já que "não só médicos, mas todos os que atendiam aos idosos" estavam "acostumados a suas queixas constantes e [conheciam] seus modos difíceis e mal-humorados". Insistia que cuidar deles era, portanto, "nobre e importante... sério e *difícil... útil* e até *indispensável...*"

Como diretor da New York City Farm Colony na década de 1930, Ignatz Nascher "tentou promover o incentivo ao trabalho, estimular o orgulho pela aparência, melhorar as atitudes em relação à vida, criar salas de leitura e de jogos, formar clubes de trabalhadores, estimular a competição com clubes privados etc.", entre os idosos dependentes do Estado. Por volta da mesma época em São Francisco, Lillien J. Martin, a psicóloga infantil, percebeu que o comportamento desequilibrado em crianças era muitas vezes resultado da presença de um idoso incomodado e infeliz em casa, não devido aos desconfortos físicos ou enfermidades, mas pela perda de propósito e valor próprio. O trabalho da psicoterapia na velhice, aconselhava Martin, exigia "a tarefa dupla de desconstruir uma concepção social prevalente errônea [de que velhice significa apenas decrepitude e sofrimento] e recriar uma personalidade que tenha aceitado essa concepção e todo o sofrimento que a acompanha". Seu trabalho sugeria que o "mau humor" dos idosos, tão incômodo para as famílias e médicos ao longo dos séculos, foi criado por expectativas sociais que removiam suas oportunidades de satisfazer necessidades psíquicas essenciais que não mudam no decorrer da vida humana.

Estas são palavras geralmente usadas para idosos hoje em dia: *Irrelevante. Inútil. Incômodo. Feio. Inferior.* O mesmo foi dito para bebês, pessoas deficientes, várias raças e nacionalidades — para a maioria das pessoas em determinado ponto ou outro, e para outras quase constantemente. Vamos examinar essas palavras e conceitos um de cada vez.

Para que uma coisa seja relevante ou irrelevante, ela depende de quem você é, em que momento da vida está e o que valoriza. É algo diferente para pessoas diferentes: a mesma pessoa pode ser irrelevante em uma área, mas relevante em outra. Esse conceito de relevância é evocado mais frequentemente por pessoas que acreditam que seu próprio trabalho, mundo e ponto de vista podem ser mais importantes que os dos outros, e sugere inerentemente uma presunção da parte do interlocutor. Em São Francisco, jovens entusiastas por tecnologia usam a palavra com frequência, estabelecendo uma dicotomia nós contra eles, moderno versus "velho", na qual todas as pessoas são segregadas. Talvez o nonagenário comum não esteja projetando a tecnologia mais recente, mas os vigenários, quadragenários ou sexagenários comuns também não estão. A maioria das pessoas não trabalha com tecnologia, mesmo que a utilizem regularmente, o que significa, pela lógica da relevância prevalente na tecnologia, que a maioria de nós é irrelevante. (Então, para quem esses entusiastas relevantes estão projetando-a?) E também tem o seguinte:

o Vale do Silício está se mexendo para "capitalizar a economia prateada", como disse a revista *Economist* sobre essa oportunidade de negócio em expansão. De sites de busca de emprego a aplicativos de carona, robôs assistentes e aparelhos auditivos, a tecnologia para idosos não funcionará a não ser que seja projetada e refinada por testes com idosos, o que os transforma em participantes ativos na economia tecnológica.

Similarmente, o rótulo *inútil* depende do que é considerado e do que se valoriza. Se a utilidade é definida pela contribuição à sociedade por meio do trabalho, grande parte da população é inútil: crianças, donas de casa, muitas pessoas deficientes, a maior parte dos sem-teto e os desempregados. As famílias muitas vezes suprem as necessidades das pessoas, pelo menos das três primeiras categorias. Nós aceitamos isso; muitas pessoas até enaltecem. Então essa versão de "inútil" não pode estar certa. Idealmente, as famílias cuidam de qualquer membro que precise de cuidado em determinada época, e quem esse membro é varia. Algumas pessoas argumentam que crianças são diferentes porque estamos investindo em seu futuro. Mas todas as crianças viram adultos, e muitos deles não satisfazem as expectativas implícitas nessa retórica. Por outro lado, muitos idosos já fizeram contribuições. Poderíamos argumentar que eles são melhores que crianças, oferecendo oportunidades tanto para retribuição da dívida da sociedade por suas contribuições quanto para criar um sistema de incentivo para outros "ganharem" uma boa velhice com "pagamentos antecipados". Mas, novamente, teríamos que julgar o que conta como contribuição; aqueles que não conseguissem ficariam em apuros.

Incômodo. Qualquer um que já tenha sido um bom amigo, cônjuge ou parceiro, pai, filho adulto comprometido ou empregado sabe que todo relacionamento com alguma significância carrega um ônus. Às vezes, assumimos o fardo porque somos obrigados, porque precisamos de um emprego ou queremos ser uma boa pessoa. Outras vezes, ele é apenas uma parte de um relacionamento satisfatório no geral. Elimine tudo o que se qualifica como incômodo e não sobra quase nada de vida.

Quanto a "feio", feiura para uma pessoa é graciosidade para outra, isso se não for beleza. Outras vezes, feio é uma descrição precisa. Algumas categorias de pessoas são mais famosas por sua aparência do que outras — etíopes, escandinavos, povos do sudeste asiático —, mas em todos os povos e todas as faixas etárias, algumas pessoas são mais bonitas que outras. Muitos bebês são feios. O mesmo vale para adolescentes. Na velhice, as pessoas são bem menos propensas a ter os atributos associados à beleza e, portanto, são muitas vezes vistas como feias.

Inferior sugere uma hierarquia, e, na hierarquia, há apenas uma posição superior. Se observarmos a totalidade da raça humana, ou mesmo somente os cidadãos de um país, será difícil identificar quem tem essa posição superior, muito menos chegar a um consenso em relação a isso. Por definição, o resto de nós (a maioria das pessoas) é inferior, independentemente de qual atributo ou escala escolhamos. Poderíamos dizer que os idosos, como grupo, são inferiores em gerar renda e manter a economia em relação aos adultos de meia-idade? Talvez, se considerarmos a renda gerada, não a riqueza, e se ignorarmos os anos já dedicados a gerar renda e manter a economia. Podemos realmente afirmar que gerações inteiras não têm crédito algum pelos serviços prestados?

Julgar vidas com base na utilidade e nas contribuições é um caminho sem volta: o que afirmar então sobre as crianças, os preguiçosos e menos produtivos, os menos talentosos, os menos afortunados, os doentes, os menos astutos e ambiciosos? E o "sexo frágil" e as "raças inferiores"? Juntando toda a variedade de preconceitos humanos, o que resta é uma pequena porcentagem de pessoas, com o restante de nós na categoria inútil, e esse pequeno grupo que se encaminha implacavelmente para a inutilidade. Se uma certa marca de produtividade é nosso único padrão de valor — ou mérito de cuidado e empatia —, estamos todos em apuros.

AMADO

"Tenho mais interesse nas patologias positivas", declara Oliver Sacks em *Insomniac City* [sem publicação no Brasil], de Bill Hayes, um livro que trata de uma história de amor tripla — o amor por seu primeiro parceiro, Steve Byrne, que morreu repentinamente enquanto dormia aos 43 anos em seu 16º ano como casal; pela cidade de Nova York, para onde Hayes se mudou depois dessa perda inimaginável; e por seu parceiro seguinte, Sacks, que morreu aos 82 anos, quando Hayes tinha 50 e poucos anos. A importância dessas mortes para a história pode dar a impressão de que o livro é triste. Na verdade, ele é brilhante, encantador e, muitas vezes, engraçado. De forma similar, as idades em que Steve e "O", como Hayes se refere a Sacks no livro, morrem podem fazer parecer que a primeira foi uma tragédia maior. Foi para Steve, dadas todas as décadas que não pôde viver, e talvez para o próprio Hayes, na sequência mais imediata da morte súbita de Steve em um momento que ele provavelmente imaginava como sendo apenas a metade de sua vida. Ainda assim, com uma ponta de tempo e uma curiosidade nostálgica generosa do próprio O, Hayes retrata seus dois amores perdidos meramente como diferentes, nenhum sendo maior ou menor do que o outro.

Quando O faz o comentário sobre patologias positivas, Hayes pergunta o que elas são, e eu fiquei aliviada, já que também me perguntei isso. Sacks explica que são excessos corporais e "hipertrofias" ou acréscimos, não as perdas e ausências que são o foco mais costumeiro da medicina. Isso me pareceu uma descrição adequada de como Hayes lida com a velhice em seu livro. Ele faz menção a O precisando ou pedindo determinados tipos de ajuda — um braço para ajudá-lo a se estabilizar, remover as meias, buscar os comprimidos da noite. Isso não é notado como problema, habilidade perdida ou inconveniência, mas como simples fatos ou atributos que tornavam Sacks ainda mais ele mesmo, destacando suas fascinantes idiossincrasias e peculiaridades definidoras.

A visão de Hayes é o oposto da estrutura normal na qual a velhice é vista como o acúmulo de perdas. Para ele, toda vida é uma escultura, uma obra de arte definida pelo que está presente e pelo espaço circundante. A visão normal é a de que o que resta entre os idosos é apenas um sopro que não merece atenção. Hayes não articula sua visão alternativa; ele a mostra em suas histórias e fotografias: tudo o que já existiu, mas não existe mais, facilita que nos concentremos e valorizemos o presente. Com certeza, Sacks viveu o que Hayes chama de "uma vida hipertrofiada", e, enquanto sua presença na velhice foi devidamente impressionante, a habilidade de Hayes de apresentar a realidade sem desculpas ou exageros foi no mínimo impressionante, tanto para o leitor quanto para mim como geriatra.

Enquanto ambos podiam esperar sensatamente que Sacks morresse primeiro, já que era trinta anos mais velho que Hayes, Sacks se considerava saudável, e isso apenas algumas semanas antes de seu diagnóstico terminal. A notícia os surpreende e entristece profundamente, e isso não é atenuado por sua idade. Não que ela não importe. Ele é claro com seus médicos: teve uma vida boa e longa e não busca quantidade, mas qualidade de tempo, dias, semanas e meses em que possa continuar a fazer as coisas que mais ama. Ele quer o máximo disso que conseguir. Ter 82 anos pode significar que não pode mais pilotar motocicletas ou consultar pacientes, mas não significa que ele não tenha uma vida satisfatória e significativa. A melhor parte de como Hayes transmite essa importante mensagem é que ele não narra, nem explica ou expõe. Ele permite que fatos simples — básicos, universais e atemporais — falem por si. A idade de O está presente, mas não é o mais importante. A morte de um amado sempre será a morte de um amado.

LUGARES

"Roupa de cama!", exclamaram Emile e a filha de Lilly. "E flores frescas. O lugar é lindo. Eu mesma poderia viver lá."

Respirei fundo e escolhi minhas palavras com cuidado. Karen era uma filha prática, e eu odiava decepcioná-la. Ela também tinha razão sobre a beleza da residência de vida assistida e sua atenção a certos tipos de detalhes. Eu sabia disso porque tinha cuidado de várias pessoas que moravam lá. Mas não queria que meus próprios pais se mudassem para lá, então não podia, em sã consciência, recomendar para os dela.

"Por que não?", perguntou.

Expliquei que já tinha estado em dezenas de residências para idosos e esta era um tipo cada vez mais comum que eu considerava de uma estética abundante, mas carente do tipo de cuidado mais importante.

"Caminhe em diferentes horários do dia", aconselhei. "Não quando tiver uma visita agendada com o diretor de marketing, mas aleatoriamente. Observe os residentes e os funcionários: as pessoas estão conversando e sorrindo durante as refeições e atividades? Quando os residentes se encontram nos corredores, eles param para conversar e discutir seus planos do dia?"

Parei de falar para que Karen tivesse tempo de absorver essas descrições de uma vida normal. Isto é, normal em nossas casas de família e lugares comuns, como no trabalho, cafeterias e faculdades. Pude perceber que ela não gostou do que eu estava sugerindo. Encontrar um lugar decente para um idoso viver se não puder mais morar na própria casa ou com a família e amigos é um processo difícil e demorado. Karen achou que tinha encontrado o lugar certo, e eu sugeria que ela reconsiderasse.

"Tá", disse finalmente. "O que mais?"

Continuei. "Os funcionários falam com as pessoas que vivem lá ou apenas uns com os outros e ao telefone? E como os residentes os tratam? Suas interações parecem ser parte de um relacionamento pessoal contínuo?" Basicamente, eu queria que ela observasse se os funcionários pareciam conhecer e gostar das pessoas que assistiam ou se os tratavam como coisas e tarefas em uma lista. Igualmente importante, nos melhores lugares, os residentes se dirigem aos funcionários pelo nome, perguntam sobre seus filhos ou o que fizeram em seu dia de folga. Nunca exigem ajuda como se falassem com empregados nem tratam seus ajudantes como se fossem descartáveis ou sub-humanos.

Eu sabia que Karen não queria que seus pais morassem em um lugar em que metade das pessoas se sentia como se estivesse presa pelo "crime" de ter envelhecido e ficado frágil, e a outra metade agisse como se estivesse em uma linha de montagem da decrepitude.

Como a maioria das pessoas, Emile e Lilly também seriam mais felizes em um lugar com pessoas com quem pudessem compartilhar seus interesses e parte de suas experiências de vida. Não que todas tivessem que vir do mesmo contexto, mas deveria haver pessoas suficientes lá com quem poderiam sentir uma afinidade fácil e, idealmente, outras que ampliariam sua experiência de vida de formas interessantes. O local que ela escolheu atendia a essas exigências, exceto que as pessoas lá eram tão desmoralizadas que perdiam muito dos benefícios em potencial de seus valores e interesses compartilhados. Eu disse que o ponto principal era que seus pais precisavam de um local não apenas onde seriam bem tratados, mas onde pudessem fazer amigos. ("Todos os meus amigos já se foram", contou-me Emile durante uma consulta recente. "Eu não sei o que preciso fazer para conseguir amigos novos.")

"Então", disse Karen. "Existe algum lugar de preço acessível que faz todas essas coisas?"

Se ter que fazer essa pergunta já era triste, a resposta que eu tinha para dar era ainda mais perturbadora. Muitos dos lugares que deveriam cuidar de idosos fazem pouquíssimas das coisas que produzem vidas felizes e significativas, e as mensalidades em muitos dos melhores locais mostram que estão disponíveis apenas para as pessoas mais ricas. Emile e Lilly tinham dinheiro guardado, mas não eram ricos.

Em uma conferência TED que obteve mais de 11 milhões de visualizações, o psiquiatra Robert Waldinger, de Harvard, usou dados do maior estudo sobre felicidade humana para responder à pergunta: "O que nos faz feliz e saudáveis no decorrer da vida?"

O Estudo do Desenvolvimento Adulto de Harvard começou em 1938. Ele tem oitenta anos de dados. O que Waldinger descobriu era simples. Relacionamentos são o segredo para uma vida mais feliz e saudável, mas não qualquer relacionamento. A qualidade importa mais do que a quantidade, e as pessoas mais felizes entre nós têm um ou mais relacionamentos próximos e casamentos estáveis e satisfatórios.

Na velhice, como em qualquer outra idade, quando as necessidades básicas de sobrevivência como água, abrigo e comida são satisfeitas, o bem-estar das pessoas se resume em duas coisas que geralmente são desprezadas por quase todos, incluindo aqueles que dirigem residências para idosos, legisladores, familiares e nosso sistema de saúde: envolvimento (isto é, relacionamentos) e significância (ou seja, propósito). Com frequência, mas nem sempre, ambas estão relacionadas, e um local bem equipado não garante nenhuma.

Apenas os mais afortunados economicamente podem pagar a residência assistida, as comunidades de cuidados contínuos e o tipo de casas de repouso com roupas de cama e flores. O dinheiro melhora todos os períodos de vida, mas não

280 // ALÉM DA ENVELHESCÊNCIA

garante relacionamentos significativos ou uma razão para sair da cama pela manhã. As pessoas podem ficar socialmente isoladas e solitárias mesmo quando não o estão, e, em idosos, a solidão leva não só à infelicidade, mas também ao declínio funcional e à morte. Mesmo vivendo em locais comunitários, idosos que se sentem sozinhos ou isolados pensam, sentem e funcionam menos, são menos ativos fisicamente e mais deprimidos. O impacto de saúde do isolamento social é equivalente a fumar quinze cigarros por dia. Com todo o resto sendo medicamente igual, a solidão aumenta a mortalidade em 26%.

Os seres humanos parecem ter uma tendência arraigada de preferir pessoas semelhantes. Mas os idosos geralmente não escolhem a segregação de uma instalação; eles carecem de outras opções, já que a maioria das casas e comunidades não é construída considerando os idosos. Ou "escolhem" ir pelo bem de seus filhos ou cônjuges. Há outros grupos que obrigamos a viver em situação segregada: criminosos, doentes mentais, deficientes e jovens. Muitas vezes, esses lugares imitam a vida externa. Mas são diferentes de locais de trabalho, organizações sociais e grupos religiosos, devido à presença obrigatória ou involuntária dos participantes.

As casas de idosos também têm outros traços raramente presentes em outros locais. Como Emile notou depois que ele e Lilly se mudaram para a residência de vida assistida: "O que não nos contam quando mudamos para um lugar assim é que veremos tantas mortes." Na maioria das residências com cuidados para idosos, ou RCFEs [sigla em inglês], é difícil que uma semana se passe sem que alguém vá para o hospital ou não saia de seu quarto. As pessoas morrem com regularidade; algumas vezes uma por mês, outras vezes várias em uma semana. Com o tempo, cada vez mais pessoas que chegaram saudáveis se tornam esquecidas ou precisam de bengalas e andadores. Essas transições impedem os relacionamentos quando a pessoa que muda se isola por razões que variam de ansiedade à inadequação e vergonha, ou quando é excluída pelos ex-amigos que não querem ser vistos com uma pessoa deficiente. E se relacionamentos significativos de longa data são o segredo da felicidade humana, e você mora em um lugar em que as pessoas mudam, desaparecem e morrem constantemente, o que deve fazer?

Os sortudos ainda têm amigos "do lado de fora". Mas esses idosos contemporâneos também tendem a desaparecer — entre as paredes de suas casas, em hospitais, em casas de repouso e comunidades de vida assistida e outras instalações, ou para outras cidades e estados, mais perto de seus filhos adultos, prevendo o que virá em seguida. Essas pessoas obtêm certa segurança e proximidade de pessoas com quem podem contar, mas à custa de suas redes sociais, perseguição familiar e histórico pessoal. Em alguns casos, essas perdas são compensadas por novas aventuras, locais, pessoas e oportunidades. Em outros, o acúmulo de perdas e o esforço para criar novos relacionamentos acabam pesando. Em todas as idades, algumas pessoas se adaptam melhor à mudança do que outras. Na velhice, a demência, a perda de visão ou audição, ou a habilidade de caminhar com confiança ou distâncias significativas tornam essas transições mais árduas.

Por melhor que seja se mudar para uma instituição, isso está entre os maiores medos das pessoas à medida de envelhecem. Com o tempo, não paramos de querer controlar nossas vidas e cronogramas ou de gostar dos objetos e ritmos familiares de nossas próprias casas. As instituições de "cuidados para idosos" representam o oposto da vida adulta e da liberdade, e suas implicações sociais e pessoais são principalmente negativas. Podemos considerar que as pessoas não estão mais seguras em casa, sendo a segurança o fator primário e muitas vezes único considerado, e enviadas para uma delas contra a própria vontade. Em casas de repouso, quase todo mundo sente que foi removido da sociedade e armazenado como punição por fazer exatamente o que todos fazemos: viver.

O modo como as pessoas exibem seu desgosto por essa transição varia. Uma mulher confinada a uma cadeira de rodas aos 80 anos, cuja prima estava se mudando de seu apartamento compartilhado para a casa de um filho no sul da Califórnia, disse que correria o risco de acabar no chão com dores por horas ou dias contanto que pudesse ficar em casa. Uma nonagenária sem filhos se recusou a ir ao médico porque eles tendiam a interná-la ou dizer que não podia mais continuar vivendo sozinha em seu apartamento. Quando sua sobrinha-neta de alguma forma a convenceu a me deixar fazer uma consulta domiciliar, ela negou todos os sintomas, embora alguns fossem evidentes apesar de seus esforços para escondê-los. Só quando eu estava sentada no chão da cozinha cortando suas unhas dos pés que há mais de um ano ela não conseguia alcançar é que a verdade veio à tona: ela preferia morrer do que ir para um desses lugares; na verdade, por comparação, tendo visitado alguns amigos depois que suas famílias os fizeram mudar para esses locais, a morte parecia uma ótima ideia.

Mas também temos o reverso da moeda: a mulher magra e desleixada que desabrochou em uma casa de cuidados 24 horas com refeições regulares, ajuda para tomar banho e pessoas com quem conversar. E este outro caso: durante anos, meu pai disse que só sairia da minha casa de infância morto. Ele disse algo do tipo no dia que fomos para uma festa de inauguração da casa de um amigo em um conjunto de apartamentos de vida assistida — o mesmo em que ele floresceu alguns anos depois.

Lares são sempre melhores do que instituições. Nem todas as famílias dão suporte, são interativas, respeitosas e se amam, e nem todas as casas de repouso, hospitais, casas para grupos e outras instalações institucionais para idosos são fábricas de horrores de uma história de Dickens. Mas os lares são estruturalmente mais propensos a serem atraentes do que as instituições. Apesar de algumas pessoas fazerem coisas terríveis com seus familiares, a maioria reserva boa parte de seu amor, generosidade e bondade para a família. Instituições são burocráticas, impessoais por definição e estruturalmente focadas no custo e na eficiência. Essas prioridades afetam os residentes direta e indiretamente por meio de procedimentos e pessoas responsáveis por fazê-los seguir seus dias. É tanto uma questão do que existe quanto do que falta.

Existe mais um último problema crucial com as instituições. Elas privam não apenas seus residentes, mas todo mundo, de interações intergeracionais essenciais para uma experiência humana completa. Confrontados pela realidade de outra pessoa, podemos fazer suposições sobre ela e preencher os espaços com nossas próprias crenças e preconceitos com menos facilidade. Vivendo em comunidades de pessoas de todas as idades, formamos relacionamentos que inspiram o aprendizado, a raiva, a ingenuidade, o desconforto, a frustração, o amor e a criatividade — relacionamentos humanos normais. Nesses laços e batalhas, imaginamos nossos próprios futuros, revivemos nossos passados e reconhecemos nossa humanidade compartilhada.

CONFORTO

Recebemos a ligação de nossa amiga Ping em um domingo à tarde, e na terça-feira à noite Cathy morreu.

Ping estava angustiada e preocupada com seus amigos: uma família que morava na casa ao lado há mais de trinta anos. A mulher estava morrendo, seu marido era dedicado, mas despreparado, a filha mais nova estava grávida e seus dois filhos moravam na Costa Leste.

"Eles precisam de ajuda", disse Ping, "e o hospital residencial não está dando conta". Apesar de não estar na área de cuidados médicos, Ping cuidara de seus avós moribundos e sabia do que uma família precisava para que isso acontecesse.

Cathy fora diagnosticada com câncer cinco anos antes. Ela fez ciclos de tratamento que ajudaram o bastante para que pudesse continuar trabalhando por mais alguns anos. Depois da primeira recorrência, começou a trabalhar meio período e, quando o câncer se espalhou e ela começou a se sentir mal, parou totalmente. Isso foi um ou dois anos antes, e algumas semanas antes de Ping nos telefonar, Cathy fora colocada em assistência a doentes terminais.

Quando não conseguiu mais subir as escadas até o banheiro, o marido de Cathy moveu sua cama para a ampla cozinha ensolarada. Na semana anterior — um ou dois dias antes de recebermos a ligação — Cathy ainda conseguia falar com sua família e caminhar um pouco dentro de casa com auxílio, embora já não estivesse comendo muito.

Na sexta-feira a dor piorou. Sua enfermeira começou a administrar morfina dia e noite. Cathy estava ficando mais fraca e sonolenta, mas parecia mais confortável. Agora eles estavam com dificuldades para cuidar dela.

"Não há nada lá", disse Ping. "Eu fui à farmácia e comprei fraldas, limpadores orais, tudo. E vou mostrar a eles como virá-la e limpá-la, mas talvez precisem de mais ajuda."

Houve uma época em que a assistência a doentes terminais fornecia tudo isso. Também assumiriam quando as coisas piorassem tão rapidamente — para reavaliar, fornecer suprimentos básicos, ajustar medicamentos, educar, preparar e consolar a família.

Em muitos casos, ainda fazem, mas, desde que a assistência a doentes terminais passou de uma vocação a uma indústria, não podemos mais confiar que alguma das agências de cuidados terminais em São Francisco faça a coisa certa. Algumas tentavam ganhar dinheiro em uma indústria em desenvolvimento; outras estavam apenas tentando continuar viáveis à medida que as regulamentações as forçaram a escolher entre fazer o que sabiam que seus pacientes precisavam e não acabar no vermelho. O cuidado que um paciente recebia parecia depender cada vez mais da sorte: qual enfermeira ficara responsável, a ocupação do local, quem estava de plantão durante uma crise. Eu não conseguia entender o que estava acontecendo com a assistência de cuidados terminais de Cathy, só que ela não estava satisfazendo suas necessidades ou as de sua família.

A dor cada vez pior de Cathy e a necessidade de morfina significava que sua situação havia mudado. As diversas ligações da família para a agência de assistência a doentes terminais naquela semana significavam que ela estava se encaminhando para a morte.

Toda vez que ligavam, eram informados de que não precisavam se preocupar e que a enfermeira de sempre os visitaria na segunda-feira. Como a família de Cathy nunca cuidara de um doente terminal antes, aceitaram esse conselho. Até que sua fralda ficou molhada e não sabiam como trocá-la e limpá-la. Até que seus lábios racharam e sua língua parecia descamar e eles não sabiam se isso era esperado ou era um problema que precisavam resolver. Até que Cathy começou a se contorcer e eles não sabiam como ajudar.

284 // ALÉM DA ENVELHESCÊNCIA

Depois de ligar para o centro de assistência a doentes terminais diversas vezes, sempre sendo informados de que a enfermeira iria na segunda-feira, acharam que não podiam ligar novamente pois já tinham sido ajudados. Tanto a enfermeira regular quanto as do telefone pareciam estressadas, com pacientes demais e pouca paciência para responder às perguntas e pedidos de ajuda como a família gostaria. Também não consultaram seu oncologista; ele deixou claro que, uma vez que Cathy ficasse aos cuidados da assistência a doentes terminais, ele haveria terminado seu trabalho. Incapaz de aguentar ver sua mãe tão desconfortável, a filha foi pedir ajuda a Ping na casa ao lado.

É raro uma família em que pelo menos uma pessoa não saiba como cuidar de uma criança. Ainda assim, apesar de ocorrer nascimentos e mortes na vida humana em uma razão de 1:1, e a mortalidade se manter em 100%, é comum que ninguém em uma família saiba como ajudar alguém a morrer. Mas nem sempre foi assim: por milênios as pessoas morriam em casa. Com a medicalização do envelhecimento e da morte depois da Segunda Guerra Mundial, isso mudou. Na década de 1980, cinco entre seis mortes ocorriam em hospitais. Gerações cresceram e passaram pela vida adulta sem ver ou ajudar com a morte. Na década de 1990, a tendência começou a se inverter. Em 1974 havia uma única agência de assistência a doentes terminais nos Estados Unidos; em 2013 eram 5.800. Agora, uma entre três mortes acontece em casa, e mais de 80% dos pacientes sob cuidados de agências de assistência a doentes terminais nos Estados Unidos têm mais de 65 anos.

Quando se trata de morte, pacientes e familiares muitas vezes não sabem o que esperar; não tendo feito enfermagem ou medicina, dependem da orientação de enfermeiras e médicos. Ironicamente, apesar da medicalização da morte, a maioria dos médicos tem pouco treinamento para lidar com ela.

A medicina ainda vê a morte como sua adversária, em vez de se posicionar como uma ferramenta para ajudar a facilitar essa transição inevitável. A educação sobre como falar com pacientes e familiares sobre decisões difíceis, más notícias e morte só virou padrão nas faculdades de medicina na década de 2010. Ainda não é uma exigência do treinamento de residentes na maioria das especialidades ou subespecialidades.

Quando chegamos na casa de Cathy, ficou claro que ela entrara na fase conhecida como "morte ativa". Felizmente, deixá-la confortável não foi muito difícil. Bastou reconhecer que ela não conseguiria mais engolir e mudamos para medicamentos líquidos que poderiam ser absorvidos pela gengiva. Que dar-lhe comprimidos ou alimentos só causariam engasgos e sufocamento, e que ela não precisava mais deles. Dobrar um lençol debaixo de seu torso para que fosse facilmente reposicionada sem qualquer membro de sua família machucá-la ou a si mesmos.

Saber como mudar as fraldas em um adulto rolando-a para um dos lados. Saber que ela provavelmente não estava com sede, mas que sua boca e lábios secos eram incômodos, e esponjas de limpeza bucal com glicerina e protetores labiais podiam fazê-la sentir-se melhor rapidamente.

Bastou experiência e conforto com a morte. Não uma formação médica avançada. Não gostar da morte. Não esperar por ela. Apenas entender que é uma parte definidora da vida e abordá-la adequadamente.

TECNOLOGIA

Em todo atendimento domiciliar, fico mais tempo do que deveria, mais do que gostaria e mais do que o planejado. Não consigo ir embora porque Dot está segurando minha mão ou porque não para de falar — contando-me, e não pela primeira vez, sobre quando a Tia Martha cortou todo o seu cabelo e a chamavam de menino na escola, ou como seu pai perdeu o emprego e a luz foi cortada, e os bebês choraram, e sua mãe acendeu pinhas e dançou e fez todos rirem. Às vezes, não consigo ir embora porque Dot precisa me mostrar uma coisa, mas para chegar até essa coisa ela precisa levantar tremulamente de sua cadeira, fazer com que seu andador passe pela cozinha abarrotada e pelo corredor estreito e encontrar o que quer que seja na luz baixa de seu quarto, quando eu sei que ela mal consegue enxergar na luz fluorescente brilhante da cozinha onde eu normalmente a examino.

Eu posso prescrever medicamentos, e faço isso, para os diversos problemas médicos de Dot, mas tenho pouco a oferecer para as duas condições que dominam seus dias: solidão e deficiência. Ela tem uma filha problemática e bem-intencionada em um estado longínquo, uma cuidadora que aparece duas vezes por semana, uma amiga que a visita periodicamente e recebe ligações regulares da Linha da Amizade.

Mas não é o bastante.

E ela, como a maioria dos idosos — como a maioria de nós — não quer ser "trancada em uma daquelas casas". Ela precisa de alguém que esteja sempre lá, que possa ajudar com as tarefas cotidianas que agora lhe são desafiadoras, e alguém que a escute, sorria e segure sua mão. Ela precisa de um cuidador robô.

Em um mundo ideal, todos nós teríamos um ou mais cuidadores humanos gentis e totalmente capazes de satisfazer nossas necessidades físicas, sociais e emocionais à medida que envelhecemos. Em um mundo ideal, as muitas pessoas que precisam de emprego seriam combinadas com os empregos que precisam de muitas pessoas. Mas a maioria de nós não vive em um mundo ideal, e um robô confiável pode ser melhor do que uma pessoa não confiável ou abusiva e melhor do que muitas das pessoas têm, que é ninguém.

Ser cuidador é um trabalho duro. Com muita frequência é tedioso, estranhamente íntimo, fisicamente exaustivo e emocionalmente desafiador. Às vezes, também é perigoso ou nojento. Quase sempre é um trabalho 24 horas não remunerado ou com salário baixo e tem consequências de saúde profundamente adversas para aqueles que o realizam. É trabalho de mulher e imigrantes, um trabalho que tornamos tão indesejável e difícil que muitas pessoas não podem ou não querem realizá-lo.

Muitos países reconheceram essa realidade investindo em desenvolvimento de robôs. No Japão, onde os robôs são considerados *iyashi*, ou curativos, o ministério da saúde lançou um programa destinado a satisfazer tanto a carência de força de trabalho quanto para ajudar a prevenir lesões a humanos promovendo robôs de cuidados de enfermagem que auxiliam as transferências. Os robôs ajudam com a mobilidade e a erguer o paciente, são programados para ser emocionalmente expressivos, educados e até encantadores. Também existem "robôs socialmente assistivos", que fazem coisas como conduzir aulas de exercícios, até mesmo reconhecendo os participantes regulares, cumprimentá-los pelo nome e envolvê-los em conversas. Uma associação de oito empresas e universidades europeias colaboraram com um robô "companheiro social" programável, com interação por touchscreen e aparência humanoide que oferece lembretes e encoraja a atividade social, a nutrição e os exercícios. Na Suécia, pesquisadores desenvolveram um robô que parece um espelho vertical com aspirador de pó, que monitora métricas de saúde como pressão sanguínea e atividades e permite consultas virtuais com médicos.

Embora pesquisadores nos Estados Unidos também estejam desenvolvendo protótipos de robôs cuidadores, temos nos movimentado lentamente nessa direção. A reação a robôs cuidadores na imprensa, jornais profissionais e conferências, e entre alguns de meus colegas médicos incluiu ceticismo, preocupação e indignação ocasional.

Como diz Jerald Winakur, internista e geriatra de San Antonio: "Só porque nós, pais digitalmente habilidosos, jogamos um iPad para nossos filhos para mantê-los ocupados e fora do nosso pé, é esse o exemplo que queremos dar quando nós mesmos precisarmos de cuidado e gentileza? Quando precisarmos saber que somos amados, que nossas vidas valeram a pena, que não seremos esquecidos?"

Os robôs cuidadores levantam questões fundamentais sobre o que e quem importa na sociedade, como as prioridades sociais são criadas e reforçadas e como definimos o progresso. Apesar de Winakur mencionar telas como babás, já temos provas em abundância sobre os danos dessa abordagem para o desenvolvimento social, emocional, intelectual e linguístico das crianças. A tecnologia também tem consequências de saúde adversas em adultos, incluindo o aumento da insônia, distúrbios da visão e das mãos, ansiedade, narcisismo, distração e necessidade de satisfação instantânea.

A hesitação em relação aos robôs cuidadores entre alguns profissionais de saúde não é porque a medicina norte-americana evita a robótica. Nós temos robôs para auxiliar em cirurgias, e robôs básicos que "andam" — geralmente sem rosto ou, em hospitais infantis, com características humanoides decorativas — que entregam medicamentos e outros suprimentos. Alguns locais de cuidados de longo prazo estão testando robôs que ajudam a levantar pacientes ou na limpeza, e os robôs são cada vez mais usados em reabilitações depois de derrames e outros eventos debilitantes.

É claro que um robô que carrega roupas de cama por corredores de hospitais, ou limpa suas artérias enquanto você aproveita a onda induzida pela anestesia, ou até um que ajude a transferi-lo da cama para a cadeira de rodas não é o mesmo que um robô destinado a ser seu amigo e cuidador. Para a maioria de nós, faz sentido que um robô possa abordar certas necessidades físicas e funcionais. Mas ele — uma máquina — poderia realmente desempenhar um papel nas partes mais humanas e existenciais de nossas vidas?

Minha resposta inicial foi *de jeito nenhum*. Ainda assim, enquanto não temos um consenso, parece cada vez mais provável que a resposta será sim. Faça uma pesquisa no YouTube e você verá japoneses idosos com demência sorrindo e conversando alegremente com um robô que parece uma foca bebê e responde a carinhos e à fala. Também poderá ver crianças com atraso de desenvolvimento fazendo terapia com um robô fofinho e colorido que também coleta informações sobre seu desempenho.

Caminhe por qualquer rua, sente-se em um restaurante ou entre em um local de trabalho e não deixará de ver a presença universal de pessoas totalmente envolvidas com as máquinas em suas mãos ou mesas. Reconhecidamente, algumas estão interagindo com outros humanos por intermédio delas, mas mesmo assim a interação primária é humano e máquina. Apesar dos protestos convincentes de que tais interações não constituem relacionamentos significativos e empáticos, eles parecem fornecer estímulo e satisfação a bilhões de pessoas. Talvez você seja uma delas, lendo isso em um dispositivo.

Aqueles que dizem que um robô não pode fornecer o mesmo conforto e cuidado que outro ser humano não estão considerando três fatos importantes. Primeiro, nem todas as pessoas fornecem conforto, cuidado e alívio do estresse a seus paren-

288 // ALÉM DA ENVELHESCÊNCIA

tes ou às pessoas de quem cuidam. De fato, muitas têm o efeito oposto, às vezes apesar das boas intenções, e outras vezes em atos premeditados de negligência ou abuso. Em segundo lugar, os robôs cuidadores e os humanos cuidadores não são mutuamente exclusivos. Não estamos escolhendo de um cardápio com duas opções, mas desenvolvendo maneiras de usar tanto pessoas quanto robôs para otimizar o cuidado. Os robôs devem complementar, e não substituir, o cuidado humano. Em terceiro lugar, não temos cuidadores suficientes para o número atual de idosos norte-americanos. É claro que poderíamos mudar isso fornecendo um salário razoável, educação, treinamento, recompensas e reconhecimento por esse trabalho crucial para torná-lo mais atraente e interessante para os milhões de pessoas que precisam de empregos e atualmente escolhem outros tipos de trabalho. Com uma população envelhecendo rapidamente e as taxas de nascimento caindo, precisamos de soluções criativas para essa crise urgente de força de trabalho.

Na próxima década, os cientistas refinarão aplicações atuais de robôs e combinarão suas funções de assistência física e suporte social para satisfazer pelo menos algumas das necessidades complexas de idosos frágeis. De acordo com James Osborne, diretor do Quality of Life Technology Center em Carnegie Mellon, a limitação atual não é a tecnologia, mas encontrar um modelo de negócios viável. E ele ainda acrescenta: "Eu realmente espero que haja um robô me ajudando quando eu me aposentar. Só espero que não precise usar todas as minhas economias para pagar por ele."

Nesse novo mundo, a vida solitária de minha paciente Dot seria melhorada por um robô cuidador.

Como ele não precisaria dormir, ficaria alerta e disponível 24 horas, perfeito para Dot, que lê até tarde da noite e acorda depois do meio-dia. Estaria lá em caso de crise. Quando Dot dorme, o robô poderia fazer a limpeza, lavar a roupa, cozinhar e realizar outras tarefas domésticas durante essas horas. E quando Dot acordasse, seria cumprimentada por uma voz gentil parecida com a humana, um sorriso e um "ser" capaz de ajudá-la a sair da cama e ir até o banheiro sem nenhum dos dois se machucar. Depois de lavar o rosto, o robô poderia entregar-lhe uma toalha, enxugar qualquer pingo de água que cair no chão para que ela não escorregue, e garantir que ela se limpe depois de usar o banheiro. Ele asseguraria que ela tomasse os medicamentos certos nas doses certas. No café da manhã, o robô poderia cozinhar uma refeição quente ou esquentar a refeição entregue em casa para ela enquanto conversam sobre o tempo ou as notícias, coisas que o robô saberia ou poderia fornecer ligando seu rádio interno.

E então, como a visão de Dot está falhando, o robô cuidador leria para ela. Ou talvez forneceria uma exibição eletrônica grande de um livro, com a iluminação perfeita para os olhos debilitados de Dot. "O que significa *durião*?", ela poderia perguntar, e o robô diria que é uma fruta do sul da Ásia que tem cheiro de meia velha e gosto de perfume.

"Não é de se surpreender que ela esteja fazendo uma careta", Dot poderia observar sobre a heroína da história e os dois dariam risada.

Depois de um tempo, o robô diria: "Acho que devemos fazer uma pausa da leitura agora para que você troque de roupa. Sua filha está vindo visitá-la hoje e queremos estar prontos."

Essa realidade é tanto perturbadora pela abdicação humana da responsabilidade social que representa quanto por um retrato de uma vida mais segura e agradável que a atual de Dot. Talvez não seja surpreendente que a maioria dos engenheiros de robôs de todos os tipos venha de grupos demográficos menos propensos a fornecer cuidado humano a pessoas reais. Quanto mais usamos seus dispositivos, mais ricos e poderosos eles se tornam. Em sociedade, sua ascensão se igualou à desigualdade de renda cada vez maior e à rixa social. Na medicina, conduziu a uma era de burnout e um tempo em que os pacientes descrevem sua dor e sofrimento para a lateral do rosto de seus médicos enquanto eles digitam sem parar no prontuário eletrônico. Esquecemos que a tecnologia não é necessária e mutuamente exclusiva da empatia, igualdade e justiça — a não ser que a deixemos ser.

Quando alguém fica doente ou frágil, geralmente também fica menos público. Talvez esteja confinado à sua casa pela doença, fadiga ou debilidades. Talvez seja uma escolha. Mas também, às vezes, levantar exige ajuda, e essa ajuda não está disponível. Ou sair provoca olhares fixos, ou seu oposto, o desvio do olhar, então fica em casa, poupando os outros do desconforto e a si mesmo da vergonha e humilhação. Fazemos festas e não o convidamos — seria muito incômodo; provavelmente não conseguiria ir de qualquer forma; acabaria exibindo seu estado lastimável atual. Então, muitas vezes, quando conseguimos aprender, por nossa própria dificuldade, a valorizar a dor desnecessária que causamos aos outros, já é tarde demais.

Permitir que abandonemos os cargos de cuidadores não é o único risco dos cuidados tecnológicos. Outras tecnologias, muitas já em uso como parte do movimento "quantified self", e mais no sistema, muitas vezes reforçam o paternalismo e a perda da autonomia da velhice. Empresas de tecnologia, às vezes tentando com boa-fé abordar as preocupações de filhos adultos de idosos frágeis ou cognitivamente debilitados — e às vezes assediando-os de jeitos assustadores — criaram uma variedade de dispositivos para alertar a família e os cuidadores sobre o status de saúde e de atividades de idosos. Alguns monitoram a frequência cardíaca e a pressão sanguínea, a glicose no sangue e os padrões de sono. Outros verificam se a pessoa saiu da cama ou abriu a geladeira.

Algumas dessas ações violam a privacidade e os direitos dos idosos de formas que provocariam indignação se fosse feito com adultos de meia-idade. Gerações diferentes têm diferentes noções de privacidade, então isso pode mudar com o tempo, mas aqueles que são idosos agora e que ficarão velhos nas próximas décadas tendem a ver o monitoramento distante de seu corpo e comportamento como uma violação de privacidade. Se um idoso pode acessar e entender a mensagem, isto é, se são alfabetizados, tradicional e literalmente, e não têm demência, como a maioria dos adultos — então por que mais alguém está sendo informado sobre o que geralmente é considerado informação pessoal de saúde e da conta de mais ninguém?

Devemos distinguir entre esse tipo de infantilização e a ajuda benevolente em um estágio de vida em que as pessoas não podem sempre cuidar de si mesmas de maneira adequada. Com muita frequência, pessoas mais jovens presumem a incapacidade nos idosos até que se prove o contrário. Também muito frequente, supomos que o jeito mais novo de fazer alguma coisa é melhor ou único. Além disso, está a confusão da interpretação de *adequado*, que muitas vezes está nos olhos de quem vê. Pode parecer uma coisa para uma pessoa que nunca toma remédios exceto quando se sente mal e para seu filho que sempre segue as orientações. Aqui, mais uma vez, temos um padrão diferente, mais alto e às vezes injusto para idosos do que para jovens adultos.

"Você está querendo me dizer", começou uma ex-enfermeira alcoolista furiosa, "que quando eu tinha 64 anos podia beber o quanto eu quisesse e não era da conta de ninguém e, então, da noite para o dia as pessoas podem ligar para o Adult Protective Services se não gostarem do modo que escolhi viver?".

Sim, eu tive que dizer. É assim que funciona. Existem algumas boas razões para isso, incluindo que a velhice vem com vulnerabilidades físicas e cognitivas que não estão presentes em décadas anteriores, e que deficiências adquiridas nessas funções aumentam significativamente a partir da oitava década de vida.

Ao mesmo tempo, a linha divisória dos 65 anos é histórica e, em muitas vidas, desatualizada. E tem o problema de que pessoas sensatas muitas vezes discordam da abordagem correta a várias situações. A boa decisão de uma pessoa é a ruim de outra. É difícil distinguir julgamentos com os quais podemos discordar daqueles que estão simplesmente errados, e existe também uma área incerta. Um limite pode e deve ser estabelecido em relação a fazer mal aos outros. Mas e fazer mal a si mesmo? Com frequência, beber demais, comer demais, não tomar banho, viver em uma casa suja e correr riscos são comportamentos que permitimos uma vez que a pessoa atinge a maioridade. Se uma pessoa sempre viveu de uma certa forma, o 65° aniversário parece um momento aleatório para puni-la por atividades socialmente rejeitadas.

Em particular, à medida que a tecnologia digital possibilita a programação de funções domésticas de longe e a transmissão de informações médicas e pessoais para familiares, cuidadores e profissionais da saúde, os idosos ficarão em risco de perder a autonomia e a privacidade. As inovações tecnológicas muitas vezes parecem ter como fim aliviar as ansiedades de filhos adultos à custa de seus pais. Os inovadores quase nunca consideram o que os idosos realmente precisam ou querem. Enquanto a tecnologia para jovens adultos foca o automonitoramento e acompanhamento, a focada em idosos geralmente se liga a uma ou mais outras, sem controles que possam permitir ou recusar o compartilhamento, ou orientações sobre os tipos de conversas que as famílias precisam ter para equilibrar melhor as necessidades e preocupações de diferentes membros. Também se concentra no extremo da velhice, fazendo pouco para aumentar o acesso tecnológico para pessoas idosas das primeiras décadas desse estágio de vida ou mesmo reconhecer o grande número de idosos que utilizam tecnologia.

Algumas tecnologias demonstram tremendo potencial. Em nenhuma faixa etária as pessoas são consistentemente capazes de se lembrar de tomar medicamentos, especialmente quando isso precisa ser feito várias vezes ao dia. Sistemas de lembrete fazem sentido para pacientes idosos, não só porque eles são mais propensos a tomar remédios, e vários, mas também porque têm mais probabilidade de ter deficiência cognitiva. Aplicativos de exercícios e atividades parecem motivar as pessoas de maneira bem eficaz, e vale a pena considerar como os regimes podem ser úteis para idades, gerações e níveis de preparo diferentes, bem como quais recompensas fornecem mais motivação.

É claro que, para algumas pessoas, o monitoramento pode, ao mesmo tempo, diminuir a privacidade e aumentar a segurança e a independência. Se uma pessoa não consegue lidar com tudo sozinha, mas um dispositivo e a ajuda de outras pessoas distantes a permitem ficar em casa e levar uma vida melhor e mais segura do que sem eles, esta pode ser uma opção atraente.

Pessoas diferentes valorizam a privacidade e a segurança de jeitos diferentes. Sabemos que filhos adultos geralmente colocam a segurança em primeiro lugar, enquanto seus pais muitas vezes estão dispostos a correr riscos contanto que possam continuar em casa ou manter o controle sobre seus corpos e vidas. Um paciente meu reclamou que seu próprio filho queria que ele usasse monitores e instalasse barras de apoio porque ele caiu em casa, mas quando o pai disse que ele achava perigoso seu filho pilotar uma motocicleta, ele respondeu: "Isso é problema meu."

Na velhice, assim como em todas as idades, a tecnologia tem benefícios nunca antes imaginados e danos assustadores. Reconhecer a gama moral de aplicações em potencial é o primeiro passo em direção a usá-la para melhorar nossa velhidade, não para substituir as casas de repouso com controles e manipulações virtuais.

SIGNIFICADO

Zeke Emanuel — irmão do prefeito de Chicago, Rahm Emanuel e do agente de talentos de Hollywood, Ari Emanuel, o último famoso pelo programa *Entourage* — é oncologista, bioético e um dos principais médicos públicos dos EUA. Em um artigo para o *Atlantic* chamado "Why I Hope to Die at Seventy-Five", Emanuel disse que interromperia a maior parte dos cuidados médicos aos 75 anos. Ele faria coisas como comprar um aparelho auditivo e tomar medicamentos para dor, mas não tentaria prolongar sua vida com tratamentos médicos preventivos ou heroicos.

Ele não vai se suicidar. É contrário à eutanásia e ao suicídio assistido por um médico há décadas. Mas argumenta que, depois de um certo ponto, a assistência médica que um dia pode ter sido útil se torna contraproducente, com tratamentos mais propensos a prolongar o tempo que a pessoa não quer e menos propensos a fornecer mais do que deseja. Eu também já vi isso, repetidas vezes, assim como muitos médicos. Ele escreveu:

> Eis a simples verdade que muitos de nós parecem evitar: viver por tempo demais também é uma perda. Isso nos deixa, se não deficientes, hesitantes e em declínio, um estado que pode não ser pior do que a morte, mas ainda é desprivilegiado. Rouba-nos nossa criatividade e habilidade de contribuir para o trabalho, a sociedade, o mundo. Transforma como as pessoas nos experienciam, relacionam-se conosco e, mais importante, lembram-se de nós. Não mais somos lembrados como vivazes e envolvidos, mas sim debilitados, incapazes e até patéticos.

O artigo combina verdades importantes sobre a velhice com uma visão de mundo muito particular, e tem vários pontos cegos. Emanuel parece supor que o declínio e a deficiência não podem ocorrer simultaneamente com as contribuições ao "trabalho, à sociedade e ao mundo". Ele se preocupa tanto com seu legado de realizações públicas que nega a possibilidade de relacionamentos significativos com pessoas que estão ou ficaram debilitadas e desvaloriza ainda mais a maioria das vidas humanas, nas quais sua noção de "legado" é irrelevante.

Em uma entrevista posterior sobre o mesmo tópico, Emanuel afirmou que, se falássemos com especialistas no Japão, descobriríamos que todos têm demência quando chegam aos 100 anos. (A não ser que os japoneses sejam muito diferentes dos norte-americanos, isso não é verdade, embora com a idade o cérebro mude, como todo o resto.) Se a demência o apavora — como acontece com muita gente, e se, dados seus valores, seja seu pior resultado futuro possível —, então ele tem direito a proteger suas apostas, mudando o curso medicamente enquanto envelhece na esperança de morrer antes de chegar lá. Sua abordagem faz sentido e supõe que uma vida que vale a pena ser vivida é sempre mutuamente exclusiva com o declínio cognitivo ou a fragilidade. Depois de décadas passadas cuidando quase exclusivamente de pessoas muito idosas e frágeis, eu sei três coisas: vidas podem ter significado apesar de declínios e debilidades significativas; pessoas diferentes estabelecem limites diferentes para a época em que gostariam de morrer; e, por causa da abordagem míope da medicina ao "progresso", muitos idosos são forçados a prosseguir, uma vez que ultrapassam seu limite natural e de preferência como resultado do "cuidado" médico.

Para Zeke Emanuel, a significância tem a ver com a habilidade de fazer um certo tipo de trabalho, aquele que ele sempre fez e mais valoriza. Isso não é um problema — para ele. Na entrevista, observa que poucas pessoas são produtivas no trabalho depois dos 75 anos, um comentário que não é totalmente exato e não leva adequadamente em consideração como as vidas humanas mais longas começaram a mudar nosso relacionamento com o trabalho à medida que envelhecemos. Também desconsidera o valor para a sociedade e em vidas individuais do mesmo tipo de trabalho que em geral não é remunerado ou tem remuneração baixa — os chamados "trabalhos de mulher", em particular os do tipo cuidador e voluntário. (Um quarto dos 40 milhões de cuidadores não remunerados dos EUA têm mais de 75 anos, e a maioria é mulher.) Para Emanuel, o "trabalho significativo" implica um salário e talvez até uma influência no mundo. Ou seja, o tipo de trabalho que ele faz, embora não o tipo de trabalho feito pela maioria dos homens e mulheres. Ele também adota a noção industrial moderna de que o que mais conta é a produtividade, levantando a questão de se o aprendizado, a arte ou a construção de relacionamentos se qualificam como atividades produtivas.

Seus julgamentos de valor continuam: "uma vida em que o dominante é apenas se divertir e brincar, fazer palavras cruzadas, ler alguns livros, ver os netos uma vez por mês ou coisa parecida. Isso não é uma vida significativa. Eu não quero isso para mim. Ninguém deveria achar essa vida satisfatória." Emanuel tem direito à sua visão da própria vida, mas ele acaba se enrolando com a última frase, que julga os outros de forma que os priva do que ele afirma para si: o direito de atribuir valor para suas próprias vidas. Também desconsidera a realidade diária da maioria das pessoas de todas as idades que são econômica e socialmente menos afortunadas que ele e os milhões que se satisfazem com tais vidas. Também perturbador de uma perspectiva de curso de vida é esta afirmação: "Eu os questionaria se isso é realmente significativo ou se o que fizeram foi limitar o que constitui insignificância para eles a fim de acomodar suas limitações físicas, cognitivas ou o que quer que seja." Se tal adaptação fosse um problema, todos nós teríamos que nos matar aos 40 anos.

Quando alguém com a autoridade e a influência de Emanuel faz afirmações sem também reconhecer seu ponto de vantagem cultural ou as disparidades sociais e políticas falhas que criaram as circunstâncias em que tais sentimentos parecem fundamentados e justos, ele acaba construindo, permitindo e possibilitando a velhice que quer evitar — e não só para si, mas para todos nós, especialmente aqueles que não estão em posição de julgar ou moldar as vidas de dezenas e, por fim, centenas de milhares de seus colegas cidadãos.

O que Emanuel faz para a velhice em seu artigo é o que a medicina faz para ela na sociedade norte-americana. Compare aquela abordagem da biologia como destino com a visão de Linda Fried, a geriatra-chefe da School of Public Health da Universidade Columbia. Escrevendo na mesma revista apenas alguns meses antes de Emanuel, ela disse:

> Muitos pacientes sofreram com dores, muito mais profundas do que as físicas, causadas por não ter um motivo para sair da cama pela manhã. Muitos dos meus pacientes queriam fazer uma diferença no mundo, mas, sem encontrar um papel para si, foram tratados como socialmente inúteis e até mesmo invisíveis.

Fried ecoa Marjory Warren, que transformou a medicina com sua ala hospitalar para idosos em Middlesex em meados do século XX. Fried trabalhou para realizar algo similar, começando o Volunteer Corps e liderando outras mudanças sociais e políticas que aproveitam a experiência e habilidades de pessoas mais velhas enquanto criam oportunidades para que elas façam trabalhos significativos. Em todas as idades, a biologia é apenas uma parte da experiência de mundo do ser humano.

A adaptabilidade é geralmente considerada prova de uma mente aberta, criatividade e resiliência. A antropóloga Margaret Clark redefiniu o envelhecimento como um processo contínuo de adaptação simultânea — não apenas ao corpo em mutação, mas também às suas próprias situações sociais e culturais.

Entrevistando tanto idosos saudáveis que vivem em comunidade quanto aqueles admitidos a hospitais psiquiátricos por problemas de saúde mental no fim da vida, Clark descobriu que os dois grupos concordavam sobre objetivos pessoais da velhice: ter independência, adaptabilidade social, recursos pessoais adequados e a habilidade de lidar com ameaças externas de mudanças; manter metas importantes e significativas; e ter a habilidade de lidar com mudanças em si mesmo. A diferença entre os dois grupos foi em como achavam que alcançariam essas metas. Os participantes saudáveis usaram valores que permitiriam a realização mesmo se ficassem frágeis (simpatia, uso de recursos de forma inteligente, autoaceitação tranquila), enquanto os internados se julgavam fracassados por achar que a realização era baseada em fatores externos, incluindo poder, status e reconhecimento. A adaptação bem-sucedida à velhice, concluiu Clark, exigia a renúncia à meia-idade e às normas culturalmente dominantes em favor de outras mais adequadas às habilidades, recursos e papéis do fim da vida.

O trabalho da médica antropóloga Sharon Kaufman esclareceu ainda mais a transição: "Os norte-americanos idosos que estudei não percebem significado no envelhecer em si; em vez disso, percebem significado em estar na velhice."

Ela explica que as pessoas continuam a revisar e criar sua identidade, que as autopercepções das pessoas são independentes da idade, e que a angústia ocorre quando a autoimagem e a percepção alheia entram em conflito. Ela também argumenta que as pessoas são melhores em manter um senso de autossignificância quando reestruturam continuamente suas identidades para unificar quem foram com quem são agora. As pessoas, em geral, dizem que não se sentem velhas até que tenham caído, sejam internadas ou vários de seus amigos mais próximos tenham morrido em um curto período de tempo. Em resposta a essas percepções, algumas pessoas se sentem conformadas ou sem esperanças. Outras reconstituem quem e o que são.

Duas pacientes minhas tiveram que começar a usar um andador no mesmo curto período de tempo. Nenhuma ficou particularmente feliz com isso. Helena se recusou a sair. Não queria ser vista como velha (algo que parecia óbvio para mim, com ou sem andador). Esther perguntou se podíamos reagendar nossa consulta. Estava indo ao cinema com uma amiga; ela demorava um pouco mais para se movimentar e queria ter certeza de que teria tempo suficiente. Mais tarde, contou-me que agora precisava de um lugar no corredor com uma parede próxima para apoiar seu andador e que eu definitivamente deveria assistir àquele filme. O corpo envelhescente é importante em relação ao que as pessoas podem ou não fazer, mas a identidade, adições e modificações a como uma pessoa se vê e o contexto social não são menos importantes na determinação de seu bem-estar.

Revemos nossos comportamentos, expectativas e autoimagem no decorrer da vida. Em relação a isso, a velhice não é diferente das fases anteriores.

IMAGINAÇÃO

Seria meu primeiro discurso em uma cerimônia de formatura, então fiz o que a maioria das pessoas do século XXI faz quando encaram uma situação que requer discernimento, humor e, principalmente, originalidade: acessei o Google e o You-Tube para ver o que outros já fizeram.

Isso foi um erro, como admiti mais tarde para meu público. Alguns dos melhores discursos de formatura foram feitos por pessoas como Steve Jobs, J. K. Rowling, Ellen DeGeneres e o Dalai Lama. Naturalmente, minha reação aos discursos perspicazes, emocionantes e engraçados desses ícones culturais foi verificar meu e-mail e meu Twitter e perceber que, embora nosso cachorro parecesse estar dormindo, qualquer pessoa sabia que ele precisava sair para passear mais uma vez. Eu não conseguiria fazer meu discurso.

Durante a caminhada, tive sorte. Talvez porque o exercício estimula a criatividade, percebi que deveria falar exatamente sobre o que essas pessoas famosas, com suas realizações díspares, tinham em comum — não apenas umas com as outras, mas também com a maioria das pessoas que fazem a diferença. Elas não tinham triunfado apenas porque eram inteligentes e trabalhadoras. O sucesso chegou porque elas viram o mundo de formas novas e interessantes. Veio da imaginação.

Mas eu ainda tinha um problema. Apesar de minha imaginação ter a mistura certa de relevância, surpresa e universalidade para formar um assunto ideal para um discurso destinado a lançar jovens para suas vidas adultas, eu me preocupava que não fosse convincente para meu público-alvo de profissionais de saúde graduandos e membros do corpo docente da faculdade de medicina.

Para algumas pessoas, incluindo muitos médicos e cientistas, a necessidade de imaginação na medicina e na ciência é óbvia. Pode ser que tais pessoas tenham imaginações poderosas. Outras, muitas vezes também médicos e cientistas, exigem mais persuasão. Não porque carecem da capacidade de imaginação, mas porque nem sempre aplicam essa palavra a seu trabalho quando é justificada ou porque suas próprias imaginações ficaram fracas pelo desuso nos anos desde que decidiram seguir suas carreiras "sérias" em ciências da saúde. Como a imaginação é difícil de ver, medir ou testar, tem sido cada vez mais associada apenas às áreas de artes e humanidades, aqueles cidadãos de segunda classe da vida no século XXI, e raramente discutidas ou cultivadas durante o treinamento médico e científico. Essa visão parcimoniosa da imaginação não poderia estar mais distante da verdade.

Por *imaginação*, não quero dizer fantasia ou faz de conta, mas algo próximo e necessário de criatividade, discernimento, inovação e empatia. Para cientistas dedicados e outros que se veem como não necessitados de imaginação em seu trabalho ou vida, vale a pena considerar a sabedoria de Albert Einstein, que disse: "A imaginação é mais importante que o conhecimento. Pois o conhecimento é limitado a tudo o que conhecemos e compreendemos, enquanto a imaginação engloba o mundo todo, e tudo o que existirá para conhecer e compreender."

Se uma pessoa baseia seu trabalho apenas no conhecimento, ele será limitado; mas se a mesma pessoa envolve sua imaginação, tudo é possível. A imaginação é a progenitora de hipóteses, novas ideias e pontos de vista originais. Ajuda a organizar informações e moldar o que pensamos e sentimos sobre outras pessoas. A imaginação não é apenas uma ferramenta usada por escritores, artistas, chefs, designers e publicitários. É a capacidade ou habilidade que levou Steve Jobs a ver os conjuntos feios de metal e plástico na época chamados de computadores e perguntar: *Por que ele não pode também ser bonito, divertido e pequeno o bastante para caber no bolso da minha calça?* E a imaginação levou Sidney Farber, um médico inovador, na década de 1940, a supor que as lições aprendidas ao tratar anemias nutricionais podiam ser aplicadas também para tratar leucemias. Agora a maioria das crianças com leucemia é curada.

Um uso intelectual da imaginação é essencial para o progresso científico e médico. Mas não é apenas seu uso que importa na saúde e na assistência médica ou para vidas felizes e bem-sucedidas.

Às vezes, não é nem o que mais importa.

O filho da minha prima, que chamarei de Marc, é um universitário que planeja entrar na medicina. Passou um verão recentemente trabalhando em um laboratório de um centro médico onde às vezes acompanhava os médicos. Em uma noite do mês de agosto, durante um jantar de aniversário da família, Marc disse que tinha visto a coisa mais incrível no pronto-socorro naquele dia. Ele estava muito animado, então todos largamos os talheres para ouvir sua história.

Aparentemente, um jovem fora levado de uma prisão local porque caiu do beliche e não conseguia mais mover ou sentir as pernas.

"Era a cama de baixo", disse Marc chacoalhando a cabeça.

Os médicos do pronto-socorro espetaram alfinetes no paciente, cutucaram e estimularam suas pernas. Nada. Nenhuma resposta. "Não consigo sentir nada", dizia o homem. Ele estava visivelmente incomodado. Então um médico o distraiu enquanto outro foi por trás dele e fincou algo muito afiado em suas costas. Ele pulou, gritou e moveu as pernas. Estava fingindo. Os médicos e as enfermeiras riram muito.

"Tudo isso durou menos de cinco minutos", disse Marc com um sorriso.

Essa história tem muitas lições, e uma delas é que você pode não querer me convidar para o seu aniversário. Veja o porquê: eu fiquei indignada. Falei a Marc que os médicos haviam se comportado de maneira não profissional e perigosa. Pedi que ele considerasse o dano que poderiam ter causado ao paciente se ele realmente estivesse com uma lesão. Em seguida, sugeri que ele imaginasse um jovem diferente, talvez um universitário como ele em vez de um prisioneiro, que relatasse uma queda e uma queixa similares. Como ele acha que seria o desenrolar desse cenário? Talvez eles seguissem os procedimentos-padrão em vez de tirar a conclusão precipitada de que ele estava fingindo? É, achei que fosse isso.

Finalmente, pedi a Marc que pensasse nas razões de o paciente ter fingido uma lesão. Talvez tivesse aborrecido acidentalmente um membro de uma gangue e temesse por sua vida. Talvez tivesse uma doença mental e uma voz tivesse mandado que pulasse do beliche e da próxima vez mandará que faça algo muito pior. E talvez, em uma situação difícil, tenha exibido traços que alguém prestando atenção poderia ajudá-lo a aproveitar para que, quando saísse da prisão, tivesse a agência e o know-how para utilizá-los a fim de construir uma vida para si do lado certo da lei.

E talvez fosse apenas um golpista. Nunca saberemos, já que seus médicos falharam em envolver suas imaginações clínicas, solidárias e éticas.

Mas não foram os únicos. Ouvindo a história de Marc, respondi da mesma forma, começando por meus próprios vieses e metas mantidos e sem pensar nas necessidades das outras pessoas na sala, especialmente a mais jovem, que estava contando essa história para pessoas que ele deveria poder confiar. Eu falhei em usar a minha imaginação, e deveria ter feito melhor do que isso.

Sou uma médica incomum. Nos primeiros vinte e tantos anos da minha vida, fiz de tudo para evitar matemática e ciências. No início do ensino médio, consegui permissão para fazer uma matéria a mais do que o normal para ter tantas notas 10 quanto os bons alunos, mesmo quando tinha uma nota ruim em álgebra, que era algo quase certo de acontecer.

Anos mais tarde, depois das palestras do primeiro dia de aula da faculdade de medicina, liguei para casa e expliquei aos meus pais que entendia uma em cada quatro ou cinco palavras proferidas pelos meus professores, e muitas vezes elas eram artigos e conjunções. Suspeitava que poderia ter quase o mesmo desempenho se as aulas fossem dadas em cantonês, idioma que eu não falo.

Logo também descobri que tinha todos os instintos errados. Em meus pequenos grupos de estudos baseados em casos, todos os outros alunos, rápida e uniformemente, ofereciam questões e próximos passos idênticos: Como isso funciona? Qual é o mecanismo? De quais exames precisamos? Minhas respostas eram diferentes: Como informaremos a família? Ou: O que precisamos fazer para colocá-la na lista de transplante? O problema não era que as reações deles ou as minhas estavam erradas, mas claramente as deles eram as desejadas pelos diretores e professores do curso, e as minhas não.

E então comecei — insidiosamente no começo, mas logo com cada vez mais frequência — a dar respostas similares às dos meus colegas. Fazia as perguntas certas e propunha os próximos passos certos para o cuidado clínico cientificamente rigoroso. Pensar como uma cientista era divertido, e não só porque dominei uma habilidade essencial para minha sobrevivência. Eu percebi que havia setores inteiros de vida e pensamentos que eu não conhecia. E mais, esse novo jeito de pensar me forneceu habilidades significativas para fazer a diferença na vida das pessoas.

Eu me tornei médica, e esse papel tem sido uma das grandes satisfações da minha vida. Mas também é a fonte de algumas de minhas maiores frustrações. Porque junto à medicina eu aprendi que existiam coisas que um médico fazia e outras não, coisas que deveriam interessá-lo e outras não. Muitas dessas coisas nas categorias *não fazer* e *não dever* eram coisas que eu amava.

Isso me deixava triste. Quando terminei minha década de treinamento médico, comecei a fazer algumas delas, como ler ficção literária em meu tempo livre. Acabei fazendo mestrado em escrita criativa. Agora, você deve achar, como eu achava, que a escrita de ficção não tem nada a ver com medicina, mas isso transformou minha carreira.

Não foi só porque as habilidades de escrita me ajudaram a conseguir bolsas, embora tenham, ou que aprender a pensar como as outras pessoas me tornou uma médica melhor, embora isso também tenha acontecido. Ao combinar minhas habilidades e interesses específicos, de repente eu estava sendo publicada em grandes jornais e periódicos, o que me deu acesso a dezenas de milhões de pessoas. De repente, eu não estava apenas cuidando dos meus pacientes; estava também influenciando sua assistência médica. E uma vez que vi como assumir meus interesses não científicos e envolver minha imaginação realmente ajudava minha carreira médica, ganhei coragem de escrever sobre coisas que eu tinha um ponto de vista diferente do padrão médico.

Finalmente, tornei-me o que apenas eu poderia ser, e isso me deixou feliz.

Falei tudo isso em meu discurso de formatura, definindo meus termos como uma boa cientista e usando histórias para explanar meu ponto de vista como uma boa humanista. Conclui minha fala mencionando que a palavra *imaginação* vem do latim para "fazer uma imagem mental". Eu disse aos novos graduados que sua educação tinha dado a eles um determinado conjunto de imagens; ainda assim, como disse Einstein, essas imagens eram limitadas a tudo o que sabemos e compreendemos. Para fazer a diferença na saúde e na assistência médica, eles precisavam usar tudo o que aprenderam e também suas imaginações.

Naquela tarde, voltei para São Francisco, e me ocorreu que a medicina e a velhice devem estar relacionadas em mais do que apenas a medicalização óbvia do envelhecimento. Talvez os problemas com a assistência médica norte-americana e os desafios da velhidade sejam consequências da falta de imaginação, de como imaginamos nós mesmos, nossas vidas e nosso trabalho, e como não o fazemos, mas poderíamos.

CORPOS

Você não precisa ser médico para reconhecer que o corpo muda com a idade, e não precisa ser oficialmente velho para saber por experiência própria que muitas dessas mudanças são indesejadas. As mudanças físicas e psicológicas que resultam no "velho" começam cedo e sutilmente, aos 30 ou 40 anos de uma pessoa, e em algum ponto variável em nossa sexta, sétima ou oitava década ultrapassamos os limites físicos, sociais e legais da velhice. As partes negativas dessa transformação — as perdas — inicialmente exigem adaptações, depois limitações e, às vezes, por fim, renúncia ou a necessidade de alternativas. Nenhum de nós quer uma bengala, muito menos um andador, ou ajuda financeira, com o carro ou as compras. E, uniformemente, não queremos acabar desesperançados, indefesos e institucionalizados — a imagem da velhice da maioria das pessoas e, muitas vezes, em algum ponto posterior, sua realidade. Se também considerarmos que — ao contrário da terrível fase dos 2 anos de idade, da adolescência traumática, do desperdício da juventude adulta ou da crise da meia-idade — o que vem depois de ser velho é a morte, fica claro como a velhice conseguiu sua reputação atual.

Pessoas saudáveis e fisicamente capazes muitas vezes dizem que não gostariam de viver com debilidades sérias. Enquanto isso, a maioria das pessoas que ficam deficientes — depois de um período de ajuste —, relata ter uma qualidade de vida boa e, até com certa frequência, muito boa. Ainda assim, quando sugiro para amigos com seus 70 e 80 anos que uma boa parte do sofrimento na velhice é fabricado por nossas políticas e atitudes, eles se esforçam muito para tentar exibir expressões de curiosidade e interesse. Em seus olhos, vejo suspeita, descrença e várias contestações implícitas: *Ela é jovem demais para entender. Fatos são fatos, biologia é biologia, e todos estamos fadados a mais ou menos o mesmo declínio para o esquecimento.*

Sua reação depende um pouco do tipo de dia, semana ou mês que estão tendo. Ficar doente ou com dor, ou a morte recente de um amigo, muda tudo, e todas essas coisas são cada vez mais comuns com a idade. As pessoas que estão relativamente saudáveis, mas têm dores ou limitações por doenças crônicas se perguntam o que acontecerá em seguida, e quando. Elas se preocupam com o sofrimento e a morte, com a perda das pessoas que mais amam, com a solidão e com a partida. As frágeis e doentes ou que se encaminham para isso se preocupam em não morrer tão cedo quanto gostariam. Outras, com listas de enfermidades e medicamentos longas o bastante para serem desenroladas como pergaminhos, lutam para continuar vivas, mesmo quando proporções cada vez maiores dos dias são dedicadas ao atendimento básico do corpo: higiene, alimentação e medicamentos.

Pessoas com vidas extremamente restritas — aquelas que estão na nossa prática de atendimento domiciliar, por exemplo — lamentam menos as fases limitadas de suas vidas e mais o isolamento que as acompanham. O termo oficial para o espaço pelo qual nos movemos no mundo, seja grande ou pequeno, é *espaço de vida*. O meu abrange continentes; os deles geralmente são limitados a suas casas, quartos ou cama. Eles gostariam de sair, ser novamente o tipo de pessoa que poderia ir ou iria a mais lugares. Mas essa não é a fonte de sua maior dificuldade. O que mais sentem falta, o que anseiam, é envolvimento, toque, conversas e conexão, aquelas coisas básicas de ser humano que vêm logo depois de nossas necessidades por comida, abrigo e segurança na hierarquia de Maslow. Muito se falou sobre o que a falta de toque e conexão fez aos órfãos romenos. O impacto do isolamento na velhice, de nunca ou raramente ser tocado, de conversar ou de ser amado, não afeta o desenvolvimento, mas não é menos profundo. O isolamento social e a solidão pioram a saúde física e mental, levando a internações em casas de repouso ou morte prematura. No Reino Unido, um jovem passou uma semana sozinho em um apartamento como parte do Loneliness Project [Projeto Solidão] e, embora tenha começado bem, no decorrer da semana ele ficou cada vez mais frustrado, entedia-

302 // ALÉM DA ENVELHESCÊNCIA

do, melancólico. Concentrou-se em pequenas tarefas diárias, pequenas coisas o consumiam, ele tentava desligar seu cérebro, e assistia à TV ou ia dormir por falta de opção.

Pelo FaceTime, minha mãe, no saguão de sua academia, segura o telefone no meio do caminho entre a boca e a orelha. Em público, ela não quer falar muito alto, mas nos dois últimos anos consultou um audiologista, imaginando quando chegará a hora de usar um aparelho auditivo; em sua consulta mais recente, concordaram que está quase lá. Estou em meu computador. Sua bochecha, um olho e partes de seu nariz e lábios preenchem a grande tela. Perto assim, a suavidade de sua pele parece visível. Ela tem uma queda leve e frouxa, rugas e textura. É sutilmente colorida, uma tela de tons bronzeados, rosados e amarelados. Ela tem manchas também, vestígios de partes mais escuras por baixo da maquiagem que ela colocou para escondê-las. No canto da boca, vejo uma irregularidade, e a médica em mim considera diagnósticos para explicá-la. Sorrio ao ver a pequena bolsa pálida sob seu olho; ela odeia, assim como seu pai na velhice odiava as dele. Durante quinze minutos, falo com minha mãe enquanto vejo esse vídeo da lateral de seu rosto. Não é menos cativante que os diversos filmes de arte que vi recentemente, e nem menos bonito.

Eu imagino que vejo a suavidade de sua bochecha porque já a beijei e conheço a sensação dela em minha pele? Seria porque sua bochecha é muito familiar — provavelmente a primeira pele que beijei há mais de meio século — e porque eu amo minha mãe? Ou seria porque sei, de algum modo essencial, que se algo tem a mesma aparência de sua bochecha, é suave ao toque, morno, cede ao impacto com uma delicadeza convidativa e confortadora? Uma bochecha mais jovem, firme e lisa, é mais parecida com um trampolim; um toque que quica mais do que afunda. Mais tarde naquela noite, indo para a cama, percebi que, para mim, rostos são como lençóis no inverno. Os meus favoritos são os mais velhos, macios e aconchegantes pelos anos de uso. Quando uso os mais novos, meu coração pesa. Eles são melhores de olhar, mas são ásperos e frios contra minha pele.

Há uma foto minha aos 22 anos, me alongando antes de uma corrida. Lembro-me da regata alaranjada, minha favorita na época, e dos shorts brancos com bordados azuis agora requintadamente antiquados. Lembro-me da sensação daquele corpo magro, em forma e jovem, de como eu podia simplesmente começar a correr sem pensar em nada além de relaxar meus tendões. Não precisava considerar pontadas ameaçadoras de sensibilidade em minha lombar, dores abrasadoras nos pés, fisgadas no quadril, cãibras musculares ou o estalar das articulações. Nunca precisava tomar fôlego nas subidas ou me preocupar que meu ritmo, nunca rápido o bastante para entrar na equipe de corridas da escola, parecesse patético. Em vez disso, eu me olhava naquela regata justa e naqueles shorts horrendos e me sentia ao mesmo tempo exultante e insatisfeita com meu corpo. Eu queria ser ainda mais magra, rápida e delicada. Nós questionamos e nos sentimos envergonhados de nossos corpos em todas as idades. Sempre queremos algo mais ou diferente do que temos. Muitas vezes vejo cabelos lisos e penso: não seria ótimo? E quase toda semana alguém se aproxima de mim e diz: *Eu amo o seu cabelo; queria que o meu encaracolasse assim.* Mas querer ser diferente não é o mesmo que sentir que o corpo em que habita mente sobre quem você é ou que, por traços além do seu controle, as pessoas que o veem só enxergam um estereótipo da categoria que lhe inclui.

Em uma festa na qual as pessoas presentes têm idades que variam do final de seus 20 anos ao início dos 80, uma mulher com um cabelo branco com mechas rosas e rugas consideráveis assumiu o palco improvisado, cinco grandes broches com fotos na camisa e no suéter. Ela explicou que, para que as pessoas realmente a vissem, ela fez os broches com fotos suas em diferentes idades. Cada uma contava uma parte de sua história, e juntas ofereciam um retrato mais completo de quem ela era do que as pessoas conseguiam só de olhar para ela. Em qualquer idade, é interessante recordar e aprender como uma pessoa mudou, ou não. Também é sempre útil ter um objeto físico e uma história para começar uma conversa com estranhos em festas. E mesmo assim seus broches me deixavam triste. Lá estava aquela mulher claramente interessante com um corpo que se movia facilmente pelo salão e cujas roupas e cuidados com a aparência expressavam de forma divertida sua grande personalidade, e ainda assim ela estava convencida de que seu rosto atual não representava seu eu real. Sendo ele o único modo de se apresentar para estranhos, ela se sentia invisível ou inadequadamente percebida. Usava seus broches gigantes para provar que nem sempre fora velha, como se dissesse: *Olhe para mim, eu também já fui uma pessoa que importava.*

CLASSIFICAÇÃO

Muitos interessados determinam quem e o que é considerado na medicina. O modo como abordamos as vacinas demonstra como lidamos com muitos outros aspectos da saúde (e da vida). Os médicos determinam que tipos de pacientes devem recebê-las, e quando, com base nas recomendações do CDC. Essas orientações são apresentadas em dois "cronogramas": um para crianças e outro para adultos, ambos divididos em subgrupos etários com base na biologia do desenvolvimento e nos comportamentos sociais comuns em diferentes estágios do tempo de vida.

Os cronogramas de 2018 incluíram dezessete subgrupos com base na faixa etária para crianças desde o nascimento até os 18 anos. Isso faz sentido: uma criança de 6 meses teve pouco tempo para desenvolver imunidade, pesa muito menos do que alguém com 18 anos e é exposta a pessoas e lugares diferentes de um adolescente. Há cinco subgrupos para adultos. Todos os norte-americanos com 65 anos ou mais são agrupados em um único subgrupo, como se nossos corpos e comportamentos não mudassem de modo significativo no meio século de vida a partir dos 65 anos. Como muito na medicina (e na sociedade), as orientações do CDC reconhecem a diversidade de duas fases de vida enquanto ignoram a diversidade equivalente na terceira.

Não é difícil distinguir pessoas com 60 e 70 anos de nonagenários e centenários uma geração à frente. Esses dois grupos — os velhos-jovens e os velhos-velhos — não diferem apenas na aparência e em como passam seus dias, mas também biologicamente.

O envelhecimento afeta progressivamente a função de nossas células, tecidos e órgãos. Com o avanço dos anos, tanto as funções inatas quanto as adquiridas decaem gradualmente, as pessoas desenvolvem mais doenças e a habilidade do corpo de lutar contra uma infecção e responder às imunizações diminui. Consequentemente, os idosos são mais suscetíveis a infecções — mais propensos a ficarem doentes por causa delas, precisarem de internação e morrer.

Nossa abordagem única deixa de vacinar alguns idosos cuja resposta imunológica não consegue acompanhar sua longevidade ou cujo comportamento não segue estereótipos, e dá outras vacinas que fazem pouco ou nada para ajudá-los. As infecções mais propensas a nos deixar doentes e nos matar na velhice diferem das que mais prejudicam em décadas anteriores. Enquanto a abordagem atual reconhece algumas dessas diferenças com suas recomendações de vacinas para gripe, pneumocócica e zoster, a abordagem é muito menos direcionada e abrangente do que para os mais jovens.

Dado o enfraquecimento da imunidade com o passar dos anos (um fenômeno conhecido como "imunossenescência"), combinado com nossa crescente longevidade, alguns pesquisadores estão explorando novas estratégias de prevenção de infecções. Elas incluem a "preparação" dos sistemas imunológicos de jovens adultos para estimular respostas que durem até a idade avançada, desenvolvendo vacinas para infecções que afetam preferencialmente idosos, uso de adjuvantes para melhorar a resposta de idosos às vacinas atuais e não apenas vacinar contra doenças individuais, mas aprimorar o sistema imune do envelhecimento em si.

A vacinação ideal requer o reconhecimento de que a imunização e outras decisões médicas não podem ser baseadas apenas na idade. Elas devem também levar em consideração a saúde e a função física. A maioria dos octogenários saudáveis viverá mais que os septuagenários frágeis com diversas doenças, e muitos de nós alcançaremos um ponto em direção ao fim de nossas vidas em que até vacinas anuais contra gripe não funcionarão, porque nossos sistemas imunológicos não conseguem mais responder a elas ou quando ser vacinado é inconsistente com nossas preferências de fim de vida.

A diversidade humana alcança seu auge na velhice. Não há uma idade estabelecida em que passamos de adulto para idoso, e tanto a velocidade quanto a extensão do envelhecimento varia muito. Como os geriatras gostam de dizer: "Quando vemos um octogenário, vemos apenas um octogenário."

Cada vez mais trabalhos ilustram por que a diferença de idade é importante, tanto para imunizações quanto na assistência médica em geral. Corpos mais velhos respondem de forma diferente a vacinas e tratamentos, e a biologia da doença também pode diferir entre faixas etárias. Em uma série de estudos recentes de tratamentos para condições urológicas, os chamados pequenos procedimentos como cistocopia, biopsia de bexiga e ressecção transuretral de próstata que ajudam homens jovens e saudáveis não só não eram eficazes em homens idosos frágeis como causavam declínio funcional e morte. Em linfomas e cânceres de mama e pulmonar, as alterações celulares e o comportamento do tumor mudam com frequência com a idade avançada. Na leucemia mielogênica aguda, estudos relatam respostas significativamente baixas a tratamentos em pacientes idosos. (Isso acontece em parte porque os tratamentos são direcionados à biologia de cânceres de jovens adultos.) Além disso, as mudanças nos rins, coração, pele e outros órgãos à medida que as pessoas passam pela velhidade aumentam continuamente o risco de toxicidade e diminuem sua habilidade de tolerar a quimioterapia e a radiação.

A biologia também é importante em outros sentidos. Os velhos-mais velhos têm mais deficiências funcionais do que os velhos-jovens. Da prevenção ao cuidado intensivo, os idosos com maior debilidade e menor expectativa de vida muitas vezes sofrem todos os danos imediatos de tratamentos desenvolvidos para jovens adultos sem viver para ver seus benefícios. Embora os idosos estejam obtendo mais atenção agora em muitos setores da assistência médica do que antes, ainda são apresentados principalmente como variedades de uma norma da meia-idade, uma exceção ou discrepância, até mesmo na administração de doenças como câncer, em que a maioria dos pacientes é idosa.

Até mesmo em estudos em que o tratamento do velho-mais velho é especificamente abordado, as medidas dos resultados muitas vezes refletem as prioridades dos pesquisadores (mais jovens), não de seus pacientes idosos. Os estudos de artroplastia de quadril, joelho ou substituição da válvula aórtica em pessoas muito idosas, por exemplo, avaliam o tempo de internação e a mortalidade, quando a maioria dos idosos está no mínimo interessada também em sair de suas casas de repouso e manter a habilidade de pensar e caminhar. No século XXI, quando o número de adultos idosos ultrapassará o número de crianças pelo mundo todo, precisamos abordar a saúde do idoso com o mesmo olhar de fase de vida que já usamos para adultos e crianças. Falhar em reconhecer completamente o desenvolvimento humano corrente e a diversidade de norte-americanos idosos é ruim para a medicina e uma falha para a saúde pública.

Houve muita discussão nos últimos tempos sobre o quanto nosso sistema de saúde é mal equipado e organizado para abordar as necessidades dos doentes crônicos e dos idosos. Isso está mudando — lenta e relutantemente. Veja as propagandas da maioria dos centros médicos e perceberá que suas mensagens ainda enfatizam a salvação pelo cuidado intensivo — vidas trazidas de volta da beira da morte. Essas histórias são um ótimo marketing, mas atualmente um sistema de saúde não focado no tratamento de doenças crônicas e idosos é como um sistema educacional que não consegue lidar com crianças.

Há apenas um passo fácil que não só ajudaria o CDC a corrigir a deficiência em suas recomendações de vacinas, mas também aumentaria a igualdade estrutural por toda a ciência médica e sistema de saúde: sempre que aplicamos algo a pessoas por idade e somos tentados a dividir o tempo de vida apenas em infância e vida adulta, devemos também adicionar a velhidade à lista.

12. IDOSO

INVISIBILIDADE

Com frequência, o pior pesadelo das pessoas em relação à velhice é o seguinte: uma mulher curvada com cabelos desgrenhados, dentes faltando, nariz torto e olhos esbugalhados e dispersos — uma jabiraca, uma coroca, uma bruxa. Essas são descrições dos contos de fadas originais coletados no norte gelado pelos Irmãos Grimm, considerados como inadequados para crianças em sua primeira edição.

Por isso que tentava agendar meus atendimentos a Betty Gallagher para dias em que não tivesse alunos de medicina trabalhando comigo em nossa prática de atendimentos geriátricos domiciliares.

Como se seguisse um roteiro de conto de fadas, Betty vivia na casa número 666, em uma rua plana em um bairro que parecia pós-apocalíptico. No lugar dos jardins na frente de casa, a maioria das casas tinha garagens cimentadas, arbustos desleixados e gramados esburacados e mortos. Até mesmo as casas bem cuidadas eram percebidas como sem graça e desgastadas. Em dias obscurecidos pela famosa neblina de São Francisco, eu às vezes imaginava se a ausência dessa área nos mapas de turismo e na maioria dos relatos de notícias locais significava que as vidas dentro daquelas casas espelhavam seus exteriores. Em nossa cidade em rápida transformação pelos entusiastas de tecnologia, de gastronomia, startups e multimilionários do Vale do Silício, Betty vivia em uma das poucas áreas que havia falhado em captar a imaginação ou o interesse de qualquer um deles.

Betty não era rude ou perigosa. Nunca batia, xingava, gritava, mordia, chutava, cuspia, olhava enviesado ou nos agarrava como pacientes perturbados de todas as idades às vezes fazem. Embora fosse cega, sempre sorria quando me ouvia dar oi, nunca deixava de perguntar como eu estava, respondia pacientemente às minhas muitas perguntas e aguentava meus cuidados sem reclamar. Quando eu a espetava com agulhas para monitorar a progressão de sua diabetes e doença renal, a despia e virava na cama para inspecionar sua pele, ou a cutucava e espremia de outras formas que não são divertidas mesmo quando não doem, sua reclamação mais evidente era uma careta silenciosa.

Durante a primeira metade de quase uma década que a conhecia, nossas consultas ocorriam em sua sala de estar, Betty sentava-se em uma poltrona desbotada usando um dispositivo de exercícios que consistia em pedais de uma bicicleta sem o assento — apenas os pedais em um apoio. Enquanto pegava meu equipamento ou digitava notas de minha consulta no notebook, ela pedalava e nós discutíamos sua família ou escutávamos o rádio.

Seu rádio ficava ligado desde cedo até a hora de dormir, geralmente tocando os tipos de programas que escancaravam a degradação de categorias inteiras de seres humanos. Como essas categorias incluíam não apenas a grande maioria dos residentes da Califórnia, mas também todos os cuidadores de Betty e muitos dos estudantes de medicina, eu às vezes me perguntava como seriam nossas consultas se ela pudesse enxergar. Mas essa não era a razão de minha hesitação em visitá-la nos meus dias de ensino.

O problema não era quem ela era, mas como aparentava. Sua aparência não se qualificava como totalmente grotesca, mas com a visão perdida, a debilidade piorada, os filhos morando longe e cuidadores mal pagos, ela aparentava como qualquer um de nós pode aparentar, dadas décadas suficientes na velhice e o cuidado que priorizava apenas as necessidades básicas. Betty não podia fazer por si mesma ou pedir a seus cuidadores as coisas extras que acabam por nos definir: coisas como um bom corte de cabelo, uma camiseta com bom caimento e, para muitas mulheres de pele muito branca por volta da meia-idade, se não antes, um pouco de base tonalizante no rosto e blush ou batom. Sua aparência incorporava os maiores medos e preconceitos das pessoas em relação à velhice, mesmo que ela passasse a ser apenas Betty depois que as conheciam: uma viúva, ex-líder e presidente do clube de mães, avó orgulhosa e fã persistente dos times de esportes locais.

Ironicamente, Betty era um ótimo "caso" de estudos. Da perspectiva da ciência médica, era notável que ela tivesse chegado à velhice. Pelo que qualquer um sabia, seu corpo sempre precisou de injeções de insulina para manter sua glicose sanguínea controlada e evitar que desencadeasse coma e morte. A diabetes levou sua visão, um bom tanto de sua função renal e cardíaca, e muito da sensibilidade de seus pés e pontas dos dedos. Por volta da época em que a conheci, os primeiros estudos surgiram associando a diabetes à demência, então mesmo não sabendo se ajudaria, à medida que a cognição de Betty piorava, eu trabalhei duro para manter sua glicose em níveis relativamente normais na esperança de retardar suas perdas intelectuais. Essa estratégia funcionou muito bem — até que não funcionou mais. Em um inverno, por nenhuma razão aparente, ela acabou parando continuamente no hospital com níveis de glicose astronômicos.

Eu preciso voltar um pouco no tempo. Durante muitos anos antes e depois que assumi seus cuidados, Betty era uma das pacientes mais estáveis de nossa prática de atendimentos domiciliares. Embora eu falasse com seus familiares que moravam fora da cidade de vez em quando, lidava principalmente com seus cuidadores em pessoa. Então, um dia, a filipina rabugenta que em geral sumia para seu quarto no andar de baixo atrás da garagem depois de me deixar entrar foi substituída por uma tonganesa. Seu nome era Tokoni e sua personalidade era tão expansiva quanto seu corpo alto e carnudo. Em minhas segunda e terceira visitas depois de sua aparição na vida e casa de Betty, Tokoni já me cumprimentava com abraços, sorria, brincava e apertava meu braço quando a elogiava por seu trabalho. Betty também parecia gostar de Tokoni. Ela sorria mais e começou a ganhar peso.

A única vez que me lembro de ter discutido a situação de trabalho de Tokoni foi na segunda vez que a encontrei, quando fiz algumas perguntas para atualizar a seção sobre o cuidador do histórico social de Betty em nosso sistema de prontuário. Para pacientes frágeis, é essencial saber os nomes e números de telefone das pessoas que têm papéis importantes em suas vidas.

"Quem mais trabalha aqui agora?", perguntei.

"Ninguém", respondeu Tokoni, sorrindo e dando um tapa em sua grande coxa. "Sou a única."

Nós nos olhamos. É ilegal ter alguém trabalhando 24 horas por dia. Dado o estado da casa, eu duvidava que Tokoni recebia hora extra, embora obviamente recebesse pensão completa, e a regra das 24 horas às vezes pode ser uma sutileza se o cuidador viver na mesma casa ou apartamento e não está tecnicamente trabalhando o tempo todo. No mínimo, os cuidadores precisam ser capazes de dormir, e me parecia muito provável que Tokoni dormisse na maioria das noites, já que Betty dormia muito, mesmo durante o dia. Ainda assim, só conseguia pensar em uma razão para alguém aceitar tal tipo de trabalho. Claramente, Tokoni não era apenas uma mulher no fim da meia-idade muito inteligente e com pouca educação formal; ela também não tinha documentação no país.

Nenhuma de nós piscou por alguns segundos enquanto avaliávamos silenciosamente as prioridades e posições uma da outra. Os fatos eram os seguintes: Betty precisava de cuidado, sua família não tinha muito dinheiro, e não podia ou não estava disposta e fornecer cuidados ela mesma. Tokoni precisava de um emprego e um lugar para morar e sabia como cuidar de pessoas, mas seu status ilegal lhe dava poucas opções, e ela estava satisfeita, se não contente, com sua situação atual.

Embora possam existir setores da economia em que trabalhadores não documentados "roubem" empregos de norte-americanos, em vinte anos de geriatria, eu conheci apenas um punhado de famílias trabalhadoras ou de classe média baixa capazes de encontrar um norte-americano disposto a cuidar de seus parentes envelhescentes por um salário que podiam pagar. Até mesmo as classes média alta e alta, com dinheiro suficiente para pagar o valor corrente ou mais, têm dificuldades para encontrar cuidadores. Muitas vezes, quando conseguem, pagam valores mais altos, cuja grande parte vai para agências, enquanto os próprios cuidadores — as pessoas em cujas mãos a vida e o bem-estar de um ente querido são confiados — ainda recebem salário mínimo.

Para mim, parecia que meu papel era garantir que meus pacientes conseguissem o que precisavam e que nem eles nem seus cuidadores estivessem em perigo. Em um mundo ideal, os cuidadores receberiam um salário mínimo com benefícios e proteções, e mais pessoas se interessariam por esse trabalho. No mundo real, se a família de Betty não pudesse contratar pessoas como Tokoni, eles a colocariam em uma casa de repouso — um destino que ela, como a maior parte dos idosos, temia. Pelo que vi de lugares que Betty podia pagar, e dados seus diagnósticos médicos complexos e suas necessidades de cuidados no total, parecia que ela sofreria e morreria poucos meses depois. Se não, a família precisaria vender sua casa para pagar por seus cuidados, e quando o dinheiro acabasse, o Medicaid assumiria. Essas realidades simples facilitavam minha decisão. Enquanto Betty estivesse adequadamente cuidada, eu não tinha intenção alguma de arranjar problemas.

Tokoni leu minha mente. Colocou sua mão grande e quente em meu pulso e assentiu com a cabeça, selando nosso acordo implícito.

Mas havia mais uma pergunta a ser feita. Betty não podia ficar sozinha. Ultimamente, quando tentava se levantar sem ajuda, caía. Ao mesmo tempo, não seria bom para nenhuma das duas se Tokoni fosse uma prisioneira na casa de Betty.

"Você sai de casa?", perguntei.

Tokoni riu e bateu palmas. "É claro, é claro! Minha irmã trabalha logo ali." Ela apontou para o sul com o nariz. "Duas casas de distância."

Ambas sorrimos. O inglês cantado de Tokoni e sua alegria eram encantadores, e eu estava extremamente aliviada com sua resposta.

"A paciente dela não pensa, mas anda. Elas caminham todos os dias, o dia todo. Quando saio, elas vêm para cá e ficam de olho na Betty. Assim, posso fazer compras, pegar os remédios. Posso ir onde for preciso."

"Bom", falo tentando me fazer entender indiretamente. "Você precisa de ar fresco, exercícios e uma folga também. Se não estiver saudável, Betty também não estará."

Tokoni apertou meu ombro, um olhar de satisfação em seu rosto. "Sim, sim! Você tem razão! Eu faço isso. Não se preocupe."

Eu não sabia dizer se isso era verdade, mas claramente havia ido longe o bastante. E o resto não era necessariamente problema meu, contanto que Tokoni parecesse saudável o bastante e continuasse cuidando bem de Betty.

No decorrer dos anos seguintes, eu às vezes encontrava a irmã de Tokoni, Elenoa, e sua paciente na casa de Betty, e me surpreendia com o quanto as irmãs eram diferentes — praticamente opostas em termos físicos e de personalidade. Elenoa era tímida, reservada e surpreendentemente pequena para uma tonganesa. Eu me perguntava se elas eram realmente parentes ou meramente "irmãs" no sentido de compatriotas que criaram laços para superar as realidades decepcionantes e difíceis da vida do pobre sem documentação nos Estados Unidos. Então, no final de uma tarde de inverno alguns meses depois de Tokoni me dizer que Betty estava cada vez menos capaz de caminhar, cheguei para uma visita para conferir se a fisioterapia que solicitei estava ajudando, e Elenoa atendeu a porta. Ela me informou que as irmãs haviam trocado de emprego.

Sem falar muito sobre quando e o porquê da mudança de empregos, Elenoa me deu espaço para entrar na casa. Em visitas anteriores, se ela e sua ex-paciente estivessem presentes, ela sempre sumia rapidamente para outro cômodo ou saía da casa. Agora notei que — diferentemente de Tokoni, que sempre usava roupas barulhentas e folgadas que não combinavam — Elenoa combinava roupas de cores semelhantes e vivas em um look modesto e criativo.

Seus olhos fitavam o carpete. Ela parecia desconfortável e um pouco triste. Quando ficou claro que não falaria por vontade própria, perguntei como Betty estava.

"Eu lhe mostro", disse ela, virando-se para caminhar em direção ao quarto de Betty nos fundos da casa.

Embora consideravelmente menor e mais em forma que Tokoni, Elenoa se movia lentamente. Ela também tinha dificuldades para responder até mesmo as perguntas mais diretas. Mais tarde durante a visita, levou cinco minutos para pegar um frasco de comprimidos que eu precisava no cômodo ao lado. Eu não sabia dizer se ela estava entediada, se não tinha um inglês fluente, se não era muito inteligente, se estava nervosa, deprimida ou uma combinação de todos esses fatores.

Depois que finalizei tudo com Betty, pedi para ver seu registro de glicemia. Elenoa me olhou e pegou o telefone. Alguns minutos depois, Tokoni apareceu.

312 // ALÉM DA ENVELHESCÊNCIA

"Desculpe, desculpe!", disse ela rindo. "Agora Betty é demais para mim! Ela precisava de mais ajuda. Minha irmã é mais nova. Então trocamos. Bom para todos, não?!"

Eu consegui entender seu ponto. A demência da vizinha era mais avançada e ela não falava mais, mas era magra, ágil e parecia em forma, talvez porque estava sempre se movimentando. Betty ficou voluptuosa, e embora ainda pudesse se sentar, não podia mais andar, se vestir ou ir ao banheiro. Ia todos os dias até a sala de estar e usava seus pedais para se exercitar periodicamente, mas precisava de um guincho hospitalar para tirá-la da cama e colocá-la na cadeira de rodas para se movimentar pela casa.

"Eu ensinei a insulina para minha irmã", disse Tokoni. "Não se preocupe. Olha, olha — a Betty não está bem?" E ela alisou o cabelo de Betty, deu batidinhas em seu braço e sorriu.

Alguns meses depois, em um dia de verão pela manhã, Elenoa ligou para dizer que Betty estava doente. Não conseguia se sentar ou sair da cama. Não queria comer. Elenoa não conseguia acordá-la totalmente. Talvez Betty estivesse tossindo. Talvez tivesse febre ou sua urina tivesse um odor incomum — sinais potenciais de uma infecção. Apesar de vaga, Elenoa deixou claro que Betty estava doente.

Uma de minhas colegas atendeu uma ligação urgente, depois falou com o neto de Betty, e eles a enviaram para o hospital. Exames de sangue mostraram que seu nível de glicose — menos de 110 em pessoas saudáveis e geralmente mantido abaixo de 200 em pessoas com diabetes — estava em mais de 500. Outros resultados de exames de sangue e função renal também estavam significativamente anormais. A doença aumenta o nível de glicose, mesmo que a pessoa tome seus medicamentos usuais, levando-a a um efeito dominó de desidratação, glicose mais alta, níveis perigosos de sais e ácidos no sangue, coma e morte. Betty tinha bactérias na urina e no sangue. Desenvolveu uma infecção urinária, mas, talvez por idosos não terem os mesmos sintomas dos jovens com tais infecções — eles têm mais probabilidade de se sentirem sonolentos, de quedas, confusão ou perder o apetite do que a micção frequente e dolorosa —, Elenoa não notou. A infecção se espalhou para o sangue de Betty, tornando-se ameaçadora tanto diretamente quanto devido a seus efeitos em sua diabetes.

Betty foi admitida na unidade de tratamento intensivo. Embora tivesse duas condições graves, respondeu bem aos ajustes meticulosos de fluidos, antibióticos e insulina. Três dias depois de chegar no hospital, voltou para casa.

No dia seguinte, acrescentei-a ao meu cronograma de visitas domiciliares da parte da manhã.

Depois que cheguei, Elenoa e eu trocamos gentilezas e, então, ela não caminhou em direção à sala de estar, mas para o lado contrário, pela sala de jantar, em direção ao quarto de Betty.

"Como ela está?", perguntei.

Quando as pessoas têm demência suficiente e acabam dando respostas não confiáveis sobre qualquer outra coisa além daquele momento no tempo, mas não tanta deficiência mental para não conseguir entender que estão sendo discutidos, falo com seus cuidadores ou familiares em outro cômodo antes de vê-los. É isso que eu teria feito com Betty, mas já havia entendido que Elenoa não se sentia confortável com essa abordagem. Se eu lhe perguntasse sobre a alimentação, o sono e outras atividades de Betty no corredor, ela dava respostas que sugeriam que ela achava que seu papel era adivinhar o que eu queria em vez de me fornecer os fatos.

"Ela está bem", disse Elenoa.

"Ela saiu da cama?"

"Ainda não."

A essa altura, estávamos quase na porta aberta do quarto de Betty. Eu só tinha tempo para mais uma pergunta.

"Ela comeu?"

"Ontem à noite."

O que eu queria mesmo saber era se Betty tinha voltado ao normal. Muitas vezes, quando idosos acabam no hospital, mesmo que por alguns dias, o foco é corrigir o problema médico — no caso de Betty, a diabetes descontrolada e as infecções urinária e sanguínea. Pouca atenção é dada ao que a doença e alguns dias acamada podem fazer com a pessoa, e muitas vezes as pessoas que não conheciam o idoso frágil antes de sua internação supõem que não podiam andar ou pensar claramente desde o início. E às vezes não podem, mas todos têm uma base funcional. É difícil que médicos e enfermeiros em um hospital avaliem se alguém voltou a um normal que nunca viram. Nos dias em que um mesmo médico cuidava de um paciente na clínica e no hospital, ele saberia. Agora os funcionários do hospital devem confiar em relatos de familiares e cuidadores, mas o que duas pessoas diferentes querem dizer com "ele anda normalmente" ou "ela está de total acordo" pode diferir muito.

Betty estava dormindo. Ou pelo menos eu esperava que estivesse.

Larguei minhas bolsas e disse olá. Não tive resposta. Toquei seu ombro e a chacoalhei gentilmente, com total ciência de que não estava tentando fazer isso com muito empenho.

Seus olhos se abriram.

"Oi", disse eu, usando *Sra.* e seu sobrenome e, então, *Dra.* e o meu.

Suas pálpebras tremularam e seus lábios se abriram no melhor sorriso que ela conseguiu dar com a boca seca.

"Oi", disse ela. "Você chegou cedo."

Era de manhã, mas não era cedo. Por outro lado, como poderia saber quando não tinha muita visão para discernir o dia da noite?

A língua de Betty se moveu por dentro da boca e pelos lábios.

"Você quer beber alguma coisa?", perguntei.

Ela assentiu. Elenoa e eu trocamos um olhar e ela saiu do quarto.

Fiz algumas perguntas a Betty — estava com dor? Onde esteve nos últimos dias? Quem era o presidente? Qual era seu time de futebol preferido? — e liguei meu computador. Quando o hospital deu alta a ela, os níveis de glicose e sais em seu sangue estavam de volta ao normal e os exames especializados de diabetes retornaram. Ao contrário do nível de glicose, que é medido em um único momento no tempo, o exame de hemoglobina glicada (A1c) dá uma visão de níveis de glicose ao longo de um período de seis semanas. Se pensarmos em um nível de glicose como um aluno se sai em uma prova, então o A1c parece mais com a nota do semestre.

Pelo que sabíamos, Betty não só reprovou totalmente na prova, mas sua nota do semestre todo estava em risco. Seu A1c não estava péssimo, mas estava mais alto desde que comecei a cuidar dela.

Os médicos do hospital disseram que ela precisava de mais remédios. Recomendaram aumentar sua insulina de longa duração e talvez adicionar um segundo tipo de insulina, sugestões que fizeram com uma confiança familiar e irritante. Se você for um médico de cuidados primários e trabalhar principalmente em clínicas, não hospitais, o tom sugere que eles são mais inteligentes do que você e que você pisou na bola e é por isso que seu paciente está no hospital.

Mas, ao cuidar de Betty, eles eram mais parecidos com o nível de glicose no sangue e eu era como o A1c, então eu sabia que eles estavam tratando um sintoma e não o problema inerente. Sim, o nível de glicose de Betty estava mais alto, mas por quê?

Embora tivesse hematomas nos braços por causa das coletas de sangue e das intravenosas do hospital, Betty parecia ter voltado ao normal mentalmente e, em grande parte, fisicamente. Olhando para ela, uma pessoa de uma terra distante poderia achar que os funcionários do hospital a agrediram em vez de salvá-la.

Depois que Elenoa deu à Betty a água e o início de seu café da manhã, eu pedi para que ela se juntasse a mim na cozinha. A glicose de uma pessoa pode subir por várias razões, a mais comum sendo uma mudança na dieta, nas atividades ou nos medicamentos. Elenoa me garantiu que antes da internação, Betty comia a mesma quantidade de alimentos de sempre e nada em sua rotina ou nível de atividade mudara. Embora fosse possível que estivesse me enganando, parecia improvável. Enquanto Elenoa ainda estava com Betty, eu dei uma olhada pela cozinha. Havia frutas em uma tigela e a geladeira estava abastecida com uma boa variedade de alimentos, incluindo duas refeições preparadas e embrulhadas em papel-celofane. Isso significava que eu precisaria rever os medicamentos de Betty.

Elenoa trouxe uma pilha de papéis do hospital. A mais importante listava os remédios de Betty. Comparei-a com a lista que eu tinha e com a de Elenoa, que já era mais antiga com algumas linhas riscadas e outras acrescentadas com o tempo. Fiquei aliviada em ver a completa harmonia entre as três, algo que deve acontecer sempre que um paciente volta do hospital para casa, mas que muitas vezes é exceção à regra.

Em seguida, pedi que Elenoa me mostrasse os frascos de remédios de Betty e me dissesse o que tinha lhe dado e quando.

Ela abriu um frasco e o virou até que um comprimido caísse na palma de sua mão. "Este é só pela manhã", disse ela.

Ela fechou esse frasco e abriu outro. "De manhã e depois do jantar", disse.

Observando suas mãos, e as pequenas linhas que apareciam em volta de seus olhos enquanto observava os comprimidos, percebi que Elenoa era mais velha do que eu pensava, provavelmente no final dos 50 e início dos 60 anos. Fui ludibriada por seus movimentos graciosos e bela pele.

Ela prosseguiu colocando comprimidos na palma da mão até ter passado por todos os frascos, tanto dos medicamentos prescritos quanto a vitamina D comprada sem receita. Em momento algum Elenoa consultou qualquer uma das listas de medicamentos, nem leu os frascos. E não olhou para mim nenhuma vez enquanto fazia isso ou depois que terminou.

Ah, pensei, talvez Elenoa não saiba ler. No mínimo não consegue ler bem o suficiente para fazer isso na minha frente. Tentando fingir que não tinha percebido isso ou notado sua vergonha, eu disse: "Ótimo. Parece que você está fazendo tudo certo e não precisamos mudar nenhum medicamento, então está tudo pronto. Você pode me mostrar a insulina também?"

Elenoa foi até a geladeira e me mostrou os frascos enfileirados em uma prateleira na porta. Betty tomava dois tipos, e Elenoa sabia qual era qual e quanto dar de cada um.

Então, algo me ocorreu. Se Elenoa não sabia ler, talvez também não conhecesse os números. Hesitei por um minuto, sem querer fazê-la sentir-se pior. Mas então fiz o que precisava ser feito pelo bem de Betty. Falei em um tom acolhedor e solidário, sabendo bem que Elenoa não seria feita de boba.

"Você pode me mostrar como pega a insulina?"

Movendo-se ainda mais lentamente do que o normal, ela pegou uma seringa da pilha que havia em uma tigela e um frasco de insulina da geladeira. Colocou-os lado a lado em cima no balcão. Depois foi até o outro lado da cozinha e voltou com um pequeno quadrado que reconheci imediatamente como um lencinho umedecido com álcool. Ela o abriu, limpou o frasco e fez uma pausa. Parecia estar considerando ir novamente ao outro lado do cômodo para descartar o lencinho e seu pacote. Em vez disso, para meu alívio, ela enfiou a agulha pela tampa de borracha. Virando-a em direção à luz do teto, ela puxou o êmbolo. Por um momento, não fez movimento algum. Ajustou o êmbolo uma última vez e, sem olhar para mim, entregou-me a seringa.

Olhei para ela e mais uma vez me esforcei para suavizar e neutralizar meu tom. "Então é isso que você dará a ela agora, com o café da manhã?"

Elenoa assentiu.

Da forma mais gentil que consegui, disse: "Você pode me mostrar onde está o número vinte na seringa?" Eu entreguei a ela, que a pegou e novamente a virou em direção à luz. Ela apertou os olhos.

"Aqui."

Elenoa apontava no lugar certo da seringa, mas a insulina transparente estava abaixo daquela linha, e havia uma enorme bolha de ar no meio do líquido. Pela minha estimativa, a seringa daria a Betty de dez a doze unidades de insulina e não vinte.

Não me lembro de qual foi minha reação naquele instante. Só me lembro de pensar: Ahá! e Ai, meu Deus.

Ainda não estava claro se Elenoa era ou não analfabeta, mas uma coisa era certa: ela não conseguia ver direito. E não podia fazer muito em relação ao seu problema sem um plano de saúde e com um salário mínimo — cuja grande parte, fiquei sabendo depois por Tokoni, Elenoa enviava para seus filhos e mãe em Tonga.

"A insulina está errada", falei. Depois tirei meus óculos. "Sem eles eu também não conseguiria acertar."

Ela me olhou e ambas demos sorrisos amarelos.

Se Elenoa não conseguisse ler a quantidade de insulina, poderia dar insulina a menos para Betty, aumentando sua glicose e seu risco de infecções, ataques cardíacos, confusão, incontinência e vários outros problemas. Se desse demais, poderia matá-la. Eu queria ser gentil e um pouco engraçada para suavizar a situação, mas era algo sério e Elenoa sabia disso tão bem quanto eu. Tentei pensar em alternativas. Afinal de contas, a família de Betty não podia pagar os cuidados domiciliares padrões de uma agência, e Elenoa precisava de uma casa e de um emprego. Apesar de não conseguir enxergar direito, ela satisfazia a maior parte das necessidades de Betty. Talvez, pensei, eu pudesse encontrar uma farmácia que enchesse previamente as seringas e Elenoa podia dar as injeções. Mas isso seria caro.

Tínhamos um grande problema e, então, no mesmo instante, tivemos a mesma ideia.

"Tokoni", disse ela, e com alívio concordei.

DUALIDADE

"Parece que entrei em uma nova fase", informou-me minha mãe dois meses antes de seu 84º aniversário. "Simplesmente não existem mais homens." Na noite anterior, ela esteve com um grande grupo de amigas. Uma estava divorciada; outra ainda tinha um marido, mas que estava bem doente. Todas as outras, incluindo ela, eram viúvas. Ela esclareceu que não estava procurando romance, apenas normalidade. "Não é natural", acrescentou ela. "Essa grande parte da vida está ausente." Ela achou estranho e triste pensar que o resto de sua vida teria essa ausência significativa.

A experiência de minha mãe é comum por vários locais e grupos raciais, econômicos e étnicos. A velhice é profundamente baseada no gênero. Sua inclinação prejudica tanto homens quanto mulheres, mas de formas diferentes. As mulheres formam 51% da população geral, mas 57% das pessoas com mais de 65 anos, 68%

das com mais de 85 anos e 83% da população centenária. O desequilíbrio de gênero na velhice remonta a pelo menos o século XII na Europa ocidental. As mulheres não vivem mais que os homens em todos os países e décadas desde então, mas quase sempre. Algumas pessoas acham que isso torna a velhice um problema de saúde da mulher.

Certamente, também a torna um problema de saúde do homem — ou, mais precisamente, uma crise de saúde do homem. Por que os homens morrem consistentemente antes das mulheres? Se eles podem viver até a velhice, mas a maioria não vive, e se o sistema é projetado com eles em mente, então o problema seria que mais cuidados prejudicam mais ou que viver até a velhice depende mais da biologia? Quando menciono esse desequilíbrio óbvio em público, as pessoas citam certos fatos: os homens são menos propensos a ir ao médico; nós os criamos para serem impassíveis, para suportar e não demonstrar fraquezas, então esperam mais antes de buscar ajuda; os homens não gostam de seguir orientações de outras pessoas e são menos propensos do que as mulheres a seguir recomendações médicas; eles ainda carregam a expectativa social da excelência e do sustento, e esses estresses acabam com sua saúde; homens assumem mais riscos. A lista continua, mas essas são as possibilidades que sempre aparecem. A resposta provavelmente é uma mistura desses e de outros fatores sociais e biológicos. Dada a consistência com que os homens morrem antes das mulheres, um grande objetivo da medicina deveria ser lidar com essa disparidade. Mas não é.

A longevidade relativa de mulheres há tempos confunde os médicos, especialmente nos anos em que a menopausa significava velhice. Eles notaram que doenças comuns afligiam mulheres mais cedo do que os homens, um fenômeno que parecia ligado à menopausa. Durante séculos, o humoralismo agora descreditado oferecia uma explicação: a aquisição de doenças e debilidades com a idade era esperada depois que os humores ruins paravam de ser expelidos do corpo pela menstruação. Ainda assim, os médicos não prestaram muita atenção a aspectos unicamente femininos do envelhecimento. O paciente teórico prototípico era homem (o bom e velho "Norm", presente ainda hoje em muitas faculdades de medicina), e os órgãos envelhescentes femininos recebiam muito menos estudos ou observações do que o pênis e a próstata envelhescente.

Como os homens são mais valorizados por suas realizações, poder e dinheiro e menos por sua aparência, a idade pode lhes fornecer benefícios que raramente são dados para mulheres. Isso não acontece tanto agora quanto no passado, mas a demografia-alvo primária da indústria trilhardária de cosméticos confirma a relevância contínua de um certo tipo de aparência para mulheres, mesmo para aquelas que alcançaram os mais recompensadores tipos de sucesso profissional.

Quando nos preocupamos com alguma coisa, quando realmente precisamos dela, geralmente pagamos seu preço. Na medicina, os urologistas ganham mais que os ginecologistas, embora ambos pratiquem medicina e cirurgias. Na verdade, os pacientes urológicos são muito mais velhos do que os ginecológicos em média, então o gênero pode superar a idade em termos de valor, ou superava no meio do último século, quando os preços das especialidades e do prestígio foram estabelecidos. Quando se trata da velhice, nós nos preocupamos que não existirão cuidadores suficientes, ainda que outros trabalhos estejam desaparecendo com os avanços tecnológicos, continuamos a pagar salários baixos ou nada pelos cuidadores — em sua maioria mulheres realizando tarefas tradicionalmente "femininas". Esses são alguns dos jeitos pelos quais acumulamos as desigualdades sociais existentes. Assim como as mulheres ganham menos que os homens quando têm filhos, a população em grande parte feminina de cuidadores para idosos ganha menos imediatamente e no decorrer da vida, acumulando menos aposentadoria e benefícios porque devem reduzir o número de horas trabalhadas, tirar licenças, se aposentar ou mudar de emprego. Não é de se surpreender que as mulheres têm mais propensão à pobreza na velhice.

A velhidade do século XXI consiste em homens moribundos e mulheres empobrecidas. Devemos estar fazendo algo de errado.

CUIDADO

"Ela só grita dizendo que sua perna dói", disse o hospitalista quando respondi ao seu chamado. "Não consigo nenhuma informação dela, e não conseguimos encontrar seu marido. Ela tem algum problema na perna?"

A cada um ou dois meses, eu visitava o apartamento de um quarto de Inez em um complexo residencial precário subsidiado a apenas duas quadras do centro de Castro. Chegar até lá exigia superar uma série de pequenos obstáculos. Primeiro, eu precisava que abrissem o portão para mim, pelo menos na teoria. Nunca ficava claro quem, se alguém, era responsável pelo interfone principal, e com muita frequência ninguém atendia. Felizmente, as pessoas muitas vezes se aglomeravam na entrada e na área comum logo depois da porta de vidro frontal. Muitos me ignoravam, mas alguém sempre me deixava entrar. Às vezes essa pessoa parecia ser um segurança, pessoas sempre diferentes de várias idades e raças que vestiam um uniforme que parecia bem desconfortável. O agente me observava e pedia identificação. Eles não queriam ver meu crachá do centro médico, mas copiavam meu nome cuidadosamente da minha carteira de motorista em uma folha de papel usada para registrar a data e hora de entrada e saída de visitantes. Finalmente, assentiam e eu caminhava em direção aos elevadores próximos.

320 // ALÉM DA ENVELHESCÊNCIA

Mas a esse ponto eu já tinha chamado a atenção dos residentes na sala comum. Nunca fiz uma visita sem ser abordada por um daqueles não necessariamente idosos sentados em cadeiras de rodas no saguão, observando os transeuntes em seu bloco colorido no meio do caminho entre uma grande igreja católica e uma interseção comercial em que as lojas tinham nomes como Rock Hard e Does Your Mother Know. Eles pareciam sedentos por uma conversa. Às vezes um me acompanhava até o andar de Inez, conversando enquanto o elevador se arrastava para cima. Então, eu caminhava até o outro extremo de um corredor longo e mal iluminado, passando por pelo menos uma porta aberta de um apartamento em que a música alta, as cortinas fechadas e os olhos vidrados sugeriam uso ativo de drogas. Era por essas razões que o marido de Inez, Esteban, precisava ouvir minha voz antes de abrir a porta com um grande sorriso e exclamando acolhedoramente: "¡Doctora!"

Mas, dois dias antes da ligação do hospitalista, não houve sorriso. Em vez disso, ele disse: "Passa", e me levou rapidamente para o quarto do casal. Lá, Inez, obesa e acamada com demência vascular moderadamente grave, deitava sobre apoios em sua cama de hospital, sua boca aberta e o peito visivelmente levantando e abaixando. Uma rápida avaliação revelou baixos níveis de oxigênio, frequência cardíaca e pressão sanguínea altas, e o que poderiam ser sons de dificuldade respiratória em um dos pulmões. Devido ao seu tamanho e incapacidade de se mover na cama ou de respirar fundo quando solicitada, o exame pulmonar de Inez era sempre complicado.

Pedi que Esteban fizesse tratamentos de inalação nela enquanto eu chamava uma ambulância e ligava para o pronto-socorro.

Em seu período mais saudável, Inez tinha uma variedade significativa de diagnósticos médicos ativos e debilitantes e, apesar de meus melhores esforços, uma lista obscenamente longa de medicamentos. Agora parecia que ela tinha pneumonia, uma exacerbação da asma e — devido a condições subjacentes e doenças graves — também insuficiência cardíaca e desidratação. No entanto, nem naquele dia, nem nos dois anos anteriores em que eu era sua médica ela teve um "problema na perna".

"Se a perna dói, é novidade", falei para o hospitalista pelo telefone.

"Ela caiu em casa?"

"Ela está acamada há anos", falei. "Nem tenta se levantar mais a essa altura. Ela consegue descrever a dor?"

"Ela só grita. Não responde às perguntas. O residente deu algo a ela, então tentarei novamente daqui a pouco."

"Esse não é o normal dela", falei, explicando o comportamento normal de Inez e sua habilidade de comunicação.

Quando estava bem, Inez respondia às minhas perguntas o melhor que podia, falando sobre aquele momento no tempo com precisão, mesmo se não conseguisse falar sobre as horas ou dias que o precediam. Talvez pudesse listar duas de suas condições médicas e um de seus medicamentos, e apenas em espanhol. Ela nunca gritou, teve alucinações ou se comportou do modo como o hospitalista descrevia. Mesmo nos dias em que não estava bem, ela me cumprimentava com um sorriso e perguntava sobre minha família. Às vezes, também dava para perceber quem fora antes dos derrames e da demência, a pessoa que ainda era de vez em quando. Se eu estivesse usando uma camiseta ou suéter colorido, ela comentava sobre como eu estava bem e me fazia girar ou chegar mais perto para que ela pudesse ver o tecido e a costura. E o melhor de tudo, algumas semanas antes de sua internação, ela fez um comentário equivalente ao "ô lá em casa" em espanhol, sem que seu marido e o nosso novo assistente social alto e de ombros largos conseguissem ouvir, assim que a atenção deles mudara para outro assunto. Depois, levantou as sobrancelhas cheias e piscou seu olho bom para mim como se dissesse: "Você acha que pode me enganar que foi mera coincidência estar de saia no mesmo dia que chega acompanhada de um homem tão bonito?"

Rapidamente comuniquei parte disso para o hospitalista, ouvindo os barulhos de fundo de um hospital movimentado na outra extremidade da linha. Ele provavelmente estava na estação de enfermagem.

"Poderia ser uma TVP", disse ele, ou seja, uma trombose venosa profunda na perna.

Eu tinha outra preocupação: "Ela é grande e pesada. Algo pode ter acontecido quando os paramédicos a moveram ou desde que ela chegou ao hospital."

Eu tinha certeza de que nada ocorrera em casa. Esteban era um cuidador meticuloso. Ele verificava sempre duas vezes os comprimidos de Inez, organizando-os cuidadosamente em uma grande caixa de comprimidos. Quando não tinham muito dinheiro, ele deu carne para ela e comeu apenas feijões. Embora também tivesse 80 anos, com seu corpo esguio e sorriso fácil, ele às vezes parecia mais filho de Inez do que seu marido. Ainda assim, se a tivesse derrubado em uma transferência da cama para a cadeira de rodas, teria precisado de ajuda para levantá-la e eu teria ficado sabendo. Pelas minhas estimativas, ele pesava cerca de 63kg, e ela tinha bem mais de 90kg.

322 // ALÉM DA ENVELHESCÊNCIA

"Certo", disse o hospitalista, seu tom deixando claro que a situação doméstica de Inez e suas bases funcional e cognitiva não o interessavam. "Estou pensando em um coágulo, fratura, deslocamento, talvez até um hematoma ou ferimento grande que não vimos quando ela chegou."

Eu havia escrito a mesma lista em minhas anotações enquanto conversávamos, com uma adição: necessidade de reposicionamento.

"Não consigo explicar isso", disse, "mas ela sempre fica deitada do lado direito. Se eu a movo durante meu exame, ela fica desconfortável. Seu marido diz que tem sido assim há anos".

O hospitalista emitiu um som que pode ter sido um suspiro mal reprimido.

"Eu sei que parece loucura", falei, "mas alguém deveria verificar sua posição na cama e colocá-la do lado direito se já não estiver assim". Imaginando que estivesse bufando, acrescentei: "Se funcionar, isso economizará o tempo de seu estagiário e o custo de radiografias desnecessárias para o sistema de saúde."

"Vamos repassar o plano", disse ele, e eu comecei a traçar seus tratamentos meticulosos para a fibrilação atrial, a pneumonia e a sobrecarga de volume de Inez. Antes de desligar, repeti minha sugestão de reposicioná-la como o primeiro passo para a dor na perna, já que, se bem-sucedida, além dos benefícios que já listara para ele, aliviaria sua dor e eliminaria a necessidade de medicamentos para dor que pioravam sua confusão e constipação crônica. Mais uma vez ele não respondeu.

Lá estavam as divisas culturais entre o cuidado de pacientes internos e externos e entre a medicina clínica e a geriatria. Meu colega focava exclusivamente as doenças, as radiografias e os medicamentos, sem ver que, para uma idosa frágil como Inez, as informações sobre sua função básica e sua situação domiciliar eram igualmente importantes — em especial já que, com a doença sobreposta à demência, ela era incapaz de comunicar suas regras e necessidades por si só.

Depois de desligar, liguei para Esteban. Tendo cuidado de sua esposa cada vez mais doente no decorrer dos dois dias e duas noites em casa e, então, esperando a maior parte da terceira noite com ela no pronto-socorro, ele foi para casa para dormir, mas voltaria logo ao hospital. Ninguém tinha telefonado para lhe avisar como Inez estava, então expliquei que sua respiração estava melhor, mas que ela sentia dores. Pedi para que a mudasse para uma posição mais confortável quando chegasse e ele disse que faria isso.

Naquela noite, Esteban me deixou uma mensagem. Relatou com prazer e alívio explícitos que Inez estava muito melhor. Depois adicionou que ela estava com uma dor terrível na perna quando chegou, mas, assim que ele a moveu para o lado direito, a dor sumiu. Ele disse que as enfermeiras lhe falaram que ela provavelmente poderia voltar para casa no dia seguinte.

Entrei no prontuário eletrônico e li as radiografias normais de pélvis, quadril, perna e joelho de Inez. Não havia menção de sua posição na cama em nenhuma das notas do médico. Lembrei-me de um comentário de um aluno depois de uma visita a um local incrível e com tudo incluso para o cuidado de idosos. O aluno, há poucos meses de sua formatura, comentou: "Isso não é medicina, é apenas cuidar dos pacientes."

EDUCAÇÃO

Menos de duas décadas adentro do século XXI, a educação médica mudou de modos sem precedentes. Pedagogicamente, passamos *do que queremos ensinar* para *o que os alunos precisam saber*. Na era digital, os "livros didáticos" são interativos, não lineares e multimídia. Os alunos se reúnem para aprender ativamente em pequenos grupos enquanto as palestras são transmitidas por podcast ou sistemas de streaming; o uso de histórias, jogos, vídeos e outras formas do chamado entretenimento educacional geralmente é requerido. Com o aumento do movimento de qualidade e segurança, incorporamos em todos os níveis de educação a atenção aos sistemas, o trabalho em equipe interprofissional e a melhoria da qualidade. Em resposta à necessidade da sociedade de mais médicos de cuidados primários e em reconhecimento à maioria dos médicos que passa a maior parte de seu tempo de trabalho em clínicas, não em hospitais, desenvolvemos rondas de pacientes externos para o treinamento clínico principal. Pedimos cada vez mais aos alunos que olhem além dos sistemas de órgãos nos caminhos comuns da genética, do metabolismo e do sistema imunológico. Pela primeira vez em 2016, o corpo de licenciamento para a educação médica nos Estados Unidos exigiu que os programas garantissem competência clínica em todo o período de vida humano.

Ainda assim, muito do que foi ensinado e enfatizado em minha época de faculdade de medicina continua proeminente. A maioria dos médicos em treinamento ainda tem exposição intensa às populações que dominavam o sistema de saúde há um século, quando a maioria dos norte-americanos morria antes de ficar velha. Os alunos fazem os mesmos estágios principais que fiz há 25 anos — em grande parte iguais aos que meu pai fez na década de 1950, quando a idade média de morte era 68 anos. Hoje, uma pessoa de 65 anos pode esperar viver mais 25 anos (metade viverá mais do que isso), os octogenários são 48 vezes mais comuns e o termo "idoso" inclui pessoas com duas e três gerações de diferença. É por isso que quase todos os médicos atendem pacientes idosos. Pessoas com mais de 65 anos correspondem a mais de 30% dos pacientes de cirurgia, psiquiatria e neurologia; mais de 40% da medicina clínica, ortopedia e medicina emergencial; e mais de metade dos pacientes de cardiologia e oftalmologia. Todos esses médicos aprenderam sobre as especialidades uns dos outros, e passaram meses aprendendo sobre o cuidado de crianças e mulheres grávidas, embora a maioria não trate nenhum desses grupos. Apenas uma pequena minoria recebe treinamento específico no cuidado de idosos e parte desse treinamento, mesmo hoje em dia, não é nada geriátrico. Em vez disso, é a educação tradicional sobre doenças que ocorrem mais comumente com a idade. A geriatria não é apenas uma questão de *quem* é tratado ou *quais* doenças essa pessoa tem; é uma questão de *como* e *onde* ela é cuidada e *o que* ou *quem mais* além da medicina e dos médicos usuais podem ajudar com sua saúde e bem-estar.

Se observarmos a visão geral curricular de faculdades desde o perpétuo primeiro lugar que é a Escola de Medicina Harvard à recém-chegada e muito elogiada Escola de Medicina Dell em Austin, Texas, veremos as mesmas coisas: estágios obrigatórios em cirurgia e medicina, pediatria e saúde da mulher, psiquiatria e neurologia, mas nenhuma menção ao envelhecimento ou à geriatria. Quase sem exceção, aprender sobre o cuidado especializado de idosos é um empreendimento eletivo deixado aos interesses e decisão de cada aluno.

Vale considerar como e por que um grupo com um impacto social cada vez maior e com utilização e custos significativos do sistema de saúde — com quem uma grande maioria dos médicos interage regularmente — pode ser relegada a um status diferente do exigido no currículo médico. E vale a pena considerar como jovens brilhantes podem entrar na faculdade de medicina com a intenção de aprender o máximo que puderem para cuidar bem de todos os pacientes, mas que, depois de cerca de doze aulas sobre pacientes idosos, acham que aprenderam o suficiente.

Há algumas inovações ótimas em faculdades por todos os Estados Unidos. Muitos desses novos modelos podem melhorar o treinamento e o cuidado, mas a maioria não questionou as estruturas e suposições básicas da medicina.

Um estudo clínico randomizado descobriu que alunos de medicina que completaram um ano de estágio contendo uma ronda especializada em geriatria (assim como já fazem em pediatria e medicina adulta) exigiram mais conhecimento e habilidades em cuidados geriátricos do que os alunos que não o fizeram — uma conclusão que pode parecer óbvia. Mas outra coisa nesse estudo é perturbadora: o estágio especializado em geriatria fez pouco para melhorar a atitude dos alunos em relação a pacientes idosos.

Outro estudo ilustrou como nossas definições de medicina e cuidados médicos, bem como de estrutura e prioridades do nosso sistema de saúde, afastam os profissionais da saúde dos pacientes idosos. Entre os dezessete temas identificados estava o desespero com a futilidade do cuidado, não ter certeza de como lidar com dilemas éticos e sentir-se deprimido pelo declínio e a morte de seus pacientes. Os alunos também relataram frustração com os baixos valores de reembolso e o baixo prestígio apesar do treinamento com bolsas. Embora achassem a comunicação com idosos prazerosa, também era algo desafiador e demorado.

Seus comentários ilustram falhas na cultura médica, na educação médica, na sociedade e em nosso sistema de saúde. Levando cada item em consideração: o *cuidado* nunca é fútil, embora o *tratamento* possa ser. Com muita frequência essas duas palavras são usadas como sinônimos, apesar de terem significados muito diferentes. Dada a ocorrência comum de dilemas éticos em especialidades médicas e o quanto são importantes, os médicos devem ter treinamento suficiente para se sentirem confortáveis com eles tanto quanto ao enfiarem pedaços de metal e plástico em seres humanos vivos. Senão, não os estamos preparando para a prática médica.

Evidências consideráveis mostram que muitos norte-americanos realmente recebem tratamento fútil ou prejudicial, particularmente tarde ou no fim da vida. Devemos ficar aliviados que os jovens médicos queiram evitar a angústia moral e médica do cuidado fútil para seus pacientes e mudar o sistema que causa esse tipo de dano para pacientes e médicos. Tanto a sociedade quanto a medicina precisam construir sistemas melhores para lidar com o envelhecimento e a morte. Esses fatos da vida não são melhorados por atitudes e políticas de reembolso que os tornam mais difíceis do que em geral já são. Quase todo mundo é mais feliz realizando um trabalho, independentemente de sua dificuldade, desde que seja capaz de fazê-lo bem e de forma adequada, sendo reconhecido por seus esforços.

Ensinamos médicos em treinamento sobre certas coisas serem importantes e outras não. Se a educação médica quer produzir médicos capazes de fornecer cuidado seguro, baseado em evidências, com alta qualidade e satisfação para pacientes de todas as idades, devemos fazer mais do que incluir o período de vida humano completo em algum lugar do treinamento médico, como exige a instrução normativa de 2016. Devemos aposentar os modelos centenários do adulto como norma. Crianças e idosos formam 40% da população e mais da metade da utilização do sistema de saúde — números que têm propensão a continuar crescendo. Tratá-los como exceção é demográfica e biologicamente inexato. Uma abordagem melhor substituiria a nossa de "normal + variantes" atual para órgãos, doenças e especialidades com uma visão de pesos iguais para crianças, adultos e idosos.

326 // ALÉM DA ENVELHESCÊNCIA

Este é um exemplo de currículo inclusivo para todas as idades: quando os alunos de medicina aprendessem a anatomia, a psicologia e a farmacologia normal, aprenderiam as normas das três principais fases de vida. Quando aprendessem sobre doenças e fisiopatologia, seu currículo incluiria apresentações clássicas de todas as idades, bem como condições únicas de cada fase de vida. E, quando fizessem os estágios obrigatórios principais, seu treinamento os exporia a toda a diversidade de especialidades, cenários clínicos e abordagens ao cuidado com as metas simultâneas de garantir a competência geral mais ampla dos graduandos, fornecendo as experiências necessárias aos alunos para que tomem decisões de carreira bem informadas e produzam uma força de trabalho que satisfaça as necessidades da sociedade.

RESILIÊNCIA

Chegando no 86º aniversário, minha mãe me disse: "Eu preciso fazer tanta coisa pela manhã. Colocar colírio nos olhos secos. Tomar o remédio de tireoide assim que acordo, quando estou com o estômago vazio, mas ainda tomar café em um horário razoável. Preciso fazer a lavagem do nariz ou ele fica o dia inteiro escorrendo e eu tossindo. Passar o creme de rosácea no rosto. Tenho que me alongar e exercitar para soltar meu corpo e fazer com que funcione. Colocar os aparelhos auditivos e prender o cabelo porque não consigo mais colocá-lo atrás das orelhas com os óculos e os aparelhos auditivos que já estão ali. É incrível pensar que eu costumava só levantar, lavar o rosto e começar o meu dia."

Isso é verdade para todas as partes da vida dela, e mesmo na velhice minha mãe não para de me surpreender com sua resiliência. Viúva e com os amigos morrendo em intervalos regulares, alguns esperadamente, outros de repente, ela às vezes parece triste, mas nunca deprimida, e às vezes reclama, mas minutos depois está de volta, vivendo a vida e comentando sobre grandes problemas mundiais. "Estou tentando não dar muito trabalho", diz ela. "Até que não consiga mais."

Espero ser como ela daqui a trinta anos, e tenho certeza de que não conseguirei manter seus padrões. Algumas pessoas são mais resilientes que outras. Estou progredindo, mas essa forma específica de resistência não é um dos meus pontos fortes.

Na medicina atual, a resiliência é um conceito popular. Alguns a consideram a arma número um contra o burnout. Como muitos centros médicos, o meu agora envia e-mails promovendo oportunidades de treinamento em resiliência. Deleto a maioria deles. Prefiro aprender minha resiliência fora das instituições que afirmam querer me ajudar a cultivá-la enquanto continuam as injustiças estruturais que a colocam em risco. Por todo o país, a mentalidade da medicina como um negócio dos sistemas de saúde, os sistemas de prontuário eletrônico com "a morte por mil cliques", e as prioridades antissociais prejudicam os pacientes, desperdiçam dinheiro e acabam com o moral médico.

Algumas das técnicas que usei para ficar mais saudável são abordadas no treinamento de resiliência: exercícios e refeições regulares, dormir o suficiente, dias de folga e atividades renovadoras. É claro que outro jeito de descrever isso é um "estilo de vida saudável". Mas a medicina moderna não apoia estilos de vida saudáveis entre seus praticantes mais do que enfatiza a saúde e o bem-estar no cuidado dos pacientes.

Depois que pedi demissão da unidade ACE, tive problemas em encontrar trabalho clínico como geriatra em nosso sistema de saúde. Não conseguia mais dirigir de forma confiável o bastante para fazer atendimentos domiciliares. Parecia não ter a coragem para o que era considerado cuidado ao idoso no hospital, e a única clínica geriátrica de pacientes externos da minha instituição era pequena, sem espaço para mais uma médica. Eu podia ter mudado de sistema, mas havia colegas maravilhosos, alunos inspiradores e muitas outras partes do meu trabalho que me fizeram querer ficar. No fim, fiz o que os geriatras fazem de melhor: peguei todo o meu conhecimento e experiência, observei o que existia e o que era necessário e criei uma solução socialmente útil, pragmática e criativa, baseada em evidências. Decidi tentar começar uma nova clínica que abordaria a velhice como os pediatras abordam a infância. Ela combinaria o melhor das habilidades combatentes de doenças da medicina, e o melhor do cuidado baseado em prioridades e funções pessoais da geriatria com o bem-estar e a ênfase na promoção da saúde da nova especialidade chamada medicina integrativa. O objetivo da nova clínica seria ajudar os idosos em todos os estágios da velhice a otimizar sua saúde, vida e bem-estar.

As novas clínicas, mesmo quando são apenas sessões clínicas acrescentadas em uma já existente em um sistema de saúde próspero, não são constituídas da noite para o dia. Antes de poder começar, eu precisava conseguir o suporte de líderes da instituição, desenvolver um modelo de negócios autossustentável, aprender mais sobre prevenção, manutenção da saúde e do bem-estar, e decidir como a nova clínica poderia ser mais útil para os cidadãos idosos de São Francisco. Isso acabou sendo muito divertido. Claramente eu estava me recuperando do meu burnout.

É impossível evitar os missionários da resiliência da medicina. Eles estão por toda a parte. Em um treinamento de educação continuada em outro estado, eu me sentei no meio de um grande auditório de médicos quando nossos próximos palestrantes anunciaram que falariam sobre burnout. Um deles era reitor de uma faculdade de medicina, o outro era líder de um programa. Sua apresentação ofereceu exercícios e ferramentas para construção de resiliência.

Depois de mais ou menos meia hora, fui até o microfone e perguntei se discutiriam qualquer um dos contribuidores estruturais do burnout. Um deles me garantiu que sim. Enquanto voltava para o meu lugar, médicos que eu não conhecia assentiam com a cabeça e me faziam sinais de positivo. E então um dos palestrantes comentou que há muito apontar de dedos no mundo e eles queriam seguir outro ponto de vista.

Em minha cadeira, mantive o rosto impassível. Na medicina, é comum reduzir problemas complexos a perspectivas e soluções singulares. Como educadora, eu sei que os alunos mais preocupantes são aqueles que sempre culpam os outros por seus desafios, e como profissional sei que os sistemas que, de forma similar, não examinam cuidadosamente suas próprias suposições e ações ao contribuir com os problemas, nunca os resolverão. O que sugeri não era a abdicação da responsabilidade pessoal, mas que o burnout não poderia ser abordado sem observar tanto os indivíduos *quanto* as estruturas e a cultura da medicina: os poderosos fazendo o que sempre fazem; a cultura seguindo o dinheiro e não os valores; assim como as políticas que moldam grande parte de nossas vidas.

Nem todos sofrem de burnout, então os fatores individuais são claramente importantes. Mas, se mais da metade dos médicos sofre, se isso nem sempre foi assim e se estudo após estudo as pessoas listam os mesmos contribuidores sistêmicos e culturais, parece justo discutir esses problemas, bem como os de resiliência pessoal.

Em seguida, os dois médicos líderes exibiram um slide sobre liderança na era do burnout. Procurei suas bios online. Eles eram pessoas que estabelecem políticas institucionais: pastores bem-intencionados que acham que podem abordar problemas culturais e estruturais apenas com a força de vontade e boas intenções. Apesar de serem médicos, seus slides sugeriam que não perceberam sua abordagem principalmente de sintomas mitigados, em vez de causas inerentes. Como disse o escritor, fotógrafo e crítico Teju Cole sobre um jornalista de direitos humanos e injustiça social: "Tudo o que ele vê é necessidade, e ele não vê necessidade em fundamentar a necessidade da necessidade." Na medicina, a necessidade é o burnout, e a necessidade da necessidade são as normas, as estruturas e as políticas moralmente incômodas do sistema de saúde norte-americano.

Eu me tornei mais resiliente desde o meu burnout. Cuido melhor de mim usando muitas das ferramentas da apresentação deles e de outros. Mas como muitas vezes parece que os médicos líderes estão culpando aqueles de nós moralmente angustiados, uma das ferramentas mais eficazes que utilizo é aquela que me diz quando ser honesta com as outras pessoas sobre o que aconteceu comigo e quando mentir. Ela é bem fácil de aplicar: se um médico me pergunta, geralmente minto; se for qualquer outra pessoa, conto a verdade. Entre médicos, as emoções humanas normais ainda são vistas como prova de fraqueza.

Cultivar a resiliência não significa nunca se sentir triste ou com raiva. É uma questão de contentamento e alegria nascidos da conexão, do significado e do propósito. Com a idade e na velhice, a resiliência requer aceitar que ainda somos nós mesmos apesar das mudanças, das perdas e das limitações e de reconhecer nosso desenvolvimento pessoal e espiritual contínuo. Significa encontrar um propósito que possa diferir de nossos objetivos anteriores e que inspire o aprendizado; ajudar outras pessoas ou conhecer novos lugares. Requer saber o que mais nos interessa, ser claro com os outros sobre nossas prioridades e viver em um ambiente que satisfaça nossas necessidades, otimizando nossa independência e conforto. A resiliência surge quando uma dose sólida de otimismo é misturada com pessimismo suficiente para corresponder objetivos com realidades.

O pai de Anne Fadiman perdeu sua visão aos 88 anos. No hospital, depois de ser informado de que seu único olho bom não poderia ser salvo, ele falou para ela que não valia mais a pena continuar vivendo. As pessoas se sentem assim por diversas razões. Para Clifton Fadiman, um grande leitor e crítico, duas se destacavam: ele não queria ser um fardo para sua esposa e não seria mais capaz de ler. Anne pediu a ele que esperasse seis meses antes de fazer qualquer coisa em relação ao seu desejo de morrer. Ele concordou. Pouco tempo depois, participou de um programa para pessoas visualmente incapacitadas e descreveu seu primeiro dia lá como talvez o mais interessante de sua vida. O programa lhe deu novas estratégias de independência que o ajudaram a não ser tanto um incômodo e fazer muitas das coisas de que mais gostava. Viveu muitos anos depois disso e, depois de sua morte, sua filha escreveu:

> Acredito que o período entre a primeira aula de meu pai no [programa de baixa visão] e sua doença final foi, de muitas formas, um dos mais felizes de sua vida. Isso ocorreu apesar de sua idade, suas perdas, do momento em que acordava todas as manhãs de um sonho em que invariavelmente enxergava e então lembrava que estava cego. Dizem que os idosos podem manter suas mentes ágeis ao aprender a falar italiano ou tocar oboé. Meu pai aprendeu a ser cego... Ele havia se considerado um covarde. Agora sabia que não era.

330 // ALÉM DA ENVELHESCÊNCIA

Um idoso cego sentado em uma cadeira ouvindo um audiolivro ou o rádio pode não satisfazer os critérios de coragem de muitas pessoas. Nesses primeiros anos da velhidade, uma época em que a maioria das pessoas ainda teme o rótulo e a realidade do *velho*, o fracasso parece estar menos vinculado à concepção de coragem e mais relacionado à imaginação daqueles que não conseguem vê-lo em todas as suas formas.

ATITUDE

Em "Letter from Greenwich Village", Vivian Gornick descreve encontrar um pequeno pedaço de concreto recém-assentado em uma manhã gelada de inverno em Manhattan. Os trabalhadores deixaram uma tábua de madeira e um corrimão frágil para os pedestres. Ela estava prestes a atravessá-lo quando viu um homem "alto, dolorosamente magro e extremamente idoso" do outro lado. Em silêncio, ela esticou uma mão para ele. Em silêncio, ele a segurou e atravessou. Cara a cara na rua gelada de Nova York, o homem foi o primeiro a falar. É assim que Gornick descreve a totalidade de sua conversa:

> "Obrigado", disse ele. "Muito obrigado." Um entusiasmo atravessa meu corpo. "Por nada", falei em um tom que esperava ser tão normal quanto o dele. Então, cada um de nós seguiu seu próprio caminho, mas eu senti aquele "obrigado" correndo por minhas veias pelo resto do dia.

Em um primeiro momento, dada a mundanidade desse encontro, podemos apenas supor qual foi a fonte do entusiasmo de Gornick. Talvez tenha sido algo no homem — sua aparência, olhar ou educação — que ela tenha achado incomum ou surpreendente, sexy ou familiar. E ela não nos deixa esperando:

> Foi sua voz. Aquela voz! Forte, vibrante, confiante: ela não sabia que pertencia a um homem idoso. Não havia nela um pingo do tom de súplica que ouvimos naturalmente na voz de uma pessoa idosa quando pequenas cortesias são demonstradas… como se a pessoa estivesse se desculpando pelo espaço que ocupa no mundo.

Esse relato é igualmente notável tanto pelos insights de Gornick de nossas normas culturais da velhice quanto pela rebeldia do homem em relação a elas. Os traços que ela atribui à sua voz são comuns no amplo reino de vozes adultas. O que a tornou notável foi sua expectativa (e provavelmente a nossa) de que a força e a confiança sejam invariavelmente perdidas quando uma pessoa se torna frágil e "extremamente velha". O tom do homem sugere que a docilidade tão comum em vozes idosas não é intrínseca à posição cronológica de seu dono. Isso significa que nossa perspectiva social comum na idade avançada é desnecessária e, pior, que nós que ainda não somos idosos estamos conspirando com aqueles que já são para perpetuar esse comportamento cultural degradante.

Uma centenária, Diana Athill, cujos livros mais recentes foram escritos em uma casa de repouso, diz que, na velhice "nossa principal preocupação deve ser em como passar o tempo com o mínimo de desconforto para si e inconveniência para os outros".

A voz do homem, conta-nos Gornick, "não sabia" que deveria ser suplicante. Não acreditava que o tipo de pessoa que ocasionalmente precisa da assistência alheia é falha e culpável. Não concordava com as métricas de valor humano de habilidade e autossuficiência que são reverenciadas desde a Revolução Industrial. Imune às normas sociais atuais — regras baseadas em suposições de que indivíduos idosos são fardos, que, como grupo, são um problema a ser resolvido e uma catástrofe com proporções tsunâmicas, e que ajudá-los é uma inconveniência — o tom do homem separa sua fragilidade das desculpas e da carência que geralmente a acompanham.

A excepcionalidade do homem idoso exibida depois de cruzar a tábua congelada difere fundamentalmente do "idoso excepcional" promovido pela mídia — o ginasta ou o zelador octogenário; o empacotador, o funcionário da linha de montagem, o designer de produto ou o CEO nonagenário; ou o maratonista centenário. Esses supostos exemplos são, de fato, exceções, muitas vezes por suas habilidades ou coragem de redefinir o trabalho e de quem o faz por causa da idade. Por outro lado, o homem no relato de Gornick fez algo comum, algo que qualquer um de nós podia fazer: reteve sua agência, autorrespeito e perspectiva, avaliando a escala da ajuda oferecida por Gornick e respondendo com um agradecimento comensurado em vez de elaborado.

Suspeito que haja uma segunda razão para que a voz do homem tenha ressoado o dia todo com Gornick. Mais para o final da cena, ela diz: "ficamos parados juntos — ele sem suplicar, eu sem ser condescendente —, a máscara da velhice caindo de seu rosto, a máscara do vigor caindo do meu." Dada a data da publicação do ensaio, Gornick estaria com cerca de 75 anos ou mais quando desempenhou o papel da pessoa mais jovem nesse cenário, aquela que estendeu a mão e fez um esforço para não exibir seu vigor ou ser condescendente com o idoso. Essa provavelmente não é a idade que a maioria dos leitores que não a conhecem suporia ao ler esses excertos, tornando-os ainda mais poderosos. De forma direta e indireta,

Gornick nos lembra de que a velhice é apenas parcialmente determinada pela biologia. É longa, variada, relativa e relacional. Por outro lado, nossas suposições sobre a velhice em geral persistem diante de evidências refutadas, e deve ser por isso que tantas pessoas negam sua velhice até ficarem frágeis. Relatos como o de Gornick demonstram que as mudanças físicas da velhice e as experiências que temos como resultado delas não estão ligadas por alguma necessidade biológica além do nosso controle. E também me fazem pensar com que frequência eu, com a intenção de oferecer ajuda e cuidado, contribuo com o que pode ser chamado de "atitude de fragilidade".

Qual é, então, a atitude "certa" em relação à velhice? Há partes positivas bem conhecidas de nosso terceiro ato além de não estarmos mortos. Pontos fortes. Alegrias. Uma satisfação consigo mesmo. Menos esforço por validação externa. Liberdades recém-descobertas. Um sentido mais claro do que é importante. É claro que isso não ocorre com todo mundo, assim como na juventude. Como os estudos de satisfação de vida em países ricos de língua inglesa demonstram aumentos significativos na velhice, e também etarismos notáveis, só podemos imaginar a satisfação em potencial de envelhecer em uma cultura que não ignora ou ridiculariza os idosos.

Consideravelmente, a atitude de uma pessoa em relação à velhice não afeta apenas como ela se sente sobre ficar ou ser velho; afeta sua saúde, como ela passa o tempo e o quanto vive. Medidas preventivas melhoram a saúde em todas as idades, ainda assim os idosos são o grupo etário menos propenso a cumpri-las. Em um estudo controlado por idade, raça, gênero, instrução, saúde autoavaliada e função, as pessoas com atitudes mais positivas em relação ao envelhecimento praticavam mais comportamentos preventivos de saúde como exercícios, nutrição adequada e seguiam as orientações para tomar medicamentos prescritos. Em outro estudo notável, pessoas com idades que variavam de 61 a 99 anos exibiram função física melhorada por uma intervenção que fortalecia estereótipos positivos de idade em vez de uma intervenção de exercícios.

Crenças sobre o envelhecimento são profecias autorrealizáveis; nossa saúde e bem-estar na velhice muitas vezes se tornam o que imaginamos que seriam, sejam elas boas ou ruins. A biologia é importante, mas é apenas uma parte de uma equação muito mais complexa que inclui atitude, comportamentos, relacionamentos e cultura. Esse pensamento é assustador em uma cultura em que o etarismo é mais comum do que o sexismo ou o racismo, e a maioria das pessoas de todas as idades vê a velhice de um ponto de vista sombrio e maculado por estereótipos negativos. Mas há esperanças — crenças mudaram frequentemente no decorrer da história, e para os indivíduos elas podem mudar em qualquer idade. E quando as crenças sobre a velhidade mudarem, a cultura e a experiência da velhice, na vida e na medicina, também mudarão.

DESIGN

Eu ouvi falar do novo prédio durante meses antes de vê-lo. Parte de um centro médico de ponta, seu design e arquitetura "verde" estavam chamando muita atenção, assim como sua integração da medicina moderna de última geração com espaços de saúde e bem-estar inspirados por culturas de todo o mundo. O médico do meu pai se mudou para lá, e, dirigindo para sua consulta, mal podíamos esperar para experienciar o novo prédio inovador em primeira mão.

Do lado de fora, tirei do carro seu andador e acompanhei meu pai pelas portas corrediças de vidro. Lá dentro, havia um único banco claramente feito de materiais reciclados, mas sem suporte para os braços, que é necessário para um idoso frágil se sentar e levantar em segurança. Era um longo caminho até o consultório correto, e eu havia estacionado em fila dupla do lado de fora. "Espere aqui", falei, na esperança de que ele se lembrasse disso por tempo suficiente para que eu pudesse estacionar e retornar.

Ele assentiu. Estávamos acostumados com isso. Acontecia em quase todos os lugares que íamos: restaurantes, bancos, cinemas, aeroportos, hospitais, prefeituras e lojas de departamento. Como a nova clínica, muitos desses lugares eram lindos — a prefeitura histórica com seus grandes degraus e abóboda restaurada; restaurantes da moda onde o design servia como metáfora de alimentos e poderia ser considerado arte visual; um cinema futurístico.

Nenhum deles estava preparado para facilitar o acesso de alguém como meu pai. Isso pode ter sido intencional. Alguns anos antes, ouvi falar de nosso novo centro comunitário LGBTQ supostamente muito acolhedor, onde o programa de idosos estava posicionado para que os participantes entrassem por uma entrada lateral desinteressante para não "assustar" os jovens que o centro esperava atrair.

Tais abordagens fazem sentido de uma perspectiva de negócios — ou teriam feito, até recentemente. Deixando de lado os argumentos filosóficos de menos etarismo, as realidades demográficas criam cada vez mais razões financeiras e práticas para construir mais casas, negócios, instalações de assistência médica e prédios públicos acessíveis a idosos.

334 // ALÉM DA ENVELHESCÊNCIA

Adultos saudáveis e instruídos podem se orientar facilmente por qualquer estrutura. Pode haver frustração com placas confusas e outras inconveniências, mas eles conseguem. O mesmo não pode ser dito para idosos com um ou mais desafios físicos, sensoriais e cognitivos, ou para idosos frágeis com muitos deles. Os padrões de design do Americans with Disabilities Act [lei norte-americana para pessoas com deficiências] ajuda, mas não garante o acesso ou a segurança dessa população única e em rápido crescimento.

Para alguns, isso pode parecer um problema pequeno, um grupo de interesse especial somando seu lamento à cacofonia de queixas da vida moderna. Mas não é. Onze milhões de norte-americanos — o segmento da população que cresce com mais rapidez — têm mais de 80 anos. Mais de 40 milhões de norte-americanos têm 65 anos ou mais, um grupo acostumado a vidas ativas e engajadas e que tem poder financeiro considerável.

Com frequência, os prédios atuais transformam desvantagens — uma perna manca, uma audição imperfeita, a incapacidade de caminhar longas distâncias — em deficiências. Ironicamente, isso não inclui apenas restaurantes, casas de vários andares e grandes negócios, mas em especial estruturas de assistência médica. Eu ouvi falar disso com frequência em meus anos de atendimentos domiciliares. Enquanto os pacientes geralmente acabavam em nossa prática de cuidados domiciliares porque não podiam mais sair de casa, não era incomum o problema estar no outro extremo: era difícil demais se locomover pelo hospital ou clínica.

Foi só quando deixei meu pai na tão aclamada clínica verde que me ocorreu que os desafios que ele e meus pacientes enfrentavam para se locomover por instalações médicas eram indicativos de um problema maior. Assim como o design e a arquitetura eco-friendly surgiram como resposta à crise de energia do fim dos anos 1980, no século XXI devemos construir de forma proativa e criativa para atender aos desafios de nossa população envelhescente. Alguns arquitetos e designers estão fazendo isso. Mas não a maioria.

Verde é um rótulo natural para causas ambientais e ecoarquitetura. Não estava tão claro para mim em um primeiro momento qual palavra poderia captar o design de construção acessível a idosos. Um questionário recente da rádio NPR indicou que nenhuma palavra que costumava descrever a velhice tinha muito apelo para jovens ou idosos. Mas *prateado* tem conotações positivas de beleza e valor, bem como associações com a velhice. A *arquitetura e o design prateados*, portanto, seguem os passos semânticos do movimento verde enquanto evocam sua missão única.

Um complexo médico prateado ofereceria acesso fácil e seguro que não exigiria caminhar longas distâncias, abrir portas pesadas, ir a vários locais ou ficar de pé em filas por muito tempo. Seus materiais de construção reduziriam o barulho, e suas características de design otimizariam a iluminação e minimizariam a superestimulação, a distração e o risco de quedas. Portas, salas e áreas públicas acomodariam andadores, cadeiras de rodas e pessoas caminhando lado a lado ou de braços dados com um amigo, familiar ou cuidador. O uso do espaço priorizaria a locomoção e a acessibilidade, oferecendo locais regulares para descansar e reagrupar. Tais mudanças melhorariam a acessibilidade, o reconhecimento não punitivo dos desafios do paciente, reconheceriam os idosos como clientes valorizados e criariam um ambiente mais seguro, agradável e acolhedor para todos os pacientes e seus familiares.

As estratégias de design e arquitetura que melhoram a segurança, a saúde e o bem-estar dos idosos já são usadas em muitas instalações de cuidados de longo prazo e em áreas especializadas de hospitais, como os prontos-socorros geriátricos e unidades ACE. Mas não são tão prevalentes e valorizados quanto deveriam. Certamente, tais elementos de design deveriam ser universais, pelo menos em instalações médicas, presentes em entradas, saídas, refeitórios, corredores e outros espaços públicos, bem como em qualquer outro lugar que uma pessoa idosa, doente ou deficiente possa estar, que pode ser em qualquer um em um centro médico.

Isso não é um problema apenas dos prédios públicos ou de assistência médica. Em uma era na qual a maioria de nós fica velho, as casas não deveriam ser prateadas também? Ainda assim, muito da arquitetura de casas parece baseada na suposição de que as pessoas devam se mudar para "residências especiais" ou instituições quando as escadas se tornam desafios. Fazendo atendimentos domiciliares, em geral eu entrava em apartamentos supostamente acessíveis em que os residentes precisavam subir pelo menos alguns degraus a partir do nível da rua para chegar até os elevadores. E quase todos os banheiros são projetados sem barras de apoio ou assentos para o chuveiro. Talvez a razão mais importante de as pessoas não os instalarem até que precisem é por serem muito feios. Mas não precisam ser. Imagine como poderiam ser, o quanto poderiam acrescentar a uma casa, se os designers pensassem tanto em sua estética e variedade quanto o fazem para outros itens funcionais, de armários a maçanetas, pias e escadas. Imagine se fossem tão bonitos e comuns quanto um toalheiro, para que estivessem lá quando precisássemos deles — ao quebrar uma perna, estar no final da gravidez ou ficarmos idosos.

Imagine também espaços públicos em que pudéssemos conversar com a pessoa que nos acompanha — um problema que não é apenas dos idosos. Em São Francisco e em muitas outras cidades na virada do milênio, os restaurantes fi-

336 // ALÉM DA ENVELHESCÊNCIA

caram intencionalmente mais barulhentos para parecerem mais bem-sucedidos. Isso é um problema para pessoas de meia-idade, já que a perda auditiva começa para a maioria de nós por volta dos 50 anos, e para jovens que querem conversar, e não gritar, e ouvir seus companheiros sem esforço. Imagine cinemas sem degraus íngremes, ou onde pudéssemos ver os degraus e lugares facilmente, não apenas formas indistintas na luz fraca, ou que pudessem ser acessados em diversos níveis. Um olho de 65 anos recebe apenas um terço da quantidade de luz de um olho de 20 anos, enquanto isso, em lugares em que esperamos muitos sexagenários, a iluminação é projetada para vigenários. Imagine restaurantes e bares com um grau de iluminação que permitisse tanto ler o cardápio quanto criar um ambiente.

No design para assistência médica, os protótipos já existem e poderiam ser facilmente aplicados ou adaptados para criar clínicas e hospitais prateados. Um anúncio de uma revista de 2018 exibiu uma fotografia com legenda de um consultório acessível a crianças e familiares em um hospital infantil recém-reformado. O texto explicava os recursos identificados por pontos vermelhos numerados na foto. Eles incluíam monitores inteligentes que identificavam os funcionários em um monitor de TV quando entravam no quarto, um serviço útil para qualquer paciente, mas ainda mais para uma pessoa com demência, delírio ou dificuldades visuais ou auditivas. Todo quarto tinha uma janela com um vaso de plantas e visão externa. Não menos importante para os filhos de pacientes idosos quanto para os pais de jovens, cada quarto também tinha um sofá-cama, uma segunda TV e privacidade. Os estudos de design baseados em evidências mostraram que tais recursos projetados com foco no paciente não só aumentam a satisfação do paciente; mas também podem aumentar a segurança e os resultados de saúde do hospital.

Arquitetos, urbanistas, empresários e cidadãos comuns devem observar o que funciona melhor em hospitais e clínicas. E os líderes e designers de assistências médicas devem seguir as inovações no novo campo do envelhecimento em casa. Os novos prédios, casas, bairros e cidades mais bem-sucedidos e competitivos ajudarão as pessoas a permanecerem onde quiserem e continuar a viver de forma plena (mesmo que haja mudanças), normalmente em suas próprias casas e comunidades, durante todos os estágios da velhice. Quando as comunidades examinam os planos para prédios novos e melhorados, devem fazer perguntas não apenas sobre a criação de empregos ou fluxo de tráfego, mas sobre o quão bem o design satisfaz as necessidades de residentes e consumidores de todas as idades, priorizando o acesso igualitário, a saúde e a segurança ao longo de todo o período de vida.

Alguns podem dizer que os prédios não podem agradar a todos os grupos com necessidades especiais. Mas a arquitetura e o design prateados não servem para satisfazer um grupo de interesse especial. Servem para maximizar a qualidade de vida e independência de uma fase de vida que a maioria de nós alcançará.

A arquitetura verde é boa para o ambiente; a arquitetura prateada é boa para os humanos. Os melhores prédios novos terão ambas — dentro e fora.

SAÚDE

Um cientista que espera entender algo procura os exemplos mais completos. Na geriatria, isso significa os pacientes que mais se enquadram em nossas noções sociais muito particulares de "velho". Muito da pesquisa e dos cuidados geriátricos focam as necessidades dos idosos mais doentes, frágeis e velhos em vez do total da velhidade. Além disso, como é comum das especialidades médicas, a maior parte do nosso trabalho visa tratar problemas estabelecidos em vez de preveni-los. Este é um ponto de vista comum:

> Creio que nossa principal ênfase hoje deve ser orientada ao chamado "paciente geriátrico" e a indivíduos idosos frágeis. Devemos transmitir uma mensagem-chave para pacientes, colegas e para a sociedade: definir um paciente geriátrico não é apenas uma questão de idade... além dela, eles devem ter doenças crônicas... polifarmácia, limitações funcionais... e problemas sociais.

O principal argumento dessa abordagem é que, como não há geriatras o bastante, nós, especialistas da velhice, precisamos nos concentrar nas pessoas que mais precisam de nós. Essa visão é eticamente sensata, prática e popular em nossa área. Mas se o objetivo é ter um sistema médico que forneça cuidado de alta qualidade para todos os norte-americanos de todos os períodos de vida ou de uma especialidade baseada em uma fase de vida, isso não funciona.

Além de também ser contraproducente de diversas formas. Associar o cuidado geriátrico com os idosos mais velhos e frágeis reforça a concepção errônea e as histórias parciais da velhice. Isso torna o cuidado geriátrico menos análogo à pediatria e à clínica geral e mais similar a uma subespecialidade. Também o torna menos atrativo para muitas pessoas que se beneficiariam do cuidado específico para a idade no decorrer de suas décadas na velhice, que simultaneamente reduz sua demanda e mantém a especialidade tão pequena que não consegue nem cuidar adequadamente de todas as pessoas em seu limitado alcance. Como sempre é o caso, a lógica circular não leva a lugar algum.

Já que os geriatras são notoriamente felizes, as pessoas prejudicadas por essa abordagem são os pacientes cujos cuidados médicos não levam sua velhidade em consideração. Ao ignorar idosos mais jovens e em forma, a geriatria aumenta a distância conceitual entre jovens e velhos, e as chances de que idosos mais jovens e saudáveis fiquem doentes e frágeis com mais rapidez do que o fariam com um cuidado geriátrico proativo. A abordagem popularmente circunscrita à geriatria nesses últimos quarenta a cinquenta anos significa que a maioria dos idosos norte--americanos obtém seus cuidados de médicos que sabem pouco sobre corpos envelhescentes, desenvolvimento da vida tardia e velhice. Reforçar a fusão da grande categoria de "velho" com seus extremos dificultou que as pessoas vejam as conexões entre seu presente e futuro, a si mesmos e outras, e facilitou que preencham essas lacunas com preconceitos. Certamente, se uma estratégia falhou por quase meio século, é hora de tentar algo novo.

Como muitos geriatras, escolhi minha especialidade porque achei que trabalhar com pessoas muito idosas e frágeis era infinitamente interessante e profundamente recompensador. Sim, a demência, a debilidade e a morte deixam a mim, meus pacientes e seus familiares tristes. Mas também estão entre os eventos mais definidores da vida. Não são menos significativos e expressivos por não serem tão celebrados quanto recém-nascidos, formaturas, casamentos e aposentadorias. Um trabalho que me permite, ano após ano, fazer algo significativo e expressivo com e para outros seres humanos me tornou uma pessoa feliz e afortunada. Mas, para dar uma visão abrangente e precisa da velhice neste livro, precisei recorrer a outros livros, mídia, minha família e meus amigos. Nós, geriatras, não podemos afirmar sermos especialistas em envelhecimento se não estudarmos ou praticarmos com pacientes de todos os subestágios da velhice. Também não podemos limitar nosso escopo de trabalho e, então, reclamar quando outros veem nosso campo como pequeno e limitado.

A solução é simples. Geriatria significa cuidar de idosos. Todos os idosos, em todos os cenários. Se não há o bastante de nós e somos úteis, pacientes e familiares farão exigências. Para satisfazê-las, políticos e líderes de sistemas de saúde terão que remover os desincentivos estruturais e financeiros da carreira na geriatria — removendo barreiras de todas as especialidades abrangentes focadas na pessoa como um todo. A medicina precisa parar de deixar que doenças se desenvolvam e órgãos falhem e, então, fornecer cuidados de ponta caros de subespecialistas para cuidar das partes que se quebraram enquanto fazem vista grossa. Nunca teremos saúde populacional até que isso aconteça.

Se devemos confiar na reputação da geração de baby boomers, poucos aceitarão uma equipe clínica sem um bom zagueiro, ou com um zagueiro cujo esporte principal é o basquete ou o tênis. A maioria já viu o que essa abordagem fez com seus pais e não é o que quer para si mesma. Como uma vida longa inclui infância, vida adulta e velhidade, uma pessoa deve ter um especialista para cada uma dessas grandes fases de vida: primeiro um pediatra, depois um clínico geral e por último um geriatra.

PERSPECTIVA

Em resposta a toda a atenção da mídia sobre a população envelhescente do Reino Unido, a escritora Ceridwen Dovey tentou escrever um romance da perspectiva de um homem que se aproxima dos 90 anos. Ao descrever essa experiência, ela disse: "Estou com 35 anos, mas me senti confiante que poderia imaginar meu caminho até a velhice. Não poderia ser muito difícil, não é?" Seu protagonista era mal-humorado, não entendia nada de computadores, cuidava totalmente de sua esposa confusa pela demência até que conheceu uma radical que usava um turbante magenta e se apaixonou novamente. Depois de ler o primeiro esboço, um editor perguntou: "Mas o que mais eles são além de velhos?" Ao fazer com que seus personagens fossem velhos, Dovey não pensou que necessariamente precisasse torná-los humanos. Em vez disso, criou variações de dois estereótipos comuns, o idoso frágil e depressivo cuja vida é triste e insignificante, e a sábia excêntrica que não age conforme sua idade.

Em *Modos de Ver*, John Berger mostra que o que normalmente aceitamos como realidade objetiva muda dependendo de como nos é apresentada. Observa que o modo como vemos as coisas é afetado pelo que conhecemos e acreditamos, bem como pelas informações que recebemos e o contexto de nosso ponto de vista. Uma paisagem de campos de trigo com pássaros voando acima parece charmosamente bucólica até que aprendemos que foi a última pintura de Vincent van Gogh antes de se suicidar. As pessoas que recebem a informação de que essa mesma imagem é uma obra de arte ou um registro de eventos cotidianos avaliam-na usando critérios muito divergentes. Com uma música de fundo diferente, uma pintura de um grupo de homens conversando durante o jantar recebe tons variados; pode ser divertida ou sinistra, afetuosa ou irada. Chegamos a conclusões díspares dependendo do que nos informam: essa pessoa encolhida e curvada fugiu de uma casa de repouso ou é a relatora do último acórdão erudito e transformador da Suprema Corte?

O que vemos depende muito do que estamos observando. Até quando tentamos ser objetivos, o que consideramos "fato" ou "realidade" depende do que precede, segue, cerca e acompanha, com quem estamos e o que já conhecemos e acreditamos, onde estamos e quando vemos, e se recebemos toda a informação ou apenas parte do cenário. O mesmo objeto, ideia ou pessoa, abordado de formas diferentes, pode parecer ter significados muito distintos.

Uma amiga me perguntou o que poderia fazer em relação ao "cheiro de velha" de sua mãe. Mesmo enquanto escrevo essas palavras, as coloco entre aspas, quero protestar, ainda sei exatamente o que minha amiga quis dizer. Ela não falou apenas que sua mãe em particular tinha um odor desagradável surpreendente, mas que tinha adquirido algo suficientemente comum para ter seu próprio termo, com um tom de verdade inescapável, e que também tinha o ressoar do estereótipo e de um grande insulto. Uma pessoa idosa limpa tem o cheiro de qualquer outra pessoa limpa. Mas o sentido olfativo das pessoas diminui com a idade, e tomar banho fica mais fisicamente desafiador ou cansativo. Devido à diminuição dos hormônios sexuais, os idosos geram menos odores do que os jovens. Tomar banho e lavar roupas com frequência parece valer o esforço apenas de vez em quando; as diferenças entre roupas recém-lavadas e as lavadas há poucos dias geralmente não são detectadas por narizes e olhos envelhescentes. O cabelo, a pele e as roupas sujas obtêm um cheiro de bolor azedo que eles não notam.

O cheiro de um idoso que não tomou banho é diferente do de um adolescente ou adulto. Em estágios de vida diferentes e por causa dos hormônios e hábitos alimentares, nossos corpos contêm distribuições diferentes de células e bactérias, óleos e substâncias químicas. Fale a uma pessoa idosa que ela está fedendo e a maioria ficará envergonhada — eu ficaria. Eles não percebem, e por que deveriam? Quando mencionamos o odor da velhice, normalmente o atribuímos à velhice em si, não aos comportamentos e à lógica por trás deles. Compare isso com nossa abordagem ao odor do adulto, para o qual temos chuveiros em academias, desodorantes e sprays femininos, para pés e para micoses. Não oferecemos agentes ou ajudas para "odores de idosos". Esses produtos ajudariam, mas geralmente não são o que precisam em primeiro lugar. Os adultos precisam mascarar os odores fortes que produzem no decorrer de um dia comum; os idosos normalmente precisam de um mundo que facilite tomar banho com mais regularidade.

Enfatizar os declínios da idade e patologizar a progressão normal da vida enquanto ignoramos os papéis essenciais desempenhados por nossas percepções e ambientes físico e social cria disfunções onde poderia haver apenas diferenças.

Como médica, acho que a parte mais difícil de ajudar as pessoas (de qualquer idade) com doenças avançadas seja saber que eu não consigo curar o câncer amplamente espalhado ou a doença pulmonar em estágio final, seu cérebro falho ou o lado esquerdo permanentemente paralisado. Suspeito que esses sentimentos sejam a principal razão de tantas pessoas (e médicos) evitarem pessoas idosas doentes, debilitadas ou carentes: a sensação de sua própria inutilidade aparente como assistente. Mas, ao ceder a esses desconfortos, nos tornamos o inimigo ideal do certo, gentil e necessário.

Imagine envelhecer em um mundo em que gastamos menos energia lamentando o que se foi e mais dando apoio ao que está presente. Imagine médicos (e pessoas em geral) capazes de tolerar e falar sobre a incerteza. Imagine uma sociedade que aceitou os fatos da vida cotidiana no decorrer da história: nascemos, morremos e, entre isso, os sortudos vivem se desenvolvendo, mudando e envelhecendo. Com esse conjunto de habilidades essenciais — acessível a todos gratuitamente —, podemos ser muito mais úteis na prática do que somos agora para pessoas de todas as idades. Igualmente importante, aceitaremos que, às vezes, não seremos úteis na prática de forma alguma, e que as questões práticas ausentes não precisam ser equivalentes à inutilidade a não ser que consideremos inúteis a bondade e a conexão humana.

Alguns dias, quando fazia atendimentos domiciliares, eu suspeitava que a coisa mais importante que eu fazia — ou pelo menos que era mais valorizada por alguns de meus pacientes — era agir como uma visitante amigável. Eu podia ser sua única visitante em dias ou semanas, ou uma em poucas, ou a única que realmente falava com eles ou os tocava. Eu gostava dos meus pacientes, e eles sabiam disso. Dávamos risadas. Se parecesse apropriado, eu colocava minha mão em seu braço. Quase sempre colocava a mão esquerda no ombro do paciente enquanto ouvia seu coração ou pulmão. Às vezes, meus pacientes domiciliares seguravam ou apertavam minha mão. Às vezes, me abraçavam ou beijavam. Às vezes, comentavam que não conseguiam se lembrar da última vez que foram tocados por outro ser humano.

Meus pacientes não faziam essas coisas por serem velhos, embora a dessexualização e a impotência relativa da velhice torne os abraços e beijos aceitáveis em situações que, de outra forma, seriam considerados inadequados ou até mesmo assédio sexual. Eles estavam sedentos por contato humano básico, uma necessidade que transcende culturas e idade. Esta não é uma necessidade biológica do envelhecimento; é o resultado de escolhas que fazemos como indivíduos e sociedade. Deixamos que as pessoas sumam, tratando-as como menos que humanas. Contamos histórias a nós mesmos de como a pele idosa é grotesca, mas silencie as mensagens culturais em sua mente e você descobrirá que a pele idosa é suave e quente e agradável de tocar.

Considere todas as figuras públicas, vizinhos e parentes que você tem e que são visível e inegavelmente velhos. Talvez se movam devagar ou não, mas você sabe que estão na 8ª ou 9ª década ou além. Alguns são frágeis e dependentes, a maioria

342 // ALÉM DA ENVELHESCÊNCIA

não é. Ainda assim, até recentemente, quando ouvimos a palavra *velho*, pensamos com desdém nas pessoas no primeiro grupo e fingimos que todas as outras não são velhas.

Isso está começando a mudar. A escritora e ativista Ashton Applewhite, autora de *This Chair Rocks* [sem publicação no Brasil], conta a história de uma organizadora de festival de talentos na Costa Leste que escolheu o envelhecimento como tema do festival em 2012. Os amigos da organizadora a avisaram que perderia todos os participantes. Em vez disso, eles triplicaram.

Alguns anos depois, a mesma coisa aconteceu comigo e dois colegas quando fomos convidados a palestrar sobre "otimizar o envelhecimento" em um fórum com pessoas proeminentes da área no Condado de Napa. Os organizadores nos avisaram várias vezes que a participação variava muito, dependendo do assunto. Ficou óbvio que eles achavam que o nosso tópico, que havia lhes interessado e os inspiraram a nos convidar, poderia ser desagradável para outras pessoas. Na noite do evento, com o salão lotado, tivemos que restringir as perguntas para que o jantar não esfriasse.

Isabella Rossellini fora "o rosto" da Lancôme cosméticos por quinze anos quando eles a dispensaram em 1995. Ela tinha 42 anos. A empresa disse que as mulheres compravam cosméticos para satisfazer seus sonhos de beleza juvenil, e ela estava velha demais.

Vale a pena afirmar o óbvio: com 40 anos, Rossellini era mais bonita que a maioria de nós em qualquer idade. O mesmo quando alcançou os 60 anos, mas estou pulando a história...

Avance 23 anos. Rossellini, agora com 65 anos, foi informada de que a Lancôme queria contratá-la novamente. Achou justo informá-los que não tinha rejuvenescido nesse meio-tempo e, se era velha demais aos 40 anos para representar os sonhos das mulheres, não via como esse novo contrato poderia funcionar. Insistiu em uma reunião presencial. Queria que eles vissem seu rosto na 7ª década.

Na reunião, a mais nova CEO da empresa explicou que muitas mulheres se sentiam excluídas e rejeitadas pelo desfile sem fim de modelos predominantemente jovens. Eles queriam definir beleza não apenas como jovem, mas como algo diferente e mais inclusivo. Talvez quisessem seguir mais fielmente a definição do dicionário: "uma qualidade de uma pessoa ou coisa que dá prazer aos sentidos ou exalta de forma prazerosa a mente ou o espírito".

Descrevendo a experiência com um sorriso, Rossellini com certeza se adequava ao propósito. "Então provavelmente os sonhos das mulheres mudaram, não foi?"

13. ANCIÃO

TEMPO

Em um outono, perguntamos ao nosso veterinário como saberíamos que era hora de sacrificar Byron, nosso cachorro idoso. Ele tinha 14 anos, estava meio cego, parcialmente surdo, com demência, artrite e uma próstata aumentada. De vez em quando dava de cara nas paredes ou ficava olhando para o nada com sua cauda abaixada. Ele começou a perambular e resmungar por razões que nem sempre conseguíamos decifrar.

Byron tinha muitos padecimentos relacionados à idade, mas também era verdade que muitas vezes cambaleava alegremente em suas caminhadas diárias. Cheirava arbustos e demarcava fachadas de lojas com a atenção comedida de um cientista pesquisador, flertava com transeuntes e, de vez em quando, levantava suas orelhas e rabo, marcava um ponto e então esticava suas pernas traseiras enquanto rosnava, latia e estabelecia sua dominância sobre um concorrente canino que geralmente já tinha ido embora há muito tempo. Como Byron era um Yorkshire terrier idoso de 3,5kg, isso invariavelmente provocava sorrisos afetuosos em pedestres desconhecidos.

Atentas às necessidades de Byron, nós amaciávamos sua ração com água e acrescentávamos um pouco de carne; o abraçávamos quando choramingava e o levávamos para fora para fazer suas necessidades quatro, cinco ou até oito vezes por noite. Não podíamos viajar de férias porque não conseguíamos imaginar pedir para que ninguém, amigo ou dogsitter, fizesse o que fazíamos. Nem podíamos confiar totalmente que alguém forneceria os cuidados que achávamos que ele exigia.

Quando perguntamos se era hora de colocar Byron "para dormir", nosso veterinário disse que ele usava a regra dos 50%: pelo menos metade dos dias de Byron eram bons? Ou era um dia bom para cada dia ruim, ou dois dias ruins para cada dia bom? Quando chegássemos ao último, era hora, explicou ele.

Essa conversa me fez parar para refletir por duas razões. Primeiro, o que Byron queria? Cinquenta por cento era bom o bastante para ele? Não tinha como saber. O que me levou à minha segunda razão: meus pacientes eram os idosos mais velhos, frágeis e doentes, ainda assim muitos estavam bem satisfeitos com suas vidas.

Isso não é verdade para todos nos confins cronológicos distantes da vida. Algumas pessoas estão ansiosas para dizer que basta depois que se veem acamadas ou dependentes, incapazes de fazer as coisas que valorizavam tanto. Outras ainda não conseguem exprimir seus desejos ou necessidades, mas ficam deitadas em uma cama ou sentadas recostadas em cadeiras, fazendo caretas, apesar do cuidado atento e dos ciclos de antidepressivos e remédios para dor.

"Por que Deus não me quer?", perguntava Mabel pouco antes de seu 90º aniversário e quatro anos depois de um grande derrame deixá-la acamada e sendo alimentada por um tubo.

"Você não pode fazer alguma coisa?", implorava um homem de 89 anos com doença de Parkinson avançada e incontinência que teria se matado se ainda conseguisse.

Se tivéssemos uma regra dos 50% para humanos, eles teriam agradecido a oportunidade de acabar com suas vidas. Como se via, eles tiveram vidas satisfatórias, sabiam que já haviam acabado e que não voltariam, mas continuavam vivos. Outros ainda, mesmo aqueles com disfunções similares ou iguais, tinham o mesmo desejo forte de querer preservar suas vidas a qualquer custo.

É claro, não podemos ter uma regra dos 50% para humanos. Pois quem decidiria? Essas pessoas são vulneráveis, e, apesar de o mundo ser cheio de cuidadores dedicados e altruístas, também contém muito mais pessoas que ganham com a morte (pela herança) ou pela continuação da vida (na forma de pagamentos do Seguro Social ou de contratos de moradia barata).

Ao mesmo tempo, mesmo que nem todos sintam o desespero que aqueles meus dois pacientes sentiam, e se milhões ou dezenas de milhões de outras pessoas sentirem? Vamos ignorar esse fato, especialmente quando somos responsáveis pela realidade que essas pessoas não acham digna de ser vivida? Existe uma diferença, prática e moral, entre a doença grave na velhice e nos estágios iniciais da vida?

No decorrer do último ano de Byron, ele teve vários problemas de saúde, e nós pretendíamos usar uma abordagem paliativa: fazer apenas os tratamentos que diminuíssem seu sofrimento e evitar exames e visitas estressantes ao veterinário. Porém, depois que tomamos essa decisão, quando ele estava lento e dormia mais, mas parecia razoavelmente satisfeito, machucou sua pata e nós o levamos ao veterinário. Em seguida surgiram outros problemas médicos. Alguns meses depois, Byron tinha falta de ar. Achávamos que esse era o fim, mas os veterinários discordaram. Disseram que ele só precisava de uma radiografia para determinar se era pneumonia, e então oxigênio e antibióticos. Sem dizer explicitamente, eles sugeriram que não tratar essa condição tratável era assassinato. Toda vez que precisávamos ir ao veterinário, Byron tremia, arfava, tentava subir no colo e puxava sua coleira, seu pequeno corpo se esticando em direção à porta.

De repente, compreendi totalmente algo que havia observado no trabalho: como era possível amar um ente querido frágil, priorizar seu conforto e bem-estar, e ainda assim repetidamente fazer coisas que eram horríveis para todos os envolvidos.

A situação piorou tanto pela falta de consenso consistente em nossa família sobre qual era a coisa a certa a se fazer por Byron quanto pelos veterinários bem-intencionados. É difícil e moralmente perturbador discutir uma abordagem de conforto exclusivo com profissionais da saúde que defendem um tratamento "fácil" para um problema curável. O mesmo acontece com seres humanos por razões lógicas, se não ideais: um foco nas doenças como entidades individuais em vez de na situação mais ampla e complexa da pessoa.

Finalmente percebemos que ultrapassamos um marco do qual não conseguiríamos voltar no aparente bem-estar de Byron e marcamos uma consulta com um veterinário de cuidados terminais. Quando voltei do trabalho para casa na noite designada, os humanos de nossa família abraçavam Byron e pareciam tristes. Ele veio até mim, balançando a cauda e se balançando à minha volta o melhor que podia. Não tinha comido o dia todo. Eu descongelei um frango e ele o devorou. Alguém disse: "Você não pode matá-lo."

Depois ele me seguiu até o banheiro e vomitou o frango no chão aos meus pés. Ficou lá parado, com a cauda abaixada, encarando a parede.

Byron morreu em meus braços naquela noite.

Antes e desde a morte de Byron, eu me preocupei de termos esperado tempo demais. Contamos o tempo que ele passava dormindo como satisfatório, fazendo a balança ultrapassar a marca dos 50%, quando eu sei que, em humanos idosos, o sono é muito mais um sinal de exaustão crônica, depressão e evitação da dor. Ao lidar com a culpa trazida pela mistura de sentimentos — nós o amamos; ele está arruinando nossas vidas —, erramos e acabamos provocando mais sofrimento.

Com humanos moribundos, situações parecidas surgem todos os dias: internações que corrigem um problema grave e pioram os crônicos; visitas ao pronto-socorro que geram diagnósticos, mas requerem semanas de recuperação pela espera e exames; cirurgias que são, em si, pequenas, mas que provocam grande confusão, complicações e as odiadas estadias em casas de repouso. Mas também existem

ALÉM DA ENVELHESCÊNCIA

problemas relativamente simples que podem ser abordados por um médico se a consulta não exigisse uma ambulância para transporte, tirasse o filho adulto do trabalho, custasse mais em corridas de táxi do que o valor recebido do Seguro Social ou mais esforços do que parecem valer.

A questão é, no mínimo, complicada. Alguns anos atrás, um paciente meu com quinze grandes problemas médicos, incluindo um tipo de leucemia, decidiu que não queria nunca mais voltar ao hospital, fazer quimioterapia ou tentar qualquer outro tratamento discutido. Mas, durante semanas depois disso, ele xingou e bravejou com a perspectiva do cuidado paliativo, porque também queria muito viver.

Ele queria viver — só não no hospital, envenenando seu corpo. Estava farto de se sentir doente e cansado. Seu ponto de vista era razoável e sensato.

NATUREZA

Quando ensino o que chamo de escrita médica pública, geralmente cito a primeira linha do artigo "Letting Go" da revista *New Yorker,* do escritor e cirurgião Atul Gawande, que diz: "Sara Thomas Monopoli estava grávida de oito meses de seu primeiro filho quando seus médicos descobriram que ela morreria." Então pergunto aos meus alunos, que às vezes são de medicina ou de enfermagem, mas muitas vezes são médicos, pacientes, escritores e cuidadores de todas as idades, por que Gawande escolheu começar o artigo com uma morte tão atípica.

Se minha pergunta só recebesse silêncio como resposta, eu oferecia uma primeira frase alternativa, pedindo que o grupo considerasse seu impacto relativo: "Joann Stern Smith tinha 94 anos, demência, doença cardíaca avançada e insuficiência renal quando seus médicos descobriram que ela morreria."

Gawande escolheu a Sara verdadeira para seu artigo porque ela não deveria estar morrendo. Porque apenas um coração de pedra não se partiria com a ideia da morte de uma mulher jovem e grávida. Porque esse tipo de morte chama nossa atenção.

Apesar do brilhantismo de Gawande, o importante na boa escrita e o importante na vida nem sempre equivalem. Na vida, meu cenário, não o dele, é o normal. Em um universo moral, é assim que deveria ser. É *natural.* Joann Stern Smith teve uma vida longa, chegando mais próximo do que a maioria ao limite máximo de vida para nossa espécie. Mas o problema é quando usamos essa ordem natural das coisas — pessoas não devem morrer jovens; morrer velho é a melhor opção — como motivo para *não se preocupar,* e, na medicina, de não providenciar o melhor cuidado possível para idosos.

Quando pensamos *é claro que ela está morrendo*, desconsideramos o fato de que, independentemente de sua idade, lá está um ser humano necessitando de cuidado e compaixão. Alguém como nós. Mas, a não ser que esse ser humano em particular seja seu avô ou pai, as pessoas não consideram que mesmo que tenham 94 anos e estejam muito doentes, mesmo que tenham demência avançada, seu sofrimento tem valor. O fato de sua morte não nos surpreender, que pareça ser parte da ordem natural, não diminui sua profunda significância.

Quando alcançamos a velhice, podemos ter muita experiência, mas nunca morremos. O processo de morrer é sempre novo, invariavelmente significativo. Nossas palavras e ações como seres humanos, como familiares e amigos, médicos e enfermeiros e como sociedade são importantes não apenas na morte, mas na vida e em todo o viver que leva a essa morte, independentemente da idade da pessoa moribunda.

Existe uma guerra implícita ocorrendo nos Estados Unidos. É uma batalha entre o envelhecer e o morrer que começou silenciosamente no final do século XX. Agora, várias décadas depois do início desse conflito, os relatos do campo são inconfundíveis: o morrer está ganhando de lavada.

Por todo o país, sistemas de saúde, comunidades e, em alguns casos, estados inteiros acrescentaram e promoveram programas e políticas que dão maior controle às pessoas sobre suas mortes. As estratégias variam da promoção de discussões de valores e preferências no fim da vida à expansão de serviços que dão suporte à morte em casa e à aprovação de leis de assistência à morte. Muitos dos líderes dos movimentos são pessoas que começaram suas carreiras no envelhecer e, então, prosseguiram para o morrer. A maioria dos centros médicos agora oferece serviços de cuidados paliativos, e os hospitais têm quartos especiais para pacientes moribundos que se assemelham a quartos de partos domiciliares usados para nascimentos há meio século.

Não que tenhamos curado a morte, colocando-a nos livros de história ao lado da catapora e da poliomelite. Muitas pessoas ainda não têm acesso a essas abordagens melhoradas e algumas mortes permanecem difíceis e até dolorosas, apesar dos melhores esforços de equipes de cuidados altamente habilidosas. Ainda assim, os avanços nos cuidados de fim da vida representam respostas sistemáticas e atitudinais significativas a histórias e evidências do sofrimento inútil amplamente difundido no fim da vida. Abordagens mais recentes à morte vão além do método medicalizado, institucional e uniforme que se desenvolveu à medida que o progresso médico prevenia ou adiava certos tipos de mortes. Ironicamente, o que é velho é novo mais uma vez. O passo-chave que fundamenta muitas das "inovações" da morte nas últimas duas décadas é o reconhecimento de sua inevitabilidade. Com cada vez mais frequência, quando ficar claro que a abordagem de ponta apenas estenderá e aprofundará o sofrimento, o foco mudará para a otimização do conforto e para a experiência única da morte pelo paciente e por sua família. Muito mais mortes ocorrem em casa agora do que há cinquenta anos, embora não cheguem perto da quantidade que ocorria um século atrás antes de a morte se tornar um evento médico em vez de um evento de vida.

A mídia geralmente aumenta a confusão nas conversas sobre morte entre os norte-americanos ao relatar mortes do que eles chamam de "causas naturais". Eles não querem dizer terremoto ou furacão. Invariavelmente, a pessoa morta era velha, ou velha o bastante. Quando uma pessoa mais jovem morre sob circunstâncias similares — dormindo, por exemplo —, inicia-se uma investigação. As pessoas levantam boatos sobre drogas ou suicídio. A palavra *tragédia* é usada. Tanto a biologia quanto a filosofia entram em jogo aqui. Tecnicamente, é natural morrer, uma das poucas exigências universais da vida. Nossa atribuição de *natural* para algumas mortes e não outras é fortemente ligada a nossas noções de velhice.

No início de 1500, Leonardo da Vinci decretou uma morte natural como o resultado da falta de nutrição, à medida que as veias engrossam e fecham com o passar dos anos. Embora não seja exatamente como descreveríamos hoje, a descrição dele da idade avançada capta de maneira razoavelmente precisa um mecanismo responsável pela falha gradual dos órgãos e funções conhecida como *senescência*. Trezentos anos depois, o médico norte-americano Benjamin Rush reconheceu que muitas vezes o que era considerado senescência era, na verdade, uma ou mais doenças específicas mascaradas pelas óbvias mudanças biológicas de uma vida longa. Em seu livro de 1793, *Account of the State of the Body and Mind in Old Age, with Observations on Its Diseases and Their Remedies* [sem publicação no Brasil], ele escreveu que "poucas pessoas parecem morrer de velhas. Alguma de suas doenças... geralmente interrompe o último resquício de vida".

No mundo moderno, onde a prioridade é finalizar as coisas, a morte pode parecer mais administrável do que a velhice. Afinal de contas, o envelhecimento ocorre de formas mundanas durante muitos anos ou décadas, enquanto a morte geralmente tem um horizonte de dias a meses. Suspeito que seja por isso que as pessoas fiquem mais confortáveis com a morte do que com a velhice. A morte é uma corrida de velocidade e o envelhecimento é uma maratona. Certamente, essa atitude é comum entre muitas pessoas na medicina, em que números cada vez maiores de estagiários e médicos de todas as estirpes têm recebido o cuidado paliativo de forma animadora. Enquanto isso parece uma questão pequena dentro de uma profissão, as tendências médicas geralmente refletem tendências culturais maiores. O cuidado paliativo transformou a medicina ao criar um grupo de profissionais cujo principal conjunto de habilidades é a administração do sofrimento físico e existencial.

Mas também possibilitou que outros médicos abdicassem desses territórios, como se todos os médicos em especialidades com contato com o paciente não devessem ser proficientes em tais habilidades fundamentais. Como é possível termos um sistema médico em que a maioria dos médicos tem permissão de terceirizar para os colegas tarefas comuns e cruciais, como as conversas difíceis, o alívio da dor e o suporte a pacientes moribundos? A resposta é que, como o conhecimento médico se expandiu, temos analisado as enfermidades não apenas em órgãos e doenças, mas em suas subcategorias. Os médicos se especializam não somente no coração, mas em distúrbios do ritmo cardíaco, não só no trato gastrointestinal, mas na hepatite, não apenas na oftalmologia, mas na retina.

De muitas maneiras, isso faz sentido. É mais fácil, tanto prática quanto psicologicamente, focar uma coisa e entendê-la bem do que administrar não apenas ela, mas também a artroplastia do quadril, diabetes, baixa visão e doença cardíaca de alguém. Também é a antítese do que o sistema de saúde afirma estar focado neste momento da história: "o cuidado centrado no paciente". Quando Paula, que tinha início de demência, doença pulmonar obstrutiva crônica e uma úlcera na perna, caiu e bateu a cabeça, além de seu pneumologista, dermatologista e cirurgião vascular, ela foi informada de que precisaria de um neurologista para sua demência, outro para sua lesão cerebral traumática e um terceiro para administrar suas convulsões.

O cuidado paliativo não só separa a morte das doenças que as causam; ele separa a morte do envelhecimento, como se essas condições não estivessem intricadamente interconectadas. A maioria das pessoas que morre é velha, ainda assim, em meu centro médico de ponta e em outros lugares, os principais especialistas em cuidados paliativos distanciam descaradamente seu trabalho do envelhecimento e da velhice. Antes de morrermos, nós vivemos, e como a maioria de nós viverá não só *até* a velhice, mas *nela* por décadas, vivê-la confortável e significativamente e com o máximo de habilidade para fazer coisas úteis por nós mesmos e pelos outros tanto quanto possível também é algo importante. Morrer o melhor possível em qualquer idade requer cuidados que levem em consideração as preocupações, a fisiologia e o contexto de uma pessoa, todos fatores que variam significativamente com a idade. O fato de tantos médicos de cuidados paliativos para adultos afirmarem que seu trabalho tem tanto a ver com pediatria quanto com geriatria mostra a profundidade do etarismo na cultura médica e na tendência autodestrutiva de tribos — como os sunitas e os xiitas ou os tutsis e os hutus —, tendo mais em comum o ataque umas às outras do que contra as grandes forças que orquestram sua rivalidade.

350 // ALÉM DA ENVELHESCÊNCIA

Pergunte às pessoas como gostariam de morrer e a maioria dirá que espera não acordar pela manhã no dia em que uma catástrofe médica as forçaria a pular do precipício de uma vida satisfatória a um desfiladeiro infértil dominado pela doença e disfunção severa. Existem dois problemas nesse desejo. O primeiro é que é quase sempre impossível enxergar a beirada do precipício até que já estejamos caindo dele. O segundo é que muitas pessoas que caem de precipícios horrendos acabam encontrando vidas que valem a pena ser vividas.

Francisco Gomes tinha 79 anos quando começou a tropeçar nos próprios pés e a esbarrar em móveis. Sua filha o acusou de estar bêbado quando foi visitá-lo com a família. Ele fora alcoolista durante a infância dela, e ela não conseguia acreditar que ele tivera uma recaída depois de vinte anos de sobriedade. Ele levou uma hora para convencê-la de que não estivera bebendo, e foi quando ela deixou seus filhos com uma amiga e o levou para o pronto-socorro, onde uma tomografia mostrou um tumor cerebral. Três meses depois, o tumor fora retirado e Francisco passou a morar em uma cama de hospital na sala de estar de sua filha. Ele não podia andar, mas seus braços e mente estavam bem. Podia sair da cama apenas com a ajuda de um elevador e sentar-se em uma cadeira de rodas o deixava exausto.

Três anos depois, Francisco ainda estava lá, vivendo não apenas com a família de sua filha, mas como o centro das atenções em uma cama na sala de estar. Nos anos seguintes, seu apartamento tornou-se o centro da vizinhança. Francisco lia para as crianças de prédios quadra acima e abaixo e as ajudava com sua tarefa de casa depois da escola. Ensinou o carteiro, um imigrante vindo da China, a falar inglês melhor, e suas famílias se tornaram amigas, fazendo festas no domingo com tortilhas e arroz.

Quando foi diagnosticada com câncer de esôfago, Maggie Gillespie ainda administrava a loja que estivera em sua família por décadas, bem como se voluntariava na sala do 4º ano de seu neto. Durante anos, ela deixou claro que se tivesse um prognóstico catastrófico, queria apenas cuidados de conforto. O problema é que, apesar de seu tumor ser extenso, era pontual, e havia uma chance de que a remoção da maior parte de seu esôfago e radiação local pudessem curá-la, mas ela nunca mais seria capaz de engolir ou comer novamente. Ela concordou em usar o tubo de alimentação contanto que mantivesse o direito de removê-lo caso as coisas ficassem desanimadoras. A cirurgia e os tratamentos iniciais de radiação a deixaram tão fraca e doente que ela se mudou para uma casa de repouso. Foi aí que a conheci sete meses depois. Como não era minha paciente, nosso primeiro encontro ocorreu no dia de sua alta, um sábado em que eu era a única médica na ativa. Quando Maggie me abordou e se apresentou, achei que ela era filha de uma paciente.

Ela riu de minha confusão e levantou a blusa para me mostrar seu novo e permanente tubo de alimentação. "Nunca achei que fosse querer um desses", disse ela, "mas também sempre achei que se precisasse de um, estaria totalmente fora de mim em vez de estar normal e poder fazer de tudo, exceto comer".

Às vezes, não conseguimos imaginar ou prever o que seremos capazes de suportar ao longo da vida. Por exemplo, um estudo de 2004 de pessoas saudáveis descobriu que a maioria disse que preferiria não fazer intervenções médicas para prolongar uma vida de baixa qualidade. No entanto, pessoas moribundas que tinham baixa qualidade de vida quase unanimemente disseram aos pesquisadores que usariam qualquer intervenção médica disponível para prolongar suas vidas, mesmo que por poucos dias.

Entre os octogenários, nonagenários e centenários frágeis que cuidei, as fontes de significado da vida variam amplamente. Embora conseguisse argumentar que havia tantos tipos de significado quanto indivíduos únicos, também é verdade que aqueles de nós que fazem o que eu faço notam temas comuns que transcendem culturas e classes sociais, e podem ser frequentemente resumidos em conforto, função e relacionamentos.

Quase sempre, quando essas três coisas já não existem, ou ficam difíceis demais de acessar, a capacidade — física, cognitiva ou ambas — do paciente de controlar suas vidas e de comunicar suas preferências também já se foi. Além disso, nesse estágio, muitas vezes o médico também já perdeu a capacidade de determinar com certeza suficiente que a morte é o que o paciente realmente quer ou não, que não há coerção pela família ou amigos nem para facilitar nem para evitar a morte, e que as fontes de significado de vida do paciente não mudaram.

Essas advertências me fazem parar. Ainda assim, meus anos de prática geriátrica me dizem que, uma vez que a maioria das capacidades físicas e sensoriais são perdidas, seja com o cérebro falhando demais ou simplesmente estando preso, incapaz de acessar outras pessoas, livros, alimentos e até a televisão e quase todo o resto, com muita frequência as pessoas esperam pela morte, mesmo que essa perspectiva ainda os assuste. Como a maioria das coisas, a morte na velhice é tão similar quanto diferente da morte em estágios anteriores da vida.

Se voltarmos à noção de que contamos algumas histórias com mais frequência e precisão do que outras, parece haver outra razão para a popularidade atual da morte comparada ao envelhecimento em programas públicos e discussões. Os desafios e as oportunidades da morte foram apresentados em filmes, livros best-sellers, TED talks, jornais, blogs e sites. O envelhecimento está finalmente chamando mais atenção também, mas até recentemente obteve muito menos, e a maior parte dos casos é do tipo melhor descrito como catastrófico e não transformador. A morte, com sua trajetória abreviada, finitude e, dependendo da crença, associações religiosas ou místicas, presta-se bem ao romance, enquanto o envelhecimento, seu primo mais longo e desordenado, tende mais ao realismo. Na literatura, o romance se refere a façanhas extraordinárias que ocorrem em cenários misteriosos e exóticos, e requerem ações honrosas e diligentes para ajudar aqueles em sofrimento. Por outro lado, o realismo oferece um retrato fiel da vida. Dada a escolha entre o romance e o realismo, muitas pessoas escolhem o primeiro. Para mim, entre as maiores alegrias da carreira na geriatria, um dos poucos campos que não terceiriza nossos pacientes para o cuidado paliativo quando a morte se aproxima, é conseguir ambos, romance e realismo.

HUMANO

O tratado de referência de Thomas Kuhn, *A Estrutura das Revoluções Científicas*, foi um dos livros mais influentes do século XX. Suas citações acadêmicas colocam a influência de Kuhn muito à frente de outros pensadores famosos do século, incluindo Michel Foucault e Sigmund Freud. Embora o livro seja sobre ciência, nas décadas desde sua publicação, as noções dos paradigmas e mudanças de paradigmas de Kuhn se tornaram a base de como vemos e avaliamos o mundo em todos os setores da vida.

De acordo com ele, o progresso não é gradual e cumulativo, mas ocorre aos trancos e barrancos, de forma intermitente. Um paradigma, ou estrutura amplamente aceita para compreender um problema importante — como o sistema de saúde — é preparado para mudança ou derrocada por períodos de revoltas, incertezas e angústia. À medida que essas crises pioram, revelando cada vez mais falhas na abordagem-padrão, as pessoas começam a explorar diferentes modos de pensar no problema. A revolução ocorre quando pessoas suficientes aceitam que o paradigma atual é inadequado e o rejeitam em favor de um novo.

Talvez algumas pessoas estejam satisfeitas com a "ciência normal" do século XX, o paradigma médico de que a ciência e a tecnologia são as melhores respostas para todos os problemas. Certamente há mais pessoas em muitas partes do mundo que estão muito piores do que a maioria dos norte-americanos. Mas isso não significa que não tenhamos problemas sérios. E não significa que não seja hora de uma transformação radical. Nossa abordagem do paradigma médico atual de priorizar a ciência colheu grandes benefícios para indivíduos e para a sociedade, mas também tem consequências não intencionais perturbadoras. Temos custos que nenhum país pode pagar como resultado do cuidado, do pagamento, da educação e dos sistemas de pesquisa que favoreçam a novidade e a descoberta, em vez da implementação do comprovado e a disseminação do útil, e intervenções procedurais e campos de alta tecnologia em vez de soluções preventivas, sociais e relacionais. Temos taxas astronômicas de falência e desumanização do paciente, uma distribuição de especialistas desalinhada com as necessidades sociais, uma força de trabalho desmoralizada e epidemias de disparidades de saúde e enfermidades causadas pela nossa abordagem atual à assistência médica.

Se precisamos de centros de bem-estar, então a "assistência médica" está apenas tratando a doença. Se precisamos de programas, clínicas e linhas de financiamento especiais para a saúde da mulher, só para citar alguns exemplos, então o sistema não está preparado para cuidar de mais da metade da população. Se nossas escolas profissionais precisam de cursos especiais e reitores para abordar questões de diversidade e disparidades, nosso currículo principal não está abordando adequadamente essas questões e pacientes de todos os contextos. Se sentimos a necessidade de usar jargões como "cuidado centrado no paciente", o que exatamente é a medicina? Os pacientes não deveriam ser sempre o foco da assistência médica? Falta alguma coisa no sistema atual e seu paradigma subjacente. Algo importante.

A escritora Jenny Diski, que morreu de câncer em 2016, descreveu o problema a partir de uma perspectiva do paciente em seu último livro, *In Gratitude* [sem publicação no Brasil]. Sobre tomar decisões de tratamento, ela diz: "Tudo me foi apresentado estatisticamente, como probabilidades. Não consigo encontrar a pergunta certa para derrubar tudo isso, para falar sobre o câncer que está em mim e é meu, o que é, como ele e eu somos um com o outro. Algo que se aproxime da singularidade." E, sobre sua radioterapia, Diski diz: "Eu não duvido de sua habilidade de me posicionar e executar o programa. Mas outras coisas sobre a radioterapia — como minha experiência dela — pareciam menos habilidosamente pensadas… Minha dignidade ficava na porta da sala de tratamento todos os dias, não porque meus seios ficavam à mostra, mas porque logo que eu entrava me tornava um componente, uma parte que faltava em uma máquina, que precisava ser encaixada para possibilitar que realizasse sua função."

Assim também é a prática médica atual. Tudo o que fazemos — de fato, nosso significado e valor às instituições e ao próprio sistema de saúde — se resume a números: de estatísticas refletindo a produtividade ou orientações de adesão a cobranças e custos — números significam valores, como se o que importasse na saúde e na vida pudesse ser expresso numericamente.

Os centros médicos e a educação médica decompõem as pessoas em seus componentes básicos: ossos no terceiro andar, articulações no oitavo, coração neste andar, próstatas naquele outro. A abordagem científica exige controle, e para obtê-lo decompomos até que se torne algo administrável, e provavelmente também porque categorizamos o corpo e as doenças, o que facilita nossas vidas. Seres humanos são complexos e desordenados. Lidar com um inteiro é algo lento, às vezes tenso, imprevisível e frequentemente incerto. É mais fácil não fazê-lo, e é isso que ensinamos aos estagiários médicos. Esse "currículo oculto" é para a medicina o que os efeitos colaterais são para os remédios: está embutido na estrutura. Não podemos separar os benefícios dos malefícios sem repensar a abordagem inteira.

Há pouco tempo, participei de uma sessão de "aprendizado baseado em casos" muito promovida na faculdade de medicina que estava visitando, uma instituição que adquiria rapidamente uma reputação pela inovação educacional. Em uma pequena sala de workshop equipada com uma mesa ampla, uma lousa branca e um monitor de vídeo no qual o computador de uma aluna poderia ser conectado para que todos pudéssemos ver o que ela escrevia em nome do grupo, alunos do segundo ano faziam perguntas inteligentes sobre três casos clínicos relacionados ao seu curso. Eles refinaram questões perspicazes sobre o que estava acontecendo com sistemas de órgãos relevantes, como certos remédios funcionavam e quais sintomas tinham importância clínica.

Mas, em duas horas de discussões do caso, apenas um aluno murmurou um comentário em resposta ao páthos da situação de um paciente. Depois de apenas o primeiro ano do que seria um processo de no mínimo sete, esses alunos de medicina aprenderam a ignorar o sofrimento evidente descrito em seus casos hipotéticos — o medo de um menino enquanto arfava por ar durante um ataque de asma, a perda repentina de um membro e da vivacidade de um homem de meia-idade, e o vômito constante de uma mulher idosa como resultado de intoxicação alimentar.

Depois da sessão, comentei sobre esse foco total na fisiopatologia e na farmacologia com o diretor do curso, que fora elogiado por meus anfitriões como o melhor e mais criativo professor. Ele disse que o currículo era projetado para encorajar o foco. Não era possível ensinar fisiopatologia e cuidado clínico de modo simultâneo, disse ele, acrescentando que tal abordagem era confusa demais e sobrecarregava os alunos. Eles precisavam primeiro desses fundamentos. As questões sobre o paciente, disse ele, eram abordadas em outro momento no currículo. Ele transmitiu tudo isso com evidente cuidado, comprometimento com seus alunos e com a medicina e sem ironias.

Caminhando pelo corredor para meu próximo compromisso, pensei na rapidez com que as pessoas absorvem as mensagens que nem percebemos enviar, muito como o adolescente cuja mãe diz para sempre parar nas placas de PARE, mas passa direto por elas quando está com pressa. Temos ampla documentação de que ensinamos nossos alunos como e quando não se preocupar com os pacientes por intermédio de um currículo oculto similar.

De muitas formas, é mais fácil ensinar a ciência médica sem saber muito sobre o paciente como um ser humano único e sem expectativas de sentir algo por eles. Os pacientes em discussões de caso funcionam bem como abstrações ou genéricos, mais ou menos recipientes intercambiáveis para a fisiopatologia que os novos médicos devem dominar. Podemos focar apenas os pulmões, os exames de sangue ou as imagens notáveis que agora aparecem instantaneamente em nossas telas. Podemos fingir que a medicina se trata de doenças e órgãos em vez de pessoas e vidas. Podemos separar o aprendizado do cuidado.

De forma alternativa, podemos separar apenas alguns segundos para reconhecer os fatos humanos da situação, permitindo que nossos alunos saibam, por meio de expressões faciais e breves palavras de solidariedade, horror e preocupação, que é natural — e melhor ainda, desejável — que os médicos se sintam tristes quando seus pacientes sofrem. Quando não fazemos isso — quando esperamos que os alunos leiam em voz alta sobre um menino que não consegue respirar e pensem apenas na função pulmonar da criança —, ensinamos a eles que ser médico significa *não* responder à angústia de maneira normal, incluindo não se importar, temo eu.

Empatia é sentir pelo outro. Você deve achar que não tem como fingi-la, mas em estudos, estagiários e médicos que ouviram palavras e gestos associados à verdadeira empatia criaram uma pseudoempatia percebida pelos pacientes como real. Os pacientes se sentiram melhor quando seus médicos fingiram. E os alunos que fingiram ficaram mais empáticos. Mas a maior parte do treinamento deixa os médicos menos empáticos. Isso me faz pensar: e se recompensássemos as pessoas e os sistemas de saúde por colocarem o paciente em primeiro lugar? E se os treinássemos para que se importem? Quando nos importamos, queremos ser o melhor médico que podemos ser e temos a melhor motivação para o aprendizado, ao passo que o conhecimento isolado não fornece incentivo intrínseco para o cuidado.

Mais para o final do meu treinamento médico, parei de ouvir música. Eu tinha visto tanto em tão poucos anos que o mundo parecia vazar incessantemente os sons do sofrimento humano e eu não conseguia mais tolerar o "barulho".

Há tantos tipos de sofrimento: físico, emocional, existencial, financeiro, social, sexual, espiritual, psicológico. Isso me faz pensar se o foco na doença é o jeito certo de lidar com o sofrimento. Mas talvez o alívio do sofrimento, pelo cuidado ou pela cura, não seja a intenção da medicina. Talvez eu esteja confusa. Talvez a maioria dos médicos esteja principalmente interessada na doença, e eu seja a que se preocupa com o sofrimento. Eu que o busco e vejo em todos os cantos, que o acho perturbador a um grau que chega a ser incapacitante. Ou talvez, e muito mais provável na minha experiência, a maioria dos médicos se preocupe com o sofrimento, mas seja treinada para não fazê-lo, e suprimam suas respostas humanas normais que os permitem funcionar como médicos em nosso sistema de saúde desequilibrado e que leva a uma angústia moral que se manifesta como burnout.

A ciência funciona bem em cenários em que as variáveis podem ser controladas — uma placa de Petri, um laboratório, um conjunto de dados —, embora, mesmo assim, às vezes tenhamos problemas. Podemos controlar algumas coisas nas vidas humanas, mas não tudo.

É o elemento humano — não só para pacientes, mas também para todo o restante — que torna a medicina mais do que apenas ciência. O cientista trabalha pelo conhecimento, enquanto o médico trabalha pelo paciente. Essa distinção crucial muitas vezes é esquecida em nosso sistema de saúde atual. Na medicina, o quintessencialmente humano e não facilmente quantificável, da experiência da doença, cultura e situação social a estruturas política e econômica, é com frequência tratado como menor ou menos importante. Esses vieses sistemáticos para a ciência em detrimento do cuidado e para a medicina em detrimento da saúde são as bases das desigualdades estruturais e das crises atuais no sistema de saúde. Com a ciência no centro do paradigma da medicina, priorizamos *coisas*; se, por outro lado, colocarmos o cuidado em seu centro, nossa prioridade mudará para onde deveria estar: *pessoas*.

A maioria dos médicos está familiarizada com as últimas linhas do artigo de Francis Weld Peabody, "The Care of the Patient" [sem publicação no Brasil]. De fato, embora escrito em 1927, sua descrição do papel no médico não é menos adequada hoje:

> A doença no homem nunca é exatamente igual à doença em um animal experimental, pois no homem ela, de uma só vez, afeta e é afetada pelo que chamamos de vida emocional (e, eu acrescentaria, ambiente social). Assim, o médico que tenta cuidar de um paciente enquanto negligencia esse fator é tão não científico quanto o investigador que negligencia o controle de todas as condições que podem afetar seu experimento... Uma das qualidades essenciais do médico é o interesse na humanidade, pois o segredo do cuidado do paciente está em importar-se com o paciente.

Cuidar de pacientes é a razão pela qual me tornei médica. É o que ainda quero passar meu tempo fazendo, tanto direta quanto indiretamente. Esse cuidado ou "provisão do que é necessário para a saúde, o bem-estar, a manutenção e a proteção" de nossos colegas cidadãos e uns dos outros pode e deve ser o ponto crucial de nossos serviços de saúde, programas de treinamento, pesquisa e bolsas de estudo, porque apenas então o "importar-se com o paciente" terá seu lugar de direito no centro da assistência médica e da medicina.

Um novo paradigma deve começar com suposições. Aqui estão dez das que gostaria de ver na lista:

1. Apesar de os termos *medicina* e *assistência médica* serem usados como sinônimos, não são equivalentes.

2. A saúde é mais importante que a medicina tanto para os indivíduos quanto para a sociedade.

3. Medicina e ciência médica não são a mesma coisa; a última é um componente da primeira.

4. A ciência é necessária, mas não o suficiente para garantir a saúde ou fornecer assistência médica.

5. Quando priorizamos os dados como importantes, geralmente consideramos o que pode ser enumerado em vez do que realmente importa (graças a Albert Einstein).

6. A tecnologia cria novos problemas e questões mesmo quando resolve outros; para ser útil, ela requer princípios orientadores e consideração cuidadosa dos riscos e das consequências além de seus benefícios.

7. Separar os aspectos médicos dos humanos leva a uma separação do médico do ser humano.

8. A história, com seu conservadorismo inerente e tendência a se conformar com o interesse próprio dos poderosos, tem sido a parceira das ciências em moldar nosso sistema de saúde.

9. Como instituição, a medicina deve priorizar os interesses das pessoas ao seu próprio.

10. O principal objetivo da medicina é a otimização da saúde do paciente.

A única desvantagem desse ou de qualquer outro novo paradigma é que, para conseguí-lo, precisamos de uma revolução. Ainda assim, embora nosso sistema atual esteja falhando tanto com os médicos quanto com os pacientes, nós que somos médicos e líderes do sistema de saúde contribuímos ativamente para o seu fracasso. A maioria de nós é bom cidadão, homens e mulheres empresários que trabalham dentro das estruturas tradicionais de nossa profissão, pessoas que respondem a desafios árduos juntando nossas mentes e tentando com mais afinco, quase sempre tomando as abordagens individual e coletiva que organizações justas mostraram ser ineficazes em produzir mudança social ou cultural. Os médicos aceitam a medicina como a recebem porque foi para isso que entraram nela e é com isso que estamos acostumados. Não causamos agitações. Não corremos grandes riscos. Não nos rebelamos. Afirmamos que somos baseados em evidências, mas quando elas mostram que estamos fracassando (os EUA estão em 37° nos rankings internacionais! 50% dos médicos com burnout!), a maioria de nós oferece um design de interiores inovador quando o que precisamos é uma nova engenharia e arquitetura estrutural. Isso precisa mudar. Um bom primeiro passo seria renunciar ao paradigma do século XX da medicina e desenvolver um novo e mais adequado às necessidades humanas imediatas.

A ciência é uma ferramenta útil, mas como estrutura para otimizar a saúde humana, sua ênfase está deslocada, com muita atenção no conhecimento, novidade e no físico, e pouca na utilidade, já comprovada, e na parte humana. Mas, se a ciência está deslocada, algo precisa estar no lugar, e, embora paradigmas alternativos tenham sido propostos por anos, nenhum deles ficou. O modelo biopsicossocial parece ser um forte candidato, com sua ênfase igual no físico, no mental e no social, mas de certa forma sua inclusividade o faz parecer difuso. Além disso, seu nome tem o efeito perturbador de um jargão. O humanismo busca maximizar o potencial e a dignidade de todos os seres humanos e considera a pessoa inteira no decorrer de todo o período de vida, mas seu ponto de vista não teísta limita sua ampla aplicação.

O novo paradigma necessário — da terminologia ao foco — faz parte da medicina desde, pelo menos, a época de Hipócrates, e se resume a um simples conceito antigo: cuidado.

O "paradigma do cuidado" começa com o resultado desejado em vez de uma abordagem que pode ou não levar a ele. Não só pode como deve incluir a ciência enquanto o paradigma científico não permite qualquer conceito como o cuidado.

Deixe-me explicar de outra forma: você pode ter uma boa ciência médica sem o cuidado, mas não pode ter boa assistência médica sem ciência. Nós realmente precisamos de ambos — em todas as idades e estágios de vida.

CONSEQUÊNCIAS

Em uma tarde de outono fria e ensolarada, depois de uma palestra sobre a velhice, uma enfermeira, uma assistente social e uma médica — todas mulheres de meia-idade especializadas no cuidado de idosos — começaram a trocar histórias. A enfermeira começou, contando às outras sobre uma mulher muito idosa que queria um tipo diferente de cuidado do que seus médicos estavam recomendando e como ela a ajudou a conseguir o que queria. Em vez de tomografias, cirurgia e mais tempo no hospital, ela foi para casa e morreu lá dois meses depois.

"Eu sei que fiz a coisa certa", concluiu a enfermeira, "então não sei por que continuo me sentindo culpada e incerta em relação a isso, exceto pelo fato de que tenho certeza de que os médicos acham que a matei".

A assistente social e a médica assentiram.

Então, a assistente social descreveu os últimos dias de uma mulher com seus 80 e tantos anos e doença neurológica em estágio terminal cujos desejos reiteradamente expressos foram seguidos à risca. Ela desenvolveu uma infecção que provavelmente teria respondido aos antibióticos, mas a assistente social lembrou os médicos dos desejos da paciente. Eles não ministraram os antibióticos e a paciente morreu na semana seguinte.

A história da médica apresentava um homem ancião frágil com demência e doença cardíaca que não conseguia mais tomar banho sem assistência, ler, assistir à TV ou acompanhar a maioria das conversas. Ele deixou claro para sua família que nunca queria viver daquela forma, então, quando caiu em casa e as coisas pioraram ainda mais, deixando-o acamado com dor severa amenizada apenas por analgésicos que também incapacitaram perigosamente sua deglutição, a médica o enviou para a assistência a doentes terminais.

"Seu médico de cuidados primários não estava muito certo disso", disse ela, trocando um olhar solidário com a enfermeira.

"Nossa, eles me infernizaram", disse a enfermeira.

"Não consigo acreditar que estamos falando sobre isso", disse a assistente social.

A enfermeira sorriu. "Não é ótimo? Um alívio!"

"Nós não matamos nossos pais", disse a médica. "Eles morreram na velhice por causa de doenças em estágio avançado."

As três se olharam, sorriram e assentiram.

Consigo retransmitir essa conversa porque eu era a médica nesse dia, e porque existe uma perspectiva pela qual poderiam afirmar que eu matei meu pai.

Para deixar claro: eu não cometi assassinato. Não desobedeci às leis, não cometi transgressões morais e não fiz a eutanásia de meu pai. Meu desconforto, como o de minhas duas colegas, não veio do que fizemos, mas do que não fizemos: isto é, seguir a linha partidária da medicina norte-americana que diz que, se existe tratamento, devemos usá-lo. A mãe da enfermeira deveria ter seu tumor curável removido cirurgicamente. A mãe da assistente social deveria ter tomado os antibióticos para sua infecção urinária. Meu pai deveria ter implantado um tubo de alimentação. O problema com essa diretiva é que, enquanto ela considera o problema médico, ignora o corpo e a vida nos quais o problema ocorre.

Nenhuma das três mortes nessa história foi excepcional. Cada uma delas é uma variação de cenários de fim da vida comuns na velhice que ocorrem todos os dias para diversas famílias. Nós três, com nossas décadas de experiência trabalhando com idosos doentes, tivemos vantagens sobre a pessoa comum. Vimos o impacto do que Sharon Kaufman chamou de "medicina ordinária" em vidas de idosos. E, com base em anos de conversas com nossos respectivos pais, sabíamos de suas preferências e maiores medos, e podíamos honrar seus desejos de fim da vida quando chegasse a hora.

A assistente social e eu nos conhecíamos porque fui a médica domiciliar de sua mãe anos antes. As duas eram próximas, e a assistente social aparecia regularmente na casa de repouso, visitando sua mãe e participando das atividades. Vê-la novamente me lembrou do quanto gostava de ambas.

Sua mãe, uma mulher vivaz e engraçada, desenvolvera um distúrbio neurológico não diagnosticável, progressivo e gravemente debilitante. Fora a diversos especialistas em ambos os melhores centros médicos de nossa região. Com o tempo, perdeu sua capacidade de caminhar, se mover e se alimentar. Seu cérebro continuou afiado até o último ano, e seus desejos eram claros.

Quando desenvolveu uma infecção urinária, a assistente social rejeitou os antibióticos e pediu morfina em seu lugar, para garantir o conforto da mãe. Mais tarde naquela semana, sua mãe morreu exatamente como sempre disse que queria.

Por esse presente final de respeito, agência e amor — por deixar a natureza seguir seu rumo e honrar as preferências de sua mãe —, a filha dedicada ficou se sentindo como se tivesse feito algo de errado.

Isso porque vivemos em um mundo que supõe más intenções e porque algumas famílias tentam acelerar a morte de um parente idoso. Para alguns, é a vingança por abusos passados. Outros querem se livrar do fardo do cuidado, ou receber uma herança considerável, ou evitar o gasto dos recursos da família com os cuidados com potencialmente anos de duração do idoso. Por outro lado, há famílias que mantêm um parente vivo para manter seu trabalho como cuidador, embolsar os benefícios do idoso, continuar vivendo em sua casa ou apartamento, ou evitar lidar com a morte e a sensação de ficar órfão ou sua própria mortalidade.

Às vezes, o abuso é evidente. Com frequência, há suspeitas difíceis de comprovar. Sem ler a mente das pessoas, pode ser difícil de distinguir uma pessoa que diz estar respeitando os desejos de seu progenitor gravemente doente de outra que vê uma oportunidade de liberdade ou lucro. De modo similar, é difícil discernir se alguém está fazendo tudo o que pode para manter um ente querido vivo apenas por um sentido de obrigação filial ou religiosa ou para ganho secundário, e tudo isso pode coexistir. É especialmente complicado destacar tais complexidades se não conhecemos de verdade o paciente e a família, e não os conheceremos se formos hospitalistas, médicos de pronto-socorro, consultores ou se acharmos que obter o histórico social de um paciente significa perguntar se eles bebem e fumam ou não.

Minha mãe diz que o hospital local matou meu avô. Ele foi admitido e, então, quando os médicos não conseguiram encontrar nada especificamente errado, mandaram-no para casa. Ele morreu em sua cama no dia seguinte. Não é necessariamente o pior jeito de morrer, com mais de 80 anos e sofrimento mínimo, mas minha mãe se ressente pela falha dos médicos em diagnosticar o que quer que estivesse errado. Até aquele ponto, meu avô fora muito extrovertido e ativo. Estava velho, mas basicamente bem.

Trinta anos mais tarde, algo similar aconteceu com meu pai, exceto pelo fato de que ele não era extrovertido, ativo nem estava basicamente bem há seis meses, ou doze, ou talvez por muitos anos, dependendo da sua opinião do que é estar "basicamente bem". Uma noite, ele caiu no apartamento de meus pais. Minha mãe e uma prima que a visitava estavam no cômodo ao lado quando ouviram um barulho. Elas o levantaram e, apesar de ele não lembrar o que aconteceu, parecia bem. Elas me ligaram e eu fiz várias perguntas, o fiz mover várias partes e decidi que talvez tivéssemos tido sorte. No dia seguinte, fiz uma visita. Ele não estava muito bem, mas também não estava exatamente mal. Papai passou muito tempo em hospitais nos últimos anos, algo que ele e eu queríamos evitar que se repetisse, se fosse possível. Quase exatamente um ano antes, ele sofreu uma queda séria seguida por uma cirurgia que removeu toda sua mobilidade, muito de sua mente e quase todo o seu senso de humor e prazer na vida.

No terceiro dia, ele não conseguia sair da cama. Minha mãe me ligou, eu chamei uma ambulância, e nós nos encontramos no centro médico. Eles não conseguiam fazer um diagnóstico no pronto-socorro, mas todos concordavam que ele precisava ser internado.

Era a última semana no meu ano de residência. O residente mais antigo tinha um apartamento e um emprego alinhados em outro estado, e o clínico estava ansioso por seus dez dias de férias e retorno ao hospital como líder de equipe. Ambos estavam tão bem treinados quanto poderiam naquele ano.

Seu checape não encontrou nada. Meu pai parecia bem, mas também não parecia, e não conseguia explicar o que havia de errado.

"Poderíamos fazer mais exames", disse o clínico. "Mas estaríamos no escuro. Nada aponta para nada em particular."

Parecia não haver muito objetivo em fazer exames aleatórios. Não havia fratura ou lesão que pudessem ser tratadas com cirurgia depois do que aconteceu no ano anterior. Ele ultrapassou o ponto de equilíbrio do sofrimento versus recompensas; as dores superaram os ganhos.

Nós o levamos para casa na tarde anterior ao primeiro dia dos novos internos, aqueles jovens médicos que ainda eram alunos poucas semanas antes. Apesar de a mente do meu pai estar bem clara naquela manhã, quando o processo de alta foi finalizado à tarde, ele estava confuso de um jeito incomumente vivaz e articulado. Nos vinte minutos que levamos para ir até em casa, ele passou por Pittsburgh, Chicago e Roma. "Macacos me mordam", disse mais de uma vez. "Não vejo isso há anos."

Ele ficara similarmente delirante em cada uma de suas internações na década anterior. E como aconteceu todas as outras vezes, ao voltar para o apartamento de meus pais, sua mente clareava.

No entanto, meu pai não conseguia andar. Ganhou uma cama de hospital, visitas de enfermeiras e de um fisioterapeuta. Tiramos do depósito a cadeira com vaso sanitário. E também uma comadre de hospital. Ele estava desconfortável e infeliz, frustrado e com raiva. Quando o levantávamos ou colocávamos na cama, rangia os dentes e nos atacava verbalmente. Gritava de dor, mas não sabia dizer onde doía. Não conseguia fazer muita fisioterapia, mesmo na cama, e nada mais ajudava. Nós o checávamos, a enfermeira o checava, relatávamos nossas descobertas e impressões para seu médico. Não estava claro o que fazer.

Seu médico fez uma visita domiciliar. Disse que podíamos fazer uma radiografia, mas não achava que havia uma boa razão para fazer meu pai passar por isso. Não faríamos nenhuma cirurgia, e de qualquer forma a dor precisava ser tratada.

Iniciou a morfina. A dor apaziguou. Mas o remédio trouxe à tona o problema de deglutição que ele teve depois de uma cirurgia complicada de ponte de safena oito anos antes. Ele ficou com um tubo alimentar por muitos meses enquanto fazia fonoaudiologia e aprendia novamente a comer com segurança. Por fim, embora longe de normal, sua deglutição estava boa o bastante, o tubo foi retirado e ele passou a comer novamente, algo ótimo para um homem que adorava comida como ele.

Se não conseguisse engolir de forma segura, enfrentaríamos uma escolha em que todos sairíamos perdendo: ele poderia sentir muita dor e comer ou poderia ficar confortável e a comida iria para seus pulmões em vez de estômago, fazendo-o engasgar e tossir, talvez até sufocar. Sua mente piorava dia a dia, e toda tentativa de fazê-lo escolher uma das duas opções sozinho fracassou. Outro tubo de alimentação também não era uma opção; ele deixara bem claro que só usaria um temporariamente, e, além disso, os últimos estudos mostraram que eles não beneficiavam pessoas com demência.

Em um primeiro momento, oferecíamos a ele goles e pedaços pequenos. Às vezes funcionava. Mas depois de alguns dias de morfina, embora finalmente estivesse confortável e mais feliz, até o menor dos goles de um líquido espesso ou o menor pedaço de comida causava um caos. Ele tossia, engasgava, xingava e batia em tudo o que estivesse a seu alcance. Discutimos sua situação com a enfermeira e concordamos em parar de oferecer qualquer alimento ou água. Por alguns dias, ficou claro que ele queria alguma coisa de vez em quando, embora não conseguisse mais pedir. Demos a ele esponjas umedecidas com sabores para que ele pudesse sugar como um bebê. Isso era um reflexo primitivo que ressurgiu ou ele estava faminto ou sedento? Não havia como saber. Ele parecia confortável, finalmente, e eu me consolava com estudos de pacientes com câncer terminal que relatavam uniformemente que, depois do primeiro dia ou de alguns dias sem alimento ou água, contanto que suas bocas e lábios continuassem úmidos, eles paravam de sentir fome ou sede.

Um dia se passou, depois outro e mais um. Ele entrou em coma e morreu alguns dias depois. Foi difícil e triste, e eu sei que, se precisasse fazer tudo de novo, pelo seu bem, eu faria exatamente a mesma coisa.

364 // ALÉM DA ENVELHESCÊNCIA

Meu pai ou os colegas de minha mãe teriam vivido mais tempo se tivéssemos "feito tudo"? Suspeito que sim, embora a mãe da enfermeira pudesse ter morrido antes devido a complicações cirúrgicas, já que não era uma boa candidata para a cirurgia. Já para meu pai, teria sido uma vida de dor, raiva, frustração, tédio e futilidade — tudo o que ele mais odiava e nos disse que não queria — até que surgisse uma infecção, um derrame ou qualquer outra coisa.

Na verdade, ele estava morrendo há meses, talvez um ano, daquele jeito subagudo, crônico e moderno criado pela medicina do final do século XX. Neste momento, muito dinheiro e raciocínio são investidos em consertar e pouco em considerar as consequências finais desses consertos ou quando podem prejudicar mais do que ajudar. O resultado é um sofrimento desnecessário, pessoas presas em vidas que não querem e das quais não conseguem escapar.

Curar doenças é ótimo no decorrer de boa parte da vida. Mas também produz uma velhice avançada — ou, mais precisamente, terminal — sem conforto, agência, significado, propósito e prazer. Algumas pessoas acham que não precisam se preocupar com isso, já que a ciência logo será capaz de interromper o envelhecimento. Deixando de lado a improbabilidade de uma cura perfeita, curar o envelhecimento, e depois? Um grande aumento de uma vida sem forma e sem sabor? Maior competição por recursos, trabalhos, parceiros e tudo o mais que já é concorrido, falhando ambientalmente com o planeta? Ou a aplicação seletiva da tecnologia? Os empreendedores biotecnológicos e as celebridades de Hollywood que investem em antienvelhecimento a obterão, e o resto de nós, não.

Estas são perguntas alternativas e oportunas que todos deveríamos considerar: se uma pessoa está no fim do seu tempo cronológico de vida e já está farta de tudo, deve continuar? É justo considerar a doença e a debilidade como eticamente diferentes na velhice e mais cedo na vida? Certamente, se as pessoas querem defender que aqueles com demência avançada e deficiências graves similares já "se foram" ou são "uma casca vazia", elas não deveriam também considerar uma abordagem diferente à vida e à morte dessas pessoas? E fazer essas perguntas nos deixa mais em maus lençóis eticamente do que não fazê-las e deixar que as pessoas se defendam sozinhas? Abordagens diferentes para grupos diferentes podem levar a injustiças, ou podem significar uma atenção compassiva à particularidade. A escolha é nossa.

Depois de completar 80 anos em 2017, a escritora britânica Penelope Lively escreveu que já mal se reconhecia e esperava morrer até 2030, "embora não possa contar muito com isso. Vim de uma família com vidas terrivelmente longas. Minha mãe morreu com 93 anos; seu irmão chegou aos 100; sua mãe, aos 97. Eu olho para esses números soturnamente; não quero competir com eles". Se ela já teve uma vida plena e tem uma ideia clara do que o futuro reserva, não deveria poder decidir? Se sim, nós permitimos o que pode ser chamado de "decisões passivas", rejeitando opções de tratamentos que possam prolongar a vida, ou "ativas", permitindo que pessoas próximas do fim da vida, cronológica e medicamente, escolham morrer em seus próprios termos?

Muitos países europeus permitem o suicídio assistido, assim como um número cada vez maior de estados norte-americanos. A pessoa precisa estar morrendo, não estar deprimida e ser capaz de tomar o medicamento sozinha para se qualificar. Essas exigências fazem sentido. Mas também significam que as leis não se aplicam a idosos com deficiências ou demência significativa, e algumas pessoas terminarão suas vidas antes do que escolheriam, simplesmente para garantir que podem. Com frequência, serão provadas de um direito garantido a cidadãos mais jovens, e o privilégio de alternativas indisponíveis para a maioria das pessoas. O cientista australiano de 104 anos, David Goodall, que na primavera de 2018 sofreu uma queda que acabou com a qualidade de vida que ainda lhe restava, foi para a Suíça com três de seus netos, onde poderia acabar com sua vida. Ele estava em uma cadeira de rodas na época, e tinha dificuldades para ver e ouvir. Disse que teria preferido morrer em casa, mas foi forçado por uma lei australiana a realizar uma missão transcontinental tornada financeiramente possível depois de uma campanha de levantamento de fundos online.

Em resposta à decisão de Goodall, o presidente da Associação Médica Australiana disse: "Eu acho muito triste que alguém se sinta assim." Pesquisei esse médico. Ele é ginecologista e obstetra. Talvez nunca tenha cuidado de um centenário. Eu já, muitas vezes. Para ter certeza, o presidente da Associação Médica Australiana poderia estar dizendo: *Não é triste que tenhamos um mundo em que alguém se sinta assim porque não conseguimos dar conforto e significado à sua vida?* Ou talvez esteja dizendo que nunca é bom morrer, mesmo quando se é ancião e está pronto para partir.

Mas a velhice difere da infância e da vida adulta de formas que deveriam fazer parte de discussões sobre a morte. O tratamento da mesma doença agressiva tem riscos e benefícios muito diferentes para uma criança, um adulto e um idoso. No fim da vida, precisamos de opções que reconheçam as diferentes situações em que as pessoas se encontram em diferentes estágios de vida: todos os idosos precisam ter permissão de viver plenamente, e idosos moribundos precisam ter permissão para morrer. As políticas e as práticas que fazem essas duas coisas tornarão a vida melhor para pessoas de todas as idades.

Algumas pessoas são contra escolher a morte por razões religiosas, por causa de uma crença na santidade da vida e o fato do sofrimento humano. Esse argumento é atraente. Também foi formulado há milhares de anos, antes de a ciência e a tecnologia interferirem na ordem natural das vidas humanas. Se o progresso pode prolongar e melhorar a vida, será que também pode nos ajudar a encurtar e melhorar a morte no fim natural da vida? Mesmo as leis atuais com os direitos de morte não abordaram essa questão. Formuladas amplamente para jovens adultos com doenças terminais, suas exigências significam que não está disponível para muitas das pessoas idosas que regularmente perguntam a mim e a meus colegas: *Por que ainda estou aqui?*

Grandes conceitos como passado, futuro e morte têm diferentes implicações na velhice, na juventude, na meia-idade ou no início da velhice. Partes se desgastam. As opções diminuem. Até os atos mais simples se tornam um tormento. Este é Donald Hall, cujo corpo não aguentou tanto quanto o de Goodhall (sendo a variação um traço-chave da velhice):

> Aos 80 anos fica difícil caminhar. Próximo dos 90, é cansativo vestir o pijama... Estamos velhos quando fica difícil comer purê de batatas, ou quando sabemos que é domingo porque não tem correio nesse dia. Pode ser Natal. Aos 80 anos, cochilamos duas vezes por dia. Próximo dos 90, não contamos quantas são. Aos 80 anos não comemos muito. Próximo dos 90, nos lembramos de comer.

Se você adivinha que dia é hoje com base na vinda do carteiro e dorme a maior parte do tempo, está passando seus dias em um abismo silencioso de solidão, sem ouvir a voz de outras pessoas, sozinho prática e existencialmente. Você está no que é chamado de sala de espera da morte.

Pessoas em sofrimento podem chegar a um lugar em que seus dias são formados apenas por desconfortos, espera e acompanhamento de doenças e funções corporais básicas, um lugar em que a grande maioria dos humanos do passado nunca chegou até que a medicina recente evitasse que outras doenças os matassem quando eram mais jovens.

Essa situação não tem precedentes na história humana. Uma situação sem precedentes requer uma solução à altura.

ACEITAÇÃO

Algo vibrou em meu criado-mudo. Pegando meu pager, olhei para o teto, onde nosso relógio projetor me dizia que eram 3h14 da manhã. Na tela retangular verde do pager lia-se "respiração" e "laboriosa".

Nosso plantão cobria duas práticas — a clínica de atendimentos domiciliares para pacientes idosos frágeis e confinados a suas casas, e a clínica geriátrica com pacientes que poderiam estar desde saudáveis a gravemente doentes e serem de velhos-jovens a anciãos.

Essa mensagem dizia que o paciente John nascera em 1926 e a pessoa que ligou se chamava Gwen. Pegando meus óculos, roupão e telefone, me perguntei quem tinha usado a palavra *laboriosa*, Gwen ou a operadora do pager. Fechando a porta do quarto depois que saí dele, outra parte de meu cérebro começou a considerar os problemas que podem fazer com que a respiração passe de automática para difícil. Na medicina, tais listas são conhecidas como diagnósticos diferenciais, e as mentes dos médicos são cheias delas. Um bom diferencial contém várias causas possíveis de um sintoma específico. Os diagnósticos são classificados de mais para menos provável, com base no histórico, no exame e em testes laboratoriais do paciente.

Gwen, a filha de John, atendeu no primeiro toque. Na geriatria, uma filha pode ter qualquer idade entre 40 e 80 anos, e, pelo som de sua voz, acho que Gwen estava bem no meio dessa faixa.

"Ele está com dificuldades", explicou ela, "e seu pijama está encharcado de suor. Isso aconteceu todas as noites esta semana, mas essa vez é a pior". Gwen me falou que seu pai tinha uma doença pulmonar avançada, mas geralmente respirava bem quando estava na cama. Ele teve um derrame no ano anterior e agora tinha problemas para engolir. Perdera 27kg. Não queria ir para o hospital.

"E tem outro problema", disse, depois de uma pausa. "Três meses atrás eu o trouxe para nossa casa, ao sul da península. Não fomos capazes de levá-lo de volta a São Francisco desde então. Não conseguimos tirá-lo da cama, muito menos de casa. Meu marido tem problema nas costas. Eu acabei de fazer uma cirurgia. Não consigo encontrar ninguém aqui que possa vê-lo, então liguei para você. Não sabia para quem mais ligar. Sinto muito."

Eu lhe disse para não se preocupar. Depois de fazer mais algumas perguntas sobre a respiração de seu pai, procurei no Google a distância entre mim e eles. Era de 80km. Longe demais.

Perguntei a Gwen se ela e seu pai haviam discutido o que fazer se ele ficasse muito doente e não fosse ao hospital.

"Eu odeio isso", disse ela. "Nós conversamos: cuidados terminais. Chegou a hora. Sabemos disso."

Essa resposta facilitou a ligação. Ainda assim, às vezes as preferências das pessoas mudam à medida que elas passam de razoavelmente saudáveis a cronicamente doentes e morrendo. Eu queria garantir que eles entendiam os benefícios e os riscos de ambos, casa e hospital, e que, embora eu estivesse falando com Gwen, estávamos fazendo o que John queria, não o que nós queríamos para ele.

Essas podem ser conversas longas e complicadas, mas não tínhamos tempo para isso. Eu conseguia ouvir a respiração de John. Contei suas arfadas. Não eram apenas fracas, mas rápidas, seu corpo tentando obter oxigênio suficiente pela respiração em uma velocidade uma vez e meia maior do que o normal. Gwen e eu também precisaríamos resolver as coisas em um ritmo acelerado.

Eu lhe disse que tinha quase certeza de que sabia por que John não conseguia respirar e que teríamos mais certeza ainda assim que uma enfermeira ou médico pudesse ir até a casa examiná-lo. Também admiti que lá não poderíamos ter um diagnóstico tão definitivo quanto seria no hospital, onde máquinas poderiam examinar dentro de seu coração e pulmões, mas que, em certa altura, muitas pessoas ficam mais preocupadas em sentir-se bem do que em saber exatamente o que há de errado.

"É isso que ele quer", disse ela. "Há muitas coisas erradas, mas se ele ao menos não sofresse tanto…"

Dados os sintomas de John, eu tinha quase certeza de que podia deixá-lo confortável em sua casa. Mas primeiro precisava garantir que eles entendiam o cenário todo. Havia uma boa chance de ele não melhorar. Ele morreria.

Gwen disse que seu pai fora internado muitas vezes e que não ficou claro se os exames faziam muita diferença, então eles pararam de ir. Durante quase dois anos, isso funcionou. Toda vez ele se recuperava e continuava fora do hospital.

Manter as pessoas saudáveis e fora do hospital é um dos principais objetivos da geriatria e o motivo de os atendimentos domiciliares serem tão importantes. Muitas vezes, pessoas idosas e frágeis se saem muito melhor em um ambiente em que têm permissão de continuar sendo pessoas em primeiro lugar, em vez de ter sua pessoalidade subordinada ao papel de paciente, e sua humanidade e prioridades únicas substituídas por protocolos focados em doenças e tratamentos, como acontecia da segunda vez que atravessavam os limites de nossos hospitais e clínicas. Em casa, há menos desorientação e mais coisas, como dormir em uma cama confortável e comer seus alimentos preferidos e necessários para restaurar a saúde.

Muito mais do que a maioria das pessoas imagina pode ser feito em casa: quase todas as partes do exame físico, coletas de sangue, radiografias, injeções articulares, exames ginecológicos, infusões intravenosas, pequenas cirurgias e muito mais. Além disso, os muitos perigos consideráveis dos hospitais que as pessoas evitam ficando em casa, e fica claro por que estudos e um grande programa federal de demonstração mostraram que os atendimentos domiciliares levam a um cuidado melhor e a vidas melhores para adultos idosos cronicamente doentes como John.

Mas ele não estava apenas doente, estava em estado terminal. Gentilmente, relembrei Gwen de que seu pai tinha 88 anos e seu coração, pulmões, fígado e rins não estavam funcionando bem. Para algumas pessoas na situação de John, o objetivo principal é viver mais, enquanto outras priorizam ficar em casa e confortável. Também falei que não havia resposta certa, apenas a resposta certa para John e sua família.

"Ele sabe que está morrendo", disse ela. "Ele disse que só quer se sentir menos pior. E ficar aqui conosco. Eu sei que ele tem razão. Só não sei o que podemos fazer por ele às 4h da manhã."

Seu uso da palavra com M me tranquilizou. A maioria das pessoas, incluindo médicos, a evita, e pelos estudos está claro em muitas populações com diversos contextos educacionais que, quando os médicos não a utilizam, as pessoas ficam mais surpresas e com raiva quando seus entes queridos morrem. Não usá-la também reforça a ilusão, única a este tempo e lugar na história humana, de que com o cuidado médico certo a morte é opcional. Por outro lado, usá-la dá às pessoas o tempo e o poder de se acostumar com algo de que podem não gostar, mas não há como evitar, e oportunidades de fazer e dizer coisas antes que seja tarde demais.

Eu tive sorte naquela noite. Tanto John quanto Gwen foram capazes de usar a palavra com M e estavam de acordo em suas claras preferências de como proceder com seu cuidado.

Perguntei que remédios havia na casa, esperando pelo menos dois tipos que facilitariam a respiração de John. Morfina e suas primas químicas extinguem a sede de ar dos pulmões que lutam ou se afogam, e remédios ansiolíticos ajudam com a angústia natural que ocorre quando uma pessoa tenta respirar e não consegue ar suficiente.

"Ai, meu Deus", falou Gwen. "Não temos nada assim. Ele não precisou disso da última vez que foi ao médico."

Eu hesitei, então perguntei quais remédios Gwen recebeu depois de sua própria cirurgia recente.

"Ah", ela disse de um jeito que ficou claro que havia entendido o que eu estava pensando. "Espere um pouco, vou pegá-los."

Totalmente acordada agora, liguei meu computador e coloquei um cobertor em volta do corpo e pés descalços. Eu podia praticamente ver o levantar e abaixar do peito de John, sua testa suada e a réstia de luz em sua boca aberta. Também imaginei os minutos e horas que se passariam depois dessa ligação: Gwen reorganizando os cobertores e travesseiros de John, obrigando-se a sorrir e jogar conversa fora, tocando-o aqui e ali, com ou sem necessidade, como se dissesse: *Estou aqui, e até agora você também está.* E, apesar de nunca ter visto ou falado com John, eu já conheci pais suficientes para ver mais uma parte desta cena: seus esforços para fingir que as coisas não estavam tão ruins a fim de tranquilizar a filha que ele ainda queria proteger, mesmo agora, muito tempo depois da reversão dos papéis originais, embora ambos soubessem que muito em breve ele teria que abandonar até mesmo essa parte mais fundamental de si mesmo.

Uma das coisas mais interessantes em ser médica é como somos treinados para manter sentimentos pessoais distantes enquanto prosseguimos na realização de tarefas profissionais necessárias. Eu senti um aperto familiar, uma tensão se reunindo em minhas células como se estivessem sob a influência de um ímã gigante que me puxasse para o sul da península, para aquele quarto iluminado em uma casa escura em uma rua ainda mais escura. Como eu também fora recentemente a filha responsável por um pai idoso moribundo, imaginei que sabia como Gwen estava se sentindo — a tristeza e a necessidade de melhorar tudo, a fadiga e a ansiedade, o amor e a antecipação de uma transformação iminente e permanente em sua vida. Observei meus sentimentos, os reconheci como projeções, então os suprimi e continuei realizando meu trabalho.

"Doutora?" Gwen leu os nomes de cada um de seus frascos de comprimidos. *Bingo*, pensei quando chegamos a um nome específico. Em seguida aconselhei algo que, junto de alguns de seus medicamentos, aliviariam o sofrimento de John, algo que as famílias fazem com frequência, mas que médicos não deveriam recomendar. Essa combinação o faria passar a noite, quando conseguiríamos obter os cuidados terminais e os remédios certos em sua casa.

"Não acredito que não pensei nisso", falou ela. "Que alívio!"

Fizemos um plano para aquela noite e um para a manhã seguinte. Então Gwen prometeu ligar novamente se ele não estivesse confortável dentro de uma hora.

Ela me agradeceu. Apesar de estar adequadamente séria e triste, havia também uma energia em sua voz que não estivera lá no início da ligação. Ao desligar, eu pensei, não pela primeira vez, como as pessoas estavam erradas quando diziam que a geriatria era deprimente ou que um paciente morrer significava o fracasso como médico. Eu me senti profundamente triste por Gwen e John, mas não é o mesmo que depressão, que sugere desamparo e insignificância. Esses momentos foram difíceis para John e Gwen, provavelmente entre os mais difíceis de suas vidas, mas também foram profundos, importantes e significativos.

* * *

Recentemente, quando enviei uma nota de condolências para uma amiga sobre a morte de seu padrasto, recebi um longo e-mail como resposta que incluía este parágrafo:

> Uma das muitas lições misteriosas que vieram a partir da morte de J e de seu gigante legado é que ela me fez sentir estupendamente viva e com uma necessidade imediata de fazer coisas, mas também de fazer uma pausa e tirar um tempo para aqueles que são importantes e eu não vejo muito... Em seus últimos dias... todos lutamos com os protocolos e sistemas acerca de ver um idoso dar seus últimos suspiros com dignidade em meio a [um] drama shakespereano... muito estranho, triste, cômico e intenso. Felizmente toda minha família fez a engrenagem funcionar... Todos ficamos do lado de fora do apartamento de minha mãe a semana toda para ajudar a administrar o caos e dar apoio a ela. Então, é claro que há outro mistério, que é o fato de ter sido muito divertido e com muitas risadas. Em que outro momento eu teria um tempo tão longo com minha família sem ninguém pensando que deveria estar em outro lugar, cuidando de outras responsabilidades? Todos estávamos simplesmente lá. Sentados. Comendo. Atendendo a porta. Colocando e tirando a louça da máquina...

Na vida, pessoas e famílias diferentes valorizam coisas diferentes; na morte, elas tendem a valorizar as mesmas poucas coisas básicas, e uma das surpresas de uma morte esperada e praticamente confortável no fim natural da vida é a licença que ela dá a todos de dar preferência a essas mesmas coisas básicas.

John não morreu naquela noite ou naquela semana, embora tenha morrido poucos meses depois, nos cuidados terminais.

MORTE

Se tivéssemos a coragem de pensar e refletir sobre a vida e a morte, criaríamos nossos filhos de outro jeito... tornaríamos a morte e o morrer parte da vida novamente.

— Elisabeth Kübler-Ross

14. HISTÓRIAS

Em um artigo intitulado "On Sixty-Five" [Aos Sessenta e Cinco, em tradução livre], Emily Fox Gordon disse que realmente começou a sentir a idade. Mas, no parágrafo seguinte, escreveu: "Apresso-me a acrescentar que, embora meus músculos possam estar enfraquecendo e minhas articulações enrijecendo, não estou enferma. Estou tão vigorosa quanto sempre fui, e razoavelmente saudável." Uma pessoa jovem que leia essa passagem pode pensar logicamente: mas espera um pouco, você não pode ter os dois, ou está fraca e rígida ou está vigorosa. Qual das duas é? Fox Gordon ofereceu contradições similares sobre sua cognição. "Mentalmente estou bem intacta, embora minha memória, sempre ruim, esteja piorando." O ponto do artigo era que seu corpo e vida mudaram de formas significativas, e também, ela parecia não ter muito do que considerava manifestações definitivas da velhice. Seus conhecidos concordavam com essa avaliação: "Pessoas me dizem que pareço mais nova do que minha idade." Com o que eles provavelmente queriam dizer que ela ainda parecia um ser humano "normal".

Eis os fatos: 1. Fox Gordon já tinha passado da metade de sua sétima década, uma "pessoa velha" pelas definições aceitas na maior parte da história humana e legalmente nos Estados Unidos — ela já se qualificava para se aposentar, receber o Seguro Social e o Medicare. 2. Seu corpo e mente mudaram com a idade, para pior em sua maioria. 3. Em sua estimativa e na opinião de pessoas que disseram que ela tinha uma aparência jovem, ser velho não é tão ruim. A única conclusão lógica que podemos tirar desses fatos é que há uma desconexão entre a realidade da velhice e nossas crenças sobre ela — pelo menos para os velhos-jovens.

As pessoas reconhecem sua transição da idade adulta para a velhice em idades diferentes. Ao se aproximar da oitava década, Doris Grumbach escreveu: "Isso é diferente. O mês aos 70 anos parece desastroso, tão sem momentos recompensadores." A editora de livros inglesa Diana Athill, recordando sua velhice mais jovem quando já estava com 90 anos, teve uma reação similar: "Durante todos os 60 anos eu ainda estava próxima da meia-idade, talvez não a salvo em suas margens, mas navegando por águas costeiras... Ter 'mais de 70' é ser velha: de repente eu estava encalhada nesse fato e vi que chegara a hora de avaliá-lo." No verão de 2018, tanto Athill quanto Grumbach tinham 100 anos. Ambas publicaram livros aos 90 anos e artigos aos 100 anos. Se isso as torna qualificadas para receber o bastão de "idosa excepcional", também prova que os 70 anos, por definição, não são um desastre completo.

No entanto, é diferente. Todas as idades são. Aos 80, Penelope Lively descreveu seu eu envelhecido como quase se tornando uma nova pessoa:

> Essa outra pessoa, esse alter ego que chegou, é menos aventureira, mais aversa a riscos, mais mesquinha com seu tempo... Existe a questão do espírito e da carne, que é o ponto crucial de tudo: o espírito ainda está no jogo da experiência, qualquer coisa que seja oferecida, mas o corpo com certeza não está, e infelizmente ele é quem manda.

É ao corpo que a maioria das pessoas responde, seja olhando para alguém ou para nós mesmos. Vinte e um anos antes de morrer aos 94 anos, Doris Lessing também fez referência à distância crescente entre seu corpo e ela mesma: "O grande segredo que todos os idosos compartilham é que na verdade não mudamos em setenta ou oitenta anos. Nosso corpo muda, mas nós não mudamos em nada. E isso, é claro, causa muita confusão." Comentários como esse, comuns entre grandes escritores e meus pacientes, me fazem pensar se o maior desafio da velhidade seja superar nossa tendência a observar a velhice e ver apenas o declínio corporal, esquecendo que dentro do corpo há um ser humano.

Aos 82 anos, May Sarton escreveu: "Eu comecei este diário em uma época de transição difícil, porque agora estou entrando na verdadeira velhice. Aos 75 anos, sentia-me muito mais capaz do que agora... esquecer tanto faz com que eu me sinta desorientada às vezes e também me atrasa. Como lidar com a frustração contínua de pequenas coisas como abotoar minha camisa, e grandes coisas como tentar escrever mais alguns poemas. Esse é o meu problema." Lendo isso, imagino uma pequena mulher de cabelos grisalhos se movendo lentamente. Mas também presente nessa passagem estão as emoções e experiências que compartilho: eu também era mais capaz sete anos atrás, aos 40 anos; eu também agora esqueço coisas das quais antes me lembraria; eu também tenho coisas que gostaria de "tentar fazer" no resto da vida. Olhando atentamente, somos mais parecidas do que diferentes.

Aos 90 anos, Diana Athill lamentou que "a energia minguante é uma das coisas mais tediosas de ser velho. De vez em quando, temos um dia em que parecemos restaurados e não conseguimos evitar o sentimento de que 'voltamos ao normal', mas nunca dura. Temos apenas que nos conformar em fazer menos — ou melhor, em fazer mais intervalos do que costumávamos com qualquer coisa que fazemos". Mesmo aqui existe uma universalidade. Embora a velhice seja um estado particular, substitua *ser velho* na primeira frase por *estar grávida*, ou *estar machucado*, ou *estar exausto*, e o resto das palavras de Athill poderiam descrever qualquer um de nós. A velhice não muda nossas respostas humanas normais.

E mesmo assim a velhidade é diferente, e não apenas pelas mudanças no corpo e no cérebro. "Eu tenho 93 anos", escreveu Roger Angell, "e me sinto ótimo". Contudo, também existia isto: "Eu não deveria me surpreender que a essa hora na semana que vem eu esteja cercado por minha família, reunida rapidamente para ajudar a decidir, depois do que aconteceu, o que farão comigo agora." A doença e a morte intimidam mais proeminentemente na velhidade do que em estágios de vida anteriores. A tragédia da velhice, escreveu o geriatra vencedor do Prêmio Pulitzer, Robert Butler, quase cinquenta anos atrás, "não é o fato de que cada um de nós deve ficar velho e morrer, mas que o processo de fazê-lo tenha se tornado não desnecessariamente e, às vezes, tão terrivelmente doloroso, humilhante, debilitante e isolador".

Durante um mês em 2018, eu conduzi um experimento mental. Por todo lugar que eu ia, imaginava as pessoas que via sem tinta no cabelo, implantes ou penteados que cobrem a calvície. Quanto mais observava, mais encontrava — afinal de contas, os primeiros cabelos brancos do homem geralmente aparecem aos 30 anos e das mulheres, aos 35. Pessoas de todos os grupos étnicos. Que pareciam ricas ou pobres. Adultas, de meia-idade, veteranas, velhas, idosas e anciãs. Por todo o lugar que olhava (incluindo o espelho), via pessoas fingindo ser algo que não eram. Como podemos ter criado uma sociedade em que uma maioria de adultos e idosos se sinta envergonhada de sua identidade básica? E, se estamos fingindo ser algo que não somos, como podemos nos surpreender ou nos desapontar quando outros menosprezam o que somos?

Imagine se todas as pessoas de meia-idade ou velhas tivessem a aparência de pessoas velhas e de meia-idade. Imagine se quando olhássemos nossos motoristas de ônibus, enfermeiras, líderes mundiais, professores, astros do rock, bancários de investimento, cuidadores, policiais, médicos, executivos tecnológicos, caixas de supermercado, corretores imobiliários, advogados, manicures e atores favoritos, víssemos como eles realmente são, quem realmente são. Imagine o cabelo grisalho, branco ou ausente sinalizando a finalização da juventude e a ascensão da maturidade. Imagine se todas essas pessoas de cabelos grisalhos, brancos ou ausentes fizessem todas as coisas que já fazem. Imagine que gostássemos, amássemos, respeitássemos, admirássemos e nos inspirássemos neles como já acontece, e, quando ficassem ainda mais velhas e precisassem de nossa ajuda, déssemos a eles um mundo e uma visão de mundo que dissesse: *Nós ainda o vemos, e ainda gostamos, amamos, respeitamos, admiramos e nos inspiramos em você, tanto por quem você foi quanto por quem você é, uma pessoa completando o arco total da vida humana.* Imagine idosos parecendo menos "outros" e mais "nós".

A maioria das pessoas quer ter uma boa aparência, mas, quando definimos *boa* como jovem, estamos fadados ao fracasso. Contamos apenas uma das muitas histórias sobre a velhice. A vida oferece apenas duas possibilidades: morrer jovem ou envelhecer. A última é a melhor opção para a maioria das pessoas, mas não é uma opção tão boa quanto poderia ser. Assim como se vai a cor do nosso cabelo e nosso dinheiro com assistência médica, também vai a nossa vida. Se cedermos ao preconceito, não devemos nos surpreender de nós mesmos ficarmos invisíveis, sermos menosprezados ou descartados.

CODA

Era minha intenção escrever com um tom polêmico.
— Terese Marie Mailhot

OPORTUNIDADE

Dediquei boa parte deste livro tanto à história, literatura, filosofia, antropologia, sociologia e experiências quanto à ciência. A posição de que a ciência resolverá as maiores fontes de ansiedade e angústia de nossa espécie já tem defensores poderosos e vociferantes. Eu queria acrescentar outra perspectiva, para mostrar que quando seguimos uma única abordagem a um desafio complexo, sacrificamos não apenas nossa precisão e verdade, mas as oportunidades de tornar a vida mais do que esperamos e precisamos e menos do que tememos e receamos.

Uma boa vida, como uma boa história, requer um começo, uma progressão e um fim. Sem esses elementos definidores, ela parece parcial, até mesmo trágica; carece de forma, propósito e significado. O fim pode ser difícil e triste, mas até quando não queremos que a história termine, as melhores nos deixam com uma sensação de completude e satisfação.

Aqueles de nós que usam o lado esquerdo do cérebro oferecem apenas instrumentos. Às vezes eles são salvadores ou aprimoradores de vida; outras vezes, suas consequências não intencionais se sobrepõem a qualquer benefício. Sem a devida diligência sobre quem escolhe as questões e ferramentas, quem se beneficia e quem pode ser gravemente prejudicado, o que parece ser progresso pode ser qualquer coisa menos isso. A ciência e a tecnologia podem apenas perguntar e responder certos tipos de questões. Esses instrumentos, embora agora considerados sinônimo de progresso tanto na medicina quanto na vida em geral, se tornarão social e moralmente responsáveis apenas quando forem pareados desde o princípio com considerações iguais a suas origens, intenção e impacto sobre pessoas de todas as idades e contextos.

Os eventos não são julgados em sua totalidade, mas em momentos de auge de intensidade e outros extremos. E o que seria a vida além de um evento longo, confuso, terrível e maravilhoso? A velhidade é o terceiro e último ato da vida; como ela será depende de nós.

NOTAS

Concepção
xv **"nunca é apenas um corpo"** Featherstone, M., & Wernick, A. (1995). *Images of aging: cultural representations of later life*. Londres, Reino Unido: Routledge.

1. Vida
5 **mais de 40% dos adultos hospitalizados** AHRQ Reports: Healthcare Costs and Utilization Project. (2010). *Overview statistics for inpatient hospital stays*.

3. Criança Pequena
História
25 **"o livro para a transformação de um homem velho em um jovem"** Magner, L. N. (1992). *A history of medicine*. (35). Nova York, NY: Marcel Dekker.

25 **variabilidade da velhice** Platão, Grube, G. M. A. & Reeve, C. D. C. (1992). *Republic*. Indianápolis: Hackett Pub. Co. Publicado no Brasil com o título *A República*.

25 **"acabar com o envelhecimento para sempre"** Buhr, S. (15 de setembro de 2014). The $1 million race for the cure to end aging. *TechCrunch*; De Grey, A. & Rae, M. (2007). *Ending aging: The rejuvenation breakthroughs that could reverse human aging in our lifetime*. Nova York, NY: St. Martin's Press; McNicoll, A. (3 de outubro de 2013). How Google's Calico aims to fight aging and "solve death". CNN; National Academy of Medicine. (19 de outubro de 2015). *Special session: innovation in aging and longevity*. Sessão especial do Symposium on Aging at the NAM Annual Meeting, Washington, D.C.

25 **estipulações similares para adultos mais velhos** Span, P. (13 de abril de 2018). "The clinical trial is open: the elderly need not apply." *The New York Times*.

26 **exercício, da dieta, do descanso e do controle da constipação** Mulley, G. (2012). "A history of geriatrics and gerontology". *European Geriatric Medicine*. 3(4), 225–227.

27 **"Apóstolo da Senescência"** Birren, J. E. (2007). "History of gerontology." Em Birren, J. E. (Ed.), *Encyclopedia of Gerontology* (2ª ed.). San Diego: Academic Press (Elsevier); Peterson, M. & Rose, C. L. (1982). "Historical antecedents of normative vs. pathological perspectives in aging." *Journal of the American Geriatrics Society*. (30)4, 292.

384 // NOTAS

27 **moderação e a responsabilidade pessoal** Walker, W. B. (1954). "Luigi Cornaro, a renaissance writer on personal hygiene." *Bulletin of the History of Medicine*. 28(6), 525–534.

27 **Francis Bacon estudou pessoas longevas** Peterson, M. & Rose, C. L. (1982). "Historical antecedents of normative vs. pathological perspectives in aging." *Journal of the American Geriatrics Society*. (30)4, 292.

27 **ele tinha razão em todos os aspectos** Carp, F. (1977). "Impact of improved living environment on health and life expectancy." *Gerontologist*. 17(3), 242–249; Fontana, L. & Partridge, L. (2015). "Promoting health and longevity through diet: from model organisms to humans." *Cell*. 161(1), 10–118; Gravina, S. & Vijg, J. (2010). "Epigenetic factors in aging and longevity." *Pflügers Archiv — European Journal of Physiology*. (459)2, 247–258; Terracciano, A., Löckenhoff, C. E., Zonderman, A. B., Ferrucci, L. & Costa, P. T. (2008). "Personality predictors of longevity: activity, emotional stability, and conscientiousness." *Psychosomatic Medicine*. 70(6), 621–627.

27 ***Discourse of the Preservation of the Sight*** Susan, A. G. & Williams, M. E. (1994). "A brief history of the development of geriatric medicine." *JAGS*. 42, 335–340.

28 **Struldbruggs** Swift, J. (1953). Capítulo 10. *Gulliver's travels, book 3*. (234–249). Londres/ Glasgow, Reino Unido: Collins. Publicado no Brasil com o título *As Viagens de Gulliver, Parte III*.

28 **"endurecimento progressivo de todas as fibras do corpo"** Schafer, D. (2002). "That senescence itself is an illness: a transitional medical concept of age and ageing in the eighteenth century." *Medical History*. 46, 525–548.

28 **"a debilidade da velhice não é uma enfermidade"** Parker, S. (2013). *Kill or cure: An illustrated history of medicine*. Nova York, NY: DK Publishing.

29 **"criado covardes respeitáveis"** Cole, T. (1992). *The journey of life: A cultural history of aging in America*. Cambridge, UK: Cambridge University Press. (191). Referidas no Brasil como *A Viagem da Vida*.

29 **descrições da demência** Day, G. E. (1849). *Practical treatise on the domestic management and most important diseases of advanced life*. Philadelphia, PA: Lea e Blanchard.

29 **impacto de hábitos de vida iniciais** Fothergill, J. M. (1885). *The diseases of sedentary and advanced life: A work for medical and lay readers*. Nova York, NY: D. Appleton & Co.

29 **multimorbidade** Maclachlan, D. (1863). *A practical treatise on the diseases and infirmities of advanced age*. Londres, Reino Unido: John Churchill & Sons.

29 **"mãe da geriatria britânica"** Kong, T. K. (2000). "Marjory Warren: the mother of geriatrics." *Journal of the Hong Kong Geriatrics Society*. 10(2), 102–105.

29 **reabilitação física de idosos doentes** Matthews, D. A. (1984). "Dr. Marjory Warren and the origin of British geriatrics." *Journal of the American Geriatrics Society*. 32(4), 253–258.

29 **diferenças radicais em suas funções** Nevins, M. (2012). Capítulo 9. *More meanderings in medical history*. (122). Bloomington, IN: iUniverse.

NOTAS // 385

30 **"casos ditos 'incuráveis'"** Warren, M. W. (1943). "Care of chronic sick." *British Medical Journal.* 2(4329), 822–823; Warren, M. W. (1946). "Care of the chronic aged sick." *Lancet.* (247)6406, 841–843.

31 **abordagens promovidas atualmente como inovadoras ou transformadoras** Tanto quem realiza o trabalho quanto quem tem mais propensão a se beneficiar dele têm muito a ver com dinheiro e poder, como sempre tiveram. Veja Friend, T. (2017). "Silicon valley's quest to live forever." *New Yorker.*

40 **"não cooperam"** Span, P. (21 de julho de 2017). "Another possible indignity of age: arrest." *The New York Times.*

40 **cuidar de pacientes mais velhos é a única qualificação necessária** Diachun, L., Van Bussel, L., Hansen, K. T., Charise, A. & Rieder, M. J. (2010). "But I see old people everywhere: dispelling the myth that eldercare is learned in nongeriatric clerkships." *Academic Medicine.* 85(7), 1221–1228.

40 **Muitos departamentos de polícia (...) reconhecem cada vez mais os danos não intencionais** Brown, R. T., Ahalt, C., Steinman, M. A., Kruger, K. & Williams, B. A. (2014). "Police on the front line of community geriatric healthcare: challenges and opportunities." *Journal of the American Geriatrics Society.* 62(11), 2191–2198; Brown, R. T., Ahalt, C., Rivera, J., Cenzer, I. S., Wilhelm, A. & Williams, B. A. (2017). "Good cop, better cop: evaluation of a geriatrics training program for police." *Journal of the American Geriatrics Society.* 65(8), 1842–1847.

4. Criança

Casas

41 **seria chamado de literatura étnica** Gilman, S. L. (1998) "Introduction: Ethnicity-ethnicities-literature-literatures." *PMLA.* 113(1), 19–27; Le, N. (2006). "Love and honour and pity and pride and compassion and sacrifice." *Zoetrope: All Story.* 10(2); Lee, K. (23 de fevereiro de 2012). "Should we still be using the term 'ethnic literature'?" *Huffington Post.*

43 **trabalhava melhor ao tratar corpos** Macapagal, K., Bhatia, R., & Greene, G. J. (2016). "Differences in healthcare access, use, and experiences within a community sample of racially diverse lesbian, gay, bisexual, transgender, and questioning emerging adults." *LGBT Health.* 3(6), 434–442; Rahman, M., Li, D. H. & Moskowitz, D. A. (2018). "Comparing the healthcare utilization and engagement in a sample of transgender and cisgender bisexual+ persons." *Archives of Sexual Behavior.*

44 **romance médico best-seller** Shem, S. (2010). "The house of God." Nova York, NY: Berkley Books.

Ressurreição

48 **"Dominós de remédios"** Rochon, P. A., & Gurwitz, J. H. (1997). "Optimising drug treatment for elderly people: The prescribing cascade." *British Medical Journal.* 315, 1096–1099.

Confusão

51 **"quase imperceptível até que tudo à sua volta desaparece"** Bayley, J. (1999). Capítulo 7. *Elegy for iris*. (115). Nova York, NY: Picador. Publicado no Brasil com o título *Elegia a Iris*.

51 **"contra ameaças invisíveis"** Ernaux, A. (1987). *A woman's story*. Nova York, NY: Seven Stories Press. (71–72).

51 **norte-americanos temem a demência** (12 de setembro de 2017) "Why are we so afraid of dementia?" *Conversation*.

52 **apenas cerca de metade das pessoas com demência foram diagnosticadas** Bradford, A., Kunik, M. E., Schulz, P., William, S. P. & Singh, H. (2009). "Missed and delayed diagnosis of dementia in primary care: Prevalence and contributing factors." *Alzheimer's Disease and Associated Disorders*. 23(4), 306–314.

52 **variabilidade significativa entre subtipos de grupos étnicos** Mayeda, E. R., Glymour, M. M., Quesenberry, C. P. & Whitmer, R. A. (2016). "Inequalities in dementia incidence between six racial and ethnic groups over fourteen years." *Alzheimer's & Dementia: The Journal of the Alzheimer's Association* 12(3), 216–224.

52 **os médicos geralmente passavam batido pelo diagnóstico de demência** Valcour, V. G., Masaki, K. H., Curb, J. D. & Blanchette, P. L. (2000). "The detection of dementia in the primary care setting." *Archives of Internal Medicine*. 160(19), 2964–2968; Callahan, C. M., Hendrie, H. C. & Tierney, W. M. (1995). "Documentation and evaluation of cognitive impairment in elderly primary care patients." *Annals of Internal Medicine*. 122(6), 422–429; Lin, J. S., O'Connor, E., Rossom, R. C., Perdue, L. A., Eckstrom, E. (2013). "Screening for cognitive impairment in older adults: a systematic review for the U.S. preventive services task force." *Annals of Internal Medicine*. 159(9), 601–612.

53 **3% dos pacientes com mais de 65 anos foram registrados como tendo algum tipo de deficiência cognitiva em 2018** Park, A. (24 de março de 2015). "Many doctors don't tell patients they have Alzheimer's." *Time*; Alzheimer's Association. (2015). 2015 "Alzheimer's disease facts and figures." *Alzheimer's and Dementia*. 11(3), 332–384.

Padrões

56 **"eu teria que assistir a tudo"** Gabow, P. (2015). "The fall: aligning the best care with standards of care at the end of life." *Health Affairs*. 34(5), 871–874.

57 **trata *doenças* em vez de acompanhar *enfermidades*** Kleinman, A. (1988). *Illness narratives*. Nova York, NY: Basic Books.

58 **causam sofrimento significativo** Jecker, N. S. (2017). "Doing what we shouldn't: medical futility and moral distress." *American Journal of Bioethics*. 17(2), 41–43; Derse, A. R. (2017). "'Erring on the side of life' *is* sometimes an error: physicians have the primary responsibility to correct this." *American Journal of Bioethics*. 17(2), 39–41.

NOTAS // 387

O Outro

60 **"uma lista de coisas que estavam erradas"** Gross, T. & Brown, M. M. (4 de agosto de 2017). "Poet imagines life inside a 1910 building that eugenics built." Fresh Air: *NPR*. 31:18—31:44, 32:15–33:48, 34:01–34:06.

61 **"significado compartilhado e coerência"** Cole, T. (1992). *The journey of life: a cultural history of aging in America*. (230). Cambridge, MA: Cambridge University Press. Referidas no Brasil como *A Viagem da Vida*.

61 **"menos" em comparação à juventude** Haraven, T. K. (1976). "The last stage: historical adulthood and old age." *American Civilization: New Perspectives*. 105(4), 13–27.

5. Pré-adolescente

Normal

64 **história da medicina ocidental** Grande parte do que cito como história neste livro é, na verdade, meramente a história dos continentes europeu e da América do Norte. Escritos em inglês, essa literatura é mais acessível para mim, e, como o foco do livro são os Estados Unidos, também é geralmente mais relevante para as crenças e instituições norte-americanas.

64 **mais soldados se menos crianças morressem** Brosco, J. P. (2012). "Navigating the future through the past: the enduring historical legacy of federal children's health programs in the United States." *American Journal of Public Health*. 102(10), 1849–1857.

66 **completamente ausentes das pesquisas atuais da AAMC** Association of American Medical Colleges. (2018). Questionário de graduação da faculdade de medicina.

67 **"currículo oculto"** Hafferty, F. W. (1998). "Beyond curriculum reform: confronting medicine's hidden curriculum." *Academic Medicine*. 73(4), 403–407.

67 **aspectos subestimados comumente mantidos na prática médica** Esteghamati, A., Baradaran, H., Monajemi, A., Khankeh, H. R. & Geranmayeh, M. (2016). "Core components of clinical education: a qualitative study with attending physicians and their residents." *Journal of Advances in Medical Education & Professionalism*. 4(2), 64–71.

67 **edição bordô de 1987** Bickley, L. S. (2003). *Bates' guide to physical examination and history taking*. Filadélfia: Lippincott Williams & Wilkins.

Diferente

69 **"no caminho certo para eliminá-los"** Allport, G. W. (1954). *The nature of prejudice*. Cambridge, MA: Addison-Wesley Pub. Co.

69 **"devido à sua idade"** Butler, R. N. (1975). *Why survive?: Being old in America*. Baltimore, MD: Johns Hopkins University Press.

69 **"período de tempo que a precede"** Butler, R. N. (1975). *Why survive?: Being old in America*. Baltimore, MD: Johns Hopkins University Press.

388 // NOTAS

70 **"idosos como diferentes"** Butler, R. N. (1975). *Why survive?: Being old in America*. Baltimore, MD: Johns Hopkins University Press.

71 **"filho da ignorância"** Hazlitt, W. On prejudice. Em *Sketches and essays*. Londres, Reino Unido: Richards.

71 **"fraquezas e erros"** Voltaire. (1984). Tolerance. Em T. Besterman (Ed.), Philosophical dictionary. Londres, Reino Unido: Penguin Classics.

71 **"resistente a todas as evidências"** Allport, G. W. (1954). *The nature of prejudice*. Cambridge, MA: Addison-Wesley Publishing Co.

6. Adolescente

Evolução

78 **Sentimentos similares** Goldman, D. P., Chen, C., Zissimopoulos, J., Rowe, J. W. & the Research Network on an Aging Society. (2018). "Opinion: measuring how countries adapt to societal aging." *Proceedings of the National Academy of Sciences of the United States of America*. 115(3), 435–437.

80 **não esperavam envelhecer** Thane, P. (2003). "Social histories of old age and aging." *Journal of Social History*. 37(1), 93–111.

80 **"fontes de poder ancestrais e divinas"** Falkner, T. M. & De Luce, J. (Eds.). "Homeric heroism, older age and the end of the *Odyssey* in *Old age in Greek and Latin literature* (25)." Albany, NY: State University of New York Press.

80 **um breve conto** Davis, L. (July 10, 2017). "Fear of ageing." *New York Tyrant*.

Perversões

84 **mais mal do que bem** Finlayson, E. (2015). "Surgery in the elderly: aligning patient goals with expected outcomes." [slides de PowerPoint]; Suskind, A., Jin, C., Cooperberg, M. R., Finlayson, E., Boscardin, W. J., Sen, S. & Walter, L. C. (2016). "Preoperative frailty is associated with discharge to skilled or assisted living facilities after urologic procedures of varying complexity." *Urology*. 97, 25–32.

Rejuvenescimento

86 **Eles oferecem a esperança** Featherstone, M., & Hepworth, M. (1995). "Images of positive aging: a case study of Retirement Choice magazine." Em M. Featherstone & A. Wernick (Eds.) *Images of aging: cultural representations of later life*. (29–48). Londres, Reino Unido: Routledge.

87 **"hipótese da herociência"** Austad, S. (2016). "The geroscience hypothesis: is it possible to change the rate of aging?" Em F. Sierra, & R. Kohanski (Eds.). *Advances in Geroscience*. (1–36). Bethesda, MD: Springer International Publishing.

87 **interrompendo o processo de envelhecimento** Cristofalo, V. J., Gerhard, G. S. & Pignolo, R. J. (1994). "Molecular biology of aging." *Surgical Clinics of North America*. 74(1), 1–21; Pignolo, R. J. (n.d.). "The biology of aging: an overview." [slides de PowerPoint]. Obtido em https://www.med.upenn.edu/gec/user_documents/Pignolo-BiologyofAging2012GGRFINAL.pdf.

87 **vivia até os 120 anos** Herodotus. (1920). Livro III em A. D. Godley (Ed.) *The Histories*. (23). Cambridge, Reino Unido: Harvard University Press.

88 **popularizou as injeções hormonais** Gruman, G. J. (1961). "The rise and fall of prolongevity hygiene", 1558–1873. *Bulletin of the History of Medicine*. 35, 221–225.

88 **restrição calórica** Weindruch, R. & Sohal, R. S. (1997). "Caloric intake and aging." *New England Journal of Medicine*. 337(14), 986–994.

88 **mudanças hormonais positivas** Roth, G. S., Mattison, J. A., Ottinger, M. A., Chachich, M. E., Lane, M. A. & Ingram, D. K. (2004). "Aging in rhesus monkeys: relevance to human health interventions." *Science*. 305(5689), 1423–1426.

89 **resveratrol (...) ativa as sirtuínas** Baur, J. A., Pearson, K. J., Price, N. L., Jamieson, H. A., Lerin, C., Kalra, A., et al. (2006). "Resveratrol improves health and survival of mice on a high-calorie diet." *Nature*. 444(7117), 337–342.

89 **"procurando os alvos biológicos"** Buck Institute for Research on Aging. (5 de setembro de 2017). "Ketogenic diet improves healthspan and memory in aging mice." *Eurekalert!*

89 **"senolíticos"** Kirland, J. L., Tchkonia, T., Zhu, Y., Niedernhofer, L. J. & Robbins, P. D. (2017). "The clinical potential of senolytic drugs." *Journal of American Geriatrics Society*. 65(10), 2297–2301.

89 **determinados marcadores associados ao envelhecimento** Baker, D. J., Wijshake, T., Tchkonia, T., LeBrasseur, N. K., Childs, B. G., van de Sluis, B., et al. (2011). "Clearance of p16Ink_4^a — positive senescent cells delays ageing-associated disorders." *Nature*. 479(7372), 232–236.

89 **prolonga a vida em moscas** Bitto, A., Ito, T. K., Pineda, V. V., LeTexier, N. J., Huang, H. Z., Sutlief, E., et al. (2016). "Transient rapamycin treatment can increase lifespan and healthspan in middle-aged mice." *eLife*. 5, 16351; Bjedov, I., Toivonen, J. M., Kerr, F., Slack, C., Jacobson, J., Foley, A. & Partridge, L. (2010). "Mechanisms of life span extension by rapamycin in the fruit fly *Drosophila melanogaster*." *Cell Metabolism*. 11(1), 35–46; Blagosklonny, M. V. (2013). "Rapamycin extends life- and health span because it slows aging." *Aging (Albany NY)*. 5(8), 592–598; Ehningher, D., Neff, F. & Xie, K. (2014). "Longevity, aging, and rapamycin." *Cellular and Molecular Life Sciences*. 71(22), 4325–4346.

90 **células-tronco** Barber, G. (27 de março de 2018). "The Science behind the pursuit of youth." *Wired*.

90 **uso de hormônios** Perls, T. T., Reisman, N. R. & Olshansky, S. J. (2005). "Provision or distribution of growth hormone for 'antiaging': clinical and legal issues." *JAMA*. 294(16), 2086–2090.

90/91 **finitude das divisões celulares** Hayflick, L. & Moorhead, P. S. (1961). "The serial cultivation of human diploid cell strains." *Experimental Cell Research* 25:585–621.

91 **"podem ser prejudiciais"** Olshansky, S. J., Hayflick, L. & Carnes, B. A. (2002). "Position statement on human aging." *Journals of Gerontology. Series A, Biological Sciences and Medical Sciences.* 57(8), B292–297.

Lacunas

92 **quatro principais medicamentos** O'Connor, A. (23 de novembro de 2011). "Four drugs cause most hospitalizations in older adults." *The New York Times.*

93 **não há requerimentos para incluí-los** National Institutes of Health (25 de maio de 2018). *Inclusion Across the Lifespan — Policy Implementation.*

94 **o que acontece no mundo real** Hughes, L. D., McMurdo, M. E. & Guthrie, B. (2013). "Guidelines for people not for diseases: the challenges of applying UK clinical guidelines to people with multimorbidity." *Age Ageing.* 42(1), 62–69.

94 **condições que geralmente coexistem** Boyd, C. M., Darer, J., Boult, C., Fried, L. P., Boult, L. & Wu, A. W. (2005). "Clinical practice guidelines and quality of care for older patients with multiple comorbid diseases: implications for pay for performance." *JAMA.* 294(6), 716–724.

95 **A exclusão de idosos dos estudos** Shenoy, P. & Harugeri, A. (2015). "Elderly patients' participation in clinical trials." *Perspectives in Clinical Research.* 6(4), 184–198.

95 **uma doença de idosos** Brauer, C. A., Coca-Perraillon, M., Cutler, D. M. & Rosen, A. B. (2009). "Incidence and mortality of hip fractures in the United States." *JAMA.* 302(14), 1573–1579.

95 **banco de dados da Biblioteca Cochrane** McCarvey, C., Coughlan, T. & O'Neill, D. (2017). "Ageism in studies on the management of osteoporosis." *Journal of the American Geriatrics Society.* 65(7), 1566–1568.

95 **triagem do câncer** Walter, L. C. & Covinsky, K. E. (2001). "Cancer screening in elderly patients: a framework for individualized decision making." *JAMA.* 285(21), 2750–2756.

95 **até a cirurgia** Suskind, A. M., Zhao, S., Walter, L. C., Boscardin, W. J. & Finlayson, E. (2018). "Mortality and functional outcomes after minor urological surgery in nursing home residents: a national study." *Journal of the American Geriatrics Society.* 66(5), 909–915.

97 **idosos estão confinados às suas casas** American Academy of Home Care Physicians. (n.d.). "The case for home care medicine: access, quality, cost."

97 **custo de uma visita de emergência** Ornstein, K., Wajnberg, A., Wajnberg, A., Kaye-Kauderer, H., Winkel, G., DeCherrie, L., et al. (2013). "Reduction in symptoms for homebound patients receiving home-based primary and palliative care." *Journal of Palliative Medicine.* 16(9), 1048–1054; Totten, A. M., White-Chu, E. F., Wasson, N., Morgan, E., Kansagara, D., Davis- O'Reilly, C. & Goodlin, S. (2016). "Home-based primary care interventions." *Comparative Effectiveness Reviews, nº 164.*

Maturidade
101 **"bem-intencionados e competentes"** Mount, B. M. (1976). "The problem of caring for the dying in a general hospital; the palliative care unit as a possible solution." *Canadian Medical Association Journal*. 115.

7. Jovem Adulto
Moderno
108 **pouco interesse para a maioria dos médicos** Vaughan, C. P., Fowler, R., Goodman, R. A., Graves, T. R., Flacker, J. M. & Johnson, T. M. (2014). "Identifying landmark articles for advancing the practice of geriatrics." *Journal of American Geriatrics Society*. 62(11), 2159–6162.

108 **definhando em uma terra sem lei** Friedman, S. M., Shah, K. & Hall, W. J. (2015). "Failing to focus on healthy aging: a frailty of our discipline?" *Journal of American Geriatrics Society*. 63(7), 1459–1562.

108 **escassez de enfermeiros treinados em geriatria** Morley, J. E. "A brief history of geriatrics." *Journals of Gerontology. Series A Biological Sciences and Medical Sciences* 2004;59:1132–1152.

108 **"necessidades não atendidas entre os idosos"** Bynum, W. F. & Porter, R. (Eds.). (1993). *Companion encyclopedia of the history of medicine*. (1107). Nova York, NY: Routledge.

109 **não apoiar a grande indústria da saúde significa não ser reeleito** Rosenthal, E. (2017). *An American sickness: how healthcare became big business and how you can take it back*. Nova York: Penguin Press.

Erros
116 **médicos que pedem desculpas** Robbennolt, J. K. (2009). "Apologies and medical error." *Clinical Orthopaedics and Related Research*. 467(2), 376–382.

116 ***normal* é definido como** Peterson, M. & Rose, C. L. (1982). "Historical antecedents of normative vs. pathological perspectives in aging." *Journal of the American Geriatrics Society*. 30(4), 289–294.

117 **"as febres no homem idoso são menos agudas"** Gunnarsson, B. L. (2011). *Languages of science in the eighteenth century*. Berlin, DE: Walter de Gruyter GmbH & Co. (273).

117 **vulnerabilidade maior a doenças** Ritch, A. (2012). "History of geriatric medicine: from Hippocrates to Marjory Warren." *Journal for the Royal College of Physicians of Edinburgh*. 42(4), 368–374.

117 **várias doenças simultaneamente** Banerjee, S. (2014). "Multimorbidity-older adults need health care that can count past one." *Lancet*. 385(9968), 587–589; Wolff, J. L., Starfield, B. & Anderson, G. (2002). "Prevalence, expenditures, and complications of multiple chronic conditions in the elderly." *Archives of Internal Medicine*. 162(20), 2269–2276.

392 // NOTAS

117 **"características especiais"** Charcot, J. M. (1881). *Clinical lectures on the diseases of old age.* Nova York, NY: William Wood & Co.; Charcot, J. M. (1889). *Clinical lectures on diseases of the nervous system.* Londres, Reino Unido: The New Sydenham Society.

Competência

120 *competência... capacidade* American Bar Association Commission on Law and Aging, & American Psychological Association. (2008). *Assessment of older adults with diminished capacity: a handbook for psychologists.* American Bar Association Commission on Law and Aging & American Psychological Association. (12); Leo, R. J. (1999). "Competency and capacity to make treatment decisions: a primer for primary care physicians." *The Primary Care Companion to the Journal of Clinical Psychiatry.* 1(5), 131–141; Moye, J. & Marson, D. C. (2007). "Assessment of decision-making capacity in older adults: an emerging area of practice and research." *Journals of Gerontology: Series B.* 62(1), 3–11; Silberfeld, M., Stevens, D., Lieff, S., Checkland, D. & Madigan, K. (1992). "Legal standards and threshold of competence." *Advocates' Quarterly.* 14, 482.

121 **contra seu bem-estar** Moye, J., Marson, D. C., Edelstein, B. (2013). "Assessment of capacity in an aging society." *American Psychologist.* 68(3), 158–171.

121 **leve perda auditiva debilitante** Cruickshanks, K. J., Tweed, T. S. & Wiley, T. L. (2003). "The five-year incidence of progression of hearing loss: the epidemiology of hearing loss study." *JAMA Otolaryngology — Head & Neck Surgery.* 129(10), 1041–1046.

Vieses

126 *O Álbum Branco* Didion, J. (1979). *The white album.* Nova York, NY: Noonday. Publicado no Brasil com o título O *Álbum Branco.*

126 **grupos demográficos distintos expressam sofrimento de formas diferentes** Lewis-Fernandez, R. & Díaz, N. (2002). "The cultural formulation: a method for assessing cultural factors affecting the clinical encounter." *Psychiatric Quarterly.* 73(4), 271–295; Myers, H. F., Lesser, I., Rodriguez, N., Mira, C. B., Hwang, W. C., Camp, C., et al. (2002). "Ethnic differences in clinical presentation of depression in adult women." *Cultural Diversity and Ethnic Minority Psychology,* 8(2), 138–156; Takeuchi, D. T., Chun, C. A., Gong, F., & Shen, H. (2002). "Cultural expressions of distress." *Health: An Interdisciplinary Journal for the Social Study of Health, Illness and Medicine.* 6(2).

127 **"negro nos Estados Unidos"** Baldwin, J. & Peck, R. (Writers) & Peck, R. (Director). (2016). *I am not your negro.* Estados Unidos: Magnolia Pictures.

128 **estado mental de Mabel era delírio** Oh, E. S., Fong, T. G., Hshieh, T. T. & Inouye, S. K. (2017). "Delirium in older persons: advances in diagnosis and treatment." *JAMA* 318(12), 1161–1174.

129 **pesquisa sobre vieses na medicina** FitzGerald, C. & Hurst, S. (2017). "Implicit bias in healthcare professionals: a systematic review." *BMC Medical Ethics*, 18(1), 19; Shaband, H. (29 de agosto de 2014). "How racism creeps into medicine." *Atlantic*.

129 **não gostaria de ser velho** Levy, B. R. (2003). "Mind matters: cognitive and physical effects of aging self-stereotypes." *Journals of Gerontology: Series B*. 58(4): 203–211.

129 **a importância da *interseccionalidade*** Crenshaw, K., Gotanda, N., Peller, G. & Thomas, K. (1995). *Critical race theory: the key writings that formed the movement* (6ª ed.). Nova York, NY: New Press; Hooks, B. (1990). *Yearning: race, gender, and cultural politics*. Boston, MA: South End; Crenshaw, K. (24 de setembro de 2015). "Why intersectionality can't wait." *Washington Post*.

130 **dados cientificamente sensatos e moralmente perturbadores** Goddu, P., O'Conor, K. J., Lanzkron, S., Saheed, M. O., Peek, M. E., Haywood, C. & Beach, M. C. (2018). "Do words matter? Stigmatizing language and the transmission of bias in the medical record." *Journal of General Internal Medicine*. 33(5), 685– 691; Haider, A. H., Sexton, J., Sriram, N., Cooper L. A., Efron, D. T., Swoboda, S., et al. (2011). "Association of unconscious race and social class bias with vignette-based clinical assessments by medical students." *JAMA*. 306(9), 942–951; Hall, W. J., Chapman, M. V., Lee, K. M., Merino, Y. M., Thomas, T. W., Payne, K., et al. (2015). "Implicit racial/ethnic bias among health care professionals and its influence on health care outcomes: a systematic review." *American Journal of Public Health*. 105(12), e60–e76; Hamberg, K. (2008). "Gender bias in medicine." *Women's Health*. 4(3), 237–243; Jackson, C. L., Agénor, M., Johnson, D. A., Austin, S. B. & Kawachi, I. (2016). "Sexual orientation identity disparities in health behaviors, outcomes, and services use among men and women in the United States: a cross-sectional study." *BMC Public Health*. 16, 807; Scheck, A. (2004). "Race, gender, and age affect medical care, so why does bias persist?" *Emergency Medical News*. 26(5), 18–21.

130 **dois pacientes da mesma idade, aparência e classe** Kaul, P., Armstrong, P. W., Sookram, S., Leung, B. K., Brass, N. & Welsh, R. (2011). "Temporal trends in patient and treatment delay among men and women presenting with ST-elevation myocardial infarction." *American Heart Journal*. 161(1), 91–97; Liakos, M., & Parikh, P. B. (2018). "Gender disparities in presentation, management, and outcomes of acute myocardial infarction." *Current Cardiology Reports*. 20, 64; Vaccarino, V., Rathore, S. S., Wenger, N. K., Frederick, P. D., Abramson, J. L., Barron, H. V., et al. (2005). "Sex and racial differences in the management of acute myocardial infarction", 1994 through 2002. *New England Journal of Medicine*. 353, 671–682.

130 **idioma primário da branca for inglês** Nguyen, M., Ugarte, C., Fuller, I., Haas, G. & Portenoy, R. K. (2005). "Access to care for chronic pain: racial and ethnic differences." *Journal of Pain*. 6(5), 301–314; Campbell, C. M. & Edwards, R. R. (2012). "Ethnic differences in pain and pain management." *Pain Management*. 2(3), 219–230.

131 **quando começou a diálise** Grubbs, V. (2017). *Hundreds of interlaced fingers: a kidney doctor's search for the perfect match*. Estados Unidos: Amistad.

8. Adulto

Indiferente

133 **The Unknown Profession** Campbell, J. Y., Durso, S. C., Brandt, L. E., Finucane, T. E. & Abadir, P. M. (2013). "The unknown profession: a geriatrician." *Journal of American Geriatrics Society.* 61(3), 447–449.

135 **Chamar uma pessoa idosa de gracinha** Whitbourne, S. K. & Sneed, J. R. (2004). Capítulo 8: "The paradox of well-being, identity processes, and stereotype threat: ageism and its potential relationships to the self in later life." Em T. D. Nelson (Ed.), *Ageism: stereotyping and prejudice against older persons.* (247). Cambridge, MA: MIT Press.

135 **"não se enquadra nos estereótipos do narrador sobre a velhice"** The Old Women's Project. (n.d.). *Real-life examples of ageist comments.*

Linguagem

136 **"Se tenho 90 anos e acredito ter 45"** Le Guin, U. K. (2017). *No time to spare: thinking about what matters.* (193). Boston, MA: Houghton Mifflin.

137 **"A velhice é para"** Le Guin, U. K. (2017). *No time to spare: thinking about what matters.* (201). Boston, MA: Houghton Mifflin.

137 **"dizer que eu não existo"** Le Guin, U. K. (2017). *No time to spare: thinking about what matters.* (243). Boston, MA: Houghton Mifflin.

137 **metáfora da felicidade** Sontag, S. (1972). "The double standard of aging." *Saturday Review.* 29–38.

138 **"'Velho' significa que você passou do auge"** Morris, W. (19 de julho de 2017). "Jay-Z and the politics of rapping in middle age." *The New York Times.*

138 **metáforas de doenças** Sontag, S. (1979). *Illness as metaphor.* (3). Nova York, NY: Vintage Press.

Vocação

140 **do Dr. Ken Brummel-Smith** Kemp, B., Brummel-Smith, K. & Ramsdell, J. (Eds.). (1990) *Geriatric rehabilitation.* Austin, TX: Pro-Ed Press.

141 **o treinamento médico não desgasta apenas a empatia dos médicos** Dyrbye, L. N., Thomas, M. R. & Shanafelt, T. D. (2005). "Medical student distress: causes, consequences, and proposed solutions." *Mayo Clinic Proceedings.* 80(12), 1613–1622; West, C. P., Huschka, M. M., Novotny, P. J., Sloan, J. A., Kolars, J. C., Haberman, T. M. & Shanafelt, T. D. (2006). "Association of perceived medical errors with resident distress and empathy: a prospective longitudinal study." *JAMA.* 296, 1071–1078.

141 **a palavra grega para velhice** Nascher, I. L. (1909). "Geriatrics." *New York Medical Journal.* 90(17), 358–359; Nascher, I. L. (1914). *Geriatrics: the diseases of old age and their treatment.* Filadélfia, PA: P. Blakiston's Son & Co.

141 **"senilidade e suas doenças como separadas da maturidade"** Nascher, I. L. (1909). "Longevity and rejuvenescence." *New York Medical Journal*. 89(16), 794–800.

141 **o estado de ser velho** Dodd, Mead & Co. (1916). *The new international encyclopaedia*. (703). Nova York, NY: Dodd, Mead & Co.; Ozarin, L. (2008). "I. L. Nascher, M. D. (1863–1944): the first American geriatrician." *Psychiatric News*. https://doi.org/10.1176/pn.43.22.0024.

141 **"nunca foram numerosos ou poderosos"** Thane, P. (1993). Capítulo 46: "Geriatrics." Em W. F. Bynum & R. Porter (Ed.), *Companion Encyclopedia of the History of Medicine* (1092). Londres, Reino Unido; Nova York, NY: Routledge.

141 **"A conservação dos idosos... foi negligenciada"** Freeman, J. T. (1950). "François Ranchin contributor of an early chapter in geriatrics." *Journal of the History of Medicine and Allied Sciences*. 5(4), 422–431; Thane, P. (2005). *A history of old age*. Oxford, Reino Unido: Oxford University Press.

142 ***gérocomie*** (grego: *geron* — homem idoso; *komeo* — cuidar de) Bynum, W. F. & Porter, R. (Eds.). (1993). *Companion encyclopedia of the history of medicine: volume 2*. (1095). Londres, Reino Unido; Nova York, NY: Routledge.

143 **a falta de palestras sobre idosos** Freeman, J. T. (1961). "Nascher: excerpts from his life, letters, and works." *Gerontologist*, 1, 17–26.

143 **a primeira palestra de geriatria** Burstein, S. R. (1946). "Gerontology: a modern science with a long history." *Postgraduate Medical Journal*.

143 **"uma reação contra a crença"** Howell, T. H. (1975). *Old age: some practical points in geriatrics* (3ª ed.). Londres, Reino Unido: H. K. Lewis. (101).

143 **a assistência médica prejudique e mate** Gabow, P. A., Hutt, D. M., Baker, S., Craig, S. R., Gordon, J. B. & Lezotte, D. C. (1985). "Comparison of hospitalization between nursing homes and community residents." *Journal of the American Geriatrics Society*. 33(8), 524–529; Graham, J. (8 de dezembro de 2016). "You're not just 'growing old' if this happens to you." *Kaiser Health News*; Piers, R. D., Van den Eynde, M., Steeman, E., Vlerick, P., Benoit, D. D. & Van Den Noortgate, N. J. (2012). "End-of-life of the geriatric patient and nurses' moral distress." *Journal of the American Medical Directors Association*. 13(1), 7–13; Pijl-Zier, E., Armstrong-Esther, C., Hall, B., Akins, L. & Stingl, M. (2008). "Moral distress: an emerging problem for nurses in long-term care?" *Quality in Ageing and Older Adults*. 9(2), 29–48; Span, P. (22 de junho de 2018). "Breathing tubes fail to save many older patients." *The New York Times*; Tedeschi, B. (28 de março de 2018). "With the help of a loved one, a family finds what is essential in the end. *STAT*."

Distância

150 **"um idoso em uma casa de repouso"** Lynn, J. (2008). *Aging America: a reform agenda for living well and dying well*. Hastings Center Bioethics Agenda 08: America Ages.

Valores

150 **satisfação na carreira médica** Leigh, J. L., Kravitz, R. L, Schembi, M., Samuels, S. J. & Mobley, S. (2002). "Physician career satisfaction across specialties." *Archives of Internal Medicine*. 162(14), 1577–1584; Leigh, J. P., Tancredi, D. J. & Kravitz, R. L. (2009). "Physician career satisfaction within specialties." *Biomedical Central Health Services Research*. (9, 166); Siu, A. L. & Beck, J. C. (1990). "Physician satisfaction with career choices in geriatrics." *The Gerontologist*. 30(4), 529–534.

150 **hospitais não hostis com idosos** American Geriatrics Society Expert Panel on the Care of Older Adult with Multimorbidity. (2012). *Journal of American Geriatrics Society*. 60(10), E1–E25; Capezuit, E. A. (2015). *Geriatrics models of care: bringing "best practice" to an aging America*. Nova York, NY: Springer; Coleman, E. A. & Boult, C. (2003). "Improving the quality of transitional care for persons with complex care needs." *Journal of the American Geriatrics Society*. 51(4), 556–557; Counsell, S. R., Holder, C. M., Libenauer, L. L., Palmer, R. M., Fortinsky, R. H., Kresivic, D. M., et al. (2000). "Effects of multicomponent intervention on functional outcomes and process of care in hospitalized older patients: a randomized controlled trial of Acute Care for Elders (ACE) in a community hospital." *Journal of the American Geriatrics Society*. 48(12), 1572–1581; Fulmer, T. & Berman, A. (3 de novembro de 2016). "Age-friendly health systems: how do we get there?" *Health Affairs*; Meier, D. E. & Gaisman, C. (2007). "Palliative care is the job of every hospital." *Medscape General Medicine*. 9(3), 6.

150/151 **para o que eles *são*** Sandberg, S. (2013). *Lean in: women, work, and the will to lead*. Nova York, NY: Alfred A. Knopf; Mody, L., Boustani, M., Braun, U. K. & Sarkisian, C. (2017). "Evolution of geriatric medicine: midcareer faculty continuing the dialogue." *Journal of the American Geriatrics Society*. 65(7), 1389–1391.

151 **"não foi estendido igualmente"** Nascher, I. L. (1914). *Geriatrics: the diseases of old age and their treatment*. (XV) Filadélfia, PA: P. Blakiston's Son & Co.

151 **"A causa dessa negligência"** Nascher, I. L. (1914). *Geriatrics: the diseases of old age and their treatment*. (V) Filadélfia, PA: P. Blakiston's Son & Co.

151 **"tratamento de doenças na senilidade"** Nascher I. L. (1909). "Longevity and rejuvenescence." *New York Medical Journal*.

152 **"aqueles que são economicamente inúteis"** Nascher, I. L. (1914). *Geriatrics: the diseases of old age and their treatment*. (VI). Filadélfia, PA: P. Blakiston's Son & Co.

154 **"uma tonelada de problemas"** Higashi, R. T., Tilack, A. A., Steinman, M., Harper, M. & Johnson, C. B. (2012). "Elder care as "frustrating" and "boring": understanding the persistence of negative attitudes toward older patients among physicians-in-training." *Journal of Aging Studies*. 26(4), 476–483.

Verdade

163 **interagem com as outras partes** Steel, N., Abdelhamid, A., Stokes, T., Edwards, H., Fleetcroft, R., Howe, A. & Qureshi, N. (2014). "A review of clinical practice guidelines

found that they were often based on evidence of uncertain relevance to primary care patients." *Journal of Clinical Epidemiology*, 67(11), 1251–1257; Jansen, J., McKinn, S., Bonner, C., Irwig, L., Doust, J., Glasziou, P., et al. (2015). "Systematic review of clinical practice guidelines recommendations about primary cardiovascular disease prevention for older adults." *BMC Family Practice*, 16, 104; Upshur, R. E. G. (2014). "Do clinical guidelines still make sense? No." *Annals of Family Medicine*, 12(3), 202–203.

164 **médicos lutam para personalizar** Bodenheimer, T., Lo, B. & Casalino, L. (1999). "Primary care physicians should be coordinators, not gatekeepers." *JAMA*. 281(21), 2045–2049; Wenrich, M. D., Curtis, J. R., Ambrozy, D. A., Carline, J. D., Shannon, S. E. & Ramsey, P. G. (2003). *Journal of Pain and Symptom Management*. 25(3), 236–246.

164 **serviço social que possa melhorar suas vidas** Bradley, E. H., Canavan, M., Rogan, E., Talbert-Slagle, K., Ndumele, C., Taylor, L., Curry, L. A. (2016). "Variation in health outcomes: the role of spending on social services, public health, and health care", 200–209. *Health Affairs*. 35(5), 760–768; Schneider, E. C. & Squires, D. (2017). "From last to first — could the U.S. health care system become the best in the world?" *New England Journal of Medicine*. 377, 901–904.

164 **quedas têm diversas causas** Delbaere, K., Close, J. C., Brodaty, H., Sachdev, P. & Lord, S. R. (2010). "Determinants of disparities between perceived and physiological risk of falling among elderly people: cohort study." *British Medical Journal*. 341, 4165.

Biologia
166 **sete fases** Shakespeare, W. (1963). *As you like it*. H. H. Furness (Ed.). Nova York, NY: Dover Publications. Publicado no Brasil com o título *Do Jeito que Você Gosta*.

166 **perdendo a habilidade de se autorregular** Cristofalo, V. J., Allen, R. G., Pignolo, R. J., Martin, B. G. & Beck, J. C. (1998). "Relationship between donor age and the replicative lifespan of human cells in culture: a reevaluation." *Proceedings of the National Academy of Sciences of the United States of America*. 95(18), 10614–10619; Cristofalo, V. J., Gerhard, G. S., Pignolo, R. J. (1994). "Molecular biology of aging." *Surgical Clinics of North America*. 74(1), 1–21; Cristofalo, V. J., Lorenzini, A., Allen, R. G., Torres, C. & Tresini, M. (2004). "Replicative senescence: a critical review." *Mechanisms of Ageing and Development*. 125(10–11), 827–848.

167 **Autólise** Morales, A. (2016). *The girls in my town*. (92). Albuquerque, NM: University of New Mexico Press.

167 **populações unicelulares são imortais** Masoro, E. J. (Ed.). (1995). *Handbook of physiology Sect 11: Aging*. (3–21). Oxford, Reino Unido: Oxford University Press.

167 **deterioram gradualmente a partir da maturação** Finch, C. E. (1990). *Longevity, senescence, and the genome*. Chicago, IL: University of Chicago Press.

168 **no corpo humano enquanto ele envelhece** Benetos, A., Okuda, K., Lajemi, M., Kimura, M., Thomas, F., Skurnick, J., et al. (2018). "Telomere length as an indicator of biological aging." *Hypertension*. 37, 381–385; Epel, E. S., Blackburn, E. H., Lin, J.,

398 // NOTAS

Dhabhar, F. S., Adler, N. E, Morrow, J. D. & Cawthon, R. M. (2004). "Accelerated telomere shortening in response to life stress." *Proceedings of the National Academy of Sciences of the United States of America.* 101(49), 17312–17315; Harley, C. B., Futcher, A. B. & Greider, C. W. (1990). "Telomeres shorten during ageing of human fibroblasts." *Nature.* 345(6274), 458–460; Marniciak, R. & Guarente, L. (2001). "Human genetics: testing telomerase." *Nature.* 413(6854), 370–371, 373; Rudolph, K. L., Chang, S., Lee, H. W., Blasco, M., Gottlieb, G. J., Greider, C. & DePinho, R. A. (1999). "Longevity, stress response, and cancer in aging telomerase-deficient mice." *Cell.* 96(5), 701–712.

168 **teorias evolucionárias** Bowles, P. J. (1986). *Theories of human evolution: a century of debate, 1844–1944.* Baltimore, MD: Johns Hopkins University Press.

169 **a expectativa média de vida é de quase 90 anos** Central Intelligence Agency. (2017). Country comparison: Life expectancy at birth. *World Factbook*; "The US Burden of Disease Collaborators." (2018). "The state of US health, 1990–2016: Burden of diseases, injuries, and risk factor among US states." *JAMA.* 319(14), 1444–1472.

170 **"é um massacre"** Roth, P. (2006). *Everyman.* Nova York, NY: Houghton Mifflin. Publicado no Brasil com o título *Homem Comum.*

171 **comunidades apoiam opções saudáveis** Ehrenreich, B. (31 de março de 2018). "Why are the poor blamed and shamed for their deaths?" *Guardian.*

172 **"Essa é a aparência de alguém com 40 anos"** Savan, S. (2006). *Slam dunks and no--brainers: Pop language in your life, the media, business, politics, and like, whatever.* Nova York, NY: Vintage.

Terceirizado

176 **ter uma vida significativa** American Geriatrics Society Geriatrics Healthcare Professionals. (2017). "AGS extends hip fracture co-management program that sees geriatrics mending more than bones"; Friedman, S. M., Mendelson, D. A., Kates, S. L. & McCann, R. M. (2008). "Geriatric co-management of proximal femur fractures: total quality management and protocol-driven care result in better outcomes for a frail patient population." *Journal of American Geriatrics Society.* 56(7), 1349–1356.

176 **transferências para casas de repouso** Burke, R. E., Lawrence, E., Ladebue, Ayele, R., Lippman, B., Cumbler, E., Allyn, R. & Jones, J. (2017). "How hospital clinicians select patients for skilled nursing facilities." *Journal of American Geriatrics Society.* 65(11), 2466–2472.

177 **"vou pular pela janela"** Ernaux, A. (1996). *A woman's story.* Nova York, NY: Seven Stories Press. (73).

177 **"não há mais lugar para ela"** Ernaux, A. (1996). *A woman's story.* Nova York, NY: Seven Stories Press. (74).

177 **não parava de tentar fugir** Ernaux, A. (1996). *A woman's story.* Nova York, NY: Seven Stories Press. (78).

177 **"ela perdeu o respeito próprio"** Ernaux, A. (1996). *A woman's story.* Nova York, NY: Seven Stories Press. (80–81).

178 **começando por Constantinopla** Clarfield, A. M. (1990). "Dr. Ignatz Nascher and the birth of geriatrics." *Canadian Medical Association Journal.* 143(9), 944.

179 **Só séculos mais tarde com as Poor Laws** Kelly, M. & Ó Gráda, C. (2011). "The poor law of Old England: institutional innovation and demographic regimes." *Journal of Interdisciplinary History.* 41(3), 339–366.

180 **condições de vida inseguras** Programa Ombudsman de São Francisco, comunicação pessoal, 2018.

180 **"experiência de desprivatização"** Gubrium, J. F. & Holstein, J. A. (1999). "The nursing home as a discursive anchor for the ageing body." *Ageing & Society.* 19(5), 519–538.

181 **"nada para fazer além de sentar"** Nevins, M. (2012). Capítulo 9: *More meanderings in medical history* (119). Bloomington, IN: iUniverse.

181 **vidas mais confortáveis e significativas** Warren, M. W. (1946). "Care of the chronic aged sick." *Lancet.* 1, 841–843.

181 **"velho relacionamento 'mestre e prisioneiro'"** Gilleard, C. & Higgs, P. (2010). "Aging without agency: theorizing the fourth age." *Aging & Mental Health.* 14(2), 121–128.

181 **população sem-teto envelhescente** Knight, H. (5 de março de 2016). "Fast-aging homeless population may lead to public health crisis." *San Francisco Chronicle*; Sabatini, J. (11 de abril de 2016). "Report: SF needs to adapt services for an aging homeless population." *San Francisco Examiner.*

181 **"cuidar dos deficientes"** *Here and Now.* (14 de setembro de 2017). "Florida nursing home under investigation after at least eight die." NPR.

Fanático

183 **"incomodar aqueles responsáveis por seu tratamento"** Mount, B. M. (1976). "The problem of caring for the dying in a general hospital; the palliative care unit as a possible solution." *Canadian Medical Association Journal.* 115, 119–121.

183 **mesmo quando é pouco provável que beneficiem o paciente** Polite, B., Conti, R. M. & Ward, J. C. (June 2, 2015). "Reform of the buy-and-bill system for outpatient chemotherapy care is inevitable: perspectives from an economist, a realpolitik, and an oncologist." *2015 ASCO Annual Meeting*; Wynne, B. (2016). "For Medicare's new approach to physician payment, big questions remain." *Health Affairs.* 35(9).

9. Meia-idade

Fases

185 **três, quatro, seis ou doze** Thane, P. (1993). Capítulo 46: "Geriatrics." Em *Companion encyclopedia of the history of medicine, volume 1*. W. F. Bynum & R. Porter (Eds.). (1093). Nova York, NY: Routledge.

185 **crescimento, inércia e declínio** Higgs, P. & Gilleard, C. (2015). *Rethinking old age: theorising the fourth age*. Londres, Reino Unido: Palgrave Macmillan.

185 **7 faixas etárias** Thane, P. (1993). Capítulo 46: Geriatrics. Em *Companion encyclopedia of the history of medicine, volume 1*. W. F. Bynum & R. Porter (Eds.). (1093). Nova York, NY: Routledge.

185 **"leis são aprovadas e agências são criadas"** Hareven, T. K. (1976). "The last stage: historical adulthood and old age." *American Civilization: New Perspectives*. 105(4), 13–27.

186 **um estágio tardio análogo à adolescência** Hall, G. S. (1922). *Senescence, the last half of life*. Nova York, NY: D. Appleton and Co.

186 **"uma sabedoria real que apenas a idade pode ensinar"** Hall, G. S. (1922). *Senescence, the last half of life*. (366). Nova York, NY: D. Appleton and Co.

186 **Bernice Neugarten** Neugarten, B. (1974). "Age groups in American society and the rise of the young-old." *Annals of the American Academy of Political and Social Science*. 415, 187–198.

186 **número cada vez maior de pessoas com mais de 85 anos** Suzman, R. & Riley, M. W. (1985). "Introducing the 'oldest old'." *Milbank Memorial Fund Quarterly, Health and Society*. 63(2), 175–186.

186 **go-go [só-vai], go-slow [vai-devagar] e no-go [não-vai]** Palmore, E. (1999). *Ageism: negative and positive* (2nd edition). (55). Nova York, NY: Springer Publishing.

186 **saudáveis, cronicamente doentes, frágeis e morrendo** Carey, E. C., Covinksy, K. E., Lui, L., Eng, C., Sands, L. P. & Walter, L. C. (2008). "Prediction of mortality in community-living frail elderly people with long-term care needs." *Journal of the American Geriatrics Society*. 56, 68–75; Lunney, J. R., Lynn, J. & Hogan, C. (2002). "Profiles of older Medicare decedents." *Journal of the American Geriatrics Society*. 50(6), 1108–1112.

187 **"progressivo, não retrógrado"** Nascher, I. L. (1916). *Geriatrics; the diseases of old age and their treatment: including physiological old age, home and institutional care, and medicolegal relations*. (1). Filadélfia, PA: P. Blakiston's Son & Co.

187 **"tomar uma visão similar da senilidade"** Nascher, I. L. (1916). *Geriatrics; the diseases of old age and their treatment: including physiological old age, home and institutional care, and medicolegal relations*. (11). Filadélfia, PA: P. Blakiston's Son & Co.

187 **"um período de vida em vez de uma condição corporal"** Martin, L. J. (1930). *Salvaging old age*. Londres, Reino Unido: Macmillan Co.

Ajuda

189 **pior do que a morte** Rubin, E. B., Buehler, A. E. & Halpern S. D. (2016). "States worse than death among hospitalized patients with serious illness." *JAMA Internal Medicine.* 176(10), 1557–1559.

193 **doses corretas** Fiatarone, M. A., Marks, E. C., Ryan, N. D., Meredith, C. N., Lipsitz, L. A. & Evans, W. J. (1990). "High-intensity strength training in nonagenarians: effects on skeletal muscle." *JAMA.* 263(22), 3029–34; Reid, D. F., Callahan, D. M., Carabello, R. J., Philips, E. M., Frontera, W. R. & Fielding, R. A. (2008). "Lower extremity power training in elderly subjects with mobility limitations: a randomized controlled trial." *Aging Clinical and Experimental Research.* 20(4), 337–343.

193 **propósito, significado e opções relevantes** McKnight, P. E. & Kashdan, T. B. (2009). "Purpose in life as a system that creates and sustains health and well-being: an integrative, testable theory." *Review of General Psychology.* 13(3), 242–251; Stoyles, G., Chadwick, A., & Caputi, P. (2015). "Purpose in life and well-being: the relationship between purpose in life, hope, coping, and inward sensitivity among first-year university students." *Journal of Spirituality in Mental Health.* 17(2), 119–134; Reker, G. T., Peacock, E. J., & Wong, P. T. P. (1987). "Meaning and purpose in life and well-being: a life-span perspective." *Journal of Gerontology.* 42(1), 44–49.

195 **"quarta idade"** Gilleard, C. & Higgs, P. (2010). "Aging without agency: theorizing the fourth age." *Aging & Mental Health.* 14(2), 121–128.

Prestígio

196 **renda anual médica por especialidade** Kane, L. (11 de abril de 2018). "Medscape physician compensation report 2018." *Medscape.*

196 **classificados em 37° entre as nações** Schneider, E. C., Sarnak, D. O., Squires, D., Shah, A. & Doty, M. M. (2017). "Mirror, mirror, 2017: international comparison reflects flaws and opportunities for better U.S. health care." *Commonwealth Fund.*

197 **procedurais e majoritariamente masculinas** Vassar, L. (18 de fevereiro de 2015). "How medical specialties vary by gender." *AMA Wire.*

198 **mulheres (...) chegando em grandes números na cirurgia** Farber, O. N. (6 de agosto de 2018). Estudo descobre que mulheres sobrevivem a ataques cardíacos com mais frequência quando sua médica é mulher. *STAT.*

198 **metade com um nome de homem e metade com um nome de mulher** Moss-Racusin, C. A., Dovidio, J. F., Brescoll, V. L., Graham, M. J., & Handelsman, J. (2012). "Science faculty's subtle gender biases favor male students." *Proceedings of the National Academy of Sciences of the United States of America.*

Complexidade

201 **as pessoas não designam um representante** Span, P. (19 de janeiro de 2018). "One day your mind may fade: at least you'll have a plan." *The New York Times*; Givens, J. L., Sudore, R. L., Marshall, G. A., Dufour, A. B., Kopits, I. & Mitchell, S. L. (2018). "Advance care planning in community-dwelling patients with dementia." *Journal of Pain and Symptom Management*. 55(4), 1105–1112.

201 **não inclui de fato "tudo"** "Committee on Approaching Death: addressing key end of life issues"; Institute of Medicine. (2015). *Dying in America: improving quality and honoring individual preference near the end of life*. Washington, D.C.: National Academies Press; Huffman, J. C. & Stern, T. A. (2003). Compassionate care of the terminally ill. *The Primary Care Companion to the Journal of Clinical Psychiatry*. 5(3), 131–136.

Atraente

212 **ligar a sexualidade com a juventude** Freeman, J. T. (1979) *Aging, its history and literature*. Nova York, NY: Human Sciences Press.

213 **versão de atratividade sexual jovem, sarada e bonita** G. Herdt & B. deVries. (Eds.) (2004). "Gay and lesbian aging: Research and future directions." Nova York: Springer. Fredriksen-Goldsen K. I., Cook-Daniels L., Kim H.-J., Erosheva E. A., Emlet C. A., Hoy-Ellis, C. P, et al. (2014). "Physical and mental health of transgender older adults: An at-risk and underserved population." *Gerontologist*, 54, 488–500; Choi, S., & Meyer, I. H. (2016). *LGBT Aging: A Review of Research Findings, Needs, and Policy Implications*. Los Angeles: Williams Institute.

213 **aos 90 anos, diz o seguinte** Angell, R. (17 e 24 de fevereiro de 2014). "This old man." *The New Yorker*.

214 **"um novo tipo de liberdade"** Athill, D. (2008). *Somewhere towards the end*. Nova York, NY: W. W. Norton & Co.

214 **"Fale comigo, não com a minha filha!"** Hawthorne, F. (9 de maio de 2012)." Talk to me, not my daughter." *The New York Times*.

216 **Treze milhões de norte-americanos são incontinentes** Gorina, Y., Schappert, S., Bercovitz, A., Elgaddal, N. & Kramarow, E. (2014). "Prevalence of incontinence among older Americans." *Vital and Health Statistics*: Series 3. 36, 1–33.

216 **não perguntam sobre incontinência** Cochran, A. (2000). "Don't ask, don't tell: the incontinence conspiracy." *Managed Care Quarterly*. 8(1), 44–52; Hahn, S. R., Bradt, P., Hewett, K. A., & Ng, D. B. (2017). "Physician-patient communication about overactive bladder: results of an observational sociolinguistic study." *Public Library of Science One*. 12(11).

217 **nossas noções atuais do discurso masculino e feminino e do poder** Beard, M. (2017). *Women and power: a manifesto*. Nova York, NY: Liveright Publishing.

218 **"difícil e desagradavelmente limitada"** Gawande, A. (2014). *Being mortal: medicine and what matters in the end*. Nova York, NY: Metropolitan Books.

NOTAS // 403

Desilusão

219 **ansioso demais para sair do consultório** Shaw, B. (2015). *Last night in the OR: a transplant surgeon's odyssey.* Nova York, NY: Plume.

220 **por causa da tensão constante** Rush, T., & Shannon, D. (2018). "Why I left medicine: a young doctor's views on burnout and non-clinical transitions." *ReachMD.*

220 **"significava que eu ficaria para trás"** Shannon, D. (2 de dezembro de 2015). "Physician burnout: it's bad and getting worse, survey finds." *WBUR.*

220 **"Não há como fugir e nem substituição"** Comunicação pessoal por e-mail, 2015.

220 **passando por burnout** Shanafelt, T. D., Hasan, O., Dyrbye, L. N., Sinsky, C., Satele, D., Sloan, J. & West, C. P. (2015). "Changes in burnout and satisfaction with work-life balance in physicians and the general US working population between 2011 and 2014." *Mayo Clinic Proceedings.* 90(12), 1600–1613.

220 **educação e horas de trabalho similares** Huynh, C., Bowles, D., Yen, M.S., Phillips, A., Waller, R., Hall, L. & Tu, S. P. (2018). "Change implementation: the association of adaptive reserve and burnout among inpatient medicine physicians and nurses." *Journal of Interprofessional Care.*

220 **"qualidade do sistema de entrega de saúde"** Shanafelt, T. D., Hasan, O., Dyrbye, L. N., Sinsky, C., Satele, D., Sloan, J., & West, C. P. (2015). "Changes in burnout and satisfaction with work-life balance in physicians and the general US working population between 2011 and 2014." *Mayo Clinic Proceedings.* 90(12), 1600–1613.

220 **uma carência de 45 mil a 90 mil médicos** Association of American Medical Colleges. (2015). *The complexities of physician supply and demand: projections from 2013 to 2025.* Washington, D.C.: Association of American Medical Colleges.

221 **artigos pungentes sobre burnout** Hill, A. B. (23 de março de 2017). "Breaking the stigma — a physician's perspective on self-care and recovery." *New England Journal of Medicine.* 376, 1103–1105; Humikowski, C. A. (julho de 2018). "Beyond burnout." *JAMA.* 320(4), 343–344; Métraux, E. (20 de março de 2108). "I experienced trauma working in Iraq: I see it now among America's doctors." *STAT;* Talbot, S. G., & Dean, W. (26 de julho de 2018). "Physicians aren't 'burning out'. They're suffering from moral injury." *STAT;* Xu, R. (11 de maio de 2018). "The burnout crisis in American medicine." *The Atlantic.*

Prioridades

222 **seus olhos se desviaram de mim para a tela** Alkureishi, M. A., Lee, W. W., Lyons, M., Press, V. G., Imam, S., Nkansah-Amankra, A., et al. (2016). "Impact of electronic medical record use on the patient-doctor relationship and communication: a systematic review." *Journal of General Internal Medicine.* 31(5), 548–560.

222 **não sequenciadas da maneira que nossa conversa ocorria** Friedberg, M. W., Chen, P. G., Van Busum, K. R., Aunon, F. M., Pham, C. Caloyeras, J. P., et al. (2013). *Factors affecting physician professional satisfaction and their implications for patient care, health systems, and health policy.* Santa Monica, CA: RAND Corporation.

404 // NOTAS

222 **uma lista de tarefas crescente** Sinsky, C., Colligan, L., Li, L., Prgomet, M., Reynolds, S., Goeders, L., et al. (2016). "Allocation of physician time in ambulatory practice: a time and motion study in four specialties." *Annals of Internal Medicine*. 165(11), 753–760; McDonald, C. J., Callaghan, F. M., Weissman, A., Goodwin, R. M., Mundkur, M. & Kuhn, T. (2014). "Use of internist's free time by ambulatory care Electronic Medical Record systems." *JAMA Internal Medicine*. 174(11), 1860–1863.

222 **assistentes clínicos** Brown, D. F., Sullivan, A. F., Espinola, J. A. & Camargo, C. A. (2012). "Continued rise in the use of mid-level providers in the US emergency departments", 1993–2009. *Internal Journal of Emergency Medicine*. 5(21); Liu, H., Robbins, M., Mehrota, A., Auerbach, D., Robinson, B. E., Cromwell, L. F. & Roblin, D. W. (2017). *Medical Care*. 55(1), 12–18.

222 **escribas** Soudi, A. & McCague, A. B. (2015). "Medical scribes and electronic health records." *JAMA*. 314(5), 518–519; Yan, C., Rose, S., Rothberg, M. B., Mercer, M. B., Goodman, K. & Misra-Hebert, A. D. (2016). "Physician, scribe, and patient perspectives on clinical scribes in primary care." *Journal of General Internal Medicine*. 31(9), 990–995.

223 **contradiz a maior experiência de minha internista** Darves, B. (3 de outubro de 2014). "Compensation in the physician specialties: Mostly stable." *New England Journal of Medicine CareerCenter*.

224 **cuidado geralmente ineficiente, sempre caro e às vezes sem sentido** Brownlee, S., Saini, V. & Cassel, C. (25 de abril de 2014). "When less is more: issues of overuse in health care." Health Affairs Blog; Fuchs, V. R. (julho de 2104). "Why do other rich nations spend so much less on healthcare?" *The Atlantic*.

224 **"diferenças no acesso"** U.S. National Library of Medicine. (2016). *Health Disparities*. Bethesda, MD: National Institutes of Health.

224 **comprovou prevenir doenças** Starfield, B., Shi, L. & Macinko, J. (2005). "Contribution of primary care to health systems and health." *Milbank Quarterly*. 83(3), 457–302.

224 **altas taxas de uso em excesso e desperdício** Smith, M., Saunders, R., Stuckhardt, L., & McGinnis, J. M. (Eds.). (2012). *Best care at lower cost: the path to continuously learning health care in America*. Washington, D.C.: National Academies Press.

225 **"incorporadas à organização política e econômica"** Farmer, P. E., Nizeye, B., Stulac, S., & Keshavjee, S. (2006). "Structural violence and clinical medicine." *PLOS Medicine*. 3(10), e449.

225 **sistema de saúde norte-americano** Stone, T. (6 de dezembro de 2016). Incremental fixes won't save the U.S. health care system. *Harvard Business Review*.

225 **excederam muito aqueles de outros países** Papanicolas, I., Woskie, L. R., & Jha, A. K. (13 de março de 2018). "Health care spending in the United States and other high-income countries." *JAMA*. 319(10), 1024–1039.

225 **sistema menos sistemático** Parente, S. T. (2018). "Factors contributing to the higher health care spending in the United States compared with other high-income countries." *JAMA*. 319(10), 988–990.

NOTAS // 405

226 **falhamos em priorizar o cuidado que mais ajuda os pacientes** Yao, N., Ritchie, C., Camacho, F. & Leff, B. (2016). "Geographic concentration of home-based medical care providers." *Health Affairs.* 35(8), 1404–1409; Lown, B. A., Rosen, J. & Marttila, J. (2011). "An agenda for improving compassionate care: a survey shows about half of patients say such care is missing." *Health Affairs.* 30(9), 1772–1778.

226 **dificultando muito mais que os clínicos** Bodenheimer, T. (2006). "Primary care — will it survive?" *New England Journal of Medicine.* 355, 861–864; Beckman, H. (2015). "The role of medical culture in the journey to resilience." *Academic Medicine.* 90(6), 710–712.

Empatia
226 **o acharam completamente fechado** Weinstein, M. S. (2018). "Out of the straitjacket." *New England Journal of Medicine.* 378, 793–795.

10. Veterano
Idades
229 **"a ideia da infância não existia"** Aries, P. (1965). *Centuries of childhood: a social history of family life.* (R. Baldick, Trans.). (125). Nova York, NY: Vintage Books. (Trabalho original publicado em 1960.)

229 ***sentiment (...) idea*** Ulanowicz, A. (2005). *Philippe Ariès.* Representing Childhood project, Universidade de Pittsburgh.

229 **ele não ter aprovado essa mudança** Acocella, J. (August 18, 2003). "Little people." *New Yorker.*

230 **O cérebro é naturalmente propenso a fazer categorizações** Thomas, B. (26 de dezembro de 2012). "Meaning on the brain: how your mind organizes reality." *Scientific American.*

231 **"um termo que ainda não esteja maculado"** Laslett, P. (1991). *A fresh map of life: the emergence of the third age.* (3). Cambridge, MA: Harvard University Press.

231 **não podia sobrepor a Quarta** Laslett, P. (1991). *A fresh map of life: the emergence of the third age.* (4). Cambridge, MA: Harvard University Press.

231 **"coroa da vida"** Laslett, P. (1991). *A fresh map of life: the emergence of the third age.* (vii). Cambridge, MA: Harvard University Press.

231 **mais atenção** Gilleard, C., & Higgs, P. (2010). "Aging without agency: theorizing the fourth age." *Aging & Mental Health.* 14(2), 121–128.

232 **mais um conjunto de comportamentos e atitudes** Gilleard, C., & Higgs, P. (2005). *Contexts of ageing: Class, cohort, and community.* Cambridge, Reino Unido: Polity Press.

406 // NOTAS

232 **declínio e "ignomínia" inevitável** Laslett, P. (1991). *A fresh map of life: the emergence of the third age.* (3–5). Cambridge, MA: Harvard University Press.

232 **"fracasso por formas institucionais de cuidado"** Gilleard, C. & Higgs, P. (2010). "Aging without agency: theorizing the fourth age." *Aging & Mental Health.* 14(2), 122.

232 **"capital social e cultural mais valioso"** Gilleard, C. & Higgs, P. (2010). "Aging without agency: theorizing the fourth age." *Aging & Mental Health.* 14(2), 123.

232 **"desenvolvimentos nas políticas de saúde e sociais"** Gilleard, C. & Higgs, P. (2010). "Aging without agency: theorizing the fourth age." *Aging & Mental Health.* 14(2), 125.

232 **"negado a eles seu status"** Laslett, P. (1991). *A fresh map of life: the emergence of the third age.* (viii). Cambridge, MA: Harvard University Press.

Patologia

235 **medicalização do envelhecimento nos Estados Unidos** Estes, C. L., & Binney, E. A. (1989). "The biomedicalization of aging: dangers and dilemmas." *Gerontologist.* 29(5), 587–596.

235 **velhice como uma conquista** Hareven, T. R. (1976). "The last stage: historical adulthood and old age." *Daedalus.* 105(4), 13–27.

236 **"polaridade paradigmática da normalidade e da patologia"** Cole, T. (1992). *The journey of life: a cultural history of aging in America.* (202). Cambridge, Reino Unido: Cambridge University Press.

236 ***A própria velhice é uma doença*** H. T. Riley (Ed.). (1874). Ato III, cena 1 em *The comedies of Terence: Phormio.* (George Colman, Trans.). Nova York, NY: Harper & Bros.

Liberdade

240 **"não me preocupo com a morte"** Delany, S. L., Delany, E., & Hearth, A. H. (1994). *Having our say: the Delany sisters' first 100 years.* Nova York, NY: Dell Publishing.

240 **"o espaço que ela dá para notícias desagradáveis"** Angell, R. (17 e 24 de fevereiro de 2014). This old man. *New Yorker.*

240 **"não apenas da nossa, mas da dos outros também"** Sacks, O. (6 de julho de 2013). The joy of old age. (No kidding.) *The New York Times.*

241 **"microagressões"** Sue, D. W. (2010). *Microaggressions and marginality: manifestation, dynamics, and impact.* (229–233). Hoboken, NJ: John Wiley & Sons.

242 **menor satisfação de vida** Stone, A. A., Schwartz, J. E., Broderick, J. E. & Deaton, A. (2010). "A snapshot of the age distribution of psychological well-being in the United States." *Proceedings of the National Academy of Sciences of the United States of America.* 107(22), 9985–9990.

NOTAS // 407

242 **forma de U no decorrer da vida** Steptoe, A., Deaton, A. & Stone, A. A. (2018). "Psychological wellbeing, health, and ageing." *Lancet.* 385(9968), 640–648; Rock, L. "Life gets better after 50: why age tends to work in favour of happiness." (5 de maio de 2018). *Guardian.*

242 **bem-estar comparáveis àquelas com 20 anos** Blanchflower, D. G. & Oswald, A. J. (2008). "Is well-being U-shaped over the life cycle?" *Social Science & Medicine.* 66(8), 1733–1749.

242 **a ansiedade sobe continuamente** Stone, A. A., Schwartz, J. E., Broderick, J. E. & Deaton, A. (2010). "A snapshot of the age distribution of psychological well-being in the United States." *Proceedings of the National Academy of Sciences.* 107 (22) 9985–9990.

242 **"maravilhosamente libertador"** Naimon, D., & Ruefle, M. (3 de junho de 2015). *Between the Covers* podcast. (00:29).

243 **"velhos que se expressam de maneira muito diferente"** Platão. (1943). *Plato's The Republic.* Nova York: Books, Inc. Publicado no Brasil com o título *A República.*

Longevidade

246 **bem melhor, com menos pobreza** Engelhardt, G. V. & Gruber, J. (2006). "Social security and the evolution of elderly poverty." In *Public Policy and the Income Distribution,* A. J. Auerbach, D. Card & J. M. Quigley (Eds.) (259–287). Nova York, NY: Russell Sage Foundation; DeNavas-Walt, C., Proctor, B. D., & Smith, J. C. (2014). *Income and Poverty in the United States: 2013.* "Current Population Report P60-249." Washington, D.C.: U.S. Census Bureau.

246 **menos anos de deficiências** Chen, Y., & Sloan, F. A. (2015). "Explaining Disability Trends in the U.S. Elderly and Near-Elderly Population." *Health Services Research.* 50(5), 1528–1549.

246 **à medida que o número de idosos aumenta** Fischer, D. H. (1978). *Growing old in America.* Oxford, Reino Unido: Oxford University Press.

247 **"o estágio do ciclo de vida de uma pessoa"** Shoven, J. B. (2007). "New age thinking: alternative ways of measuring age, their relationship to labor force participation, government policies and GDP." *National Bureau of Economic Research.*

247 **"redução da morbidade"** Fries, J. F. (1980). "Aging, natural death, and the compression of morbidity." *New England Journal of Medicine.* 303(3), 130–135.

247 ***muito velhos* ou *idosos*** Vernon, S. (29 de junho de 2017). "What age is considered "old" nowadays?" *Money Watch.*

247 **vidas mais longas e saudáveis** Fried, L. P. (2016). "Investing in health to create a third demographic dividend." *Gerontologist.* 56(2), S167–S177.

248 **cerca de um em dez** Thane, P. (2005). *A history of old age.* Oxford, Reino Unido: Oxford University Press.

408 // NOTAS

248 **o tempo de vida da nossa espécie não mudou** Gaylord, S. A. & Williams, M. E. (1994). "A brief history of the development of geriatric medicine." *Journal of the American Geriatrics Society.* 42(3), 335–340.

249 **zonas azuis** Buettner, D. (2005). "The secrets of long life." *National Geographic.*

249 **eles vivem mais do que pessoas que não são religiosas** Ducharme, J. (15 de fevereiro de 2018). "You asked: do religious people live longer?" *Time.*

250 **ser humano ultrapassando os 122 anos** Deiana, L., Pes, G. M., Carru, C., Ferrucci, L., Francheschi, C. & Baggio, G. (2008). "The 'oldest man on the planet'." *Journal of the American Geriatrics Society.* 50(12), 2098–2099; Robine, J. M. & Allard, M. (1998). "The oldest human." *Science.* 279(5358), 1834–1835.

250 **"não pararam para pensar se deveriam"** Wang, J. (23 de janeiro de 2018). "Jeff Bezos gains $2.8 billion after Amazon Go's debut, reaches highest net worth ever." *Forbes*; Silverman, S. (24 de janeiro de 2018). Obtido em https://twitter.com/SarahKSilverman/status/956166109585063937.

À Prova de Crianças

250 ***Ruth & Alex*** Burch, C. (Produtor) & Loncraine, R. (Diretor). (2014). *Five flights up.* [Filme]. Estados Unidos: Lascaux; Latitude; Revelations. Título no Brasil: Ruth & Alex.

251 **mortes infantis por causa de remédios** Rodgers, G. B. (2002). "The effectiveness of child-resistant packaging for aspirin." *Archives of Pediatrics and Adolescent Medicine.* 156(9), 929–933.

251 **Poison Prevention Packaging Act** US Consumer Product Safety Commission. (2005). *Poison prevention packaging: a guide for healthcare professionals.* Washington, D.C.

251 **diminuiu quase pela metade** Rodgers, G. B. (1996). "The safety effects of child-resistent packaging for oral prescription drugs. Two decades of experience." *JAMA.* 275(21), 1661–1665.

252 **não apenas com crianças** United States Environmental Protection Agency. (27 de fevereiro de 1996). *PRN 96-2: changes to child-resistant packaging (CRP) testing requirements.*

252 **algum tipo de artrite** Barbour, K. E., Helmick, C. G., Boring, M., Zhang, X., Lu, H. & Holt, J. B. (2016). "Prevalence of doctor-diagnosed arthritis at state and county levels — United States 2014." *Morbidity and Mortality Weekly Report.* 65(19), 489–494.

253 **os de "abertura fácil"** "How to open a child proof pill container." (2018) *wikiHow*; Whitson, G. (1º de janeiro de 2013). "Turn a childproof pill bottle in an easy-open one." *lifehacker.*

253 **os adultos mais propensos a tomar remédios** United States Consumer Product Safety Commission. (4 de outubro de 2008). *Poison prevention packaging act.* (4). (Publicado originalmente em 30 de dezembro de 1970).

Velhidade

257 **"A maturidade traz oportunidades não menores"** Longfellow, H. W. (1866). *The poetical works of Henry Wadsworth Longfellow.* (210–314). Boston, MA: Ticknor and Fields.

11. Velho

Excepcional

260 **estudo sobre o envelhecimento bem-sucedido** Rowe, J. W. & Kahn, R. L. (1997). Successful aging. *Gerontologist.* 37(4), 433–440.

260 **eugeria** Aristóteles. (1926). Livro 1, Capítulo 5 em *Rhetoric.* J. H. Freese, Trad. Cambridge, Reino Unido: Harvard University Press. Publicado no Brasil com o título *Retórica.*

Angústia

266/267 **uma ala hospitalar equipada para as necessidades únicas de adultos idosos** Barnes, D. E., Palmer, R. M., Kresevic, D. M., Fortinsky, R. H., Kowal, J., Chren, M. M. & Landefeld, C. S. (2012). "Acute care for elders units produced shorter hospital stays at lower cost while maintaining patients' functional status." *Health Affairs.* 31(6), 1227–1236; Flood, K. L. & Allen, K. R. (2013). "ACE units improve complex patient management." *Today's Geriatric Medicine.* 6(5), 28; Landfeld, C. S., Palmer, R. M., Kresevic, D. M., Fortinsky, R. H. & Kowal, J. (1995). "A randomized trial of care in a hospital medical unit especially designed to improve the functional outcomes of acutely ill older patients." *New England Journal of Medicine.* 332(20), 1338–1344; Palmer, R. M., Landefeld, C. S., Kresevic, D. & Kowal, J. (1994). "A medical unit for the acute care of the elderly." *Journal of the American Geriatrics Society.* 42(5), 545–552.

267 **nosso hospital estava abrindo uma também** Clark, C. (April 25, 2013). "If ACE units are so great, why aren't they everywhere?" *HealthLeaders.*

271 **jargões como "sistema de saúde age-friendly"** Institute for Healthcare Improvement. (2018). *Age-friendly health systems.*

271 **que satisfaz as necessidades de pessoas idosas** Organização Mundial da Saúde. (2018). *Ageing and life-course: health systems that meet the needs of older people.*

Valor

273 **tendem a economizar demais** Eisenberg, R. (26 de março de 2018). "Are retirees spending too little?" *Next Avenue*; Ghilarducci, T. (2 de março de 2018). "America's unusual high rates of old-age poverty and old-age work." *Forbes.*

273 **mais pobres a cada ano** National Council on Aging. (2016). "Economic security for seniors facts."

273 **dois primeiros anos depois da aposentadoria** Gallegos, D. (11 de fevereiro de 2018). "Why so many men die at sixty-two." *Wall Street Journal.*

410 // NOTAS

273 **"desaposentando"** Maestas, N., Mullen, K. J., Powell, D. von Wachter, T. & Wenger, J. B. (2017). "Working conditions in the United States: results of the 2015 American working conditions survey." Rand Corporation.

273 **população trabalhadora** Toosi, M. & Torpey, E. (May 2017). "Older workers: labor force trends and career options." Bureau of Labor Statistics.

273 **"fardo" do desemprego dos idosos** Jaffe, I. (28 de março de 2017). "Older workers find age discrimination built right into some job websites." NPR; Palmer, K. (n.d.) "Ten things you should know about age discrimination." *AARP: Work Life Balance*.

274 **"até *indispensável*"** Parker, S. (2013). "Medicine and care for the elderly" em *Kill or cure: an illustrated history of medicine*. (279). Nova York, NY: Dorling Kindersley Ltd.

274 **aceitado essa concepção** Burstein, S. R. (1950). "Lillien Jane Martin — Pioneer in old age rehabilitation." *Medicine Illustrated*. 4(2), 82–90; Burstein, S. R. (1950). "Lillien Jane Martin — Pioneer in old age rehabilitation." *Medicine Illustrated*. 4(3), 153–158.

Amado

276 **"nas patologias positivas"** Hayes, Bill. (2017). *Insomniac city: New York, Oliver, and me*. Nova York, NY: Bloomsbury.

Lugares

279 **maior estudo sobre felicidade humana** Waldinger, R. (novembro de 2015). "What makes a good life? Lessons from the longest study on happiness." *TEDxBeaconSteet*.

279 **envolvimento (...) e significância** May, D. R., Gilson, R. L., Harter, L. M. (2010). "The psychological conditions of meaningfulness, safety, and availability and the engagement of the human spirit at work." *Journal of Occupational and Organizational Psychology*. 77(1), 11–37; Peterson, C., Park, N. & Seligman, M. E. (2005). "Orientations to happiness and life satisfaction: the full life versus the empty life." *Journal of Happiness Studies*. 6(1), 25–41.

280 **não só à infelicidade** Perissinotto, C. M., Stikacic Cenzer, I. & Covinsky, K. E. (2012). "Loneliness in older persons: a predictor of functional decline and death." *Archives of Internal Medicine*. 172(14), 1078–1083.

280 **quinze cigarros por dia** Connect2affect. (n.d.). "About isolation." AARP.

280 **a solidão aumenta a mortalidade em 26%** Holt-Lunstad, J., Smith, T. B., Baker, M., Harris, T. & Stephenson, D. (2015). "Loneliness and social isolation as risk factors for mortality: a meta-analytic review." *Perspectives on Psychological Science*. 10(2), 227–237.

Conforto

284 **por milênios as pessoas morriam em casa** Davies, D. (2005). *A brief history of death*. Malden, MA: Blackwell Publishing.

284 **cinco entre seis mortes ocorriam em hospitais** Institute of Medicine (US) Committee on Care at the End of Life; Field, M. J. & Cassel, C. K. (Eds.). (1997). "Approaching death: improving care at the end of life." Washington, D.C.: National Academies Press; 2, "A profile of death and dying in America."

284 **uma entre três mortes acontece em casa** Gleckman, H. (6 de fevereiro de 2013). "More people are dying at home and in hospice, but they are also getting more intense hospital care." *Forbes*; Teno, J. M., Gozalo, P. L. & Bynum, J. P. (2013). "Change in end-of-life care for Medicare beneficiaries: site of death, place of care, and health care transitions in 2000, 2005, and 2009." *JAMA*. 309(5), 470–477.

Tecnologia

285 **empregos que precisam de muitas pessoas** Poo, A. (2015). *The age of dignity: Preparing for the elder boom in a changing America*. Nova York, NY: New Press.

287 **os danos dessa abordagem** Walton, A. G. (16 de abril de 2018). "How too much screen time affects kids' bodies and brains." *Forbes*.

287 **necessidade de satisfação instantânea** (n.d.). "Health and technology. Digital Responsibility"; Cook, J-R. (29 de março de 2016). "Technology doesn't ruin health, people do." *Zócalo Public Square*; Pew Research Center (abril de 2018). "The Future of Well-Being in a Tech-Saturated World." *Pew Research*.

289 **movimento "quantified self"** Wolf, G. (n.d.). "Quantified self." *Antephase*; Wolf, G. (junho de 2010). "The quantified self." *TED@Cannes*.

291 **grande número de idosos que utilizam tecnologia** Kuchler, H. (30 de julho de 2017). "Silicon Valley ageism: 'They were, like, wow, you use Twitter?'" *Financial Times*.

Significado

292 **interromperia a maior parte dos cuidados médicos aos 75 anos** Emanuel, E. J. (outubro de 2014). "Why I hope to die at 75." *Atlantic*.

292 **assim como muitos médicos** Murray, K. (março–abril de 2013). "How doctors die." *Saturday Evening Post*; Byock, I. (30 de junho de 2016). "At the end of life, what would doctors do?" *New York Times*; Chen, P. (2007) *Final exam: a surgeon's reflections on mortality*. Nova York, NY: Alfred A. Knopf.

293 **todos têm demência quando chegam aos 100 anos** Remnick, D. & Emmanuel, E. (14 de julho de 2017). "The man who would be king (of Mars), and Trumpcare revisited." *New Yorker Radio Hour*.

294 **"tratados como socialmente inúteis e até mesmo invisíveis"** Fried, L. P. (1º de junho de 2014). "Making aging positive." *The Atlantic*.

295 **objetivos pessoais da velhice** Clark, M. (1976). "The anthropology of aging, a new area for studies of culture and personality." *Gerontologist*. 7(1), 55–64; Perkinson, M. A. & Solimeo, S. L. (2014). "Aging in cultural context and as narrative process: conceptual

foundations of the anthropology of aging as reflected in the works of Margaret Clark and Sharon Kaufman." *Gerontologist.* 54(1), 101–107.

295 **"em estar na velhice"** Kaufman, S. (1986). "The ageless self: sources of meaning in later life." (6). Madison, WI: University of Wisconsin Press.

Imaginação
296/297 **cidadãos de segunda classe da vida no século XXI** Douthat, R. (8 de agosto de 2018). "Oh, the humanities!" *The New York Times.*

Corpos
301 **a maioria das pessoas que ficam deficientes** Albrecht, G. L. & Devlieger, P. J. (1999). "The disability paradox: high quality of life against all odds." *Social Science & Medicine.* 48(8), 977–988; Viemerö, V. & Krause, C. (1998). "Quality of life in individuals with physical disabilities." *Psychotherapy and Psychosomatics.* 67(6), 317–322.

301 ***espaço de vida*** Brown, C. J. & Flood, K. L. (2013). "Mobility limitations in the older patient: a clinical review." *JAMA.*

301 **O isolamento social e a solidão** Perissinotto, C. M., Cenzer, I. S. & Covinsky, K. E. (2012). "Loneliness in older persons: a predictor of functional decline and death." *Archives of Internal Medicine.* 172(14), 1078–1083.

301 **um jovem passou uma semana sozinho** (21 de setembro de 2017). The Loneliness Project. *The Campaign to End Loneliness*; Worland, J. (18 de março de 2015). "Why loneliness may be the next big public-health issue." *Time.*

Classificação
303 **que tipos de pacientes devem recebê-las** Centers for Disease Control. (2018). *Recommended immunization schedule for adults aged 19 years or older, United States 2018.* Atlanta, GA: U.S. Department of Health & Human Services.

304 **velhos-jovens e os velhos-velhos** Marcum, C. S. (2011). "Age differences in daily social activities." *RAND Center for the Study of Aging.*

304 **infecções mais propensas a nos deixar doentes e nos matar na velhice** Aspinall, R., & Lang, P. O. (2014). "Vaccine responsiveness in the elderly: best practice for the clinic." *Expert Review of Vaccines.* 7, 885–894.

304 **aprimorar o sistema imune do envelhecimento** Del Guidice, G., Weinberger, B. & Grubeck- Loebenstein, B. (2015). "Vaccines for the elderly." *Gerontology.* 61, 203–210.

305 **causavam declínio funcional e morte** Suskind, A. & Cox, L. C. (6–10 de maio de 2016). "AUA 2016: baseline functional status predicts postoperative treatment failure in nursing home residents undergoing transurethral resection of the prostate (turp)-session highlights." *UroToday.*

305 **linfomas e cânceres de mama** Balducci, L. (2006). "Management of cancer in the elderly." *Oncology*. 20(2), 135–143.

305 **leucemia mielogênica aguda** American Cancer Society. (2014). *Treatment response rates for acute myeloid leukemia*. Obtido em https://www.cancer.org/cancer/acute-myeloid-leukemia/treating/response-rates.html.

305 **Os velhos-mais velhos têm mais deficiências funcionais** Ansah, J. P., Malhotra, R., Lew, N., Chiu, C., Chan, A., Bayer, S. & Matchar, D. B. (2015). "Projection of young-old and old-old with functional disability: Does accounting for the changing educational composition of the elderly population make a difference?" *PLOS One*. 10(5).

305 **maior debilidade e menor expectativa de vida** Lee, S. J., Leipzig, R. M. & Walter, L. C. (2013). "When will it help? Incorporating lagtime to benefit into prevention decisions for older adults." *JAMA*. 310(23), 2609–2610.

305 **sem viver para ver seus benefícios** Brownlee, S., Saini, V. & Cassel, C. (25 de abril de 2014). "When less is more: issues of overuse in health care." Health Affairs. Obtido em https://www.healthaffairs.org/do/10.1377/hblog20140425.038647/full/.

305 **quadril, joelho** Skinner, D., Tadros, B. J., Bray, E., Elsherbiny, M. & Stafford, G. (2016). "Clinical outcome following primary total hip or knee replacement in nonagenarians." *Annals of the Royal College of Surgeons of England*. 98(4), 258–264.

305 **válvula aórtica** Barreto-Filho, J. A., Wang, Y., Dodson, J. A., Desai, M. M., Sugeng, L., Geirsson, A. & Krumholz, H. M. (2013). Trends in aortic valve replacement for elderly patients in the United States, 1999–2015 2011. *JAMA*. 310(19), 2078–2085.

306 **o quanto nosso sistema de saúde é mal equipado e organizado** Gawande, A. (23 de janeiro de 2017). "The heroism of incremental care." *New Yorker*.

12. Idoso
Dualidade
318 **um certo tipo de aparência para mulheres** Sontag, S. (1997). Capítulo 1: "The double standard of aging." Em *The other within us: feminist explorations of women and aging*, M. Pearsall (Ed.). Nova York, NY: Routledge.

Educação
323 **populações que dominavam o sistema de saúde há um século** Association of American Medical Colleges. (2018). *Curriculum reports*. Obtido em https://www.aamc.org/initiatives/cir/curriculumreports/.

324 **uma ronda especializada em geriatria** Diachun, L., Van Bussel, L., Hansen, K., Charise, A. & Rieder, M. (2010). "But I see old people everywhere: Dispelling the myth that eldercare is learned in nongeriatric clerkships." *Academic Medicine*. 85(7), 1221–1228.

414 // NOTAS

325 **afastam os profissionais da saúde dos pacientes idosos** Bagri, A. S., M. D. & Tiberius, R. (2010). "Medical student perspectives on geriatrics and geriatric education." *Journal of American Geriatrics Society*. 58, 1994–1999.

325 **tratamento fútil ou prejudicial** Butler, K. (2013). *Knocking on heaven's door: the path to a better way of death*. Nova York, NY: Scribner; Zitter, J. N. (2017). *Extreme measures: finding a better path to the end of life*. Nova York, NY: Avery.

Resiliência

327 **"a morte por mil cliques"** Eisenstein, L. (2018). "To fight burnout, organize." *New England Journal of Medicine*. 379, 509–511.

328 **"necessidade da necessidade"** Cole, T. (21 de março de 2012). The White-Savior Industrial Complex. *Atlantic*.

329 **"apesar de sua idade, suas perdas"** Fadiman, A. (2017). *The wine lover's daughter: a memoir*. Nova York, NY: Farrar, Straus and Giroux.

Atitude

330 **"Letter from Greenwich Village"** Gornick, V. (2014). Letter from Greenwich Village. Em J. J. Sullivan (Ed.), *The best American essays 2014*. (61–62). Boston, MA: Houghton Mifflin Harcourt Publishing Company.

331 **"o mínimo de desconforto para si e inconveniência para os outros"** Athill, D. (2009). Capítulo 15. *Somewhere towards the end*. (1655). Kindle ed. Nova York, NY: W. W. Norton & Company.

332 **aumentos significativos na velhice** Stone, A. A., Schwartz, J. E., Broderick, J. E. & Deaton, A. (2010). *Proceedings of the National Academy of Sciences of the United States of America*. (107)22, 9985–9990.

332 **etarismos notáveis** Organização Mundial da Saúde. (2018). "Ageing and life-course."

332 **Medidas preventivas melhoram a saúde** Westerhof, G. J., Miche, M., Brothers, A. F., Barrett, A. E., Diehl, M., Montepare, J. M., et al. (2014). "The influence of subjective aging on health and longevity: a meta-analysis of longitudinal data." *Psychology and Aging*, 29, 793–802; Kim, E. S., Moored, K. D., Giasson, H. L. & Smith, J. (2014). "Satisfaction with aging and use of preventive health services." *Preventive Medicine*, 69, 176–180.

332 **pessoas com atitudes mais positivas em relação ao envelhecimento** Levy, B. R., & Myers, L. M. (2004). Preventive health behaviors influenced by self-perceptions of aging. *Preventive Medicine*. 39(3), 625–629.

332 **intervenção que fortalecia estereótipos positivos de idade** Levy, B. R., Pilver, C., Chung, P. H. & Slade, M. D. (2014). "Subliminal strengthening: improving older individuals' physical function over time with an implicit-age-stereotype intervention." *Psychological Science*. 25(12), 2127–2135.

NOTAS // 415

332 **profecias autorrealizáveis** Sargent-Cox, K. A., Anstey, K. J. & Luszcz, M. A. (2014). "Longitudinal change of self-perceptions of aging and mortality." *Journals of Gerontology, Series B: Psychological Sciences and Social Sciences*. 69, 168–173.

332 **o etarismo é mais comum do que o sexismo ou o racismo** Carretta, H. J., Sutin, A. R., Stephan, Y. & Terracciano, A. (2015). "Perceived discrimination and physical, cognitive, and emotional health in older adulthood." *American Journal of Geriatric Psychiatry: Official Journal of the American Association for Geriatric Psychiatry*. 23(2), 171–179.

Design
336 **recursos projetados com foco no paciente** Reiling, J., Hughes, R. G. & Murphy, M. R. (2008). Capítulo 28: "The impact of facility design on patient safety" em R. G. Hughes (Ed.) *Patient safety and quality: an evidence-based handbook for nurses*. Rockville, MD: Agency for Healthcare Research and Quality; Siddiqui, Z. K., Zuccarelli, R., Durkins, N., Wu, A. W., & Brotman, D. J. (2015). "Changes in patient satisfaction related to hospital renovation: experience with a new clinical building." *Journal of Hospital Medicine*. 10(3), 165–171.

Saúde
337 **e problemas sociais** Ribera Casaro. J. M. (2012). "The history of geriatric medicine. The present: problems and opportunities." *European Geriatric Medicine*. 3, 230.

Perspectiva
339 **"poderia imaginar meu caminho até a velhice"** Dovey, C. (1º de outubro de 2015). What old age is really like. *New Yorker*.

339 **o que normalmente aceitamos como realidade objetiva** Berger, J. (1972). *Ways of seeing*. Londres, Reino Unido: British Broadcast Corporation.

342 **"o rosto" da Lancôme** Hughes, S. (July 9, 2016). Isabella Rossellini: "There is no work between 45 and 60 — you're in limbo." *Guardian*.

342 **"exalta de forma prazerosa a mente ou o espírito"** Merriam-Webster. (n.d.). Definição da palavra *beauty* [beleza]. Obtida em https://www.merriam-webster.com/dictionary/beauty.

13. Ancião
Natureza
346 **"Sara Thomas Monopoli (…) quando seus médicos descobriram que ela morreria"** Gawande, A. (2 de agosto de 2010). "Letting go." *New Yorker*.

348 **óbvias mudanças biológicas de uma vida longa** Ritch, A. (2012). "History of geriatric medicine: from Hippocrates to Marjory Warren." *Journal of the Royal College of Physicians of Edinburgh*. 42(4), 368–374.

416 // NOTAS

348 **"óbvias mudanças biológicas de uma vida longa"** Rush, B. (1793). "Account of the state of the body and mind in old age, with observations on its diseases and their remedies" in *Medical Inquiries and Observations*, 2, Butterfield (Ed.). Edimburgo, Reino Unido: Sinclair.

349 **"cuidado centrado no paciente"** "What is patient-centered care?" (1º de janeiro de 2017). *NEJM Catalyst*.

351 **preferiria não fazer intervenções médicas** Pelham, B. (abril de 2004). "Affective forecasting: the perils of predicting future feelings." *American Psychological Association*.

Humano

353 **jargões como "cuidado centrado no paciente"** Bardes, C. L. (2012). Defining "patient-centered medicine." *New England Journal of Medicine*. 366, 782–783.

353 **"para possibilitar que realizasse sua função"** Diski, J. (2016). *In gratitude*. Nova York, NY: Bloomsbury.

355 **palavras e gestos associados à verdadeira empatia** Newton, B. W., Savidge, M. A., Barber, L., Cleveland, E., Clardy, J., Beeman, G. & Hart, T. (2000). "Differences in medical students' empathy." *Academic Medicine*. 75(12), 1215.

355 **treinamento deixa os médicos menos empáticos** Neumann, M., Edelhäuser, F., Tauschel, D., Fischer, M. R., Wirtz, M., Woopen, C., et al. (2011). "Empathy decline and its reasons: a systematic review of studies with medical students and residents." *Academic Medicine*. 86(8), 996–1009.

356 **"o segredo do cuidado do paciente está em importar-se com o paciente"** Peabody, F. W. (1927). "The care of the patient." *JAMA*. 88(12), 877–882.

358 **abordagens individual e coletiva** Para um bom exemplo disso, veja o trabalho de *Race Forward* ou leia este artigo: Murphy, T. (2017). "A new way to look at race." *Brown Alumni Magazine*.

Consequências

360 **"medicina ordinária" em vidas de idosos** Kaufman, S. R. (2015). *Ordinary medicine: extraordinary treatments, longer lives, and where to draw the line*. Durham, NC: Duke University Press.

363 **Outro tubo de alimentação também não era uma opção** Finucane, T. E., Christmas, C. & Leff, B. A. (2007). "Tube feeding in dementia: how incentives undermine health care quality and patient safety." *Journal of American Medical Directors Association*. 8(4), 205–208; Dzeng, E., Colaianni, A., Roland, M., Levine, D., Kelly, M. P., Barclay, S. & Smith, T. J. (2016). "Moral distress amongst American physician trainees regarding futile treatments at the end of life: a qualitative study." *Journal of General Internal Medicine*. 31(1), 93–99.

NOTAS // 417

364 **o resto de nós não** Friend, T. (3 de abril de 2017). "Silicon Valley's quest to live forever." *New Yorker.*

364 **"não quero competir com eles"** Lively, P. (5 de outubro de 2013). "So this is old age." *Guardian.*

365 **onde poderia acabar com sua vida** Westcott, B. (3 de maio de 2018). "104-year-old Australian scientist to fly to Switzerland to end life." CNN.

366 **"não contamos quantas são"** Hall, D. (2018). "Notes nearing ninety." *Narrative Magazine.*

Aceitação

369 **atendimentos domiciliares levam a um cuidado melhor** Leff, B., Carlson, C. M., Saliba, D., & Ritchie, C. (2015). "The invisible homebound: setting quality-of-care standards for home-based primary and palliative care." *Health Affairs.* 34(1), 21–29.

369 **apenas a resposta certa para John e sua família** Sudore, R. L. (2009). "A piece of my mind. Can we agree to disagree?" *JAMA.* 302(15), 1629–1630.

Morte

373 **"parte da vida novamente"** Kübler-Ross, E. (1970). "On death and dying." Nova York, NY: Collier Books/Macmillan Publishing Co.

14. Histórias

375 **"On Sixty-Five"** Fox Gordon, E. "On sixty-five." (2014). Em Sullivan, J. J. e Atwan, R. (Ed.). *Best American essays 2014.* Nova York, NY: Houghton-Mifflin Harcourt.

375 **"tão sem momentos recompensadores"** Grumbach, D. (1991). *Coming into the end zone: a memoir.* Nova York, NY: W. W. Norton & Co.

376 **"chegara a hora de avaliá-lo"** Athill, D. (2008). *Somewhere towards the end.* Nova York, NY: W. W. Norton & Co.

376 **"infelizmente ele é quem manda"** Lively, P. (5 de outubro de 2013). "So this is old age." *Guardian.*

376 **"E isso, é claro, causa muita confusão"** Lessing, D. (10 de maio de 1992). *Sunday Times.*

376 **"Esse é o meu problema"** Sarton, M. (1997). *At eighty-two: a journal.* Nova York, NY: W. W. Norton & Co.

377 **"com qualquer coisa que fazemos"** Athill, D. (2008). *Somewhere towards the end.* Nova York, NY: W. W. Norton & Co.

418 // NOTAS

377 **"e me sinto ótimo"** Angell, R. (2015). *This old man: all in pieces*. Nova York, NY: Anchor Books.

377 **"humilhante, debilitante e isolador"** Butler, R. N. (1975). *Why survive?: Being old in America*. Baltimore, MD: Johns Hopkins University Press.

Coda

379 **"um tom polêmico"** Mailhot, T. M. (2018). *Heart berries: a memoir*. Berkeley, CA: Counterpoint.

Oportunidade

381 **momentos de auge de intensidade** Frederickson, B. L. & Kanheman, D. (1993). "Duration neglect in retrospective evaluations of affective episodes." *Journal of Personality and Social Psychology*. 65(1), 45–55; Kahneman, D. (2000). "Evaluation by moments, past and future." Em *Choices, values, and frames,* D. Kahneman, & A. Tversky (Eds.). (693). Cambridge, Reino Unido: Cambridge University Press.

BIBLIOGRAFIA

Adichie, C. N. (2009). "The danger of the single story." *TEDGlobal*. Obtido em https://www.ted.com/talks/chimamanda_adichie_the_danger_of_a_single_story/ transcript?language= en.

Angell, R. (2015). *This old man: all in pieces.* Nova York: Anchor Books.

Applewhite, A. (2016). *This chair rocks: a manifesto against ageism.* Nova York: Networked Books.

Aries, P. (1982). *The hour of our death: the classic history of western attitudes toward death over the last one thousand years.* Nova York: Vintage Books.

Athill, D. (2008). *Somewhere towards the end.* Nova York: W. W. Norton & Co.

Barnes, J. (2008). *Nothing to be frightened of.* Nova York: Random House.

Bayley, J. (1998). *Elegy for Iris: a memoir of Iris Murdoch.* Londres: Duckworth Overlook. Publicado no Brasil com o título *Elegia para Iris.*

Beard, M. (2017). *Women & power: a manifesto.* Nova York: Liveright Publishing.

Berger, J. (1972). *Ways of seeing.* Londres: Penguin Books. Publicado no Brasil com o título *Modos de Ver.*

Blythe, R. (1979). *The view in winter: reflections on old age.* Londres: Penguin Books.

Booth, W. C. (1992). *The art of growing older: writers on living and aging.* Chicago: University of Chicago Press.

Brownlee, S. (2007). *Overtreated: why too much medicine is making us sicker and poorer.* Nova York: Bloomsbury.

Buettner, D. (2008). *The blue zones: nine lessons for living longer from the people who've lived the longest.* Washington, D.C.: National Geographic Society.

Butler, K. (2013). *Knocking on heaven's door: the path to a better way of death.* Nova York: Scribner.

420 // BIBLIOGRAFIA

Butler, R. N. (1975). *Why survive?: being old in America*. Baltimore: Johns Hopkins University Press.

Carstensen, L. (2011). *A long bright future*. Nova York: PublicAffairs.

Chast, R. (2014). *Can't we talk about something more pleasant?: a memoir*. Nova York: Bloomsbury.

Cicero, M. T. (1927). *De senectute, de amicitia, de divinatione*. Londres: W. Heinemann, G. P. Putnam's Sons.

Cole, T. (1992). *The journey of life*. Cambridge, Reino Unido: Cambridge University Press.

Cole, T. R., & Winkler, M. G. (Eds.). (1995). *The oxford book of aging: reflexions on the journey of life*. Oxford, Reino Unido: Oxford University Press.

Crenshaw, K., Gotanda, N., Peller, G. & Thomas, K. (Eds.). (1995). *Critical race theory: the key writings that formed the movement*. Nova York: New Press.

de Beauvoir, S. (1996). *The coming of age*. (P. O'Brian, Trans.). Nova York: W. W. Norton & Co. (Obra original publicada em 1970). Publicado no Brasil com o título *A Velhice*.

Desmond, M. (2016). *Evicted: poverty and profit in the American city*. Nova York: Crown Publishers.

Didion, J. (2005). *The year of magical thinking*. Nova York: Alfred A. Knopf.

Ehrenreich, B. (2018). *Natural causes: an epidemic of wellness, the certainty of dying, and killing ourselves to live longer*. Nova York: Hachette Book Group.

Ernaux, A. (1991). *A woman's story*. (T. Leslie, Trad.). Nova York: Seven Stories Press. (Trabalho original publicado em 1988.)

Fischer, D. H. (1978). *Growing old in America*. Oxford, Reino Unido: Oxford University Press.

Foucault, M. (1994). *The birth of the clinic: an archaeology of medical perception*. (A. Sheridan, Trans.). Nova York: Vintage Books. (Trabalho original publicado em 1963).

Friedan, B. (1993). *The fountain of age*. Nova York: Simon & Schuster.

Gawande, A. (2015). *Being mortal: medicine and what matters in the end*. Nova York: Picador.

Gillick, M. R. (2017). *Old and sick in America: the journey through the health care system*. Chapel Hill, NC: University of North Carolina Press.

Groopman, J. (2007). *How doctors think*. Nova York: Houghton Mifflin Co.

Grumbach, D. (2014). *Coming into the end zone: a memoir*. Nova York: Open Road.

Hall, D. (2014). *Essays after eighty*. Nova York: Houghton Mifflin Harcourt.

Hall, D. (2018). *A carnival of losses: notes nearing ninety*. Nova York: Houghton Mifflin Harcourt.

Heilbrun, C. (1997). *The last gift of time: life beyond sixty*. Nova York: Ballantine Books.

Hemingway, E. (1952). *The old man and the sea*. Nova York: Scribner.

Kaufman, S. R. (1986). *The ageless self: sources of meaning in late life*. Madison: University of Wisconsin Press.

Kaufman, S. R. (2015). *Ordinary medicine: extraordinary treatments, longer lives, and where to draw the line*. Durham, NC: Duke University Press.

Kidder, T. (1993). *Old friends*. Nova York: Houghton Mifflin Company.

Kleinman, A. (1988). *The illness narratives: suffering, healing, and the human condition*. Nova York: Basic Books.

Kohn, M., Donley, C. C. & Wear, D. (Eds.). (1992). *Literature and aging: an anthology*. Kent, OH: Kent State University Press.

Kozol, J. (2015). *The theft of memory: losing my father, one day at a time*. Nova York: Random House.

Le Guin, U. K. (2017). *No time to spare: thinking about what matters*. Nova York: Houghton Mifflin Harcourt.

Leland, J. (2018). *Happiness is a choice you make: lessons from a year among the oldest old*. Nova York: Farrar, Straus and Giroux.

McPhee, J. (1984). *Heirs of general practice*. Nova York: Farrar, Straus and Giroux.

Mendelsohn, D. (2017). *An odyssey: a father, a son, and an epic*. Nova York: Alfred A. Knopf.

Mukherjee, S. (2011). *The emperor of all maladies: a biography of cancer*. Nova York: Scribner.

Nuland, S. B. (1994). *How we die: reflections on life's final chapter*. Nova York: Vintage Books.

O'Neil, M., & Haydon, A. (2015). *Aging, agency, and attribution of responsibility: shifting public discourse about older adults*. Washington, D.C.: FrameWorks Institute.

422 // BIBLIOGRAFIA

Pipher, M. (1999). *Another country: navigating the emotional terrain of our elders*. Nova York: Riverhead Books.

Poo, A. (2015). *The age of dignity: preparing for the elder boom in a changing America*. Nova York: New Press.

Rankine, C. (2014). *Citizen: an American lyric*. Minneapolis: Graywolf Press.

Rosenthal, E. (2017). *An American sickness: how healthcare became big business and how you can take it back*. Nova York: Penguin Books.

Sarton, M. (1995). *Encore: a journal of the eightieth* year. Nova York: W. W. Norton.

Segal, L. (2013). *Out of time: the pleasures and the perils of ageing*. Brooklyn, NY: Verso.

Shem, S. (1978). *The house of God*. Nova York: Bantam Dell.

Shenk, D. (2003). *The forgetting: Alzheimer's: portrait of an epidemic*. Nova York: Anchor Books.

Skloot, R. (2011). *The immortal life of Henrietta Lacks*. Portland, OR: Broadway Books.

Sloan, J. (2009). *A bitter pill: how the medical system is failing the elderly*. Vancouver, CA: Greystone Books.

Solomon, A. (2012). *Far from the tree: parents, children, and the search for identity*. Nova York: Scribner.

Sontag, S. (1979). *Illness as metaphor*. Nova York: Vintage Books.

Span, P. (2009). *When the time comes: families with aging parents share their struggles and solutions*. Nova York: Hachette Book Group.

Sweet, V. (2017). *Slow medicine: the way to healing*. Nova York: Riverhead Books.

Thane, P. (2005). *A history of old age*. Oxford, Reino Unido: Oxford University Press.

Thomas, W. H. (1996). *Life worth living: how someone you love can still enjoy life in a nursing home: the Eden Alternative in action*. Acton, MA: VanderWyk & Burnham.

Weil, A. (2005). *Healthy aging: a lifelong guide to your physical and spiritual well-being*. Nova York: Alfred A. Knopf.

Winakur, J. (2008). *Memory lessons: a doctor's story*. Nova York: Hyperion.

ÍNDICE

A

abordagem científica, 354
abordagem social da infância, 64
Abraham Jacobi, 151
abuso ao idoso, 181
ácido beta-hidroxibutírico
    BHB, 89
adaptabilidade, 294
adaptação saudável
    aculturação tóxica, 112
administração do sofrimento, 349
advento da aposentadoria, 178
afligidos, 180
AIDS, 123
alcoolismo, 118
alquimia, 87
alteridade, 59
American Academy of Anti-Aging Medici-
    ne, 90
American College of Physicians, 139
amores perdidos, 276
anamnese, 38
ancião, 5
Angela Morales, 167
angústia moral, 211
ansiedade, 207
antidepressivos, 20
antienvelhecimento, 86–90
antipatia, 178
Aristóteles, 25
artrite
    medicamento, 19
aspirina, 92
assistência a doentes terminais, 283
assistência domiciliar, 203
assistência médica, 43
atendimento domiciliar, 118

atitude de fragilidade, 332
atitude mental, 151
atividades básicas
    mudanças, 37
atratividade, 212
autismo, 65
autodeterminação, 199
autopercepções, 295
autossuficiência, 186
avanços médicos
    século XX, 107
Avicena, 26

B

baby boomers, 249
Beers Criteria, 46
beleza feminina, 90
bem-estar, 72
Bill Hayes, 276
Biohub, 264–265
biologia, 169
    do envelhecimento, 28
branquitude, 60
Bruce Springsteen, 75
burnout, 206
    médicos, 220
    origem, 219–220
burocracia, 126

C

cabelo branco, 171
câncer, 85
capacidade, 120
características jovens, 138
casas de repouso, 67
    proporção, 71
    transferências, 176

424 // ÍNDICE

categorizações, 230
CDC
    Centro de Controle e Prevenção de
    Doenças dos Estados Unidos, 49
células-tronco, 90
cheiro, 340
Cher, 60
Cícero, 25
ciclo de vida, 167
ciência médica, 357
círculos sociais menores, 215
cirurgião, 106
colisão de culturas, 126
colonoscopia, 84
Committee on Economic Security, 76
competência, 120
comportamento, 26
comunicação, 107
condições normais, 170
conexão humana, 209
conhecimento, 297
    científico, 64
Constantinopla, 178
construções sociais da velhice, 193
contato humano, 341
cor de pele, 127
corpo envelhescente, 73
cortar custos, 204
crença popular, 242
crise, 186
    psicoexistencial, 227
cristianismo, 178
cuidado, 323
    fragmentado, 162
    médico e social, 109
    paliativo, 183
    primário, 196
cultura médica, 107
currículo oculto, 67
curso de medicina, 18

D

David Goodall, 365
decadência, 76
delírio, 36
demência, 118–119
    comunicação, 239

    de corpo de Lewy, 201
    frontotemporal, 201
    identificar, 239
    minimização de fatores de risco, 55
dependência, 186
depressão, 20
derrames, 164
desamparo aprendido, 30
descoberta da infância, 229
desgaste emocional, 127
desigualdade estrutural, 225
despersonalização, 210
destino biológico, 193
desumanização do paciente, 353
desumanização segregada sistemática, 179
diagnóstico diferencial, 126
diálise, 131
dificuldade de audição, 121
direitos de morte, 366
discrasia patológica, 26
discurso masculino e feminino, 217
disparidade racial e étnica, 65
distúrbios, 63
ditados sobre o envelhecimento, 136–137
doenças
    crônicas
        acúmulo, 28
    na velhice, 28
    vulnerabilidade, 117
doentes terminais, 284
dominó de prescrições, 48
Dr. Ken Brummel-Smith, 140
Dr. Mark Frankel, 186

E

eco-friendly, 334
economia prateada, 275
educação familiar, 202
educação médica, 323
efeitos colaterais, 48
embalagens de remédio, 253
empatia, 107
encore carreer, 273
enfermidades crônicas, 68
envelhecimento
    acelerado, 79
    bem-sucedido, 136

biologia, 168
história, 25–30
informações e especialidade, 139
medicalização, 235
saudável e bem-sucedido, 26
envolvimento, 279
epidemia do envelhecimento, 68
era industrial, 185
meia-idade, 185
era moderna, 186
erosão, 207
erros, 114–117
escrita médica pública, 346
espaço de vida, 301
especialidades médicas, 153
disparidades salariais, 224
estado mental alterado, 128
estereótipos, 60
esterilização forçada, 65
estudos
exclusão de idosos, 95
etarismo, 69–70
medicina, 72
eufemismos, 137
eugeria, 260
exame toxicológico, 128
exaustão crônica, 123
exaustão emocional, 206
expectativa de vida
gênero, 317
experiência de desprivatização, 180
experiências
idosos, 108
experiência variável, 242

F

fases da velhice, 186
feiura, 275
felicidade, 138
fibrilação atrial, 93
forças sociais, 65
Francis Bacon, 27
François Ranchin, 28

G

Galeno, 25
gênero, 90
gerenciamento de crises, 107

geriatria, 30–31
gerocomeia, 178
gérocomie, 142
gerontofobia, 73
gerontologia, 44
Gilgamesh, 87
ginecologia, 100
Grace and Frankie (série de TV), 211
Guy Micco, 4

H

Heródoto, 87
heterossexualidade, 212
hierarquia, 275
hierarquias de valor relativo, 197
Hipócrates, 25
história da medicina ocidental, 64
Hollywood, 212
homeostase, 170
hospícios, 179
Huey P. Newton, 126
humanidade, 3

I

idade, 230
identidade social, 59
idoso
desvalorização, 69
excepcional, 136
LGBTQ, 213
status inferior, 44
Ignatz Nascher, 141
ignorância, 66
Ilya Ilyich Mechnikov, 88
imaginação, 296–297
imunização, 305
imunossenescência, 304
inatividade, 215
incômodo, 275
incontinência urinária, 216
independência, 186
indústria farmacêutica, 109
infância, 64
inibidores seletivos de recaptação de serotonina, 23
injustiça sistêmica, 132
inovação, 91

insensibilidades, 112
insignificância, 143
instituições
impessoalidade, 282
insultos populares, 137
inteligência emocional, 157
interdependência, 186
interface do clínico, 210
interseccionalidade, 129
inviolabilidade da vida, 234
invisibilidade sexual, 212
invisibilidade social, 214–215
Isabella Rossellini, 342
isolamento social, 162

J

Jenny Diski, 353
juramento hipocrático, 153
juventude, 58
celebração pública, 59
juventude eterna, 87

K

Khao-I-Dang, 42

L

leis de morte assistida, 195
lentidão, 160
Leonardo da Vinci, 348
limite de aceitabilidade, 111
linguagem, 136
lista de transplante, 131
lógica cultural, 65
longevidade, 26
humana
metáfora, 16
relativa
mulheres, 318
Luigi Cornaro, 27
luto, 20

M

mal de Alzheimer, 49–56
Marjory Warren, 29
Mark Zuckerberg, 264
masculinidade, 212

mau humor, 274
medicalização, 171
medicina, 357
clínica, 100
desconforto, 206
integrativa, 327
moderna
anti-intelectual, 198
mulheres, 198
médico
poder, 110
médico de cuidados primários, 17
menarca, 230
metáforas de doenças, 138
microagressões, 241
mídias sociais, 273
ministro da solidão
Reino Unido, 25
Molly McCully Brown, 60
monastérios, 178
morte, 347–372
razões religiosas, 365
multimorbidade, 29

N

National Council on Aging, 70
necessidade de procedimentos, 58
negligência, 29
neuralgia do trigêmeo, 117
neurologia, 100
neurologistas, 227
normal, 117
nutrição melhorada, 249

O

obesidade, 29
objetivos pessoais da velhice, 295
obstetrícia, 100
Oliver Sacks, 276
oncologista, 85
órgãos envelhescentes femininos, 318
orientação sexual, 114
osteoporose, 95
ótese da gerociência, 87

P

padrão de serviço, 108
Panteras Negras, 126
paradigma do cuidado, 358
paralisia cerebral, 60
particularidade, 364
patologia, 236
patologias positivas, 276
patologistas, 107
Patricia Gabow, 56
Paul Farmer, 225
pecado, 26
pediatria, 64
pedido de desculpas, 116
perda auditiva debilitante, 121
perda de calor, 26
período saudável, 87
perspectivas românticas, 214
Philippe Ariès, 229
Platão, 25
pneuma, 25
polifarmácia, 162
política, 109
pontos de vista, 126
prática clínica, 246
prática da medicina, 43
preconceito, 130–132
preconceito social, 108
preguiça médica, 108
Prêmio de Longevidade, 70
prescrição de medicamentos
pressão sanguínea
    medicamento, 22
prevenção, 225
Priscilla Chan, 264
privacidade, 290–291
privilégios, 262
procedimentos, 107
produtividade, 276
progresso científico, 224
progresso médico, 248
prontuário eletrônico, 208–209
propósito, 279
proteção ao consumidor, 252
psicoterapia, 274
psiquiatria, 22
PubMed, 109

Q

quarta idade, 195
quedas, 164
questões sociais, 127
quimioterapia, 111

R

racismo, 126
Rainha Elizabeth, 261
RAISE Act
    EUA, 25
rapamicina, 89
reabilitação, 140–141
reabilitação física de idosos doentes, 29
realização reduzida, 211
reconhecimento social, 78
redução da morbidade, 247
refugiados, 42
rei Henrique VIII, 179
reimaginação do envelhecimento, 136
relacionamento
    médico-paciente, 157
    paciente-médico, 209
    pessoa x corpo, 152
relevância, 274
remédio
    idosos, 19
    prescrição médica, 19
    sem prescrição, 97
renda anual médica por especialidade,
    196–197
René Descartes, 27
residência, 16
residência de vida assistida, 280
    mortes, 280
resiliência, 326
restrição calórica, 88
resveratrol, 89
Revolução Científica, 27
Revolução Francesa, 179
rins, 82
riqueza global, 249
Robert Waldinger, 279
robôs cuidadores, 286
Roger Bacon, 26
roupas, 216

428 // ÍNDICE

S

sabedoria, 157
sadomeps, 44
saneamento, 249
satisfação de vida, 242
saúde
    aspectos sociais e pessoais, 18
    da mulher, 64
    da população, 199
    de pessoas não brancas, 64
    pública, 249
segregação, 179
segunda infância, 186
senescência, 27
senilidade, 49
senolíticos, 89
sexo, 214
sexualidade, 212
Shakespeare, 166
Sheryl Sandberg, 150
sífilis não tratada de Tuskegee, 65
significância, 279
significância da vida, 195
Simone de Beauvoir, 59
síndromes geriátricas, 239
sistema de castas, 216
sistema de saúde, 220
    estrutura e prioridades, 325
sistema de saúde norte-americano, 109
sistemas de privilégio e opressão, 129
situação de moradia precária, 118
sobretratamento, 72
sociedade industrial secular, 137
sódio, 22
sofrimento, 111
solidão, 280
subestágios da velhice, 338
subtratamento, 72
sucesso, 138
suicídio assistido, 365
Susan Sontag, 137

T

Tamara Hareven, 185
tecnologia, 287–289
teorias evolucionárias, 168
terapias de resiliência, 87

terceira e quarta idades, 232
terceira idade, 231
Thomas Kuhn, 352
tontura, 117
trabalho, 293
trabalho significativo, 293
transformações corporais, 153
transplantes de rim, 131
tratamento, 225
tratamento médico dos idosos, 29
traumas, 104
treinamento geriátrico, 37
treinamento médico
    empatia, 112
Trevor Howell, 143
trofia muscular, 29
tsunami prateado, 16

U

úlceras de pressão, 29
unidade ACE, 266–270
Ursula K. Le Guin, 136
utilidade, 275

V

vacinação, 304
vacinas, 304–305
Vale do Silício, 275
valores sociais, 150–151
velhice
    associações negativas, 233
    negatividade, 70
velho, 4
viés cultural, 56
vigor sexual, 90
violência, 107
    cultura, 114
    definição, 110
    estrutural, 225
    feminina, 106
    intenção, 110
    na medicina, 110
virilidade, 212
vulnerabilidade, 180

Z

Zeke Emanuel, 292

Projetos corporativos e edições personalizadas
dentro da sua estratégia de negócio. Já pensou nisso?

CONHEÇA OUTROS LIVROS DA **ALTA BOOKS**

Todas as imagens são meramente ilustrativas.

Coordenação de Eventos
Viviane Paiva
viviane@altabooks.com.br

Assistente Comercial
Fillipe Amorim
vendas.corporativas@altabooks.com.br

A Alta Books tem criado experiências incríveis no meio corporativo. Com a crescente implementação da educação corporativa nas empresas, o livro entra como uma importante fonte de conhecimento. Com atendimento personalizado, conseguimos identificar as principais necessidades, e criar uma seleção de livros que podem ser utilizados de diversas maneiras, como por exemplo, para fortalecer relacionamento com suas equipes/ seus clientes. Você já utilizou o livro para alguma ação estratégica na sua empresa?

Entre em contato com nosso time para entender melhor as possibilidades de personalização e incentivo ao desenvolvimento pessoal e profissional.

PUBLIQUE **SEU LIVRO**

Publique seu livro com a Alta Books. Para mais informações envie um e-mail para: autoria@altabooks.com.br

 /altabooks   /alta-books   /altabooks   /altabooks   /altabooks

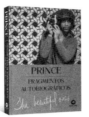
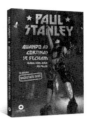
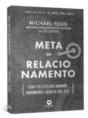
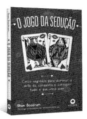
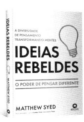
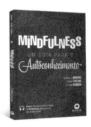
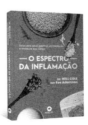
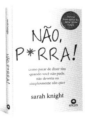

Este livro foi impresso nas oficinas gráficas da Editora Vozes Ltda.,
Rua Frei Luís, 100 – Petrópolis, RJ.